글로벌 항체-약물 중합체의

개발 전략 및 허가

글로벌 항체-약물 중합체의 개발 전략 및 허가

발행일 2018년 12월 17일 **발행인** 오덕성
지은이 이병일, 신석호, 박민호, 변진주, 박유리, 김나혜, 최장미, 신영근
펴낸곳 충남대학교출판문화원 **주소** 대전광역시 유성구 대학로 99
전화 042-821-6045 **홈페이지** www.cnupress.co.kr **E-mail** cnupress@cnu.ac.kr

ISBN 978-89-7599-002-1 93510
정가 30,000원

본 도서는 식품의약품안전처에서 수행한 연구사업인 "혁신적 항체의약품 개발 동향 조사 및 대응 평가 기술 개발"
(충남대학교 신영근 2017~2018)의 연구를 통해 획득한 정보를 토대로 제작되었음.

글로벌 항체-약물 중합체의 개발 전략 및 허가

이병일, 신석호, 박민호, 변진주, 박유리, 김나혜, 최장미, 신영근

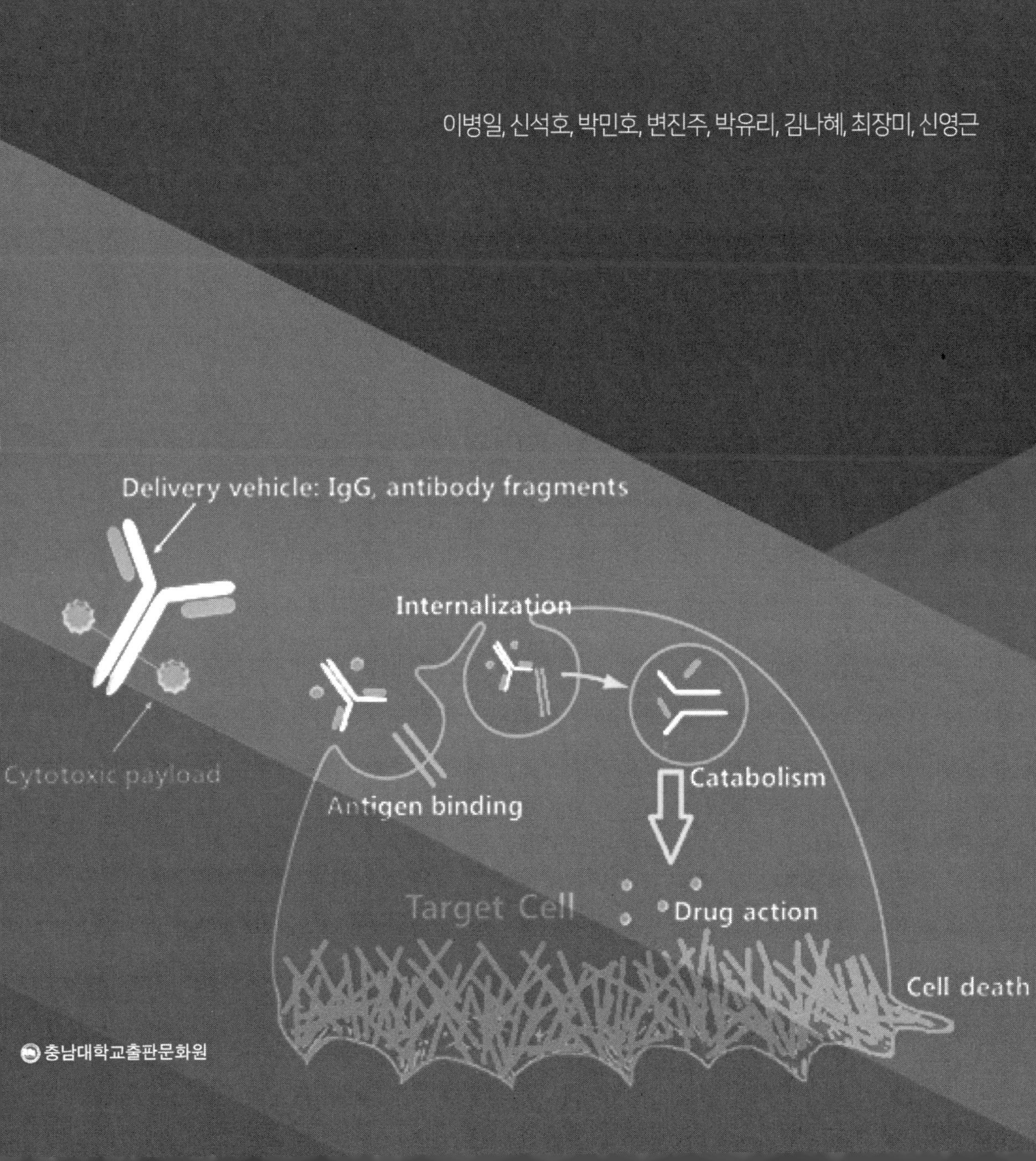

충남대학교출판문화원

미국 중부, 동부, 서부 등 각지를 돌아다니면서 주립대 연구소 연구원, 제약회사 및 바이오텍 회사의 책임연구원으로 글로벌 신약개발에 몰두하다가 한국에 귀국한지도 벌써 5여년이란 세월이 지났다. 그간 충남대 약대에서 본 저서의 공동 저자인 바이오신약개발연구실 (우리는 스스로 낭만 바이오연구실 이라고도 부른다) 조교들과 함께 다양한 주제를 가지고 신약개발에 대한 연구활동을 해왔지만, 항체-약물 중합체 연구분야는 그 중 가장 어려우면서도 가장 즐거운 연구주제 중 하나였다. 기존의 단일 클론 항체 또는 저 분자 약물과 같은 치료제는 대상 타겟에 대한 선택성, 약물의 안전성 및 유효성 부분에 있어서 나름 장단점이 있지만, 모두를 만족시키는 모티브가 되기는 구조적인 특성상 어려웠다. 하지만 항체-약물 중합체는 이러한 저분자 합성신약의 단점과 단일 클론 항체 신약의 단점을 극복할 뿐만 아니라 오히려 각각 모티브의 특성 중 장점을 극대화한, 즉 항체 약물의 선택성과 저분자 합성 신약의 세포내 타겟에 대한 약효를 최대한 응용한 아주 놀라운 약물이다. 항체-약물 중합체야 말로 전형적인 magic bullet개념에 잘 들어맞는 혁신 신약 플랫폼이며, 이를 통해서 보다 안전하면서도 약효를 극대화할 수 있는 신약을 개발할 수 있을 것으로 생각한다.

귀국 초기에는 한국에서 항체-약물 중합체 연구를 하던 회사가 1~2개 정도 였으나 이제 보다 많은 제약사 및 바이오텍에서도 큰 관심을 가지고 항체-약물 중합체 연구 개발을 활발히 하고 있으며, 최근에는 언론지면에도 좋은 결과를 많이 발표하였다. 이는 우리나라의 글로벌 신약개발 차원에서 볼때 아주 좋은 소식이며, 이를 통해서 보다 나은 항체-약물 중합체 연구가 계속 이루어지리라 믿는다. 지난 5년간 한국에서 여러 회사들과 항체-약물 중합체 공동연구를 해오면서 그분들을 위해서 좀 더 체계적인 항체-약물 중합체 개발 동향 및 규제 동향을 소개할 수 있는 한국형 참고도서가 있으면 아주 좋겠다는 생각을 우리 낭만 연구실 구성원 모두들 많이 하였고, 다행히 그 아쉬운 부분을 낭만 바이오연구실 조교들과 다함께 다양한 참고 서적 및 정보를 조사하여 이 책을 만들었다. 그들이 나날이 청출어람하는 모습을 지켜보는 것은 정말 아주 큰 기쁨이며, 이는 어떠한 것과도 비교할 수 없는 보람이다. 가까운 미래에 그들이 한국의 바이오신약개발을 이끄는 큰 주역들이 될 것임을 믿어 의심치 않는다. 아울러 이 책이 나오기까지 많은 격려와 성원을 해주신 식약처 첨단바이오제품과 안치영 과장님, 엄준호연구관님, 백정희 연구사님께도 진심으로 감사드린다. 이분들이 없었더라면 이 책은 나오기 무척 어려웠을 것이다. 끝으로 낭만바이오 연구실 조교들과 함께 세상을 위한 진정한 신약개발이란 무엇인가를 늘 고민할 것이며, 앞으로의 우리의 작은 노력이 조금이나마 나은 세상을 만드는 데 도움이 된다면 더 바랄 것이 없을 것이다.

2018년 7월 충남대 약대 낭만바이오 연구실

저자들(이병일, 신석호, 박민호, 변진주, 박유리, 김나혜, 최장미, 신영근)을 대표하여

신영근 씀

글로벌 항체-약물 중합체의 개발 전략 및 허가

Contents

Chapter 01

서론

Chapter 01

서론

1.1 항체-약물 중합체 (ADC)란?

: 바이오 의약품 중 하나인 단일 클론 항체 (monoclonal antibody)는 지난 10년 동안 기존의 치료법으로는 치료가 어렵거나, 매우 제한적이었던 암, 자가 면역 등의 질병을 치료하는데 있어서 매우 중요한 의약품으로 성장하였다. 그러한 결과로 많은 단일 클론 항체들은 현재 세계 의약품 시장에서 블록버스터 약물들 중 대부분을 차지하게 되었다. 그러나 단일 클론 항체는 기존의 저분자 약물과 같은 치료제보다는 비교적 효능, 부작용 등 많은 면에서 개선되었으나 모든 환자에게 효능을 나타내지는 않으며 면역원성과 같은 기타 부작용들을 지니고 있었다. 이러한 안전성 및 유효성 부분들을 개선하여 보다 나은 항체 의약품을 개발하고자 여러 개발사에서는 수많은 약물 개발 및 연구들을 시도하였으며, 그렇게 하여 개발한 기존 항체 의약품에서 개선된 항체 혁신 항체 의약품 중 하나가 항체-약물 중합체 (antibody-drug-conjμgate, ADC) 이다.

ADC는 크게 다음과 같은 3가지 요소로 구성되어 있다.

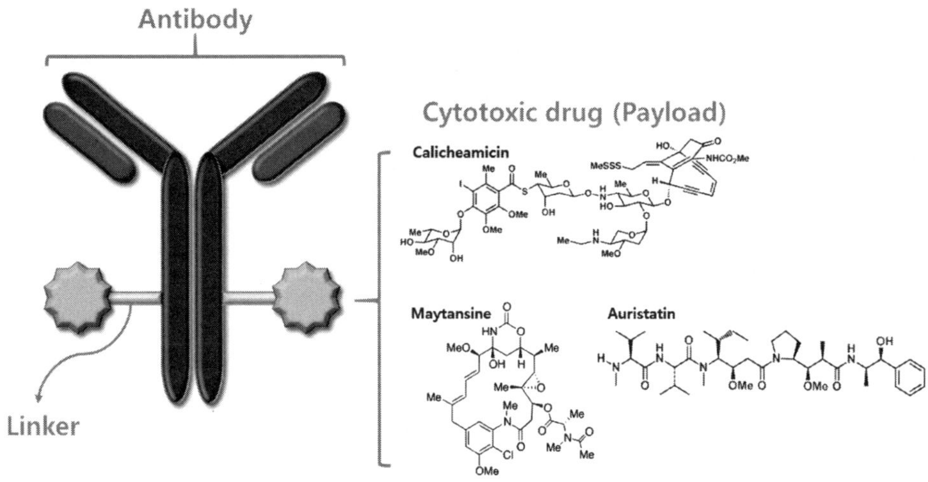

그림 1. 항체-약물 중합체의 3 요소

즉,기존 단일 클론 항체처럼 표적 항원에 대하여 특이적으로 작용하는 항체 (antibody), 표적 암 세포를 사멸하기 위해 고안된 세포 독성 약물 (payload), 그리고 항체에 세포 독성 약물을 부착 시키는 화학적 연결 고리(링커)로 구성되어 있다.

이로 인해 ADC는 단일 클론 항체의 표적화 능력과 세포 독성 약물의 세포 사멸 능력을 결합시킨 새로운 혁신 항체 의약품이며 주로 작용 기전은 그림 2와 같다.

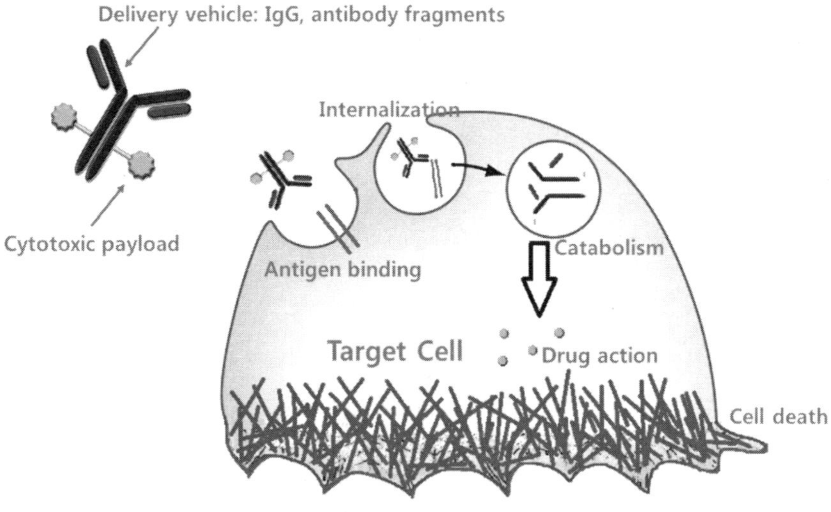

그림 2. 항체-약물 중합체 (ADC)의 작용기전

ADC에 결합된 세포 독성 약물 (payload)의 효력은 세포 독성 약물을 단독으로 사용할 때의 효력보다 보통 100-1000 배 더 크다. 이처럼 정상조직에서 심각한 부작용을 유발하지 않으면서 표적 암 세포에 매우 특이적으로 작용하는 약물을 개발하는 것이 ADC의 개발 목적이다. ADC에 대한 국내외 제약회사들의 관심은 매우 높지만, 실제로 개발 능력을 갖춘 회사는 매우 드물다. 2000년 Pfizer의 Mylotarg이 처음 출시된 이래로 현재까지 4개의 ADC 만이 미국 FDA의 승인을 받았다. 그 중 Seattle Genetics/Takeda의 Adcetris (brentuximab vedotin)와 Roche/Genentech의 Kadcyla (trastuzumab emtansine)가 현재 혁신 항체의약품 시장을 선도하는 두 가지 주요 ADC로 전체 혁신 항체의약품 시장의 매출의 50% 이상을 차지하고 있다.

그러나, 의료 기술이 점차 발전함에 따라 바이오 의약품 시장에서 ADC가 차지하는 비중은 더욱 커질 것으로 기대된다.특히 암 발병률 및 유병률의 증가, 고령 인구 증가 및 비만 인구 증가는 이 시장의 성장에 도움을 주는 3가지 핵심 동인으로 볼 수 있다.

따라서, 앞으로 종양 질환에 대한 항체 요법, 비임상 연구 그리고 혁신약물 개발에 대한 관심 증가 및 다양한 연구 기관과 바이오의약품 개발회사 간의 협력 증대 등의 연구 활동이 활발히 이루어짐에 따라 ADC 시장은 점점 더 커질 것으로 전망한다.

1.2 항체-약물 중합체 (ADC) 의 개발 역사

: ADC의 개발은 2000년 Pfizer에서 개발된 최초의 항체-약물 중합체인 Mylotarg (gemtuzumab ozogamicin)에 대한 승인 직후 그 개발 속도에 더욱 박차를 가하게 되었다. Mylotarg은 2010년에 안전성에 대한 우려가 제기되며 미국 시장에서 철수되었지만, 2017년 9월에 새로운 적응증으로 BLA (biologics license application, 생물의약품 허가 신청) 재심사를 거쳐 재승인 되었다. 2009년과 2013년에 각각 미국 식약청에서 허가받은 Adcetris와 Kadcyla의 경우 Mylotarg이 시장에서 철수된 기간에 성공적으로 시장에 정착하였으며, 현재 전체 혁신항체의약품 시장에서 가장 많은 비중 (2015년 기준 전체 혁신 항체의약품 시장 매출의 57%)을 담당하고 있다. 2017년 4번째로 승인된 Besponsa 외에도 현재 전세계적으로 250종 이상의 ADC 후보물질이 개발중이며, 이 중 72종이 2017년 하반기 기준으로 임상에 진입한 상태이다.

다음은 2013년 이후 ADC 개발 관련 주요 거래에 대한 내용이다.

- 2013년, AstraZeneca와 Spirogen는마일스톤2억 4천만 달러 규모의 거래를 진행함.
- 2013년, Sorrento Therapeutics는 Concortis Biosystems의 링커 기술과 세포 독성 화학물질의 사용권 획득과 관련한 거래를 진행함.
- 2014년 6월, Merck Serono는 Mersana Therapeutic의 Fleximer 기술을 사용한 ADC 개발 합의함. Merck Serono는 Mersana에 단일 클론 항체를 제공하며 ADC를 만들어 비임상 개발을 수행. 또한, Merck Serono는 모든 제품의 임상 개발 및 상용화를 수행하기로 함.
- 2014년 10월, Catalent Pharma Solutions는 Redwood BioScience를 인수하여 회사의 SMARTag ADC 기술 플랫폼 획득함. 또한 Catalent는 Redwood와 협력하여 SMARTag 기술을 이용하여 제품 개발 및 판매 독점권을 취득함.
- 2014년 10월, Sutro Biopharma는 Celgene과 multi-specific 항체 및 ADC를 개발하기 위해 전략적 제휴 및 옵션 계약을 체결함. 이 거래의 초점은 immuno-oncology이며 Sutro는 선수금으로 9500만 달러를 선불로 받았으며, 전체 마일스톤과 로열티는 10억달러 이상이다. 이 거래에는 Celgene이 Sutro를 인수할 수 있는 옵션 사항도 포함되어있음.
- 2015년 1월, Piramal Enterprises는 Coldstream Laboratories를 약 3천만 달러에 인수한다고 발표함. Coldstream은 Goodwin Biotechnology와 협력하여 ADC 개발 및 제조함.
- 2015년 3월, Takeda의 자회사인 Millennium Pharmaceuticals는 ImmunoGen의 ADC 기술을 사용하여 최대 두 가지 약물을 개발하여 판매 할 수 있는 독점권을 부여 받았으며 추가 비용으로 제3의 약물을 라이선스 할 수 있는 옵션을 얻음. ImmunoGen은 선수금으로 2천만 달러, 마일스톤은 추가의 로얄티와 함께 2억 천만 달러를 받기로 함.
- 2015년 3월, Oxis Biotech는 MultiCell Immunotherapeutics (MCIT)와 라이선스 계약을 체결함. MCIT는 OXS-2175와 OXS-4235를 포함하는 3개의 ADC를 개발할 예정으로, 50만 달러를 라이선스 비용으로 받았으며, 개발 비용에 대해 최대 1억 1천만 달러를 받기로 함. Oxis는 또한 ADC가 시장 승인을 받으면 추가로 2275만 달러를 지불하고 전세계 판매에 3%의 로열티를 지불하기로 함.
- 2015년 7월, Mersana는 자사의 Fleximer 기술을 이용해 Recepta Biopharma S.A.와 공동으로 ADC를 개발하기로 하였고, 선수금을 포함하여 총액 8천6백만 달러의 비용을 Recepta에 지불하기로 함.
- 2015년 12월, Pfizer는 Biolata의 CAB 항체 플랫폼을 이용하여 ADC 개발을 위한 협약을 맺었고, 선수금과 마일스톤 비용을 포함하여 10억 달러를 지불하기로 함.
- 2016년 11월, Synaffix는 ADC therapeutics와 판매협약을 맺음.
- 2017년 1월, LegoChem Bioscience는 Takeda와 ConjuAll 플랫폼에 대하여 연구협약을 맺음.
- 2017년 2월, Immunomedics는 자사의 임상 3상 약물 IMMU-132에 대한 독점 거래권을 Seattle Genetics에 넘기며 선수금 2억 5천만 달러를 받았으며, 향후 최대 20억 달러까지 로열티를 지불받을 예정.

- 2017년 5월, Immunogen은 Sanofi와 14년 기간의 협력과정을 통해 ADC를 개발하기로 하였으며, 자사의 4종의 ADC에 대한 개발/제조/판매 독점권을 넘기기로 함, 그에 앞서 Debiopharm에 2천5백만 달러 선수금을 받으며 자사의 임상 2상 진행 중인 항 CD-37 ADC 후보물질을 넘김.

위와 같이 최근 몇 년 동안 ADC와 관련된 활발한 계약들은 앞으로도 ADC가 표적 항암제로서 바이오 의약품 시장에서 충분한 가치가 있다는 것을 보여주며 더욱 더 활발하게 연구가 이루어 질 것이라고 예측된다.

Chapter 02

ADC 시장 및 개발 파이프라인

Chapter 02

ADC 시장 및 개발 파이프라인

2.1 ADC 시장 개요

: ADC의 목표는 정상 조직에는 부작용을 유발하지 않으면서 표적 암 세포에 매우 특이적으로 작용하는 것이다. 2015년 ADC는 혁신 항체 의약품 시장에서 매출의 57 %를 차지하는 가장 큰 분야였다. 이 부분은 또한 가장 긴 임상 파이프라인을 가지고 있어 그 하위 시장의 장래가 유망함을 의미한다.

2.2 현재의 ADC시장

: 2000년 이래 4개의 ADC 제품만 승인되었으며, 2010년에는 Mylotarg이 미국 시장에서 철수되기도 하였다. Seattle Genetics/Takeda의 Adcetris와 Roche의 Kadcyla는 현재 혁신 항체 의약품 시장을 선도하는 두 가지 주요 ADC이다. ADC는 발병률과 유병률이 급속도로 높아져 수요가 증가하고 있는 항암제 시장을 목표로 하며, 두 ADC 모두 기존 항체 약물과의 경쟁이 필요불가결하다. Roche의 Kadcyla는 기존 HER2 양성 유방암 치료제 시장을 선도하는 Herceptin을 대체하는 것을 목표로 하고 있다.

지난 몇 년간 Seattle Genetics의 Adcetris 사용 확대에 힘입어 ADC의 전세계 매출이 2015년

122,700만 달러였다. 이러한 시장의 급속한 성장은 Seattle Genetics의 Adcetris 사용 확대와 Roche의 Kadcyla의 출시로 인해 이루어졌다.

2.3 승인된 4종의 ADC

2.3.1 Adcetris (brentuximab vedotin, Seattle Genetics/Takeda)

: Adcetris는 2011년 미국 FDA에 의해가속 승인된 ADC이며, 호지킨 림프종 (Hodgkin Lymphoma, HL)과 전신성 미분화 대세포 림프종 (systemic Anaplastic Large Cell Lymphoma, sALCL)의 치료제로 승인 받았다. Adcetris의 개발사인 Seattle Genetics는 혁신적인 항암 치료를 목표로 ADC 플랫폼을 개발하는데 중점을 둔 바이오텍 회사로서 북미 국가에서는 직접 Adcetris를 판매하고 있으며, 나머지 국가에서는 Takeda에 시장 판매 권리를 부여하여 이를 통해 Adcetris에 대한 순 매출액의 약 15-25 %의 로열티를 받고있다. Adcetris는 CD30을 발현하는 암세포를 표적으로 하는 단일클론 항체에 cathepsin 효소에 의해 절단되는 펩타이드 기반의 valine-citrulline 링커를 연결하고, 이를 세포 독성 약물인 monomethyl auristatin E (MMAE, 약물명으로 'vedotin')를 결합한 ADC이다.

구조는 다음과 같다.

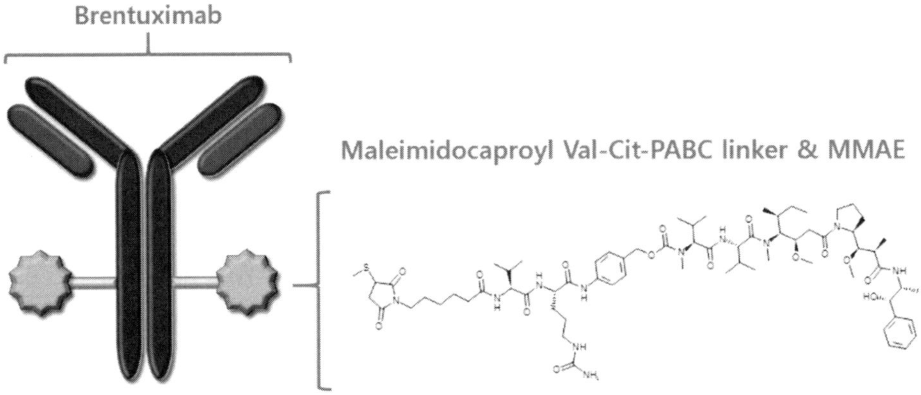

그림 3 Adcetis의 구조

1) 항체:Brentuximab (cAC10 키메릭 항 인간 CD30 단일클론 항체 (IgG1))
2) 링커: 말레이미도카프로일 부착기로 구성된 프로테아제-절단가능 링커 (발린-시트룰린 다이펩티드와 파라-아미노벤질카바메이트 스페이서)
3) 약물: MMAE (메틸발린, 발린, 돌라이소류인, 돌라프로인, 노르에페드린으로 구성된 펜타-펩티드)

Adcetris의 작용기전은 세포 표면의 CD30에 대한 ADC의 결합을 통해 ADC-CD30 복합체를 형성하며, 세포 내포화를 통해 리소좀으로 이동된다. 세포 내에서 MMAE는 Cathepsin B에 의한 단백질 가수분해 절단을 통해 방출된다. 방출된 MMAE가 튜불린에 결합하여 세포 내에서의 미세소관 네트워크를 파괴하여 CD30-발현 종양 세포의 세포주기 정지 및 세포 자멸사를 유도한다.

Seattle Genetics는 AbbVie (Adcetris의 단일 클론 항체 부분의 주요 공급자), Sigma Aldrich Fine Chemicals (SAFC, Adcetris의 링커 성분의 주요 공급자)와 Adcetris의 공급을 위한 광범위한 제조 약정을 체결하였다.

임상 시험에서 Adcetris로 치료한 호지킨 림프종 (HL) 환자 중 32%가, 재발성 전신성 미분화 대세포 림프종 (sALCL) 환자 중 57%가 효과를 보였고 평균 13개월의 치료효과를 보였다.

Adcetris에 대한 여러 국가의 의약품 허가 당국에서 승인 상태 및 범위는 다음과 같다:

- 재발성 HL 또는 재발성 sALCL에 대해 2011년 8월 미국에서 승인을 받음.
- 재발성 HL 또는 재발성 sALCL에 대해 2012년 10월 유럽에서 조건부 승인을 받음.
- 재발성 HL 또는 재발성 sALCL에 대해 2013년 2월 캐나다에서 조건부 승인을 받음.
- 재발성 HL 또는 재발성 sALCL에 대해 2014년 일본에서 마케팅 허가를 받음.
- 2014년 3분기부터 호주, 스위스, 한국, 싱가포르, 멕시코 등 45 개국 이상에서 재발성 HL 또는 재발성 sALCL에 대한 마케팅 허가를 받음.
- 2015년 8월에는 미국 식약청으로부터 재발성 또는 진행 위험이 높은 것으로 판명된 자가조혈모세포 이식 (Autologous Stem Cell Transplant, ASCT) 후 HL 환자에 대한 승인을 받음.
- 2016년 6월에는 유럽 의약품청으로부터 자가조혈모세포 이식 후 재발 또는 진행 위험성이 있는 CD30-양성 HL 환자의 치료제로 승인받음.
- 2017년 9월에는 CD30을 발현하는 균상 식육종 (Mycosis Fungoides, MF)과 원발성 피부 전신성 미분화 대세포 림프종 (pcALCL)에 대해 추가 적응증으로 미국 식약청으로부터 승인 받음.
- 2018년 1월, 임상 3상 ALCANZA의 긍정적인 결과에 따라 유럽 연합 집행위원회 (EC)는 CD-30을 발현하는 재발성 피부 T세포 림프종 (Cutaneous T Cell Lymphoma, CTCL)에 대한 추가 적응증으로 유럽 규제 당국으로부터 승인 받음.

Adcetris와 그 관련 ADC 기술 플랫폼에 관한 특허는 2020년에서 2026년 사이에 미국과 유럽에서는 만료되지만, 추가 특허 출원으로 인해 Adcetris에 대한 특허 보호가 2030년까지 연장될 수 있다. 또한, Adcetris에 대한 바이오시밀러 개발의 어려움으로 인해 향후 바이오시밀러와의 경쟁에서도 유리할 것으로 예측된다.

2.3.2 Kadcyla (trastuzumab emtansine, Roche/Genentech)

: Kadcyla (trastuzumab emtansine; ado-trastuzumab emtansine, T-DM1)는 Genentech에서 개발한 HER2 표적 항체인 Herceptin (trastuzumab)에 대하여 MCC ([N-maleimidomethyl] cyclohexane-1-carboxylate) 링커를 통해 세포 독성 약물인 emtansine (또는 maytansine)을 결합시킨 ADC 이다.

구조는 다음과 같다.

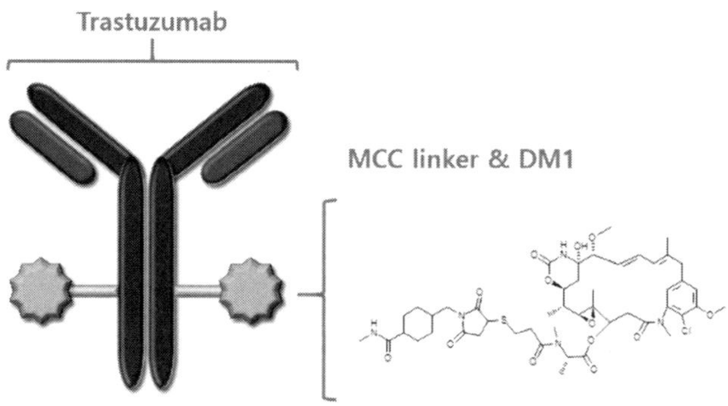

그림 4.Kadcyla의 구조

1) 항체:Trastuzumab (항 HER2단일클론 항체 (IgG1))
2) 링커:티오 에테르 링커 MCC
3) 약물: DM (maytansin derivative)1

Kadcyla의 작용기전은 세포 표면의 HER2에 대한 ADC의 결합을 통해 세포 내포화를 통해 리소좀으로 이동된다. 세포 내에서 DM1은리소좀에 의한 분해를 통해 방출된다. 방출된 DM1이 튜불린에 결합하여 세포 내에서의 미세소관 네트워크를 파괴하여 세포주기 정지 및 세포 자멸사를 유도한다.

Kadcyla는 Herceptin 및 taxane계 화학 요법에 반응하지 않은 환자의 HER2 양성 진행성 또는 전이성 유방암 치료제로서 미국, 유럽, 캐나다 및 기타 특정 시장에서 승인되었다. Roche는 유럽의 유방암 환자 중 약 20-30%가 HER2 양성 환자이며, 기존 Herceptin이 HER2 양성 암세포에 매우 효과적이지만, 일정 시간이 지나면 내성이 생기는 문제를 내포하고 있다고 보고하였다. 아울러 Kadcyla는 최근 실망스러운 3상 임상 시험 (Marianne 임상 시험) 결과에도 불구하고 HER2 양성 유방암 치료제의 표준으로서 사용중인 Herceptin을 대체할 약물로 평가된다. 이 약물은 2014년에 EU에서 특허가 소멸되었고 미국에서는 2019년에 특허 소멸 예정이다.

Kadcyla는 HER2 양성 전이성 유방암에 대한 임상 3상 시험 (EMILIA 임상 시험)을 진행하였고, 2017년 5월 전체생존율 측면에서 더 향상된 결과를 보였다. 그리고 Kadcyla와 Perjeta (pertuzumab, Roche)의 병용 요법으로서 HER2 양성 유방암에 대한 임상 3상 시험 (KAITLIN 임상시험)도 현재 진행 중이다.

Seattle Genetics와 달리 Roche는 독점적인 ADC 개발 및 생산 플랫폼을 소유하지 않고 Kadcyla 개발을 위해 ImmunoGen의 기술에 의존하고 있다. 항체 영역인 Herceptin은 자사의 제품이지만, MCC링커와 DM1은 ImmunoGen에서 개발된 혁신 ADC 플랫폼 약물들이다. 그 대가로 ImmunoGen은 약물 판매에 대한 단계별 수수료와 로열티를 지불 받고 있으며, 2013년 11월 Kadcyla의 유럽 승인으로 Roche는 ImmunoGen에 500만 달러를 지급한 바 있다.

여러 임상 시험을 통해 Herceptin보다 Kadcyla가 더 우수하다는 것이 밝혀졌다. 예를 들어, 602명의 환자를 대상으로 2013년 9월부터 시행된 TH3RESA 임상 시험의 결과에 따르면, Kadcyla 투여 환자는 화학요법 + Herceptin 투여 환자와 비교했을 때, 1차 평가변수인 질병 무진행 기간이 평균 2배 이상 증가되었다. 이 결과는 Kadcyla가 질병 진행을 거의 두 배로 지연시켰음을 보여준다. 비록 2014년 12월부터 시행된 MARIANNE 임상 시험에서 얻은 결과에서는 Kadcyla의 높은 비용에도 불구하고 Herceptin과 비교했을 때 질병 진행을 지연시키는 기간에서 우위에 있지 않는 것으로 나타났지만, 2017년 5월 발표된 EMILIA 임상 시험 결과에서는 Kadcyla를 capecitabine+lapatinib 복용군과 비교하여 HER2양성 진행성 유방암에 대하여 전체생존율과 무진행 생존율에 대해 긍정적인 결과를 보여주었다. 현재 임상 3상 진행중인 KAITLIN임상 시험은 Kadcyla + Perjeta의 병용 요법을 Herceptin + Perjeta + 화학요법과 비교하여 HER2 양성 유방암 치료에서의 우위 여부를 판단하는 시험으로 2020년 종료를 목표로 하고 있다.

Kadcyla는 HER2 양성 유방암 (IHC 점수 3+이상)에서 2차 치료제로 지정됨에도 불구하고, 2013년 3사분기에 1800억원 이상의 수입을 올렸다. 이는 2월 이후 미국의 승인만 이뤄진 상태에서 (캐나

다와 유럽에서는 각각 9월, 11월에 승인됨) 얻은 결과였다는 점에서 더욱 인상적이었다. Roche는 연례 보고서에서 Kadcyla가 유럽, 미국 및 일본 등의 시장에서 계속 성장하고 있다고 밝혔다. 특히 유럽에서의 높은 수요 덕분에 2017년에도 1조원 이상의 매출을 기록하였음을 밝혔다. Roche는 Herceptin과 Xeloda, 그리고 최근 승인된 Perjeta (pertuzumab)를 판매하여 이미 HER2 양성 유방암 시장을 독점하고 있다. Kadcyla는 이러한 HER2 표적 의약품 목록에 추가되었다. Herceptin은 향후 10년 내 바이오시밀러와 경쟁하게 될 것으로 보이며, Roche가 이전의 항체의약품 요법에서 새로운 항체의약품 요법으로 환자 치료를 전환하도록 할 수 있다면 향후 10년간 HER2 표적 제품에 대한 지속적인 높은 수익을 보장할 수 있을 것이다.

2.3.3 Mylotarg (gemtuzumab ozogamicin, Pfizer)

: Mylotarg (gemtuzumab ozogamicin)은 미국 FDA의 가속 승인 프로그램에 따라 2000년 5월에 승인을 받은 최초의 ADC로 AML (급성 골수성 백혈병) 암세포의 CD33을 표적화하는 항체와 세포 독성 약물인 calicheamicin을 산성 환경에서 분해되는 AcBut (4-4-[acetylphenoxy] butanoic acid) 링커로 결합하였다.

구조는 다음과 같다.

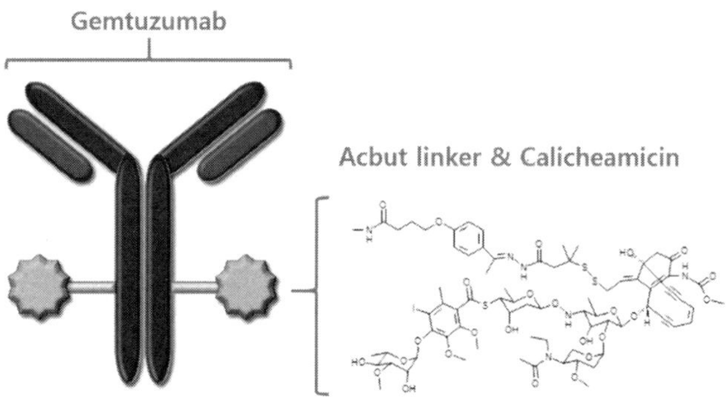

그림 5.Mylotarg의 구조

1) 항체:Gemtuzumab (항 CD33단일클론 항체 (IgG4))
2) 링커:AcBut (4-4-[acetylphenoxy] butanoic acid) 링커
3) 약물: Calicheamicin

Mylotarg의 작용기전은 조혈세포 표면의 CD33에 대한 ADC의 결합을 통해 세포 내포화를 통해 리소좀으로 이동된다. 세포 내에서 calicheamicin은리소좀에 의한 분해를 통해 방출된다. 방출된 calicheamicin은 DNA의 minor groove에 결합하여 DNA 이중가닥 절단 및 세포사멸을 유도한다.

Mylotarg은 급성 골수성 백혈병 (AML)의 2차 치료제로 지정되어 특히 기존 화학 치료 요법이 듣지 않는 60세 이상의 재발성 AML 환자를 대상으로 한 치료제이다. Mylotarg은 희귀의약품으로 조건부 승인된 2004년 이후 추가 임상시험을 진행했으나 추가 시험 결과 Mylotarg 시험군에서 AML에 대한 개선점이 보이지 않았으며, Mylotarg 군에서 더 많은 사망자가 발생하여 시험이 중단되었다. Mylotarg의 추가적인 안전성 문제로 대두된 것은 정맥 폐쇄증이었는데, 이는 세포독성 약물의 조기 방출을 유도하는 링커 안정성 문제와 AML 암세포의 CD33 표적과 무관한 정상세포를 표적으로 하여 작용하였기 때문이다. 이러한 안전성 논란 때문에, 2010년 6월 Pfizer는 자발적으로 미국 시장에서 Mylotarg을 철회시켰다.

Mylotarg의 철회 이후에도 AML 치료에 대한 임상적 이점과 미 충족 의료요법으로 인하여 새로운 적응증으로 재평가를 받기 위한 노력이 이어졌다. 또한, 소량의 약물을 자주 투여하는 방법으로 안전성 문제를 해결하였다.

2017년 Mylotarg의 재 승인을 위해 제출된 자료 중 가장 의미 있는 시험결과들은 다음과 같다:

- ALFA-0701, 3상 임상: Mylotarg + 표준 화학 요법 (daunorubicin 및 cytarabine)이 화학 요법 단독 치료에 비해 성인 AML 환자의 무사건 생존율과 무재발 생존율을 3년간 향상시켰음을 확인했다.
- AML-19, 3상 임상: Mylotarg 단독요법이 기존 치료법 중 최선의 보조 요법 (BSC, best supportive care)과 비교하여 전체 생존율을 유의하게 향상시킨 것으로 나타났다.
- MyloFrance-1, 2상 임상: CD33-양성 AML이 재발한 환자를 대상으로 Mylotarg을 단독 투여한 결과 재발없는 생존기간 (relapse-free survival, RFS)이 평균 1년 이상 향상되었으며, 완전 관해에 이른 환자도 확인되었다.

위의 2가지 3상 임상과 한 건의 2상 임상결과를 바탕으로 2017년 1월 미국 식약청에 BLA 재승인 요청이 이뤄졌으며, 2000년 승인 당시보다 낮은 용량으로 2017년 9월에 신규/재발성/난치성 CD33-양성 AML에 대한 치료제로 Mylotarg이 미국 FDA으로부터 재 승인을 받았다. 기존보다 낮은 용량으로 승인되고, 더 넓은 치료군에서의 적용이 가능해짐으로 AML 시장에서의 높은 수익이 예상된다.

2.3.4 Besponsa (inotuzumab ozogamicin, Pfizer)

: Besponsa (inotuzumab ozogamicin)은 4번째 ADC 약물로 2017년 6월과 8월에 각각 유럽 의약품청과 미국 FDA으로부터 승인되었다. Besponsa는 Mylotarg과 마찬가지로 세포 독성 약물인 calicheamicin을 ALL 암세포의 CD22를 표적화하는 단일클론항체와 AcBut 링커로 결합한 ADC이다.

구조는 다음과 같다.

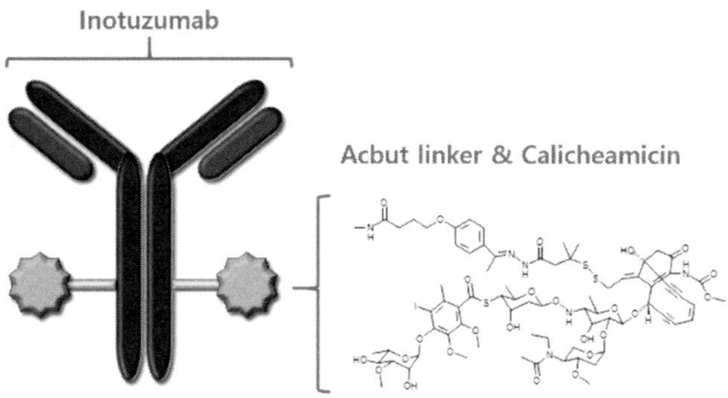

그림 6.Besponsa의 구조

1) 항체:Inotuzumab (항 CD22단일클론 항체 (IgG4))
2) 링커:AcBut (4-4-[acetylphenoxy] butanoic acid) 링커
3) 약물: Calicheamicin

Besponsa의 작용기전은 조혈세포 표면의 CD22에 대한 ADC의 결합을 통해 세포 내포화를 통해 리소좀으로 이동된다. 세포 내에서 calicheamicin은 리소좀에 의한 분해를 통해 방출된다. 방출된 calicheamicin은 DNA의 minor groove에 결합하여 DNA 이중가닥 절단 및 세포사멸을 유도한다.

326명의 재발성 또는 난치성 CD22-양성 ALL 환자를 대상으로 실시된 3상 임상시험인 INO-VATE ALL 임상 시험에서 Besponsa를 단독 투여받은 환자군이 기존 화학 치료요법을 적용한 대조군과 비교하여 완전관해 (complete remission, CR)에 이른 비율이 각각 81%, 29%로 훨씬 많았다. 최근 영국의 NICE (국립보건임상연구원)에서는 3상 임상 결과를 토대로 Besponsa를 투여한 환자가 추가로 조혈 줄기세포 이식을 시행하였을 때 완전관해에 이른 비율이 늘어난 것이 아닌지에 대하여 의문을 표하며, Besponsa의 재평가를 요구하였다. Pfizer는 이에 영국에서 Besponsa가 필요한 환자군에 대한 약물 접근성을 보장하기 위해 NICE와 지속적으로 협력할 것을 약속하였으며, 영국 보건당국의 허가를 위해서도 노력할 것으로 보인다.

Besponsa는 앞서 승인 받은 ADC 및 기존 치료 요법과 경쟁을 앞두고 있는 상황이지만, ALL 시장의 특성상 적절한 치료법이 적다는 점에서 그 시장성이 높다고 할 수 있다.

2.4 앞으로의 ADC 시장

2.4.1 성장 및 저해 요인

: 의료 기술이 발전하면서 세계 혁신항체의약품 시장에서 ADC가 차지하는 비중은 더욱 커질 것으로 기대된다. 특히 암 발병률 및 유병률의 증가, 고령 인구 증가 및 비만 인구 증가는 이 시장의 성장에 도움을 주는 3가지 핵심 동인으로 볼 수 있다. Adcetris와 Kadcyla의 경우 기존 항체의약품과의 경쟁이 필요 불가결한 상황이지만, 두 ADC는 모두 블록버스터급 항체의약품으로 성장 중이며, 추후 개발될 ADC들도 기존의 치료요법을 대체하는 것을 목표로 하고 있다. 현재 개발 단계에 있는 대부분의 ADC 파이프라인은 주로 Kadcyla와 Adcetris의 2가지 플랫폼 형식을 따르고 있는데, 이들은 안전성과 유효성 측면에서 이미 검증이 완료되었다는 점에서 개발에 따른 어려움이 적다는 장점이 있다. 그 외에도 2017년 하반기 기준으로 알려진 약 250개의 ADC 임상 파이프라인은 Kadcyla와 Adcetris의 플랫폼을 더욱 개선한 기술을 사용하고 있으며, 이는 ADC 시장의 성장동력으로 작용할 것이다. 그러나 다른 치료제와 비교하여 개발 절차에 소요되는 많은 시간과 높은 비용은 ADC 시장의 성장을 제한할 수 있는 요소이며, 특히 항체와 세포 독성 약물을 연결하는 링커의 안정성은 임상시험에서의 독성과 밀접한 관계가 있다.

즉, ADC에서 발생 가능한 가장 큰 문제는 표적 암세포 외의 정상 조직에서 단일클론항체와 세포 독성 약물을 연결하는 링커가 조기에 끊어지면 원하지 않는 독성이 나타날 수 있다는 점이다. 미국 시장의 첫 번째 ADC인 Mylotarg가 2010년에 철수했던 이유는 항체에 부착된 링커의 불안정성과 이로 인한 세포독성 약물의 강력한 독성으로 인한 부작용과 관련된 것으로 알려져 있다. 그 외의 독성 관련 문제는 정상 조직에서도 발견되는 항원을 ADC가 표적화 할 때 이다. 많은 제약사가 이러한 우려 사항을 극복하기 위해 노력하고 있지만, 새로운 링커 기술은 제조 및 치료비용을 높일 수도 있다는 점에서 또 다른 저해 요소로 작용할 수 있다.

현재까지 승인된 ADC와 임상 파이프라인에 속한 ADC는 저분자 세포 독성 약물을 항체의 라이신 (lysine)이나 시스테인 (cysteine) 잔기에 링커를 통해 결합시켜 제조된다. Adcetris와 Kadcyla, 그리고 2017년 재승인 된 Mylotarg에 이르기까지 기존의 제조 공정에서는 항체에 붙는 세포 독성 약물의 수를 제한적으로만 통제할 수 있다. 예를 들어 Kadcyla의 약물-항체 비율 (DAR) 프로파일에 대한 연구 결과에 따르면 평균 4개의 약물이 항체에 결합되어 있지만 가용 결합 부위 (lysine 잔기)가 단일클론항체에 약 80개에 달하고, 반응성이 높은 표면의 라이신 (lysine)도 대략 8~10개 정도 되기에 이 DAR 프로파일은 0부터 8까지 다양하다. 2017년 새롭게 승인된 Pfizer의 Besponsa (Inotuzumab ozogamicin)를 포함하여 적절히 결합 가능한 약물-항체 비율 (DAR)을 위한 플랫폼 개발이 몇몇 회사에서 이루어지고 있다.

2.4.2 ADC 개발 시 고려사항

: ADC의 개발을 위해서는 표적 항원의 표적화, 표적 세포에 의한 ADC의 내포작용, 약물 역가 및 약물과 항체 사이의 링커의 안정성에 대한 이해가 필요하다.뿐만 아니라 세포 독성 약물과 항체의 접합 방법, 약물-항체 비율 (DAR), 항체의 특성 및 링커 종류에 따른 약물 결합력에 대한 영향은 안전하고 효과적인 ADC를 개발하는 데 아주 중요하다.

2.4.2.1 세포 독성 약물

: 오늘날 ADC에 사용되는 주요 세포 독성 약물로는 미세소관 파괴 약물과 DNA 변형 약물이 주를 이룬다. 미세소관은 세포주기에서 매우 중요한 역할을 하는데,미세소관에서 이상이 발생하는 경우 세포 분열이 일어날 수 없다. 대부분의 알려진 미세소관 파괴 제제는 천연물에서 유래되었으며 높은 세포 독성을 나타낸다. 그러나 미세소관에 영향을 미치고 세포주기의 특정 단계에서만 작용하는 미세소관 파괴 제제와 달리 DNA 변형 제제는 어느 세포 주기에서든 세포를 죽일 수 있다.

아래 표는 약물의 작용기전에 따라세포 독성 약물을 분류하였다.

표 1. 세포 독성 약물에 따른 작용 기전

세포 독성 약물	작용 기전
Auristatins	Tubulin polymerase inhibitor
Maytansines	Tubulin depolymerisation
Calicheamicins	DNA cleavage
Duocarymycins	DNA minor groove alkylating agent
PBD dimers	DNA minor groove cross-링커
α-Amanitin	RNA polymerase II inhibitor

대표적으로 사용되는 미세소관 파괴 약물은 Seattle Genetics의 auristatin 계열 약물이다. Monomethyl Auristatin E (MMAE) 또는 vedotin이라 불리는 세포 독성 약물은 인도양 바다의 Dolabella auricularia로부터 분리된 자연 세포 독성 유사 펩타이드인 dolastatin 10의 유도체로 강력한 미세소관 중합 억제제이다. 이 약물은 Cathepsin B 효소에 의해 항체에서 절단되어 방출되도록 고안된 반면 2차 유도체인 MMAF의 경우 비-분해성 링커에 결합되어 세포 방출이 제한된 형태로 개발 중이다. 또 다른 미세소관 억제제로 ImmunoGen에서 개발한 ansamycin 항생제는 Maytenus serrata속의 에티오피아 관목에서 분리된 천연물 maytansine에서 유래된 것이다. Maytansine은 tubulin에 결합하여 미세소관 집합을 억제하고 미세소관 해체를 유도하여 세포 분열을 방해한다. Maytansine은 많은 종양 세포주에서 세포 독성을 나타내 종양 성장을 억제할 수 있다. 이러한 유도체는 thiol기를 통해 링커에 접합시키도록 설계되었다. DM1의 경우 세포 내부의 환원성 조건에서 쉽게 절단된다. 반면 DM4의 경우 이황화 결합 (disulfide bond)에 메틸기가 치환되어 환원이 쉽게 일어나지 않는다.

암 세포와 같이 빠르게 분열하는 세포는 천천히 분열하는 정상 세포보다 세포 독성 약물의 영향에 훨씬 더 민감하기 때문에 DNA 변형 제제를 사용하여 암세포를 제거할 수 있다. DNA 손상은 가장 보편적으로 사용되는 많은 화학 요법 제제의 작용기전이지만, 임상에서 사용되는 치료제는 효력이 증가함에 따라 치료역 (therapeutic window)이 좁아짐으로 인한 독성의 위험으로 치료제로 사용하기 어렵다. 이러한 강력한 효력을 가진 약물을 표적성이 높은 항체에 결합하면 약물의 안전성과 효력을 동시에 높일 수 있게 된다. 대부분의 DNA 변형 제제도 천연물로부터 유래했다. Bristol-Myers Squibb와 Medarex는 돌연변이 유발을 일으키기 위해 DNA 알킬화 기전의 다양한 천연물 유래 원료의약품을 개발했다. 네덜란드 기반 Synthon (구 Syntarga)의 duocarmycin 유사체라고 불리는 합성 독소물질도이 방식으로 DNA에 결합한다. 현재 Synthon에서 개발하여 임상 3상에 진입한 SYD985 (Trastuzumab duocarmazine)은 duocarmycin을 이용한 것으로 알려져 있다.DNA 변형 제제로 쓰이는 그 외 약물로 calicheamicin이 있다. Pfizer가 세균에서 분리한 calicheamicin은 DNA minor groove에 결합한 후 DNA 가닥을 절단시킨다. Calicheamicin은 Pfizer의 Mylotarg와 Besponsa 두 개의 ADC에 모두 사용되고 있다.

그 밖에도 ADC 개발에 사용되고 있는 세포 독성 약물로는 pyrrolobenzodiazepine (PBD), centamycin (ML-970; indolecarboxamide), SN38 (irinotecan의 활성 대사체)등이 있다.

2.4.2.2 링커

:ADC를 구성하는 요소 중 항체와 세포 독성 약물을 결합시키는 것이 링커이다. 가장 이상적인 링커는 ADC가 전신 순환될 때는 안정하면서도 표적 세포 내에서는 절단되어 세포 독성 약물을 적절히 방출시켜 ADC에 효능과 안전성을 동시에 갖추도록 하는 링커다.안전하고 효과적인 ADC 개발을 위한 주요 과제 중 하나는 세포 독성 약물과 단일 클론 항체 사이에 적절한 화학적 링커를 개발하는데 있다. 링커의 합성은 상당히 복잡하며 어떤 링커를 사용하는지에 따라 세포 독성 약물의 효율적인 방출에 영향을 주게 된다.

1) 링커 안정성-링커의 개발은 단일 클론 항체 (mAb)의 장점인 긴 반감기를 반영하여 mAb가 전신 순환 중에는 안정해야 하며, 링커와 세포 독성 약물의 결합이 항체의 안정성 및 약물동태에 영향을 주지 않는 것이 중요하다.초기 개발 단계에서 유망한 비임상자료를 보여준 여러 ADC가 그 잠재력에도 불구하고 적절한 링커를 사용하지 못해서 임상 개발에 실패한 사례도 많다.대개 임상 개발에서 실패한 ADC에 사용된 링커는 세포 독성 약물을 조기에 방출된 경우가 많다.따라서 ADC 개발 과정에서 안정한 링커를 만드는 제조 기술의 중요성이 더욱 부각되고있다. 개선된 링커 기술을 보유한 신규 ADC 임상 파이프라인은 기존 ADC와 비교하여 더 안전하고 좋은 약효의 잠재력을 보여주고 있다. 현재 임상 개발중인 대부분의 ADC는 hydrazone, disulfide, peptide 또는 thioether 결합을 포함하여 제한된 종류의 화학적 링커를 사용한다.

표 2. 현재 임상 개발 시 사용되는 링커 기술들의 약물 방출 작용 기전

링커	약물 방출 작용 기전
Hydrazone	세포질 내의 산성환경에서 약물 방출
Peptide	Cathepsin B와 같은 리소좀 단백분해효소에 의해 효소적 가수분해
Disulfide	세포내글루타치온의thiol과의 disulfide exchange에 의해 분해
Thioether	세포내 단백 가수분해에 의한 분해

원칙적으로, 이러한 화학적 링커는 세포 내 pH, 효소 농도의 차이 등을 이용하여 표적 세포 내에서만 세포 독성 약물 방출이 되기를 유도한다. 투약 후 신체 내 약물-링커의 안정성을 확보하는 것은 ADC 개발과정에서 가장 큰 어려움인데, 화학적으로 불안정한 hydrazone과 disulfide 링커는 혈장에서 충분히 안정하지 않다. 펩타이드 기반의 링커는 우수한 혈장 내 안정성을 가지면서도 잘 조절된 약물-링커 안정성과 약물 방출 능력을 가지고 있다. 예를 들어, Valine-Alanine (Val-Ala) 및 Valine-Citrulline (Val-Cit)와 같은 절단 가능한 dipeptide 링커는 리소좀 추출물 또는 정제된 인간 cathepsin B의 존재 하에서 신속한 가수 분해를 거치기 때문에 링커의 절단 원리는 세포 내부의 환경에 의존한다.

2) 비절단성 링커와 절단성 링커–미국 FDA에서 승인된 ADC에 사용된 링커는 크게 2가지 방식으로 세포 독성 약물과 항체를 결합시키고 있다

- 비절단성 링커:비절단성 thioether 링커의 경우 단일 클론 항체가 세포내에서 비선택적으로 분해된 후에 약물이 방출된다.
- 절단성 링커: peptide 링커는 리소좀 내부의 cathepsin B에 의해 선택적으로 분해된다.

Brentuximab vedotin (Adcetris)의 경우 표적 암세포의 리소좀에 존재하는 cathepsin B에 의해 선택적으로 분해되어 MMAE를 방출하는 절단성 Val-Cit dipeptide 링커로 구성되며, 체내에서 순환할 때는 안정하다. Val-Ala 및 Val-Cit와 같은 절단 가능한 dipeptide 링커가 사용된 ADC는 표적 암세포의 항원에 ADC의 항체영역이 결합하여 ADC-항원 복합체를 형성한 후 endosomal-lysosomal 경로로 암세포 내부로 내포화 된다. 이 경우 세포 독성 약물의 세포 내 방출은 엔도솜/리소좀의 내부 환경에 의해 조절된다. 즉, hydrazone 링커는 산성에서 불안정하여 분해되

면서 약물을 방출하고, Val-Cit dipeptide 링커는 리소좀 내의 단백분해효소인 cathepsin B에 의해 MMAE를 방출한다.

반면 ado-trastuzumab emtansine (Kadcyla)의 경우 비절단성 SMCC 링커를 갖는다. 비절단성 링커는 표적 세포 내에 유입된 ADC가 리소좀에 의해 분해되면서 세포 독성 약물을 유리시키므로 불필요한 체내 약물 방출을 피할 수 있을 뿐만 아니라 결합된 약물의 화학적 성질을 변경하여 운반체에 대한 친화성을 조정하거나 효능을 향상시킬 수도 있다.

표적으로 이동하는 동안의 ADC 안정성은 절단성,비절단성 링커 등 어떤 종류의 링커를 사용하던지 간에 원하는 치료 효과를 달성하기 위해 매우 중요하다.

2.4.2.3 약물-항체 비율 (DAR) 및 PEG (polyethylene glycol) 링커

: DAR은 ADC의 약물동태학적 특성과 생체 내 분포에 영향을 주는 가장 중요한 특성 중 하나이다. 더 높은 DAR을 가진 ADC는 시험관 내 실험에서 더 큰 효능을 나타내지만 생체 내 실험에서는 효능이 낮다. 이는 높은 DAR를 갖는 ADC의 혈장 청소율이 낮은 DAR를 갖는 ADC의 혈장 청소율보다 높기 때문일 것으로 알려져 있다. 이러한 관찰 결과로 인해 승인된 ADC들을 포함하여 개발 중인 현재의 ADC는 DAR이 2-4로 조절되고 있다. DAR을 높이려는 시도는 많았으나 대부분 실패했으며,그 원인은 특히 세포 독성 약물과 링커가 모두 소수성이기 때문이며, 또 다른 이유로는 ADC의 응집,표적 항원에 대한 친화력의 상실 또는 높은 혈장 청소율 때문이다. 최근에 시스테인 결합을 통해 DAR값이 8로 균일한 ADC가 개발되었으나, 이 ADC도 독특한 약물-링커 복합체와 항체에 대한 큰 변형으로 인해 혈장 내 청소율이 높아졌다.

유기 용매와 수용액 모두에서 높은 용해도를 나타내는 sulfonate- 또는 PEG-를 함유한 친수성 링커는 소수성 링커에서 관찰되는 여러 문제점을 해결한다.PEG 링커는 수용성, 낮은 독성, 낮은 면역원성 및 조절된 링커 사슬 길이 등의 장점을 가지고 있다. 이와 관련하여 PEG 링커를 사용하면 생체 내 약물동태 프로파일이 크게 향상되고 반감기 및 혈장 농도가 증가하여 혈장 농도-시간 곡선 (AUC)이 증가하는 연구가 보고되었다.

이상적인 ADC의 개념은 표적 암세포에 최대의 세포 독성 약물을 전달하는 것이다. 이를 위해 간 혈장 내 존재하면서도 높은 DAR를 갖는 ADC를 개발하기 위해서 항체에 결합하는 약물의 수와 항체의 변형 정도 간의 정교한 균형을 연구하고 설정해야 한다. 또한 기존 ADC 링커 기술을 극복한 PEG링커 등의 친수성 링커 또는 분지형 링커에 대한 기술의 개발이 더 필요하다.

2.4.3 ADC 시장의 전망

: 최근바이오 의약품 시장에서 ADC와 관련한 많은 계약들은 앞으로 ADC가 바이오 의약품시장에서 큰 비중을 차지할 수 있다는 잠재력을 보여주고 있다. 그러한 증거들로 대표적인 ADC 약물 2가지인 Adcetris와 Kadcyla는 각각의 약물에 대한 적응증 환자들에게 점차 많이 사용되며 앞으로도 시장 판매가 증가될 것이라 예측된다. 더불어 향후 암 발병률 및 유병률은 더욱 상승할 것으로 예측되며 새로운 항암제에 대한 수요는 향후 계속 증가할 것으로 보고 있다. 임상 시험에서는 ADC 기술이 약효 측면에서 효과적이라는 것이 입증되었지만 약물 효과뿐만 아니라 링커 특이성 및 안정성에 대한 몇 가지 우려도 제시되고 있다. 향후 이러한 여러 우려 사항들이 개선되면서 ADC 부문에 대한 투자가 늘어나 새로운 플랫폼 개발자에게 이익이 될 것으로 내다보고 있다. 앞으로 많은 플랫폼이 이용할 수 있게 되겠지만, 그 만큼 경쟁도 또한 치열해질 것이며, 보다 많은 바이오텍들이 약물 초기 개발 단계에서의 활발한 거래를 통해 여러 플랫폼의 잠재력을 평가하게 될 것이라고 예측된다.

2.5 개발 파이프라인 및 플랫폼

2.5.1 IMMU-132 (Sacituzumab govitecan, Immunomedics)

: 인간화 항-TROP-2 항체 (hRS7)에 부위 특이적으로 SN-38 (irinotecan의 대사체)를 결합한 형태이다. TROP-2는 유방,대장,폐세포의 표면에 발현되며, IMMU-132는 소세포폐암 (Small cell lung cancer, SCLC)과 비소세포폐암 (non- Small cell lung cancer, NSCLC), 전이성 3중 음성 유방암 (metastatic triple negative breast cancer, mTNBC)에 사용하기 위해 개발중이다.

구조는 다음과 같다.

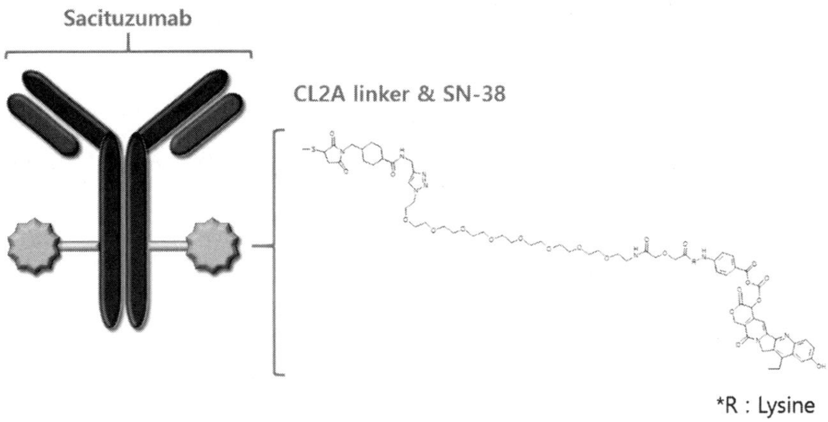

그림 7.IMMU-132의 구조

1) 항체: 인간화 항-TROP-2단일클론 항체 (IgG)
2) 링커:CL2A링커(pH-감수성)
3) 약물: SN-38 (irinotecan의 활성 대사체)

- CL2A 링커 플랫폼

: CL2A는 한쪽에는 항체 부착 말단을, 다른 한쪽에는 약물과의 결합을 위한 말단을 포함한다. 또한 짧은 폴리에틸렌 글리콜(PEG)을 첨가하여 CL2A의 용해도를 향상시켰다. 약물과 결합하는 위치는 pH에 감수성이 있다.

IMMU-132의 작용기전은 표적 암세포 표면의 TROP-2를 인식하는 항체가 항원에 결합 후 세포 내재화가 일어난 후, 세포 내 산성 환경에 의해 SN-38이 방출되어 DNA topoisomerase-1을 저해하여 DNA 복제를 억제한다.

약물-항체 비율 (DAR)은 약 7.6이다.

Immunomedics는 승인된 ADC와 달리 저효력 세포 독성 약물을 사용하였다. 독성이 낮은 약물의 경우 일반적으로 환자에서 발생 가능한 독성을 낮추며 치료 주기를 늘려서 장기간 치료효과를 얻을 수 있다는 장점이 있다.

2.5.2 RG7596 (Polatuzumab vedotin, Roche/Seattle Genetics)

: 인간화 항-CD79b 항체인 polatuzumab과 세포독성 물질 vedotin (MMAE)을 결합시킨 형태 이다. CD79b는 B 세포에 의해서만 발현되는 항원으로 B 세포 악성 종양에서 잠재적으로 유용한 표적이다. 현재 비호지킨 림프종 (NHL) 및 광범위B세포림프종 (DLBCL)의 치료제로 개발중이다.

구조는 다음과 같다.

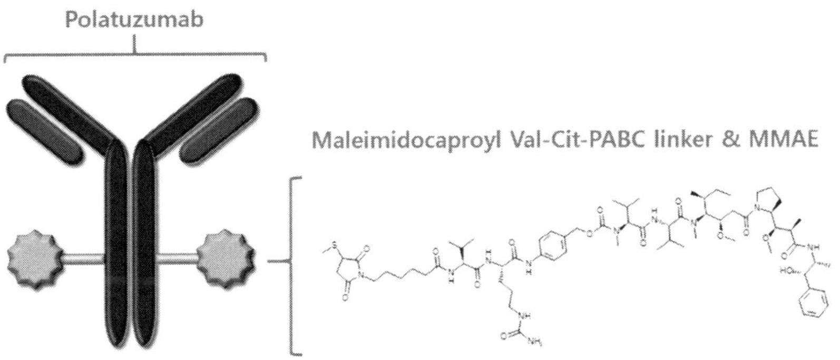

구조 8. RG7596의 구조

1) 항체: 인간화 항-CD79b단일클론 항체 (IgG)
2) 링커:말레이미도카프로일 부착기로 구성된 프로테아제-절단가능 링커 (발린-시트룰린 다이펩티드와 파라-아미노벤질카바메이트 스페이서)
3) 약물: MMAE (메틸발린, 발린, 돌라이소류인, 돌라프로인, 노르에페드린으로 구성된 펜타-펩티드)

RG7596의 작용기전은 B세포 표면에 발현된 CD79b를 인식하는 항체가 항원에 결합 후 세포 내재화가 일어난 후,리소좀 내부에서 세포독성 약물인 MMAE가 방출되어 미세소관을 파괴하여 세포사멸을 일으킨다.

RG7596은 Seattle Genetics의 ADC 플랫폼인 MMAE를 사용하여 Roche 에서 개발중이다.

임상 1상 결과는 RG7596이 재발성 및 불응성 NHL 환자에서 Rituxan 단독 치료 요법보다 내약성이 우수하고 Rituxan과 병용요법이 가능함을 입증했다.

2.5.3 ABT-414 (Depatuxizumab mafodotin, Abbvie)

: 항-EGFR 항체인 Depatuxizumab을 비절단성 mc 링커와 세포 독성 약물인 MMAF을 결합시킨 ADC이다. 이 ADC는 세포성장인자 수용체 (EGFR)또는 돌연변이 세포성장인자 수용체인 EGFRvIII 항원을 표적으로 하는데, 이는 다형성 교모세포종 (Glioblastoma Multiforme, GBM)에서 일반적으로 과발현된다.

구조는 다음과 같다.

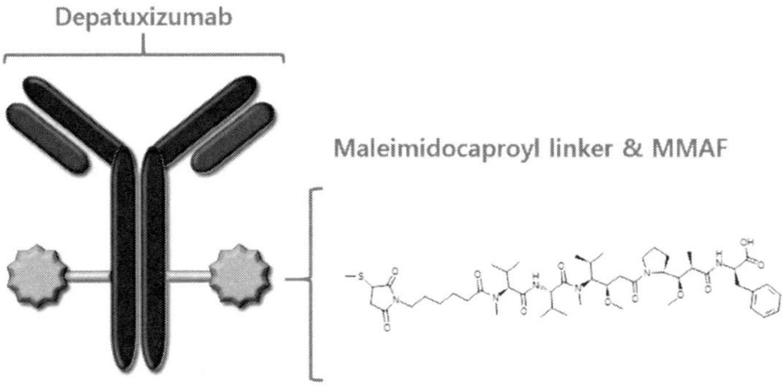

구조 9. ABT-414의 구조

1) 항체: Depatuxizumab (키메릭/인간화 교배종 항-CD79b단일클론 항체 (IgG))
2) 링커:링커:말레이미도카프로일 부착기로 구성된 비 절단 링커
3) 약물: MMAF (monomethyl auristatin F)

ABT-414의 작용기전은 표면에 발현된 EGFR 또는 EGFRvIII를 인식하는 항체가 항원에 결합 후 세포 내재화가 일어난 후,리소좀 내부에서 세포독성 약물인 MMAF가 방출되어 미세소관을 파괴하여 세포사멸을 일으킨다.

평균 DAR은 약 4정도(공정A)이지만,정제과정에서 높은 DAR가 제거되면서 약 3(공정B)의 값도 확인되었다.즉, 두가지 DAR로 임상을 진행하였고 공정 B에서 생산된 ADC가 투여된 환자군의 부작용이 적게 나타나는 경향을 보였다.

ABT-414에 사용된 ADC 플랫폼은 Seattle Genetics의 MMAF 플랫폼을 사용하였다.

최근 종료된 임상 2상 NTELLANCE 2의 결과에 따르면 EGFR이 과발현된 GBM 환자를 대상으로 6개월간의 전체 생존율이 70% 이상이었다.

2.5.4 BT-062 (Indatuximab ravtansine, Biotest)

: 항-CD138 항체인 Indatuximab을 SPDB 링커와 세포 독성 약물인DM4를 결합시킨 ADC이다. 이 ADC는 CD138 항원을 표적으로 하는데, 이는 다발성 골수종 (Multple myeloma)에서 일반적으로 과발현된다.

구조는 다음과 같다.

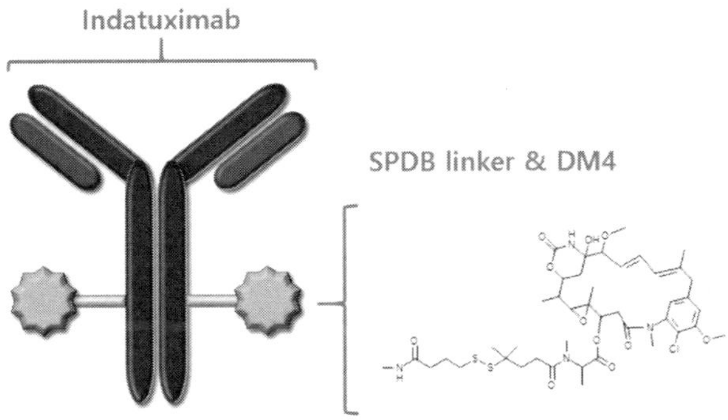

구조 10. BT-062의 구조

1) 항체: Indatuximab (키메릭 항-CD138단일클론 항체 (IgG))
2) 링커:N-succinimidyl 3(2-pyridyldithio) butyrate (SPDB) 링커
3) 약물: DM4

BT-062의 작용기전은 표면에 발현된 CD138을 인식하는 항체가 항원에 결합 후 세포 내재화가 일어난 후, 리소좀 내부에서 세포독성 약물인 DM4 및 그 유도체인 S-메틸화-DM4가 방출되어 미세소관을 파괴하여 세포사멸을 일으킨다.또한 방출된 DM4 및 S-메틸화-DM4가 인근의 세포에도 유입되어 세포 사멸을 일으킨다. 평균 DAR은 약 3.5이다. BT-062에 사용된 ADC 플랫폼은 ImmunoGen의 TAP (Targeted Antibody Payload) 플랫폼을 사용하였다.

현재 안전성 및 효능을 확인하는 임상 1/2상이 성공적으로 종료되었으며, 다발성 골수종 환자를 대상으로 한 임상 2상이 진행중이다.

2.5.5 IMGN853 (Mirvetuximab soratansine, ImmunoGen)

: 항-FRα 항체인 Mirvetuximab을 절단성 disulfide 링커와 세포 독성 약물인 DM4를 결합시킨 ADC이다. 이 ADC는 FRα 수용체를 표적으로 하는데, 따라서 FRα 양성 상피성 난소암 치료를 위해 개발중이다.

구조는 다음과 같다.

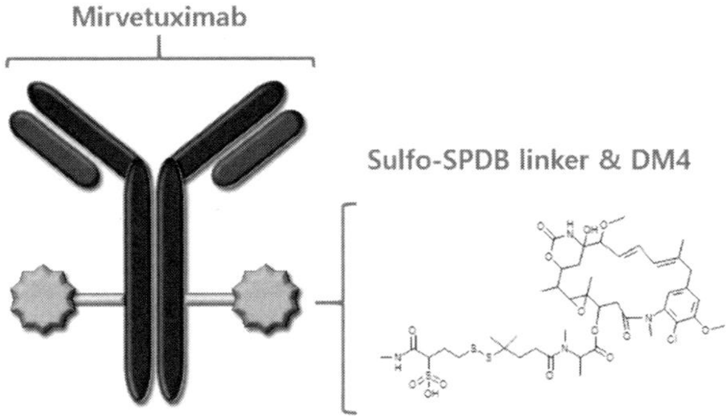

구조 11. IMGN853의 구조

1) 항체: Mirvetuximab (인간화 항-FR¥á단일클론 항체 (IgG))
2) 링커:disulfide hydrophilic sulfo-SPDB [N-succinimydl 4-(2-pyridyldithio)-2-sulfobutanoate] 링커
3) 약물: DM4

IMGN853의 작용기전은 상피성 난소암 세포 표면에 발현된 FRα를 인식하는 항체가 항원에 결합 후 세포 내재화가 일어난 후,리소좀 내부에서 세포독성 약물인 DM4및 유도체인 S-메틸화 DM4가 방출되어 미세소관을 파괴하여 세포사멸을 일으킨다.또한 방출된 DM4 및 S-메틸화-DM4가 인근의 세포에도 유입되어 세포 사멸을 일으킨다. 평균 DAR은 약 3.5이다. IMGN853에 사용된 ADC 플랫폼은 ImmunoGen의 TAP (Targeted Antibody Payload) 플랫폼을 사용하였다.

현재 백금 항암제 내성을 보인 FRα양성 난소암 환자를 대상으로 기존 치료법 대비 Mirvetuximab soravtansine을 비교하는 임상 3상 FORWARD1이 현재 진행중이다.또한 bevacizumab, carboplatin, PLD or pembrolizumab 등의 약물과 병용 투여 시 안정성 및 효능을 확인하는 임상 1b/2상 FORWARD2도 진행중이다.

Chapter 03

규제 관점에서의 ADC

Chapter 03

규제 관점에서의 ADC

3.1 규제 과정의 개요

: 현재까지 승인되어 온 ADC는 글로벌 다국적 제약사에 의해 미국 FDA에 먼저 승인되었다. 그렇기에 ADC의 신약 허가 승인을 위한 규제를 파악하려면 미국 FDA의 규제 동향을 잘 파악하고 있어야 한다. FDA는 ADC의 규제를 위해 저 분자 약물 및 단일 클론 항체에 대한 기존 규제 지침을 따르고 있다. 주로 저 분자 약물은 제약 품질 부서 (OPQ, Office of Pharmaceutical Quality)에서 세포 독성 약물과 링커의 적합성, 접합 반응 및 제어 전략의 측면을 검토하는 일차적인 책임을 지며, 단일 클론 항체 관련해서는 생명공학 제품 부서 (OBP, Office of Biotechnology Products)에서 ADC에서의 항체 제조, 항체의 중간에 대한 제어 전략 및 약물 기질 및 반응물에 대하여 초점을 두고 있다. 이 장에서는 미국 FDA의 기존 항체 의약품에 대한 규제 정보를 다루고 나아가 ADC에 대해서 추가적으로 이슈가 되는 규제에 대해서 다룰 것이다.

3.2 미국 FDA의 규제

3.2.1 물리화학적, 생물학적 특성 및 안전성 평가

: 항체 의약품 규제는 항체 생산과 관련된 세포, 제조 공정, 항체 유형의 특성, 표적, 작용기전,

그리고 항체에 결합된 분자에 대한 기전 등을 고려한다.

3.2.1.1 불순물

: 살아있는 세포에서 항체를 생산할 때 숙주 세포나 제조 공정에서 의도하지 않는 불순물들이 생성될 가능성이 높다. 따라서, 숙주 세포의 경우 잠재적으로 내인성 또는 우발적인 전염성 병원체의 여부에 대해 철저히 평가되어야 한다. 일반적으로 모든 세포 기질에 대해 잠재적인 불순물에 대한 포괄적인 평가가 임상 1상 연구를 시작하기 전에 수행되어야 한다. 인간의 세포에 대한 바이러스성 오염 물질, 무균, 마이코플라스마 등을 평가하기 위한 시험이 수행되어야 한다. 대부분의 세포주에는 내인성 레트로 바이러스가 포함되어 있기 때문에 생산 세포주는 레트로 바이러스에 대한 감염수준이 평가되어야 한다.또한 제조 공정에서 불순물들을 제거할 수 있는가에 대한 여부도 검증되어야 한다. 심각 또는 즉각적인 생명 위협 조건 (21 CFR 312.34에서 정의)의 경우, 단축시험이 허락된다. 단축 안전 시험의 적용 가능성은 항체 의약품 생산에 사용되는 세포 기질에 따라 다르다. 잠재적인 바이러스 오염으로 인해 오염될 가능성이 있는 경우 제품 개발자는 인간 세포주의 사용을 피하는 것이 좋다. 사람이나 영장류의 세포 기질을 사용하거나 세포 기질의 불멸화에 감염성 물질을 사용하는 경우 FDA와 협의하여 안전성 시험 계획을 확대해야 한다. 전염성 프리온 단백질 PrPsc는 인간 또는 소 유래 오염 물질이다. PrPsc는 일반적인 세척 및 멸균에 저항성을 가진다. 또한, 현재의 방법은 일반적으로 PrPsc의 존재를 검출할 만큼 효율적이거나 민감하지 않다. 만약 오염 가능성이 있는 경우 동물 유래 성분 대체 시약으로 대체하여 제조 과정에서 PrPsc 도입을 최소화하는데 중점을 두고 있다.정제되지 않은 대량 로트 (즉, 조직 배양 상등액), 정제된 대량 로트 (정제된 물질) 및 최종 충전 제품에 대해서는 로트 간 품질 관리 및 안전성 시험이 요구된다. 시험은 각 제조 단계에 적합한 품질에 초점을 맞추어야 한다. 그러므로 항체 의약품에 대한 정제 계획은 IND 또는 BLA에 자세히 기술되어야 한다. 정제되지 않은 대량 로트에 대한 시험은 제조 과정에서 도입되거나 세포 성장 조건에 의해 유도될 수 있는 오염원을 검출하도록 설계되어야 한다. 정제된 항체는 제조 공정 중에 도입되는 공정 관련 불순물에 대해 충분히 깨끗하다는 것이 입증되어야 한다. 오염 물질에 대한 로트 간 시험에서 불순물을 효과적으로 제거하는 과정을 검증할 수 있지만 이 때 적절한 무균 또는 Bio burden시험이 필요하다. 제조 최적화, 오염 물질 제거 및 시험 전략에 대한 대체접근법은 FDA에 의해 반드시 검증되어야 한다. FDA와의 조기 협의는 대체 접근법을 계획할 때 권장된다.

3.2.1.2 특성화

: 항체 의약품은 크기, 복잡한 구조 및 유도체화 등에 있어서 저분자 약물 의약품과 차이를 보인다. 항체 의약품은 일종의 대형 단백질이므로 약효를 유지하기 위해서는 분자 내 및 분자 간 상호작용을 유지해야 하며 종종 발생하는 post-translational modification으로 인해, 최종 생성물은 이종성을 갖는다. 따라서 항체 동등성, 순도, 효능 및 안전성을 평가하기 위해서는 항체 의약품의 철저한 특성 규명이 필요하다. CBER은 항체 의약품 제조 과정에서 약물 물질 또는 약물 제품의 성질과 순도의 중요한 특성을 파악하기 위한 시험 요구 사항의 핵심 관점들을 정의했다. 순도 시험은 최소한 구조적 무결성, 아형 분포 및 생화학적 순도를 평가해야 한다. 항체 순도를 평가하기 위해 일반적으로 사용되는 방법은 SDS-PAGE, 모세관 겔 전기 영동 및 크기 배제 크로마토그래피에 의한 천연 단백질 및 변성 단백질의 평가다. 전하 변형 검출에 일반적으로 사용되는 방법은 등전위 초점, 모세 등전 전기 초점, 이온 교환 크로마토그래피 및 모세관 전기 영동을 포함한다. 면역글로불린 유형 또는 하위 분류유형의 동정, 등전위 초점 패턴 또는 펩타이드 도표화 등과 같은 다양한 방법이 제품 성질 결정에 사용될 수 있다. 많은 제품이 여러 제조 시설에서 제조되므로 다른 방출 테스트와 제품 동등성 시험이 수행되어 제품이 식별되어야 한다. 또한 항체 의약품은 외관 (색상 및 투명도), 단백질 농도, 공정 관련 불순물, pH, 미립자, 내독소, 무균 및 효능에 대해 일상적으로 시험된다. 수분, 방부제 및 부형제에 대한 시험도 실시된다.제품 특성분석은 개발중인 항체 유형 및 특성화에 사용되는 분석법과 관련된 잠재적인 문제점도 고려해야 한다. 예를들어, 5량체인 IgM의 특성 규명은 광범위한 당화, J 사슬의 존재 및 손상되지 않은 5량체의 큰 크기에서 발생하는 특수 시험이 진행되어야 한다. 임상적으로 관련성이 있는 분석법 (예: 제품의 약물 동력학 평가에 사용되는 면역원성 및 바이오 분석 실험)의 개발 및 검증 또한 IgM의 특수한 구조적 특성을 고려해야 한다. ADC의 경우, 세포 독성 약물을 단일 클론 항체에 연결하는데 사용되는 방법은 주로 연결된 약물 또는 핵종의 화학적 성질에 달려있다. 이러한 제품의 경우, 방사성 핵종, 약물, 항체-링커 접합체 및 최종 제품의 특수한 특성에 대해 별도의 특성 분석과 제품 품질 및 동등성 보증이 실시되어야 한다.개발하는 동안 항체 특성화는 제조 및 임상 개발과 병행하여 진행되어야 하며, 전하 차이, N- 말단 변이 및 당화 패턴과 같은 제품 변형이 제품 효능, 안전성, 약물동태학 또는 면역원성에 미치는 영향에 대해 조사되어야 한다. 광범위한 분석법이 초기 제품 특성화에 사용될 수 있지만, 이러한 많은 시험들이 제품 안전성 및 효능과 관련이 없는 것으로 입증되면 로트 방출에서 모니터링 되지 않아도 된다. 그러나 제조 변경, 동등성 및 안정성의 영향을 평가하는 유용한 수단으로는 활용될 수 있다.

3.2.1.3 동등성

: 임상 개발 과정에서는 최종 제품에 잠재적 영향을 줄 수 있는 제조 공정 변경이 일반적이다. 발현 시스템의 변화 또는 항체 제품의 발효 또는 정제의 변화는 제품 관련 물질 및 생성물 관련 불순물 (효능 및 안전성이 다른 물질, 원하는 제품의 분자적 변형)이 생산되는 정도에 영향을 준다. 제조 공정 변경은 공정과 관련된 불순물의 프로파일이변경될 수 있다. 제품 동등성은 물리 화학적 특성, 생물학적 활성 및 면역 화학적 특성이 제조 공정 변경 전 및 변경 후 제품에 대해 매우 유사해야 하며 물리 화학적 차이가 발견되는 경우 제품의 안전성 또는 효능에 악영향을 미치는지 여부를 평가하여야 한다. 항체 및 기타 생명 공학 제품에 대한 동등성 평가 원칙은 FDA 및 ICH 문서에 설명되어 있다.이러한 제조 변경 규제 결과는 제조 변경의 본질 및 임상 개발 단계에 따라 달라질 것이다. 일반적으로 주요 임상 연구 과정이나 제품의 시장 판매 승인 직전에 변경된 사항은 임상 개발 초기 단계의 제조 변경보다 제품 동등성을 증명하는데 더 많은 자료가 필요하다. 제품 및 공정에 대한 지식, 분석 방법의 역량 및 한계에 대한 이해, 품질 특성과 안전성 및 효능 간의 관계에 대한 정의는 제품 품질에 대한 제조 변경의 영향을 적절하게 평가하는 데 필요하다. 품질 속성이 안전성과 효능에 관련되지 않은 경우 또는 관찰된 물리 화학적 차이가 항체의 임상적 성질에 영향을 미치는 것으로 알려진 경우, 변경 전 및 변경 후 제품 동등성은 품질, 비임상 또는 임상 연구 등과 관련하여 종합적으로 평가되어야 한다. 예를 들어, 당화의 변화는 asioaloglycoprotein 또는 mannose/GlcNAc 수용체 매개 경로를 통한 생체내 청소율의 변화로 인해 항체의 약물동태학에 영향을 줄 수 있다. 그러므로, 당화 패턴의 차이는 약물동태학적 또는 약물 동력학적 비교 가능성을 확인하기 위해 동물 또는 인간에서의 유사성 시험이 진행되게 한다. 최종 제품의 변화 정도에 따라 보다 광범위한 독성 연구가 필요할 수도 있다.

3.2.1.4 안정성

: 시간 경과에 따라 일어나는 물리 화학적 변화는 항체의 효능 및 생체 이용률을 변화시킬 수 있다. 예로는 시간이 지남에 따라 발생하게 되는 항체의 응집체 형성은 면역원성을 증가시킬 수 있다. 안정성 프로토콜은 의도된 저장 조건에서 실시간 안정성과 화학적 분해 또는 물리적 변화의 속도를 높이기 위해 설계된 가속 안정성 조건을 포함해야 한다. 스트레스 조건은 제품이 다양한 상황에서 어떻게 변화될 것인지에 대한 정보를얻는데 도움이 된다. 항체 개발에는 약물 및 최종 산물에 대한 안정성 프로토콜이 포함되어야 한다. 시험은 물리적, 화학적, 생물학적 및 미생물학적 특성을 포함해야 하며 안정성을 나타내는 제품 특성 분석을 포함해야 한다. 이는

각 제품에 대한 분해 경로의 확인을 수반한다. 고려해야 할 항체 분해와 관련된 수많은 메커니즘에는 탈아미드화, 산화, 가수 분해, 단백질 분해, 숙신이미드화, 이황화 결합 파괴 및 형성, 이성체화 및 탈당화가 포함된다.

3.2.1.5 생물 검정

: 항체 의약품의 복잡성은 제품 효능에 영향을 미칠 수 있는 차이를 규명하는 데 어려움이 있다. 따라서, 생물 검정은 생화학적 또는 물리 화학적 특성 분석에 반영되지 않을 수도 있는 생물학적 활동을 감시하는 데 사용된다. 생물 검정은 제품의 효능을 검증하는 시험이다. 효능 측정을 위한 생물 검정은 로트 방출을위해 필요로 하는 중요한 시험요소이다. 제품의 진정한 효능은 임상 시험에서 결정될 수 있지만, 생물 검정은 로트 간의 다양성 또는 제조 변경의 영향을검증하기 위해 임상 시험 대신 사용된다. 기대되는 임상 반응과 생물 검정에서의 활성 사이의 상관 관계는 약물 동력학 또는 임상 연구에서 확립되어야 한다. 따라서 분석은 이러한 사항들을 고려할 수 있는 방법으로 진행되어야 한다. 대부분의 항체 의약품의 용도인 항암제와 관련된 가장 일반적인 생물 검정은 세포 생존, 증식, 인산화 또는 사이토카인 방출과 같은 하위 신호 전달을 측정하는 세포 기반 분석법이다. 예를 들어, EGFR에 대한 일부 항체는 수용체를 통한 신호 전달을 차단함으로써 종양을 억제하는 것으로 추정된다. 이러한 세포 기반 생물학적 분석은 성장과 관련된 표적 수용체를 통한 신호 전달에 의한 시험관 내 증식, 하류 세포 내 신호 전달 요소 중 티로신 인산화에 대한 영향, 내인성 단백질의 새로운 발현 또는 증가된 발현 및 효과 및 리포터 구조에 연결된 하류 프로모터의 활성화로 인한 효과에 대한 평가를 포함한다. 생물 검정의 선택에서 주요 고려 사항은 항체 또는 융합 단백질의 작용기전이다. 단일 클론 항체는 효능과 관련된 하나 이상의 활성, 예를 들어 Fab 영역을 통한 결합 및 Fc 영역을 통한 효과기 세포의 유도를 할 수 있다. 따라서 적절한 분석은 효능에 필요한 각 구조적 구성 요소들을 모두 고려할 수 있도록 설계되어야 한다. 만약 작용 기전이 정의되지 않은 경우, 개발자는 하나 이상의 생물 검정을 사용하는 것이 좋다. 작용 기전이 잘 정의된 경우, 사이토카인 분비 또는 인산화 (예: 키나아제 수용체 활성화 분석)와 같은 생물학적 반응과 관련이 있는 대체 지표가 사용될 수 있다. 일부 생물 검정은 특성 규명 연구에만 사용될 수 있지만 나중을 생각하여 cGMP 준수 시설로의 이전까지 고려해야 한다. 로트 방출 시험을 위해 선택된 생물 검정은 정확도, 특이성, 선형성, 범위 및 정밀도를 검증받아 시간이 지남에 따라 그리고 실험자 간의 분석 시스템의 신뢰성을 보증해야 한다. 동물이나 세포가 바이오 분석의 시약으로 사용될 때, 세포 은행 및 안정성 모니터링을 포함

하여 이들 시약의 적절한 관리가 분석 개발 계획에 포함되어야 한다.

3.2.2 비임상 시험

: 항체 의약품은 임상 시험 전에 약리 및 독성학적 평가를 위해비임상에서의 생체 내,외 시험이 진행되어야 한다. FDA는 전형적인 비임상 시험의 고려 사항과 개요를 다룬 특정 동물 종의 선정 및 면역원성 시험에 필요한 접근법으로 ICH S6 지침을 채택했다. 또한 2012년 5월 FDA는 해당 ICH 지침에 대한 부록도 채택했다. 비임상 시험은 다음과 같이 인간에게 안전한 초기 투여 용량과 용량 증가 계획을 위해, 인간에서 받아 들일 수 있는 위험 대비 이익을 결정하기 위해, 독성 또는 효능의 잠재적 표적 장기를 확인하기 위해, 임상 모니터링을 위한 지표를 밝히기 위해, 환자 선택 기준을 정하기 위해, 라벨 표시 요구를 뒷받침하기 위해필요로 한다. 일반적인 비임상 시험 유형은 (1) 생체 내, 외에서의 효능, (2) 조직 교차 반응성, (3) 약물 동력학 및 (4) 약리학 및 독성학이다.

3.2.2.1 생체 내 및 시험관 내 효능 연구

: 항체 의약품 개발자는 일반적으로 시험관 내에서 결합 분석 및 제품의 약리 활성을 평가하고, 그 작용 기전을 정의하는 생체 내 약물 동력학 연구를 수행해야 한다. 항체 의약품은 일반적으로 단 회 및 반복 투여 독성 시험을 진행한다. 주요 신체기관 및 특정기관에 대한 영향을 평가하는 안전 약리 연구 및 독성 시험에서 내약성 시험을 개별적으로 수행하거나 또는 포함시킬 수 있다. 또한 항체 의약품 개발자는 일반적으로 흡수, 분배, 노출 및 제거를 평가하고 용량-반응 관계를 조사하기 위해 단 회 및 반복 투여 약물동태학 및 독성 동태 시험을 수행해야 한다. 이 정보는 약물의 안전 투여 용량 범위를 예측하는 데 사용된다. 발암성 분석은 항체의약품에 대해 일반적으로는 필수 사항은 아니지만 ICH S6 지침서는 '임상 투여 기간, 환자 집단 또는 생물 활성'에 근거하여 발암성 평가를 요구한다. 발암 가능성에 대한 우려가 있다면 개발자는 다양한 악성 및 정상 인간 세포에서의 시험과 관련 종에서의 추가 시험을 포함하여 위험을 평가하기 위한 여러 가지 접근법을 고려해야 한다. ICH S6에 따르면 '제품, 임상 적응증 및 적용 환자 집단'에 따라 생식 및 발달 독성 연구가 권장되거나또는 권장되지 않을 수 있다. 영장류를 사용한 이러한 연구는 동물의 이질적인 약물 반응, 높은 기저 유산율, 적은 자손의 수로 인해 어려움을 겪을 수 있다. 항체 의약품은 일반적으로 펩타이드와 아미노산으로 분해되기 때문에 생체 내 변화

연구가 필요하지 않다. 항체 의약품은 DNA나 염색체와 상호작용할 것으로 기대되지 않기 때문에 일반적으로 유전자 독성 연구는 적용되지 않는다.

3.2.2.2 조직 교차 반응성 연구

: 표적 조직 이외에 결합은 심각한 부작용을 유발할 수 있기 때문에 수술이나 부검 중에 얻은 생체 조직의 냉동 절편을 이용한 조직 교차 반응성 연구는 항체의 안전성 평가에서 없어서는 안 될 연구이며 임상 1상 시험을 시작하기 전에 필요하다. 최소 3명 이상의 각각 기증자의 조직 시료들을 다형성을 확인하기 위해 평가해야 하며 양성 및 음성 대조군 조직과 음성 대조군 항체가 연구 설계 시 포함되어야 한다. 특히 ADC의 경우 위와 관련된 사항을 약물의 특성에 맞게 복합적으로 연구되어야 한다.

3.2.2.3 약물동태학, 약리학 및 독성학 연구

: 비임상 시험에서 안전성에 대한 정확한 평가를 위해서는 적합한 동물 모델을 선택하는 것이 중요하며 적합하지 않은 동물 모델에서 진행되는 독성 시험은 오해의 소지가 있으므로 권장하지 않는다. 약리학적으로 적합한 동물 모델은 적절한 항원 에피토프의 발현으로 인해 항체가 인간에서의 활성과 유사한 활성을 보이는 모델이다. 또한 독성학적으로 적합한 동물 모델을 확인하기 위해 인간과 유사한 염색 패턴을 보이는지 동물 조직을 사용하여 조직 교차 반응성 연구를 수행한다. 일반적으로 개발자는 두 가지 관련 종에서 이를 확인해야 하는데, 부득이하게 한 가지 관련종에서만 진행되어야 할 경우 해당 종에서의 활성이 충분하다고 생각되면 한 가지 관련 종으로도 판단할 수 있다. 많은 항체 의약품은 저 분자 약물 의약품에서 흔히 사용되는 동물 종 (쥐, 개)을 이용하여 시험하는게 부적합 할 수 있는데, 이는 생물 활성과 조직-특이적 활성 때문이다. 따라서 비인간 영장류가비임상약물동태학 및 독성학 연구에 유일하게 적절한 모델로 간주될 수 있다. 예를 들어, Rituximab은 인간과 비인간 영장류에서만 활성을 갖는다. 비임상 연구를 수행하는데 가장 일반적으로 사용되는 비인간 영장류는 cynomolgus monkey이다. 그러나 일반적으로 동물 보호와 실험적 한계로 인해 원숭이에서 비임상 연구를 수행하는 데는 많은 제약이 있다. 또한 관련 종을 확인하는 것이 불가능한 경우도 있다. 이러한 상황에서 개발자는 동물에서 표적 단백질 또는 에피토프를 인식하는 동종 단백질, 사람 수용체를 발현하는 형질 전환 동물과 같은 대안을 고려할 필요가 있다. 이 접근법은 필요로 되는 비임상 연구를 진행하는 데 쓰일 수 있으나, 단점은 존재한다.

많은 항체 의약품들은 면역원성 반응을 유도할 수 있다. 마찬가지로, 실험 동물에서의 면역원성 자료는 독성학 연구에 필요하다. 면역원성 반응은 약물의 청소율을 변경하고, 그 활성을 중화하며, 면역 복합체 침전을 일으킬 수 있기 때문이다. 그러므로 반복투여 독성 연구에서 항 약물 항체 (ADA) 검사에 필요한 시료를 확보하고 자료 해석 시 항 약물 항체 형성이 약물동태학, 동력학 및 부작용에 주는 영향을 고려해야 한다. 마지막으로 실험 동물에서의 면역반응이 반드시 사람에서의 면역반응을 나타내는 것이 아니라는 것을 인식해야 한다.

관련실험동물 모델에서 임상 약물의 흡수, 분포 및 배설되는 프로파일을 정의하기 위해 약물동태학 연구가 수행된다. 이 연구들은 동물 실험에서 얻은 자료를 기반으로 인간에서의 약물동태를 예측할 수 있게 하기 때문에 필수 시험 요소이다. 약물동태학 자료는 별도의 연구에서 얻거나 독성학 연구 과정에서 얻을 수 있다.

안전성 약리학 연구는 치료 범위 이상에서의 노출과 관련하여 생리적 기능에 대한 물질의 잠재적인 약물동태학을 조사하는 연구로 정의된다. 안전성 약리학의 핵심은 중추 신경계, 심장혈관계 및 호흡기 계통의 평가로 구성된다. 항체와 같이 표적화 생물 의약품의 경우, 안전성 약리 평가 항목은 독성 연구에도 포함될 수 있다. 일반적인 독성학 연구는 제품의 독성 프로파일을 정의하고 거의 모든 장기에 대한 영향을 식별하는 것을 목표로 한다. 독성학 연구에서 사용된 노출 기간, 치료 빈도 및 투여 경로는 가능한 한 임상 시험 설계와 유사해야 한다. FDA/CDER은 현재 독성 연구의 목표를 정의하는 지침 문서를 가지고 있지 않다. 그러나 일반적인 독성 연구에 적용 할 수 있는 목표를 정의하는 지침서는 있다. 특정 시스템이나 기능에 초점을 맞춘 특수 독성 연구의 필요성은 항체의 특성, 독성 연구 및 임상 시험에서 관찰되는 효과 유형, 적응증 및 환자 집단에 근거한다.

3.2.3 임상 시험

3.2.3.1 임상 시험 신청 (IND)

: IND는 일반적으로 FDA에자료 제출 후 30일 내에 승인 여부가 결정된다. 이 30일 동안 FDA는 안전성 문제를 검토하고, 환자에게 큰 부작용이나 해가 있는 경우 임상 승인을 중단할 수 있다. IND는 임상 시험이 안전할 것이라는 타당한 결론을 내린 근거를 포함한 적절한 비임상 연구자료가 포함되어야 한다. IND는 그 약물의 약리 효과와 작용 기전 및 흡수/분배/대사/배설 정보를 제공해야 한다. 추가로 임상 연구에 대한 프로토콜 자료도 포함해야 한다. 만약 초기 IND에

서 제출되지 않은 프로토콜은 프로토콜 수정안으로 제출해야 한다. IND는 화학, 제조 및 안전성을 평가할 수 있는 정보를 포함해야 한다. 이 정보는 많은 항체 의약품에서 특히 중요한데, 불순물이나 제조 과정에서 알려지지 않은 성분이 함유가 우려를 불러 일으킬 수 있기 때문이다. FDA는 개발이 진행됨에 따라 제약사가 제조 공정을 변경할 가능성이 있음을 인정한다. 그렇기에 이러한 제조 공정 변경에 대한 변화에 대한 적합성을 증명해야 한다.

3.2.3.2 의약품 임상 시험 관리기준 (GCP)

: FDA는 GCP를 통해 두 가지 주요 목표를 가진 일련의 규정 및 지침 문서를 종합적으로 기술했다: (1) 임상 시험에서 수집된 자료의 무결성 보장과, (2) 임상 시험 참여자를 보호이다. 그러나 1990년대 중반 ICH는 임상 시험 설계, 수행, 보고 및 기록의 표준을 조화시키기 위한 E6 지침으로 알려진 통합 GCP 가이드라인을 발간했다. FDA는 이 지침을 채택했다. FDA는 ICH GCP 기준을 충족하면 FDA의 GCP를 준수하는 연구로 간주하여 제약사가 FDA에 제출할 자료를 작성할 때 이를 사용할 것을 권고했다. 제약사는 위에 설명한 규정 외에도 더 최근의 FDA 규정 (예: 54 조; 임상 검토자를 위한 금융 정보 공개) 및 특정 GCP 주제에 대한 최신 FDA 지침을 고려해야 한다.

3.2.3.3 제조 공정 변경

: 개발 과정에서 제약사는 승인 전에 제조 공정을 변경하는 경우가 종종 있다. 항체 의약품은 화학 의약품에 비해 공정 변화에 훨씬 민감하며, 공정 변화는 악영향을 미칠수 있다. 결과적으로 FDA의 제조 공정 변경 후 항체 의약품의 허가를 위해 제약사는 추가 연구를 수행해야 한다. FDA는 이 사항을 설명하는 지침을 발표했다. 이 지침에 따르면, FDA는 '제조상의 변경이 안전성, 동등성, 순도 또는 효능에 영향을 미치지 않는다'는 것을 보여줄 때 제조 공정 변경 전후 제품이 유사하다고 간주한다. FDA는 시험관 또는생체 내 실험, 비임상 시험 (약물동태학,동력학 및 독성학 연구), 그리고 임상 시험 (약리, 면역원성, 안전성 및 유효성 연구)의 종합적 평가를 통해 판단한다. FDA는 특정 변경 사항을 지원하는 데 필요한 자료의 유형과 양을 결정할 때 제조 변경의 범위, 제조 변경 단계, 변경 전 제품의 특성, 제품 특성화의 용이성, 그리고 필요한 시험 결과 등을 바탕으로 결정하게 된다. 제조 공정이 변경된 공정 단계에서 얻은 자료는 이 결정에 특히 중요할 수 있다. 예를 들어, FDA는 약물동태,동력학에 영향을 줄 수 있는 제형 변화와 같은 변경 사항을 평가하기 위해 임상에서의 약리학 시험을 요구할 수 있다. FDA는 제품의 안전성, 순도 또는 효능에 잠재적 영향을 미치는 구조, 생체 활성 또는 약물동태의 차이가 발생하는 경우 일반적으로 제품

의 안전성, 유효성 또는 이 둘 모두에 대한 추가 임상 연구를 요구한다. 하지만 충진 부위의 변경은 최종 출하 규격 및 안정성에 대한 비교 자료만 필요할 수 있다. FDA는 동등성 요구 시험을 결정할 재량을 가지므로 제약사는 제안한 공정 변경을 구현하기 전에 FDA와 협의할 것이 권고된다. 어떠한 경우에도 제약사는 IND 또는 BLA의 변경 사항에 대해 충분한 설명을 해야 한다.

3.2.3.4 임상 시험 설계 고려 사항

: 항체 의약품의 임상 시험은 일반 화학 의약품과 마찬가지로 3단계로 진행되며, 그 3 단계가 겹칠 수도 있고 안 겹칠 수도 있다. 그러나 항체 의약품은 몇 가지 특별한 임상적 고려 사항을 포함한다. 종종 임상 개발 프로그램에는 일반적으로 화학 의약품에서는 문제가 되지 않는 면역원성 평가가 포함되어야 한다. 임상시험에 대한 화학 의약품과 항체 의약품의 접근 방식의 차이점은 항체의약품은 실험 동물로부터 얻은 독성 자료를 인간의 독성 효과로 외삽하는 능력이 제한되어 있기 때문이다. 항체 의약품은 종 특이성이 높으므로 비특이적 동물 모델은 독성 예측과 무관하거나 독성 영향을 과소 평가할 수 있다. 또한, 항체 의약품은 동물에서 면역원성 반응을 유도할 수 있으며, 이는 동물에서 얻은 독성의 해석에 혼란을 줄 수 있다. 또한, 동물 연구에서 제품에 대한 면역원성 반응은 노출 값을 낮추어 결과적으로 독성 영향에 대한 결론을 제한할 수 있다.

임상 1상 시험은 용량을 증량하며 소수의 인원에게 항체 의약품을 투여하는 단계로, 제품의 신진 대사, 약리학 및 안전성 평가가 포함된다. 화학 의약품과 달리, 항체 의약품에 대한 임상 1상 시험은 제품의 위험-이익이 윤리적으로 허용 가능함을 보장하기 위해 혜택을 얻지 못하는 건강한 지원자가 아닌 환자에게 투여하는 경우가 많다. 예를 들어, 항체 의약품이 건강한 지원자에게 유독한 것으로 밝혀지거나 의심되는 경우, 또는 제품의 생체 활성이 질병 특이적인 경우 환자를 지원자로 모집할 수 있다. 임상 1상 시험에서 초기 투여 용량 및 용량 범위 선택은 특정 항체 의약품에 대한 관련 동물 모델의 이용 가능성과 잠재적인 작용 기전에 대한 이해로 인해 단백질에 따라 상당히 다를 수 있다. 해당 동물 모델이 없거나, 독성 가능성이 높거나, 모니터링 할 수 없는 독성인 경우, 초기 용량은 보수적으로 정해질 수 있다. 임상 1상 시험은 최대 내약 용량을 결정하고 최적 생물학적 용량을 결정하기 위해 약물의 생체 활성 및 약물동태를 평가해야 한다.

임상 2상 시험은 수백 명의 환자를 대상으로 단기 유해 사례 및 유효성을 평가하는 통제 연구다. 이 시험은 시험 의약품의 용량과 투약 간격 최적화, 노출-반응 관계와 생물의약품의 약물동태, 약물 동력 및 면역원성을 더 연구하고 연구 크기, 인구 집단 및 평가항목 설정 등을 포함하여

3상 시험 프로토콜의 개선에 도움이 되는 정보를 제공한다. 항체 의약품의 경우 개발사는 임상 2상 시험을 1상 또는 3상 시험과 결합하는 경우도 많다.

임상 3상 시험은 환자를 모집하고 제품 표지 및 위험/이익 평가의 주요 증거를 제공한다. 임상 3상은 2상 연구보다 규모가 크며 환자 집단과 대체 요법의 유용성에 따라 그 규모가 상당히 다양하다. 임상 3상은 일반적으로 무작위, 이중 맹검, 통제 하에 여러 기관에서 수행된다. 위약 대조군은 윤리적 고려 사항이 허용될 때 사용되지만 경우에 따라 활성 대조군이 사용된다. 평가 항목 선택은 성공적인 임상 3상 시험을 위해 중요하다. 평가항목은 의도된 환자 집단에서 임상적 이점을 입증해야 한다. 평가항목이 잘 정의되지 않은 경우 스폰서는 여러 가지 효능과 관련된 결과를 결합해야 하는 경우도 있다.최근에는임상 3상 연구 평가 항목에 대해서 전통적인 평가 항목에 대한 몇 가지 대안들이 사용되어 왔다. 가속 승인 계획 하에서 제약사는 (1) 임상적 이점을 예측할 가능성이 있는 대리 평가 항목 또는 (2) 치명적인 유병률이나 사망률에 영향을 미치는 임상효과를 예측 가능한 임상 평가 항목이 필요로 된다. 임상적 이익을 뒷받침하는 증거로는 역학, 병태 생리, 치료학, 약리적 증거 또는 생체 지표나 기타 과학적 도구를 사용하여 개발된 다른 증거가 포함할 수 있다. FDA는 가속 승인을 받은 제약사에게 치명적인 유병률이나 사망률 또는 다른 임상적 이익에 대한 예측된 효과를 확인하고 설명하기 위한 승인 후 연구 실시를 요구할 수도 있다.

3.2.3.5 FDA 와의 미팅

: 임상 시험 전과 시험 도중 FDA와의 회의는 종종 성공적인 임상 개발을 위해 매우 중요하다. 이를 통해 궁극적으로 FDA가 필요로 하지 않는 고 비용의 임상 연구 진행을 미연에 방지할 수 있기 때문이다. FDA는 규정을 발표하고 FDA와 제약사간의 회의에 대한 지침을 발표했다. 제약사는 FDA와 다양한 유형의 사전 승인 회의를 가질 수 있다. 사전 IND회의, 임상 1상 후 회의 및 임상 2상 후 그리고 사전 BLA 회의 등이 있다.

사전 IND 회의에서의 목적은 임상시험 실시에 필요한 실험 동물 연구 설계의 검토 및 합의,임상 1상 시험 설계 및 소아 임상 또는 IND 자료 제출 형식과 같은 기타 협의를 하고자 함이다. 임상 1상 후 회의는 임상 2상 시험 설계의 검토 및 합의 등이 진행되며 주로 가속 승인을 득하고자 하는 경우 많이 실시된다.

임상 2상 후 회의에서 FDA는 임상 3상 시험 설계,약물동태 시험 결과 업데이트 및 추가 임상 시험 필요성 등을 논의하며 시판 제형 및 기타 화학,제조 및 제어 (CMC)관련 이슈도 논의한다.

FDA는 모든 합의서를 기록하여 제약사에게 전달하며, 특별한 경우가 발생하지 않는 한 합의 사항에 따라 수행된 연구는 승인을 위해 충분한 것으로 간주한다.

사전BLA 회의는 주요 미해결 문제를 파악하고 자료 분석을 논의하며 BLA 형식에 대해 토의한다. FDA는 제약사와의 회의를 세 가지 범주로 분류한다. 유형 A 회의는 지연된 제품 개발 계획과 관련이 있다. 여기에는 보류된 임상에 대한 논의, FDA와의 분쟁 해결 회의 및 추후에 설명할 FDA의 특별 프로토콜 평가 (SPA) 평가를 논의하는 회의가 포함된다. 사전-IND, 임상 1, 2상 시험 후 및 사전 BLA 회의는 일반적으로 유형 B 회의다. 그 밖의 다른 모든 회의는 유형 C 회의다. 유형 A 및 유형 C 회의에는 회의 날짜에 대한 최단 및 최장 시간이 각각 제공된다. FDA 지침 및 규정은 회의 요청 및 사전 회의 요약의 권장 내용, 논의 주제를 좁히기 위한 사전 회의 의사 소통 절차 및 공식 회의에서 회의 내용을 문서화하기 위한 FDA의 관행을 설명한다.

3.2.4 생물의약품 허가 신청 (BLA)

3.2.4.1 BLA의 내용

: NDA와 달리 BLA 내용에 관한 규정은 매우 간단하다. 21 CFR 601.2에서 BLA는 생물학적 안전성, 순도 및 역가를 보여주는 비임상 및 임상 자료를 포함해야 한다. 제품의 제조 방법에 대한 전체 설명, 유효기간을 구체화하는 안정성 자료, 제품 시료 및 로트에 대한 시험 결과 요약, 제안된 표지, 포장 용기, 제조 시설의 주소 등도 포함해야 한다. 이 규정은 NDA 규정에 비하면 덜하지만, FDA는 BLA가 NDA와 본질적으로 동일한 정보 및 자료를 포함하기를 기대하며, 전자 공통 기술 문서 (eCTD) 형식을 FDA의 표준 형식으로 요구한다. 따라서 FDA의 접근 방식은 FDA는 BLA 및 NDA를 승인하는 데 필요한 제품의 검토 및 승인 차이를 최소화하기 위한 조치를 취해야 한다는 의회의 1997년 지침에 부합한다.

3.2.4.2 FDA 검토

: 가장 혁신적인 생물의약품에 적용되는 처방약 사용자 수수료법 (PDUFA)과 FDA의 우수한 심사 관리 원칙 및 관행 (GRMP)은 BLA에 대한 기관의 검토를 권장한다. 제약사가 BLA를 제출한 후, FDA는 임상 및 독성 문제를 다루기 위해 다양한 분야로 구성된 검토팀을 구성한다. FDA는 서면 요청을 받은 날로부터 60 일 이내에 신청서를 제출할 수 있는지 (즉, BLA에 실사 검토를 허용하는 데 필요한 모든 정보가 포함되어 있는지 여부)를 결정한다. BLA가 이 기준을 충족하지 못하면 FDA는 서류 거

부 결정을 내릴 수 있다. 제출기간 동안 FDA는 BLA를 우선순위 또는 표준 신청으로 지정할 지 여부도 결정한다. CBER 규제 신청서의 경우, 우선순위는 항체 의약품이 심각하거나 생명을 위협하는 질병의 치료, 진단 또는 예방의 안전성 또는 유효성을 크게 향상시킬 경우를 의미한다. CDER에서는 중대하지 않은 질병에 대한 치료에도 적용 한다는 점을 제외하고는 동일한 기본 표준이 적용된다. FDA가 BLA에 대한 실질적인 검토를 시작한 후, 검토자는 신청자에게 정보 요청 (IR, information request) 및 결함 검토 (DR, discipline review) 회신을 할 수 있다. IR 회신은 검토가 진행되는 동안 특정 정보를 요구한다. 검토자는 특정 결함 검토가 끝날 때 DR 문건을 발행하여 가능한 결함에 대해 초기 의견을 전달한다. 신청자는 IR 및 DR 회신에 추가 정보로 응답해야 한다. 다음으로, FDA는 신청서 관련하여 자문위원회 (AC)의 자문을 구할 수 있다. FDA는 일반적으로 AC가 특정 질문에 응답하기를 요청하지만 AC의 조언은 FDA가 반드시 따르는 것은 아니다. FDA가 신청 승인을 거부하면 신청자는 청문회를 요청할 수 있고, 허가 당국은 청문회 요구에 대해 응답해야 한다.

3.2.4.3 승인 기준

: FDA는 제안된 의약품이 지시된 대로 사용할 때 관련 적응증에 대하여 안전성과 유효성이 입증되었는지와 제안된 의약품의 사용으로 인한 이점이 위험성을 상회하는지 검토한다. 또한 신청한 표지 내용이 적절하고 필요한 정보를 모두 담고 있는지 검토하며 의약품의 제조 시설이 GMP를 준수하여 제조 방법이 의약품의 특성,함량, 역사,품질, 순도를 유지하는데 적절한 지 검토하여 승인 기준을 정한다.

3.3 ADC 관련 규제 이슈

: ADC는 기존 항체 의약품에 세포 독성 약물을 추가로 결합한 약물로 기존 항체 의약품 대비 보다 효능을 증진시키는 것을 목적으로한다. ADC는 항체와 천연 (라이신 또는 시스테인) 또는 조작된 아미노산 잔기 (예를 들어, 부위 특이적으로 조작된 시스테인, 알데히드 접합 등), 당류 및 저 분자 또는 펩타이드들로 구성된 다양한 링커들을 통해 세포 독성 약물과 접합한 구조로 다소 복잡하다. 따라서 ADC에 대한 규제 고려 사항은 개별 구성 요소 (항체+링커+세포 독성 약물) 및 ADC 물질 및 의약품과 관련된 화학, 제조 및 제어 (CMC) 고려 사항에서 파생된다. 일반적으로, ADC에 대한 CMC 기

대치는 전형적인 항체 의약품의 CMC 기대치와 동일하다. ADC 규제 관련하여 개별 구성 요소와 ADC의 동등성, 순도, 효능 및 안정성을 제어하는 것 외에도 약물 대 항체 비 (DAR), 유리 세포 독성 약물 또는 유리 항체,세포 독성 약물과 결합된 항체의 존재 등과 같은 ADC의 안전성 및 효능에 영향을 미칠 수있는 ADC만의 고유 특성이 개발단계에서 잘 특성화 되어야 하며 잘 통제되어야 한다. ADC는표적 및 Fc 수용체에 대한 결합 가능성 및 잠재적 순도 변화 (예: 크기 및 전하 변이)를 일으킬 위험이 있기에 개발 단계에서 잘 평가되고 통제되어야 한다. 또한 여러 가지 적절한 분석법들을 개발하여 작용 기전을 잘 설명하고 통제할 수 있어야 한다. ADC는 항체 의약품과 마찬가지로 면역원성 반응의 복합적인 특성으로 인해, ADC의 면역원성 평가에는 항체, 링커 및 세포 독성 약물에 대한 잠재적인 항-약물항체 (ADA) 반응 평가, 안전성에 대한 영향, 효능에 대한 영향 등이 포함된다.

FDA에서는 ADC의 규제와 관련하여 많은 발표가 이루어졌었다. 그 중 대표적인 사항들은 다음과 같다.

● 항체 중간체와 ADC의 특성 비교

	단일 클론 항체 중간체	ADC만의 특성
1차 구조	amino acid (aa) composition, N-terminal/ C-terminal sequence analysis, peptide mapping	약물 attachment sites
구조적 특징	size and charge variants, molecular weight	약물 load distribution and drµg/antibody ratio (DAR)
단백질 생산 후 변경 Posttranslational modifications	e.g., sialic acid determination, monosaccharide content and oligosaccharide profile analysis	
순도	product-related 불순도, e.g., dimers, aggregates and degradation products process-related 불순도, e.g., microbial contaminants, HCP, host cell DNA	free 약물and its related substance, residual solvents, heavy metals and unconjugated mAb
생물학적 활성	target specific binding and binding affinity, and effector function	cytotoxicity

● ADC 물질 및 의약품의 특성 규명이 필요로 되는 사항들
Appearance, pH, osmolality, total protein
Identity- binding / charge based / peptide mapping
불순도(drug) - free drug, related substances, residual solvents, heavy metals
Drug-antibody ratio (DAR) - DAR, methodology
순도/불순도 (mAb) - monomer, fragments, aggregate, charge variants, unconjugated antibody
Particulate matter (USP<788>)
Safety- endotoxin, bioburden, sterility
Potency - binding, cytotoxicity assay (related with MOA)

● ADC 안정성 규명을 위해 필요로 되는 사항들
Stability testing methods and acceptance criteria
Test time/intervals
Storage conditions: long term, accelerated and stressed
Stability indicating assays
시험관 내링커 stability

● ADC 개발 성공을 위한 최적화 항목

단일클론 항체 및 표적	Target specificity (drug delivery)
	Target binding affinity (Unaltered compared to naked mAb)
	Internalization (Rapid process)
	Target expression (High on tumor cell surface, low in normal tissues)
링커	Stable in plasma and labile in target cell torelease drug in the active form
	Stable upon storage
세포 독성 약물	High potency
	Linkable
	Water soluble
	Validated mechanism of action

3.4 부록 - FDA 규제 검토 사례 (비임상 및 임상시험)

: 이 장에서는 현재 승인된 약물 중 3 가지 ADC (Adecetris, Kadcyla, Mylotarg)에 관하여 FDA에서 검토한 BLA 서류들을 번역하였다. 이러한 FDA에서 실제 규제 검토한 사례를 접함으로써 보다 자세하고 구체적인 이해를 돕고자 한다. BLA 서류들 중 약리학적 검토, 임상 약리 및 생물 약제 학적 검토에 초점을 두어 정리하였으며 자세한 내용은 원본 BLA 서류를 참고하기를 권한다.

◆ 사례 1 - Adcetris (brentuximab vedotin, Seattle Genetics/Takeda)

1. 약리 검토

1.1 요약

: Brentuximab vedotin 그리고/또는 MMAE에 대한 약리 및 독성 연구는 ICH S9에 따라 수행되었고 적절하게 검토되었다. 혈액 독성, 유전 독성, 생식 및 발달 독성 등은 미세소관을 파괴하는 세포 독성 약물에서 관찰된 독성과 일치하였다. 현재 제시된 적응증 관련 Brentuximab vedotin의 승인과 관련한 약리 및 독성 문제는 없다.

1) 표지

: Adcetris에 대해 다음과 같은 약리 분류가 지정됨- CD30에 대한 항체-약물 접합체

이 정보는 표지의 요점 부분에 '임상 징후 및 사용'에 제시되어 있다.

FDA 개정 표지
경고 및 주의사항 : 임산부 사용 - 태아에 위험할 수 있다. 임산부는 태아에 대한 잠재적 위험에 대해 조언을 받아야 한다.
임산부 : 임산부에 대한 Adcetris 연구는 없다. 그러나 Adcetris의 작용기전 및 동물 연구 결과에서 유추 시 Adcetris는 임산부 투여 되었을 때 태아에 위험할 수 있다. Adcetris는 재발성 전형적 호지킨 림프종 및 재발성 전신미분화 대세포 림프종 환자 권장 투여 용량에서의 인간 노출과 유사한 노출을 나타내는 임신한 동물에서 기형을 비롯한 태아 독성을 유발했다. 이 약물을 임신 중에 투여하거나 혹은 약물을 투여하는 동안 임신이 되었다면, 그 환자에게 태아에 대한 잠재적 위험을 알려야 한다.

임신(임신 위험도 분류: D)
: 임산부에 대한 Adcetris 연구는 없다. 그러나 Adcetris의 작용기전 및 동물 연구 결과에서 유추 시 Adcetris는 임산부 투여 되었을 때 태아에 위험할 수 있다. Adcetris는 재발성 전형적 호지킨 림프종 및 재발성 전신미분화 대세포 림프종 환자 권장 투여 용량에서의 인간 노출과 유사한 노출을 나타내는 임신한 동물에서 기형을 비롯한 태아 독성을 유발했다. 이 약물을 임신 중에 투여하거나 혹은 약물을 투여하는 동안 임신이 되었다면, 그 환자에게 태아에 대한 잠재적 위험을 알려야 한다. 태아 발달 연구에서 임신한 랫에 기관 발생 기간 동안 임신 3 일과 13 일에 1 회씩 0.3, 1, 3 또는 10 mg/kg Adcetris를 투여 하였다. 약물 유발성 태아 독성은 주로 3 mg/kg 및 10 mg/kg으로 치료한 동물에서 관찰되었으며 조기 재흡수 증가 (≥ 99%), 착상 후 손실 (≥ 99%), 태아 수 감소 및 태아 기형 (예: 배꼽 탈장 및 뒷다리 회전 이상)을 유발했다. 3 mg/kg Adcetris을 투여한 동물에서의 전신 노출은 3 주마다 권장 투여 용량인 1.8 mg/kg의 HL 및 sALCL 환자에서의 노출과 거의 동일하다.

작용기전
: Adcetris은 항체-약물 중합체다. 항체는 CD-30에 대한 키메릭 IgG1이다. 저 분자 약물인 MMAE는 미세소관 파괴 약물로, 링커를 통해 항체와 공유결합 되어 있다. 전임상 자료는 Adcetris의 항암 활성이 CD30 발현 세포에 ADC의 결합에 뒤이어 ADC-CD30 복합체의 내재화 그리고 링커 절단을 통한 MMAE의 방출에 기인함을 시사한다. 튜불린에 대한 MMAE 결합은 세포 내의 미세 소관 망을 파괴하고, 이어서 세포주기 정지 및 세포사멸을 유도한다

발암성, 돌연변이원성, 생식 장애
: Adcetris 혹은 저 분자 약물 (MMAE)에 대한 발암성 연구는 수행되지 않았다.MMAE는 설치류의 골수 소핵 실험에서 유전자 변형 기전을 통해 유전 독성을 보였다. 이 효과는 미세 소관 파괴 제제인 MMAE의 약리학적 효과와 일치한다. MMAE는 세균성 역 돌연변이 시험 (Ames test) 또는 L5178Y 마우스 림프종 돌연변이 시험에서 돌연변이 유발성을 나타내지 않았다.Adcetris 혹은 MMAE에 대한 생식 독성 연구는 수행되지 않았다. 그러나 랫에서의 반복 독성 실험 결과 Adcetris는 수컷의 생식 기능에 손상을 줄 수 있는 가능성을 나타냈다. 0.5, 5, 10 mg/kg을 주 1 회 투여한 4 주간의 반복 독성 연구에서는 영구적인 세정관 변성, 세르톨리 세포 공포증, 정자 생성 감소 혹은 무정자증이 관찰되었다. 동물에서의 효과는 주로 Adcetris 5, 10 mg/kg 투여 용량에서 관찰되었다. 이 용량은 체중 기준으로 권장 투여 용량인 1.8 mg/kg의 약 3 배와 6 배이다.

2) 전임상 결과에 대한 논의

약물 동력학

: Brentuximab vedotin (SGN-35)은 항체-약물 중합체 (ADC)이다. 항체는 CD30에 대한 키메릭 IgG1이며 저 분자 약물인 MMAE는 미세소관 파괴 제제이다. CD30은 호지킨 림프종 (HL)에 대한 진단 지표이며 sALCL을 포함한 비 호지킨 림프종 (NHL) 등의 하위 집단에서도 높게 발현된다. 결합 연구는 SGN-35가 사람 및 원숭이 CD30 양성 세포에 결합하지만 설치류 CD30 발현 세포에는 결합하지 않음을 입증하였다. 전임상시험에서는 SGN-35의 CD30 발현 세포와의 결합이 SGN-35-CD30 복합체의 내재화를 일으키고, 그 다음 리소좀으로 수송되어 단백 분해 효소를 통한 MMAE 방출이 일어난다는 것을 증명했다. MMAE는 빈블라스틴 (vinblastine)과 동등한 활성을 가져 미세소관 중합을 방해하고 세포 내 미세소관 망을 파괴시킨다. CD30 양성 세포에서는 SGN-35가 세포 주기 정지 (G2/M상 세포 주기 축적 및 sub-G0/G1), 세포사멸 및 세포독성을 유도하였으

나, CD30 음성 세포에서는 그렇지 않았다. MMAE는 CD30 양성 및 음성 세포 모두에 대해 효과를 나타냈다. 이는 SGN-35의 CD30 표적 성질을 나타낸다. 세포 내 MMAE 농도가 낮은 CD30 양성 세포주에서 SGN-35 매개 세포독성은 관찰되지 않았고, 이는 세포 내 MMAE의 역할을 암시한다. SGN-35 처리는 종양 이종 이식 모델에서 종양 성장을 용량 의존적으로, 또한 ALCL Karpas 299 〉 HL L540cy 〉 HL L428 순으로 유의하게 지연시켰다.

독성

a) 일반 독성

: SGN-35는 인간 및 원숭이의 CD30 양성 세포에 유사한 친화도를 가지고 있지만 설치류의 CD30 양성 세포에는 결합하지 않았다. 그러므로 원숭이는 일반 독성 연구를 위한 적절한 동물 종으로 간주된다. 이 약물 군에서 예상되는 바와 같이, 주요 독성은 투여용량 관련 혈액 독성 (특히 호중구 감소증)으로, 고 용량 투여 군에서 조기 사망/사멸을 유발하며 백혈구 수는 10/mcL로 낮아졌다. 백혈구 수의 감소는 첫 번째 투여 후 더 두드러졌으며 투여 단계 및 회복 단계 동안 부분적으로 회복되었다. 혈액 병리학적 변화는 조직 병리학적으로 흉선과 비장에서 골수저세포성 및 림프성 결핍과 관련이 있었다. 급격한 용량-반응 곡선을 볼 때 6 mg/kg 투여 용량군에서 심각한 독성이, 3 mg/kg 투여 용량 군에서는 제한적 독성이 관찰되었다. 말초 감각 또는 운동 신경병증 등의 신경독성은 임상시험에서 관찰된 주된 부작용이었다. 신경 독성은 다른 미세소관 억제제에서도 관찰되었다. 6 mg/kg 투여 용량군에서 한 마리의 원숭이 (약 6%)에서만 일시적인 손 절뚝거림 (첫 번째 투여 후 약 10-14 일에 발생, 그 이후는 정상)이 관찰되었다. SGN-35는 설치류 CD30 양성 세포에 결합하지 않기 때문에, 랫에서의 독성은 MMAE 관련한 것으로 간주될 수 있다. 약물 관련 간 독성은 4 주 독성 연구에서 최고 투여 용량인 10 mg/kg을 투여한 랫에서 나타났다. 이 동물들에서는 최소 응고성 괴사와 간 효소 (≥ 3 배) 및 총 빌리루빈 (≥ 4 배)의 유의적 증가가 관찰되었다. SGN-35가 설치류의 CD30 양성 세포에 결합하지 않는다는 것을 고려하면, 랫에서의 간 독성은 혈청에서의 비결합 ADC의 높은 농도로 인해 이차적으로 일어나거나 간에서의 재흡수에 의해 일어날 수 있다.

b) 생식 및 발생 독성

: SGN-35 또는 MMAE를 이용한 생식독성실험은 수행되지 않았지만, 주간 투약 요법으로 4 주 반복 투여 독성 시험에서 투여 용량 관련하여 영구적인 세정관 변성, 세르톨리 세포 공포증, 정

자 형성 감소 및 무정자증이 관찰되었다. 또한 투여용량관련하여 고환 무게와 크기 감소 및 연성 고환이 관찰 되었다. 부작용은 5, 10 mg/kg (체중을 기준으로 각각 인체 권장량인 1.8 mg/kg의 약 3 배 또는 6 배) 투여 용량 군에서 나타났다. 태아 독성 연구에서 SGN-35는 기관 발생 기간 (임신 6, 13 일) 동안 랫에 각각 1 회 투여 되었다. 약물 관련 영향은 조기 재흡수 증가, 착상 전/후 손실, 살아있는 태아 수 감소, 태아의 외부 기형 (예: 배꼽 탈장 및 뒷다리 회전 이상) 증가 등이 있었다. 3 주마다 1.8 mg/kg의 권장 투여 용량이 투여되는 환자와 동일한 노출량 (즉, AUC)을 보이는 랫에서 태아 독성이 발생했다. SGN-35 3 mg/kg 투여 군에서 착상 후 손실은 99.4% 였고, 임신한 랫의 92% (22/24)에서는 태아가 생존할 수 없었다. 10 mg/kg 투여 군에서는 25 마리의 모든 임신한 랫에서 생존한 태아가 없었다. MMAE 투여는 비슷한 독성을 나타냈지만 독성 발생률은 낮았다. 이것은 MMAE의 약물동태학적 차이에 기인한 것으로 판단된다. 그 이유는 MMAE의 항체 접합이 지속적인 전신 노출을 일으키기 때문이다.

C) 유전독성

: 표준 유전 독성연구는 MMAE를 사용하여 수행되었다. MMAE는 세균성 역 돌연변이 시험 (Ames test) 또는 L5178Y 마우스 림프종 돌연변이 시험에서 돌연변이 유발성을 나타내지 않았다. MMAE는 랫 골수 소핵 연구에서 염색체 수적 이상 유발 기전을 통해 소핵 형성을 유도하였는데 이는 MMAE가 미세소관 파괴 물질로서 기대되는 효과와 일치한다.

1.2 약물 정보

1) 약물

일반명

: Brentuximab vedotin

코드명

a) SGN-35 (Brentuximab vedotin, 항체-약물 중합체)

b) cAC10-vc-MMAE (Brentuximab vedotin)

c) SGN-30 or cAC10 (항체)

d) SGD-1010 (저 분자 약물, MMAE)

화학명

: 해당사항 없음

분자식/분자량

: 약 153 kDa

구조

: Brentuximab vedotin은 다음의 3 부분으로 구성된다.

a) 항체: cAC10 키메릭 항 인간 CD30 단일클론 항체 (IgG1)

b) 링커: 말레이미도카프로일 부착기, 발린-시트룰린 다이펩타이드와 파라 아미노벤질카바메이트 스페이서로 구성된 단백가수분해 효소-절단가능 링커

c) 약물: MMAE (메틸발린, 발린, 돌라이소류인, 돌라프로인, 노르에페드린으로 구성된 펜타 펩타이드)

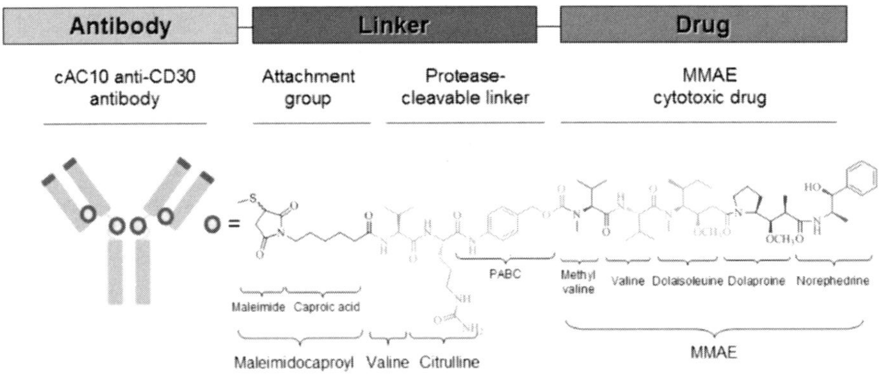

그림 1. Brentuximab Vedotin 구조

출처 :https://adcreview.com/Brentuximab-vedotin-sgn35/

약리학적 분류

: CD30에 대한 항체-약물 중합체

2) 관련 IND/s, NDA/s, DMF/s

: IND71634

3) 임상 제형

약물 제형

: Adcetris (Brentuximab vedotin)는 바이알에 멸균, 흰색 또는 미색의 동결건조 분말로 제공되며 주사용 멸균수 (USP) 10.5 mL로 재구성하여 사용된다. 용액은 5 mg/mL Brentuximab vedotin, 70 mg/mL 트레할로오스 이수화물, 5.6 mg/mL 구연산나트륨 이수화물, 0.21 mg/mL 구연산 일수화물 및 폴리소르베이트 80을 포함한다. pH는 약 6.6이다.

신규 부형제에 대한 의견

: 없음

우려되는 불순물/분해물에 대한 의견

: 없음

4) 제안된 임상 인구 및 투약 요법

제안된 임상 인구

a) 재발성 또는 난치성 호지킨 림프종 (HL)에 관한 환자

b) 재발성 또는 난치성 전신미분화대세포 림프종 (sALCL)에 관한 환자

투약 요법

: 질병 진행 또는 심한 독성이 보일 때까지 3 주마다 1.8 mg/kg 용량을 30 분동안 정맥 투여

1.3 제출 연구자료

1) 검토된 연구

일차 약리

a) Karpas 299 세포에 있는 HCD30에 대한 SGN-30 및 SGN-35의 결합 (Non-GLP)

b) 인간 및 Cynomolgus 원숭이의 활성 림프구에 대한 cAC10 및 SGN-35의 결합 평가 (Non-GLP)

c) 유동 세포 계수법을 이용한 랫 및 마우스 CD30에 대한 cAC10 및 SGN-35의 결합 평가 (Non-GLP)

d) 인간 및 Cynomolgus 원숭이 조직에 대한 SGN-30의 교차 반응성 평가 (예외가 있는 GLP)

e) 정상 인간 조직 및 Sprague-Dawley 랫 간 조직에 대한 비오틴 접합 SGN-35의 교차 반응성 연구 (예외가 있는 GLP)

f) SGN-35 내재화 및 리소좀성 수송의 면역 형광 이미징 (Non-GLP)

g) Cathepsin B와 리소좀성 단백가수분해 효소에 의해 SGN-35로부터 방출된 MMAE (Non-GLP)

h) SGN-35의 세포 대사로 인한 생산물인 MMAE (Non-GLP)

i) 정제된 신경 튜불린을 이용한 미세소관 중합에 대한 MMAE 및 빈블라스틴의 효과 (Non-GLP)

j) CD30 양성 종양 세포에서 미세소관 형성에 대한 MMAE 및 SGN-35 매개 효과의 면역 형광 현미경 이미징 (Non-GLP)

k) CD30 양성 세포에서 SGN-35의 세포 주기 정지 및 세포 사멸 (Non-GLP)

l) CD30 양성 세포에서 SGN-35 및 MMAE의 세포독성 (Non-GLP)

m) MMAE의 3가지 대사 산물이 정상 골수 및 CD30 양성 종양 세포 생존력에 미치는 영향 (Non-GLP)

n) SGN-35 매개 항체 의존적 식세포 작용 (ADCP), 항체 의존적 세포 독성 (ADCC), 보체 의존적 세포 독성 (CDC) 평가 (Non-GLP)

o) L428 이종이식 모델에서 SGN-35의 항암 활성 (Non-GLP)

p) 호지킨 림프종인 L540cy 이종이식 마우스 (SCID)에서 SGN-35의 생체 내 항암 활성 (Non-GLP)

q) Karpas 299 이종이식 모델에서 SGN-35의 항암 활성 (Non-GLP)

<u>안전성 약리</u>

a) 전체 세포 전압 클램프를 사용하여 인간 배아 신장 세포 (HEK293)에서 이형적으로 발현된 hERG K+ 채널에 대한 SGD-1010 차단의 용량-반응 관계 측정

b) SGN-35의 Cynomolgus 원숭이에 대한 정맥 투여 안전성 약리 연구 (심혈관, 호흡기 및 중추 신경계 평가 포함)

<u>약물동태</u>

a) SGN-35의 Cynomolgus 원숭이에 대한 정맥 투여 8 주 GLP 약물동태 연구

b) SGN-35의 Sprague-Dawley 랫에 대한 단 회 정맥 투여 약물동태 연구

c) SGN-35의 암컷 Sprague-Dawley 랫에 대한 단 회 정맥 투여 약물동태 연구

d) 초원심분리에 의한 MMAE 혈장 단백질 결합 분석

e) 배양된 인간 간세포 CYP450 발현 유도제로서 새로운 화학물질 (NCE)의 시험관 내 평가

f) 표현형 연구: [^{3}H] MMAE의 시험관 내 대사에 관여하는 인간 CYP450 확인

g) 랫, 원숭이, 인간 간 세포에서 [^{3}H] MMAE의 대사체 특성 확인

h) 인간 CYP450 저해제로서의 MMAE 시험관 내 평가

i) MMAE의 대사 및 배설에 대한 종간 비교

j) cAC10-vc-[^{3}H]-MMAE 또는 [^{3}H]MMAE의 Sprague-Dawley 랫에 대한 단 회 정맥 투여 배설, 질량균형, 약물동태 연구

k) cAC10-vc-MMAE의 혈장 안정성

일반 독성

: SGN-35의 Cynomolgus 원숭이에 대한 6 주 회복기가 있는 6 개월 만성 독성 연구

유전 독성

a) 세균성 역 돌연변이 실험: SGD-1010

b) L5178Y TK+/- 마우스 림프종 순 돌연변이 확인 실험

c) 랫 생체 내 골수 소핵 실험

생식 및 발생 독성

: SGN-35 및 SGD-1010의 랫에 대한 정맥 투여 태아 발달 및 독성 동태 연구

2) 검토되지 않은 연구

a) 인간 MDR1 (ABCB1/P-gp) ABC 수송체에 대한 MMAE의 시험관 내 상호작용 연구

b) MMAE 및 MMAE 기반 ADC의 Sprague-Dawley 랫에 대한 정맥 투여 급성 효과 비교 연구

c) Brentuximab vedotin 및 MMAE의 Sprague-Dawley 랫에 대한 단 회 정맥 투여 독성 연구

d) Brentuximab vedotin의 Sprague-Dawley 랫에 대한 단 회 정맥 투여 골수 독성 연구

e) MMAE의 Sprague-Dawley 랫에 대한 단 회 정맥 투여 골수 독성 연구

f) Brentuximab vedotin 및 MMAE의 Sprague-Dawley 랫에 대한 단 회 정맥 투여 내약성 연구

g) Brentuximab vedotin 및 MMAE의 랫에 대한 2 주 회복기가 있는 4 주 (매주 1 회 투여) 독성 연구

h) Brentuximab vedotin의 Sprague-Dawley 랫에 대한 16 주 이상의 회복기가 있는 4 주 (매주 1

회 투여) 고환 독성 연구

i) Brentuximab vedotin의 원숭이에 대한 4 주 탐색적 (주 1 회, 주 2 회, 주 3 회) 반복 투여 내약성 연구

j) Brentuximab vedotin의 원숭이에 대한 4 주 회복기가 있는 4 주 탐색적 (주 3 회) 반복 투여 내약성 연구

k) MMAE의 원숭이에 대한 4 주 회복기가 있는 2 주 탐색적 (주 3 회) 반복 투여 내약성 연구

l) Brentuximab vedotin의 원숭이에 대한 2 주 회복기가 있는 4 주 (주 1 회) 반복 투여 독성 연구

m) cAC10의 원숭이에 대한 5 주 회복기가 있는 6 주 (주 1 회) 반복 투여 독성 연구

n) Brentuximab vedotin 및 MMAE의 랫에 대한 탐색적 태아 발달 연구

3) 참조된 이전 검토

a) SGN-35 및 SGD-1010 (MMAE)의 Cynomolgus 원숭이에 대한 5 주 회복기가 있는 11 주 반복 정맥 투여 독성 연구

b) SGN-35, SGD-1010 및 SGN-30의 랫에 대한 4 주 회복기가 있는 4 주 정맥 투여 독성 및 독성 동태 연구

1.4 약리

1) 일차 약리

: Brentuximab vedotin (SGN-35)은 CD30에 대한 ADC이며 이는 3 가지 구성요소인 1) 인간 CD30을 표적화하는 키메릭 항체 cAC10 (IgG1, SGN-30), 2) 항튜불린 제제인 MMAE, 3) cAC10와 MMAE를 공유결합으로 연결하는 단백가수분해 효소-절단가능 링커로 이루어져 있다. CD30은 종양 괴사인자 수용체 중 하나다. 인간 CD30은 105-120 kDa 범위의 분자량을 가진 1형 당단백질이다. 성인 인간의 CD30은 365 개의 아미노산으로 구성된 세포 외 도메인, 24 개의 아미노산으로 구성된 세포 사이 분절 및 188 개의 아미노산으로 구성된 세포질 도메인을 포함하여 577 개의 아미노산 잔기로 구성된다. CD30 양성 림프종 및 비 악성 자가면역질환 환자의 혈액에서 85 kDa의 분자량을 지닌 용해성 CD30이 검출되었다. CD30은 원래 리드-슈테른베르크세포 (Hodgkin 림프종의 악성 세포; HL) 에서 발견되었고 HL의 진단 지표로 인식된다. CD30은 전신미분화대세포 림프종 (sALCL) 을 포함한 비 호지킨 림프종 (NHL) 및 피부 T 세포 림프종 (CTCL) 뿐만 아니라 드문 고형 종양, 예를 들어 배아 암종 (embryonal carcinomas)에도 많이 발현된다.CD30은 정상적인 조혈 조직의 림프구에서도 발현되나 주로 활성화되지 않은 림프구 및 약하게 활성화된 단핵 세포에서 발현

된다. 대부분의 정상적인 비 조혈세포에서는 검출되지 않지만, 태반 탈락 막의 자궁 세포 및 분비 단계의 자궁 탈락 세포에서 검출된다. 생체 내 이종 이식 모델 및 시험관 내 주요 세포, 세포주를 사용하여 약물동력학 연구가 수행되었다. 검토된 연구는 다음과 같다.

작용 기전

: Brentuximab vedotin의 활성은 아래 그림에서 제안한 바와 같이 여러 단계에 기인하며 비 임상 시험에서 확인되었다. 세포 표면 CD30에 대한 ADC의 결합은 ADC-CD30 복합체의 내재화를 유도하여, 리소좀성 구획으로 이동된다. 세포 내에서 MMAE는 단백질 가수분해 절단을 통해 방출된다. 튜불린에 대한 MMAE의 결합은 세포 내에서의 미세 소관 형성을 파괴하여 CD30 양성 종양 세포의 세포주기 정지 및 세포 사멸을 유도한다.

Figure 2. Model of Mechanism of Action of Brentuximab Vedotin

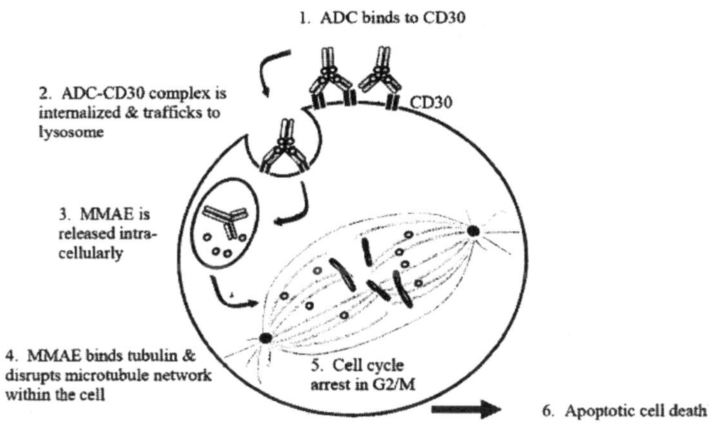

그림 2. Brentuximab Vedotin 작용기전

결합 연구

: CD30에 대한 SGN-35 또는 cAC10 (SGN-30)의 결합은 CD30 양성 ALCL 세포주인 Karpas 299 및 인간, 원숭이, 설치류의 CD30 양성 세포를 사용하여 평가하였다. 그 결과 SGN-35는 인간 및 원숭이 CD30 양성 세포에 결합하지만 설치류 CD30 양성 세포에는 결합하지 않았다. SGN-35 혹은 cAC10 (SGN-30)의 인간 CD30에 대한 결합은 CD30 양성 ALCL 세포주인 Karpas 299를 이용하여 평가하였다. 연구들은 아래에서 언급된다.

a) Karpas 299 세포에 있는 HCD30에 대한 SGN-30 및 SGN-35의 결합 (Non-GLP)

: SGN-35 혹은 cAC10 (SGN-30)의 Karpas 299 세포에 대한 결합은 5 nM에서 포화 되었다 (그림 3). cAC10에 대한 겉보기 해리 상수 (Kd)는 1.38±0.11 nM로 측정된 반면, SGN-35의 겉보기 해리 상수는 1.92±0.77 ~ 2.64±0.94 nM 범위였다 (표 1).

Figure 3. Saturation Binding Curves of cAC10 and SGN-35*

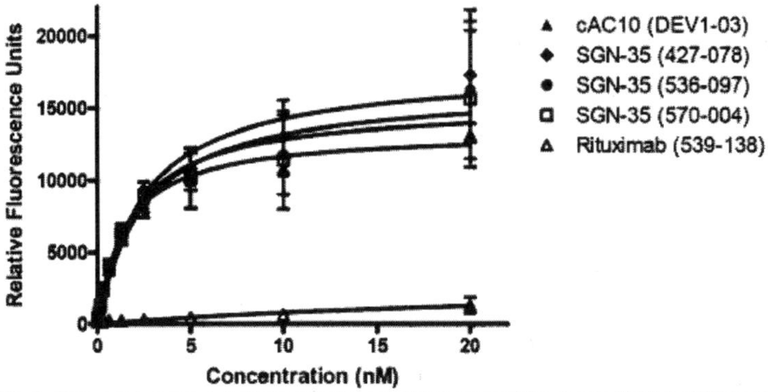

* Each data point represented the mean ± standard error of the mean (SEM) of three independent experiments.

그림 3. cAC10, SGN-35의 포화 결합 곡선

표 1. cAC10, SGN-35의 겉보기 해리상수 (Kd)

Molecule	Eu/mAb	A_{250}/A_{280} Ratio Pre-label	A_{250}/A_{280} Ratio Post Label	Mean ± SEM K_D (nM)
cAC10 (DEV1-03)	5.5	ND	ND	1.38 ± 0.11
SGN-35 (427-078)	5	0.76	0.79	2.64 ± 0.94
SGN-35 (536-097)	3.5	0.68	0.76	2.51 ± 1.01
SGN-35 (570-004)	4.8	0.68	0.79	1.92 ± 0.77
Rituxan	7.5	ND	ND	ND

* Kd values were determined on Karpas 299 cells for individual curves and reported as the mean ± SEM from the three independent experiments. ND = not determined. Eu = europium

b) 인간 및 Cynomolgus 원숭이의 활성 림프구에 대한 cAC10 및 SGN-35의 결합 평가 (Non-GLP)

: 활성화 된 인간 및 Cynomolgus 원숭이 림프구에 대한 cAC10 또는 SGN-35 결합은 인간 말초 혈액 단핵 세포 (PBMC) 유래 T 세포주, 40H7, 및 Cynomolgus 원숭이 PBMC (유동 세포 계측법)를 사용하여 평가하였다. cAC10 또는 SGN-35의 결합 친화도 (Kd)는 활성화된 Cynomolgus 원숭이 및 인간 림프구 각각에 대해 0.19 ± 0.01 nM 및 0.20 ± 0.01 nM로 측정되었다.

Figure 4. SGN-35 and cAC10 Binding Curves with Monkey and Human Lymphocytes*

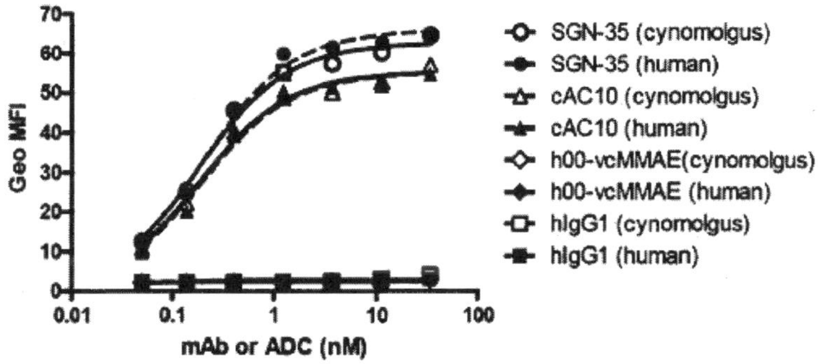

*Points: the mean ± SD of triplicate values.

	Kd (nM)	
ADC, mAb	Cynomolgus lymphocytes	Human lymphocytes
SGN-35	0.19 ± 0.01	0.20 ± 0.01
cAC10	0.19 ± 0.01	0.20 ± 0.01

그림 4. cAC10, SGN-35의 인간 및 원숭이 림프구에 대한 결합 곡선

c) 유동 세포 계수법을 이용한 랫 및 마우스 CD30에 대한 cAC10 및 SGN-35의 결합 평가 (Non-GLP)

: 설치류 CD30에 대한 cAC10 및 SGN-35의 결합을 설치류 CD30 양성 세포주, EL4, 및 일차 활성화된랫과 마우스의 T 세포를 사용하여 유동 세포 계수법으로 평가하였다. 설치류 세포에서는 염색이 검출되지 않았지만, 인간 CD30 양성 세포주인 WIL2-S (양성 염색 대조군으로 사용됨)에서는 검출되었다.

조직교차반응연구

: 조직교차반응 (TCR) 연구는 인간과 Cynomolgus 원숭이의 조직 패널에 비오틴화 cAC10 및 비오틴화 SGN-35를 사용하여 수행되었다. 연구들은 아래에서 언급된다.

a) 인간 및 Cynomolgus 원숭이 조직에 대한 SGN-30의 교차 반응성 평가 (non-GLP)

: 비오틴화 SGN-30 (cAC10, 12.5 및 2.5 mcg/mL)을 이용한 TCR 연구는 정상 인간 및 Cynomolgus 원숭이 조직 패널을 사용하여 수행하였다. CD30 양성 (Karpas 299 림프종 세포주) 및 음성 (Ramos) 세포는 양성 및 음성 대조군으로 각각 사용되었다.

표 2. 조직 패널 (개체 수 = 3)*

부신	간	갑상선
방광	폐	편도선
혈액	난소	요관
골수	췌장	자궁경부
유방	부갑상선	자궁내막
소뇌	뇌하수체	림프절
대뇌피질	태반	
결장	전립선	
내피 (다양한 조직)	피부	
눈	척수	
나팔관	비장	
위장관	횡문근	
심장	고환	
신장 (사구체)	흉선	
신장 (세뇨관)		
*원숭이의 태반은 분석이 가능하지 않았음		

Ramos 세포에는 염색이 관찰되지 않았지만 Karpas 299 세포에서는 강한 염색이 관찰되었다. Cynomolgus 원숭이의 갑상선 상피 세포 (2.5 mcg/mL에서 2/3, 12.5 mcg/mL에서 3/3) 에서만 특이적인 염색이 관찰되었으며, 인간 조직에서는 특이적인 염색이 관찰되지 않았다.

b) 정상 인간 조직 및 Sprague-Dawley 랫 간 조직에 대한 비오틴 접합 SGN-35의 교차 반응성 연구 (non-GLP)

: 비오틴화 SGN-35 (12.5 및 2.5 mcg/mL)를 이용한 TCR 연구는 정상 인간 조직 패널을 사용하여 수행 하였다 (표 3). CD30 양성 (SR 인간 림프절 세포주) 및 음성 (Ramos) 세포를 각각 양성 및 음성 대조군으로 사용하였다. 또한, 두 마리 Sprague-Dawley 랫의 간 조직을 사용하여 TCR 연구가 수행되었다.

표 3. 인간 조직 패널 (개체 수 = 3)

부신	폐	척수
혈액세포	림프절	비장
혈관 (내피)	난소	횡문근
골수	나팔관 (난관)	정소
뇌 - 대뇌 (피질)	췌장	흉선
뇌 - 소뇌	부갑상선	갑상선
유방 (유방샘)	말초신경	편도선
눈	뇌하수체	요관
위장관	태반	방광
심장	전립선	자궁 (내막)
신장 (사구체, 세뇨관)	턱밑샘	자궁 (경부)
간	피부	

1. 부갑상선은 두 기증자에 대해서 평가되었으며 적기에 다른 기증자를 얻을 수 없었음.
2. 혈액 세포에는 과립구, 림프구, 단구 및 혈소판 포함.
3. 위장관은 결장 (대장), 식도, 소장 및 위 포함.

단핵세포, 조혈 전구세포, spindloid 세포, 난관 및 기관지 상피 (섬모), 케라틴 squames/debris (표 4)에 특이적인 염색이 있었다. 또한, SGN-35와 관련된 염색은 신 단위, 각막 단백질 및 갑상선 콜로이드에서 1-2 시료들 (총 3 개)에서 관찰되었다. 랫 간 시료에는 SGN-35와 관련된 염색이 없었다.

표 4. 비오틴화 SGN-35와 인간 조직의 교차 반응성

Tissue	Source	Biotin-Conjugated SGN-35		Biotin-Conjugated IgG1, human myeloma plasma in 1X PBS		Assay Control
		12.5 µg/mL	2.5 µg/mL	12.5 µg/mL	2.5 µg/mL	
Cryosections of SR cell line (Positive Control Material)	CP	2-4+ (freq)	2-4+ (freq)	Neg	Neg	Neg
Cryosections of Ramos cell line (Negative Control Material)	CP	Neg	Neg	Neg	Neg	Neg
Bone Marrow	HT107					
Hematopoietic precursor cells (cytoplasm, cytoplasmic granules)		1-2+ (freq)	1+ (occas)	Neg	Neg	Neg
Other elements		Neg	Neg	Neg	Neg	Neg
Bone Marrow	HT553	Neg	Neg	Neg	Neg	Neg
Bone Marrow	HT555					
Hematopoietic precursor cells (cytoplasm, cytoplasmic granules)		2-4+ (freq)	1-2+ (rare to occas)	Neg	Neg	Neg
Other elements		Neg	Neg	Neg	Neg	Neg
Spindloid cells (meninges, cytoplasmic granules)		2-3+ (very rare)	1+ (very rare)	Neg	Neg	Neg
Other elements		Neg	Neg	Neg	Neg	Neg
Eye	HT568-4					
Lens protein		2-3+ (occas)	Neg	Neg	Neg	Neg
Mononuclear cells (periocular muscle, interstitial, cytoplasm, cytoplasmic granules)		2-3+ (very rare)	Neg	Neg	Neg	Neg
Kidney (glomerulus, tubule)	HT241					
Contents of tubules, Bowman's space, and >>glomerular capillary loops		2-3+ (rare to occas)	1-3+ (very rare)	Neg	Neg	Neg
Lung	HT267					
Epithelium (bronchus, surface, cilia)		1+ (occas)	Neg	Neg	Neg	Neg
Amorphous material (extracellular, intra-airway)		3+ (rare)	Neg	Neg	Neg	Neg
Fallopian Tube (oviduct)	HT848					
Epithelium (surface, apical cilia)		1-3+ (occas)	1+ (rare to occas)	Neg	Neg	Neg
Thymus	HT873					
Mononuclear cells (interstitial, cytoplasm, cytoplasmic granules)		2-3+ (occas)	1+ (rare)	Neg	Neg	Neg
Other elements		Neg	Neg	Neg	Neg	Neg
Thyroid	HT478					
Colloid		1-3+ (occas)	Neg	Neg	Neg	Neg

± = equivocal, 1+ = weak, 2+ = moderate, 3+ = strong, 4+ = intense, Neg = Negative, M = Missing, freq = frequent, occas = occasional

조직교차 반응 연구

a) SGN-35 내재화 및 리소좀성 수송의 면역 형광 이미징 (Non-GLP))

: SGN-35의 내재화 및 이동은 CD30 양성 HL 세포주인 L540cy에 결합한 후 형광 현미경을 사용하여 가시화되었다. SGN-35는 L540cy 세포에서 검출되어 4 시간 후에 Lamp-1 (리소좀 지표)과 함께 관찰되고 16 시간과 24 시간 후에 증가하는 반면 CD30 음성 비호지킨 림프종 세포주인 Ramos에서는 검출되지 않았다.

Cathepsin B 및 Lysosomal Proteases에 의해 방출되는 MMAE

a) Cathepsin B와 리소좀성 단백가수분해 효소에 의해 SGN-35로부터 방출된 MMAE (Non-GLP)

: SGN-35로부터의 MMAE 방출은 정제된 리소좀성 단백가수분해 효소인 cathepsin B 및 인간 ALCL 세포주 Karpas 299로부터 정제된 리소좀 분획을 사용하여 평가하였다 (그림 5). 그림 6에서와 같이 MMAE는 SGN-35가 리소좀성 단백가수분해 효소에 노출되었을 때 방출되었다. 그리고 시스테인 단백가수분해 효소 억제제인 E64d를 첨가하여 방출을 막았다.

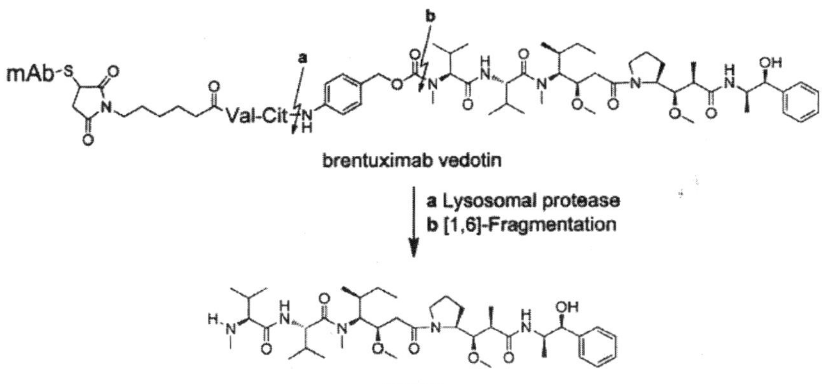

* Lysosomal proteases cleaved at bond **a**. This cleavage was followed by spontaneous fragmentation of bond **b** to produce MMAE inside the cell.

그림 5. Brentuximab Vedotin으로부터 MMAE 가수분해 방출

Figure 6. MMAE Release by Lysosomal Protease*

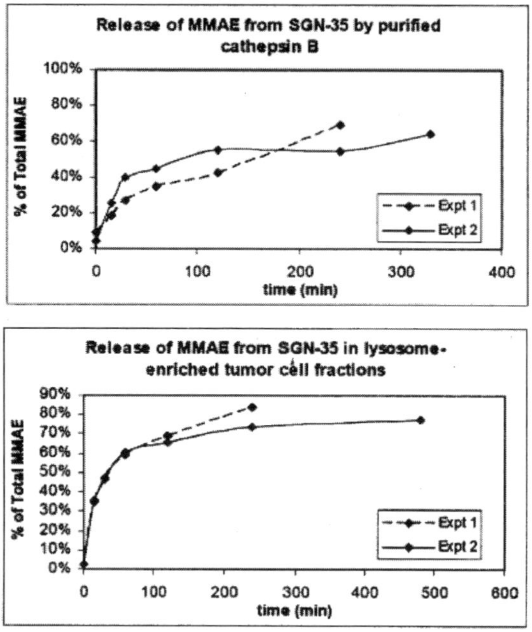

* The enzymatic release of MMAE from SGN-35 by cathepsin B and lysosome-enriched Karpas 299 cell fractions was detected over time (up to 8 hours) and quantified by LC-MS/MS.

그림 6. 리소좀성 단백가수분해 효소에 의한 MMAE 방출

b) SGN-35의 세포 대사로 인한 생산물인 MMAE (Non-GLP)

: SGN-35 (방사성 표지된 [^{14}C] MMAE 함유) 처리 후 CD30 양성 세포 (HL L540cy, L428 및 ALCL Karpas 299 세포) 내에서의 MMAE 방출 연구가 수행되었다. 그림 7에 나와 있듯이, 증가된 세포 내 유리 MMAE는 CD30 양성 세포에서는 검출되었지만, CD30 음성 WSU-NHL 세포에서는 검출되지 않았으며, 유리 MMAE의 농도는 L540cy 〉 Karpas 299 〉 L428 순이었다. 또한, MMAE는 온도 및 pH와 관련한 방출이 일어났다. 37℃에서 4℃로 온도를 낮추고 chloroquine으로 세포를 처리하여 리소좀의 pH를 증가시키면 MMAE 방출이 감소된다.

Figure 7. Distribution of [^{14}C]MMAE in Cell Culture*

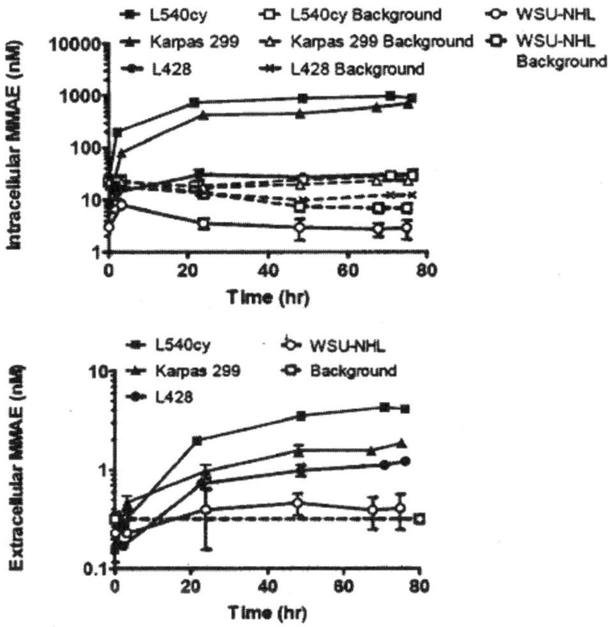

* Intracellular and extracellular concentration of small molecule radioactivity detected in CD30-positive (L540cy, Karpas 299, and L428) and CD30-negative (WSU-NHL) cell cultures.

그림 7. 배양세포에서 [^{14}C] MMAE의 분포

MMAE 및 SGN-35에 의한 세포 내 미세소관 형성 억제 및 망 파괴

a) 정제된 신경 튜불린을 이용한 미세소관 중합에 대한 MMAE 및 빈블라스틴의 효과 (Non-GLP)

: MMAE의 미세소관 활성은 CytoDYNAMIX 시험관 내 튜불린 분석을 사용하여 평가하였다. MMAE는 미세소관 중합을 빈블라스틴과 유사한 정도로 억제한다.

(IC50: MMAE의 경우 1.00 ± 0.50 micM vs. 빈블라스틴의 경우 1.41 ± 0.71 micM)

b) CD30 양성 종양 세포에서 미세소관 형성에 대한 MMAE 및 SGN-35 매개 효과의 면역 형광 현미경 이미징 (Non-GLP)

: MMAE 및 SGN-35가 세포 내 미세소관에 미치는 영향을 CD30 양성 배아 암종 세포주인 Tera-2를 사용하여 평가하였다. MMAE 또는 SGN-35에 대한 Tera-2 세포의 노출은 세포 내 미세소관 망을 파괴시켰다.

SGN-35 유도 세포주기 정지 및 세포사멸

a) CD30 양성 세포에서 SGN-35의 세포주기 정지 및 세포사멸 (Non-GLP)

: CD30 양성 HL L540cy, ALCL Karpas 299 세포 및 CD30 음성 NHL Ramos 세포를 사용하여 SGN-35 (100 ng/mL, 대략 IC90 값)의 세포주기에 대한 영향을 조사하였다. MMAE의 등가 몰농도 (2.1 nM)를 비교군으로 사용하였다. SGN-35는 CD30 양성 세포에서 DNA 단편화와 일치하는 G2/M 상 세포주기 축적 및 sub-G0/G1을 초래하였다 (그림 8). 이러한 효과는 CD30 음성 세포 또는 비결합 항체-약물 접합체 대조군으로 처리한 CD30 양성 세포에서는 관찰되지 않았다. 그러나 MMAE 노출은 CD30 양성 세포 및 CD30 음성 세포 모두 G2/M 상 세포주기 정지, sub-G0/G1 및 세포 사멸을 일으켰으며 이는 SGN-35의 CD30 표적 특이성을 나타낸다. 이러한 결과는 SGN-35에 의한 CD30 양성 세포의 증식억제 작용기전에 의해 G2/M 상 세포주기 정지된다는 것을 보여준다.

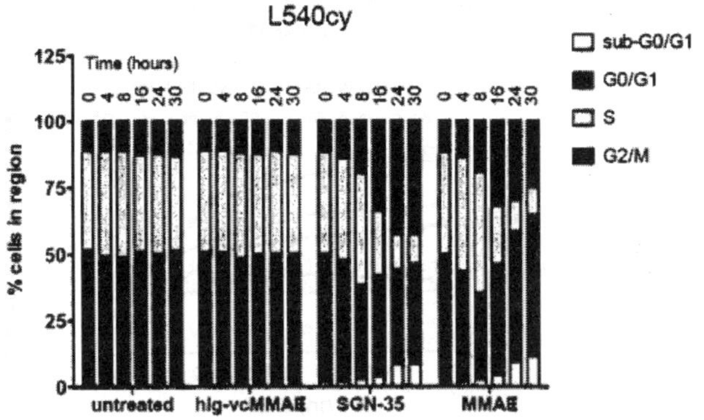

CD30-positive HL L540cy (top panel) and ALCL Karpas 299 (middle panel) and CD30-negative NHL Ramos (bottom panel) cells were untreated or treated with SGN-35, hIg-vcMMAE (a non-binding control ADC), or MMAE (an equimolar amount as SGN-35) and incubated for 0, 4, 8, 16, 24, or 30 hours. At each time point, the cells were labeled with EdU and Alexa Fluor647 azide to detect DNA synthesis and propidium iodide to detect total DNA content and the cell cycle position was measured by flow cytometry.

그림 8. 세포주기에서 SGN-35 및 MMAE의 효과

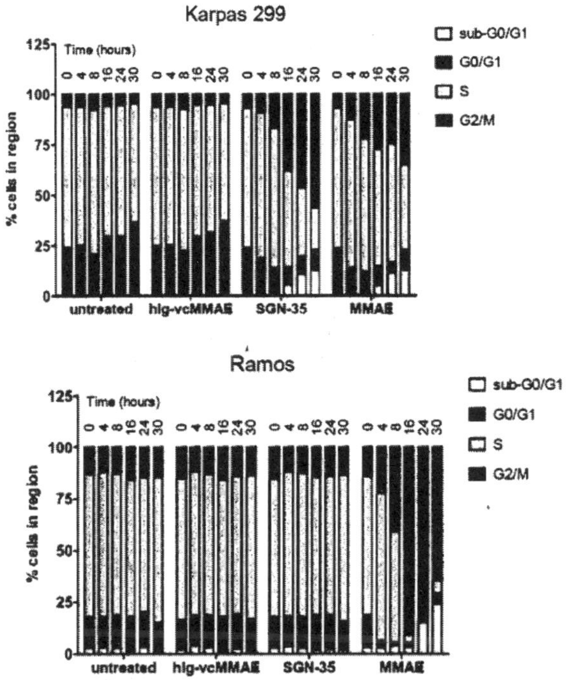

CD30-positive HL L540cy (top panel) and ALCL Karpas 299 (middle panel) and CD30-negative NHL Ramos (bottom panel) cells were untreated or treated with SGN-35, hIg-vcMMAE (a non-binding control ADC), or MMAE (an equimolar amount as SGN-35) and incubated for 0, 4, 8, 16, 24, or 30 hours. At each time point, the cells were labeled with EdU and Alexa Fluor647 azide to detect DNA synthesis and propidium iodide to detect total DNA content and the cell cycle position was measured by flow cytometry.

그림 8. 세포주기에서 SGN-35 및 MMAE의 효과

CD30 양성 세포에 대한 SGN-35의 세포독성 효과

a) CD30 양성 세포에서 SGN-35 및 MMAE의 세포독성 (Non-GLP)

: SGN-35의 세포독성은 염료 resazurin의 미토콘드리아 대사를 측정함으로써 평가되었다. 인간 CD30 양성 세포 (2 개의 HL 세포주: L540cy, L428, 3 개의 ALCL 세포주: Karpas 299, SR-786, SU-DHL-1) 및 CD30 음성 세포 (WSU-NHL, HCT-116)에서 SGN-35 및 MMAE를 다양한 농도로 96 시간 동안 배양하였다. 5 개의 CD30 양성 세포주 중 4 가지 (L540cy, Karpas 299, SR-786 및 SUDHL-1)에 대해 SGN-35 매개 농도 의존성 세포독성을 실험하였다 (그림 9). IC50 값은 표 5에 요약되어 있으며, 그 값은 L540cy에 대한 농도인 0.4608 ng/mL (0.0031 nM) 부터 SR-786에 대한 농도인 18.67 ng/mL (0.1245 nM)의 범위였다. HL L428은 CD30 양성 세포주이지만 1000 ng/mL (6.7 nM)에서 약 75%의 세포 생존율을 가져, SGN-35에 상대적으로 저항성이 있는 것으로 밝혀졌으며 이는 세포 내 MMAE의 낮은 농도와 관련이 있을 수 있다. CD30 양성 세포와 대조적으로, SGN-35는 본 연구에서 테스트 한 2 개의

CD30 음성 세포주 생존력에 영향을 미치지 않았다 (그림 9). MMAE는 CD30 발현과 상관없이 모든 세포에서 농도 의존성 세포 독성을 나타냈다 (그림 10). IC50 값은 표 5에 요약되어 있으며, 범위는 HCT-116에 대한 농도인 0.0716 nM에서 SR-786에 대한 농도인 3.111 nM까지 이다.

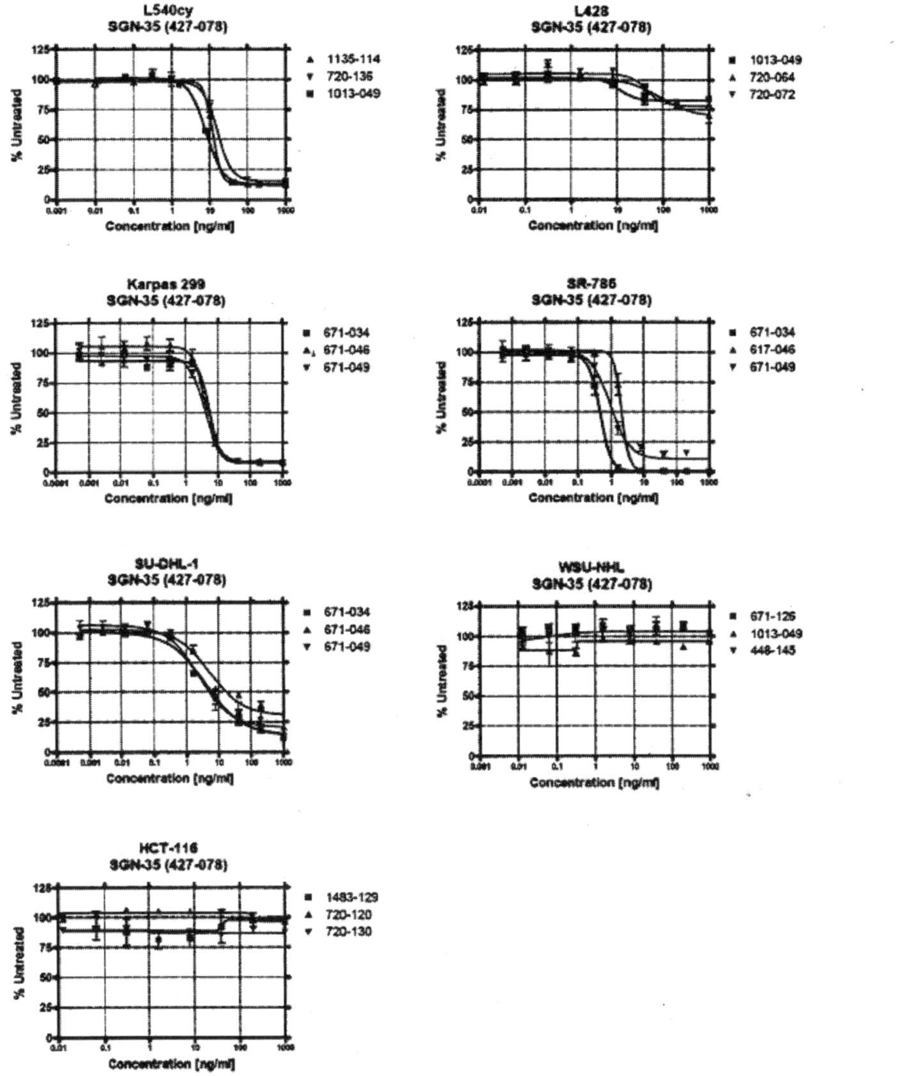

Cells were incubated with indicated concentrations of SGN-35 for 96 hours and cell viability was determined by resazurin dye conversion assay. Three independent experiments were conducted for each cell line.

그림 9. SGN-35의 세포 독성

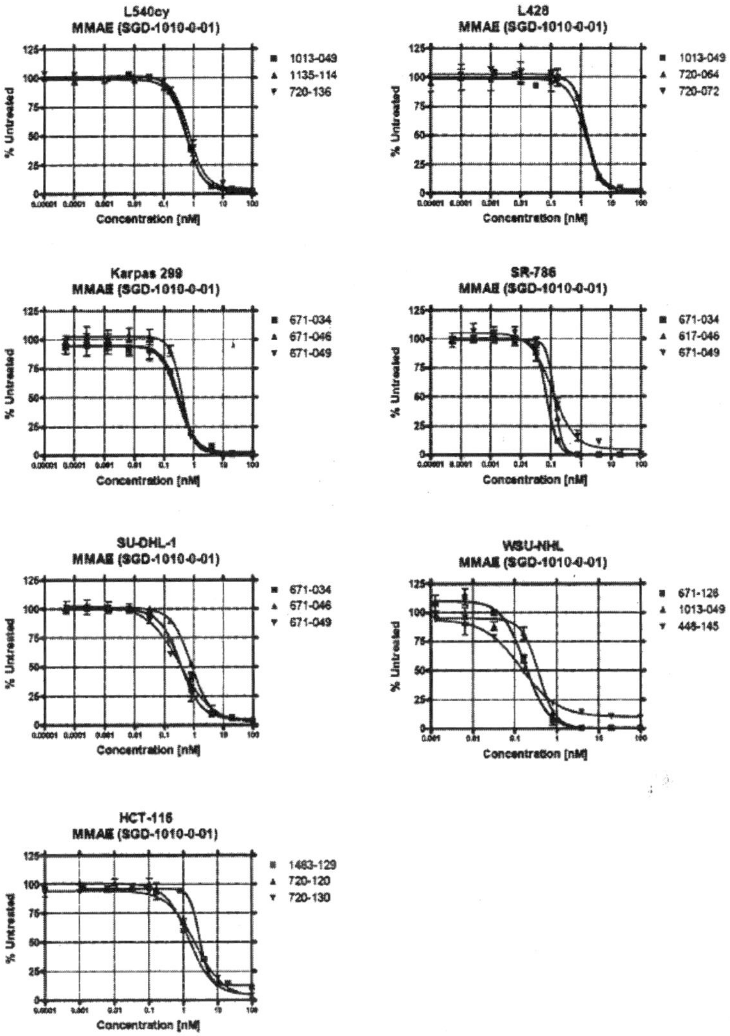

Cells were incubated with indicated concentrations of MMAE for 96 hours and cell viability was determined by resazurin dye conversion assay. Three independent experiments were conducted for each cell line.

그림 10. MMAE의 세포독성

표 5. SGN-35 및 MMAE의 세포독성

Cell Line	CD30 Expression	IC50 (nM*, Mean±SD, n=3)	
		SGN-35	MMAE
L540cy	+	0.091±0.031	0.6391±0.1091
L428	+	>6.7	1.5787±0.1511
Karpas 299	+	0.032±0.005	0.3339±0.0719
SR-786	+	0.008±0.005	0.1115±0.0348
SU-DHL-1	+	0.062±0.043	0.5367±0.2788
WSU-NHL	-	>6.7	0.2342±0.1010
HCT-116	-	>6.7	2.2553±0.4560

* Prepared by the reviewer based on the submission; IC50 in nM was calculated using 150,000 Daltons as an approximate molecular weight for SGN-35.

b) MMAE의 3가지 대사산물이 정상 골수 및 CD30 양성 종양 세포 생존력에 미치는 영향 (Non-GLP)

: 연구설계 - 이 연구는 CD30 양성 종양 세포주 및 정상 인간 CD34 양성 골수 세포 패널에 대한 MMAE 대사체 (SGD-1264, SGD-2157 및 SGD-2220)의 시험관 내 세포독성을 평가하기 위해 설계되었다. 이 연구에서 사용된 세포주는 Karpas 299 (CD30 양성 미분화대세포 림프종 세포주), L540cy (이종 이식 성장에 적합한 CD30 양성 T세포 호지킨림프종 세포주), L428 (CD30 양성 B세포 호지킨 림프종 세포주), 공여자 2121 및 1937이다. 이 세포주에 대해 MMAE 및 그 대사 산물을 96-well plate에 처리하였고, Alamar Blue (Invitrogen) 또는 CelltiterGlo (Promega)로 세포 생존력을 측정하고 IC50을 계산하였다.

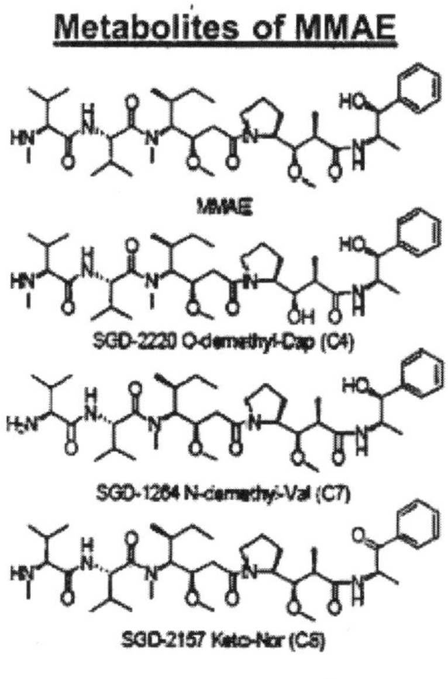

그림 10. MMAE 및 MMAE 대사체의 구조

표 6. MMAE 대사체의 세포독성 연구에 사용한 세포주

Cell Lines

Cell Line	Medium	Passage	Passage Conditions	Viability	Plating density / well for assay
L540cy	RPMI+ 20% FBS + 1% antibiotics	6 to 7	20,000 cells / ml in 50 mls	89 %	7000
Karpas	RPMI+ 10% FBS + 1% antibiotics	6 to 7	20,000 cells / ml in 50 mls	93 %	2000
L428	RPMI+ 10% FBS + 1% antibiotics	6 to 7	20,000 cells / ml in 50 mls	82 %	2000

Donor	Age	Sex	Height	Weight	Ethnicity	Cell Viability	Plating density / well for assay
1937	20	Male	68 inches	174 lbs	Caucasian	90 %	28,500
2121	24	Female	70 inches	147 lbs	Caucasian	95 %	23,300

결과 - 3 개의 MMAE 대사체는 MMAE와 같거나 또는 그 이하의 세포독성을 보였다. SGD-2157은 MMAE와 유사한 세포독성을 보였으나 SGD-2220 및 SGD-1264는 MMAE보다 세포 독성이 적었다. 세포 독성 순위: SGD-1264 《 SGD-2220 〈 SGD-2157 = MMAE (표 7)

표 7. MMAE 및 대사체의 IC50

Summary of Effects of MMAE and Metabolites on the Viability of Normal Human Bone Marrow Cells and CD30+ Tumor Cell Lines (IC50s expressed as nM)

Compounds	Notebook	Donor 2121*	Donor 1937*	Karpas 299	L540cy	L428
SGD-1264 (N-demethyl-Val (C7)-MMAE)	1625-107	> 100	> 100	31	549	1000
SGD-2157 (Keto-Nor (C8)-MMAE)	1554-073	0.39	0.75	0.01	0.2	0.6
SGD-2220 (O-demethyl-Dap (C4)-MMAE)	1554-139	4.4	8.6	0.9	6	30
MMAE	SGD-1010-0-01	0.31	0.92	0.01	0.2	0.2

* Estimated IC50s from a 4-point dose curve.

c) SGN-35 매개 항체 의존적 식세포 작용 (ADCP), 항체 의존적 세포 독성 (ADCC), 보체 의존적 세포 독성 (CDC) 평가 (Non-GLP)

: cAC10 (SGN-30)은 이전에 ADCP 활성을 유도하는 것으로 나타났다. 이에 따라, ADCP, ADCC 및 CDC를 유도하는 SGN-35의 능력을 시험관 내에서 평가하였다. ADCP 및 CDC는 WIL2-S,

CD30 양성, CD20 양성 EBV 전환 B림프아구 세포주를, ADCC는 L428, L540cy, CD30 양성 호지킨 림프종 세포주를 사용하여 평가하였다. Ramos (CD30 음성 버킷 림프종 세포주)는 CD30 음성 대조군 세포로 사용하였다. hIgG1κ는 비특이적, 비결합 대조군 항체로 사용되었다. cAC10과 유사하게, SGN-35는 CD30 양성 WIL2-S 세포에서 농도 의존적으로 ADCP를 유도하였다 (그림 11).

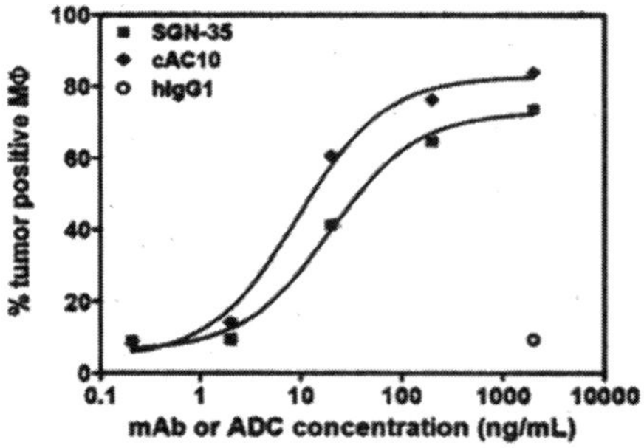

ADCP assay using WIL2-S cells as target cells. PKH26 labeled target cells were treated with SGN-35, cAC10, or hIgG1κ followed by incubation with macrophages (MΦ) at a ratio of 1 MΦ to 4 target cells. Phagocytic activity was determined by calculating the percentage of total MΦ that engulfed tumor cells as measured by flow cytometry.

그림 11. 표적 세포로서 WIL2-S 세포를 사용한 ADCP 실험

SGN-35 및 cAC10는 L428 세포에 대한 ADCC를 매개하지 않았다. 최소 활성 (≤ 11% 특이적 용해)은 L540cy HL 세포를 사용한 분석에서 검출되었다 (그림 12).

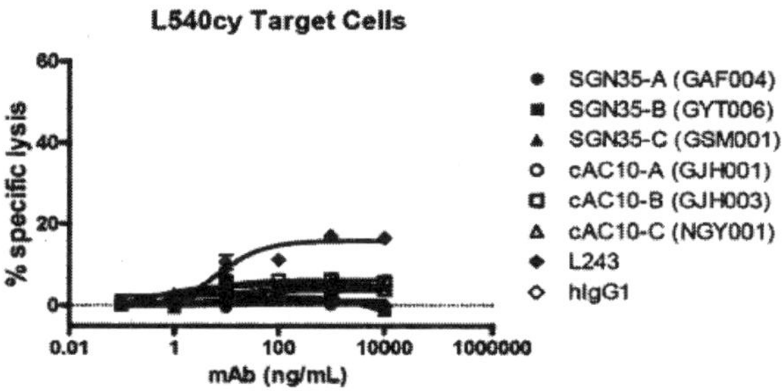

Cr-51 labeled target cells were treated with SGN-35 (three lots as SGN-35-A, B or C), cAC10, L243 (antihuman MHC class II mAb as a positive assay control) or hIgG1κ, then mixed with NK cells enriched from non-adherent PBMC at a ratio of 10 NK cells to 1 target cell. Counts per minute (CPM) were determined from released radionuclide in supernatants and used to calculate specific lysis of target cells. Data points: Mean ± SD.

그림 12. SGN-35 및 cAC10의 ADCC 효과

SGN-35는 CDC 실험에서 CD30 양성 WIL2-S 세포 용해를 유도하지 않았다 (그림 13).

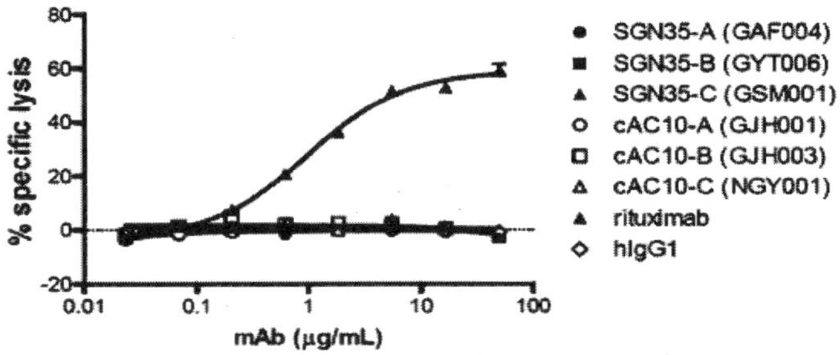

SYTOX® Green-labeled target cells were treated with SGN-35, cAC10, rituximab (as a positive control), or hIgG1κ in the presence of 10% human serum. Relative fluorescence units detected by a fluorescence microplate reader were used to calculate specific cell lysis. Data points: Mean ± SD.

그림 13. WIL2-S 표적 세포를 사용한 SGN-35 및 cAC10의 CDC효과

생체 내 약물 동력학

: cAC10은 설치류 CD30에 결합하지 않기 때문에 이종이식모델을 사용하여 SGN-35의 항 종양 활성을 평가하였다. 연구들은 아래에서 언급된다.

a) L428 이종 이식 모델에서 SGN-35의 항암 활성 (Non-GLP)

: HL L428 세포 (5×106)를 NSG 암컷 마우스 (10-13 주령)에 투여한 다음, SGN-35 (복강 내 투여), 대조군 ADC (복강 내 투여) 또는 MMAE (정맥 투여)를 각각 마우스 (5-7 마리/군)에 투여하였다. 모든 마우스의 평균 종양 부피가 약 $100mm^3$일 때 투여를 시작했다 (10 일째). 마우스는 종양이 대략 $1000mm^3$에 도달하거나 연구가 끝날 때 희생되었다 (102 일). SGN-35는 용량의존적으로 종양 성장을 유의하게 지연시켰다 (그림 14, $p \leq 0.001$, T/C: 1 mg/kg에서 13%, 2 mg/kg 투여 용량에서 0%, T/C = ΔT/ΔC × 100, 여기서 ΔT 및 ΔC는 종양 부피의 변화임). 대조군 ADC (T/C: 1 mg/kg에서 62%, 2 mg/kg에서 20%) 및 MMAE (0.25 mg/kg, $p \leq 0.013$, T/C: 62%)를 투여한 마우스의 종양 성장도 지연되었지만 SGN-35의 효과보다는 적었다. 궁극적으로 대조군 ADC 및 MMAE 투여 군의 모든 마우스는 큰 종양을 발생시켰지만, 2 mg/kg SGN-35 투여된 5 마리의 마우스 중 4 마리는 연구 종료 시 (108 일째)에 검출 가능한 종양이 없었다.

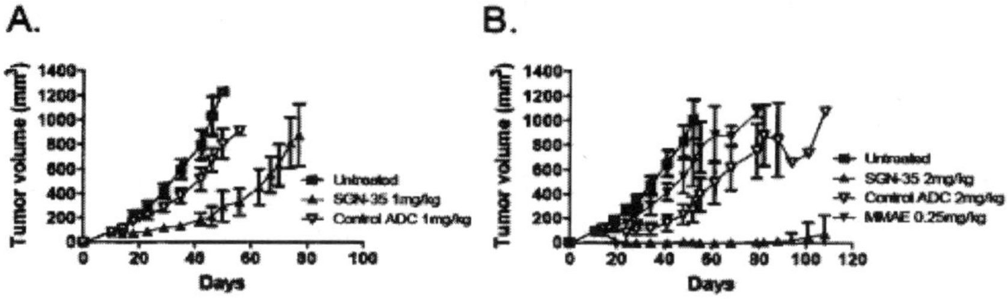

NSG mice were implanted subcutaneously with HL L428 cells in the right flank. The drug administration [every 4 days for 4 doses (A) or 3 doses (B)] was initiated when the tumor size for all mice averaged approximately 100 mm^3. Mice (5–7/group) were either untreated, or received SGN-35, a non-binding control ADC or free MMAE (B only). Data points represented the mean tumor volume of surviving mice. Bars represented standard deviation.

그림 14. L428 이종이식 NSG 마우스에서 종양 부피

b) 호지킨 림프종인 L540cy 이종이식 마우스 (SCID)에서 SGN-35의 생체 내 항암 활성 (Non-GLP) : 이 연구에서는 HL L540cy 세포 (5x106)를 암컷 SCID 마우스 (14-16주령)에 투여하였으며, 연구 설계 및 수행은 위에서 진행된 연구와 동일하였다. SGN-35는 종양의 성장을 유의하게 지연시켰다 (그림 15, T/C: 1 mg/kg 투여 용량 (2 회 실험)에서 0% 또는 2%, 3 mg/kg 투여 용량에서 0%). 대조군 ADC로 처리한 마우스의 종양 성장도 지연되었지만 SGN-35 효과보다는 적었다 (T/C: 1 mg/kg (2 회 실험)에서 34% 또는 68%, 3 mg/kg 투여 용량에서 0%).

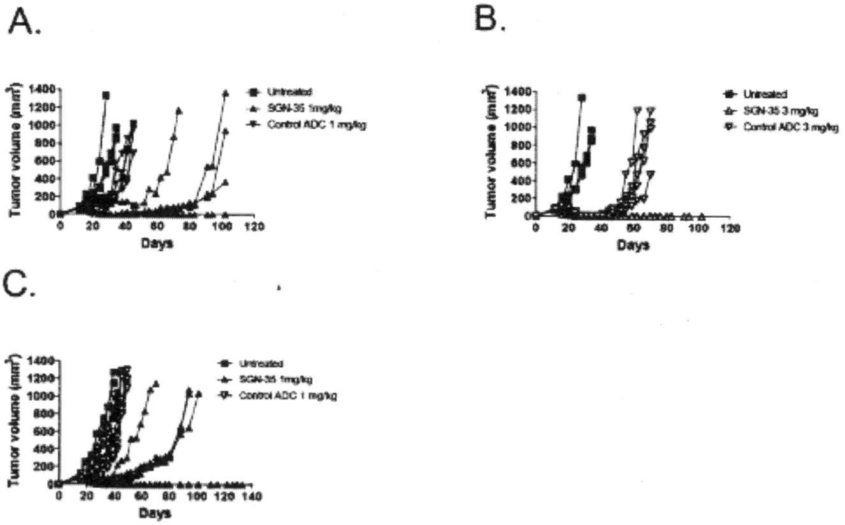

SCID mice were implanted subcutaneously with HL L540cy cells in the right flank. The drug administration [every 4 days for 4 doses] was initiated when the tumor size for all mice averaged approximately 100 mm^3. Mice (5–7/group) were either untreated, or treated with SGN-35, or a non-binding control ADC. Points represent the tumor volume of individual mice. Each line represent an individual animal.

그림 15. L540cy 이종이식 SCID 마우스에서 종양 부피

c) Karpas 299 이종이식 모델에서 SGN-35의 항암 활성 (Non-GLP)

: 이 연구에서는 SCID 마우스 (7-11주령)에 ALCL Karpas 299 세포 (5x106)를 피하 투여 (실험 A) 또는 정맥 투여 (실험 B)하였고, 연구 설계 및 수행은 위 연구와 동일했다. 0.5 mg/kg의 SGN-35는 종양 성장을 유의하게 지연시켰고 (그림 16A, T/C: 0%), 8 마리 중 7 마리에서 완전하고 지속적 반응을 유도했다. 다른 군에서의 종양 성장은 유의하게 지연되지 않았다 (표 8). SGN-35는 파종성 질병을 가진 마우스에서 투여 용량에 비례하여 생존기간을 증가시켰다 (그림 16B). 3.0 mg/kg SGN-35 투여한 10 마리는 모두 연구 종료 시점 (106 일)에 여전히 살아있었다. cMA10 (3.0 mg/kg) + MMAE (0.06 mg/kg)도 생존 기간을 유의하게 증가시켰지만, SGN-35의 등가 투여 용량보다 효과적이지 않았다 (3 mg/kg, p <0.001).

표 8. 연구 설계 및 결과

Treatment Group	Dose (mg/kg)	Route	Schedule	Sex/ Number Per Group	Species/Strain	Mean Tumor Volume (cubic mm) ± SD[a]	%T/C[b]	P Value ΔT vs. ΔC[c]	CR[d]	DR[e]
Untreated	N/A	N/A	N/A	F/8	*Mus musculus/* C.B-17/IcrHsd-PrkdcSCID	995 ± 498	N/A	N/A	0/8	0/8
SGN-35	0.25	IV	q4d × 4	F/8	*Mus musculus/* C.B-17/IcrHsd-PrkdcSCID	596 ± 493	56	p = 0.1	0/8	0/8
SGN-35	0.5	IV	q4d ×4	F/8	*Mus musculus/* C.B-17/IcrHsd-PrkdcSCID	11 ± 13	0	p <0.001	7/8	7/8
cAC10 + MMAE	0.5 /0.01	IV	q4d × 4	F/8	*Mus musculus/* C.B-17/IcrHsd-PrkdcSCID	694 ± 379	67	p = 0.2	0/8	0/8
cAC10	0.5	IV	q4d × 4	F/8	*Mus musculus/* C.B-17/IcrHsd-PrkdcSCID	1022 ± 402	103	p = 0.9	0/8	0/8
MMAE	0.01	IV	q4d × 4	F/8	*Mus musculus/* C.B-17/IcrHsd-PrkdcSCID	1012 ± 287	102	p = 0.9	0/8	0/8

N/A=not applicable

[a] Average tumor volume on Day 25.

[b] %T/C=ΔT/ΔC x 100, where ΔT and ΔC were changes in tumor volume for each treated and untreated control groups, respectively, as determined on Day 25 [tumor volume on Day 25 – tumor volume on Day 12 (the first day of treatment)].

[c] ΔT compared to ΔC using t-test (differences were considered significant at $p \leq 0.01$).

[d] CR=complete response defined by no discernable tumor mass at some point during the study.

[e] DR=durable response. No measureable tumor mass at the end of the study (Day 96).

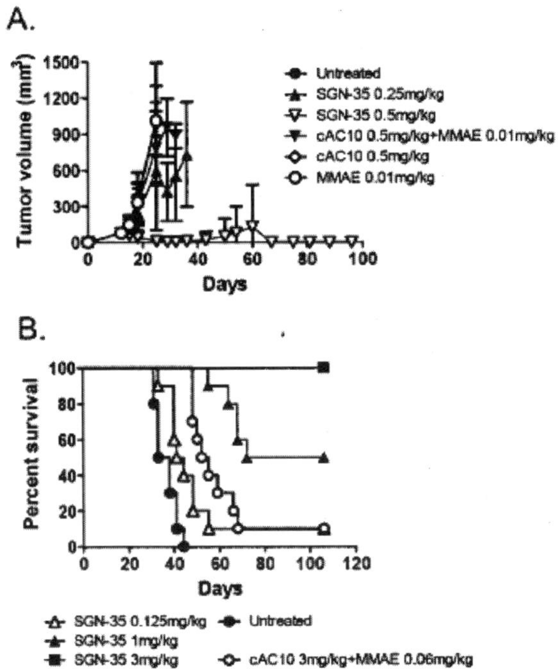

A. The mice bearing tumor were intravenously administered SGN-35 at 0.25 or 0.5 mg/kg, cAC10 at 0.5 mg/kg, MMAE at 0.01 mg/kg, or cAC10 (0.5 mg/kg) plus MMAE (0.01 mg/kg) once every 4 days for a total of 4 doses. The treatment was initiated on Day 12 post tumor inoculation when the mean tumor volume of all groups was approximately 100 mm^3. Data represented mean ± standard deviation (SD) (n=8).

B. Survival curves of mice bearing disseminated Karpas 299. The mice were intravenously administered SGN-35 at 0.125, 1.0, or 3.0 mg/kg, cAC10 at 0.5 mg/kg, MMAE at 0.01 mg/kg, or cAC10 (0.5 mg/kg) plus MMAE (0.01 mg/kg) once every 4 days for a total of 4 doses. The treatment was initiated on Day 9 post tumor inoculation.

그림 16. ALCL Karpas 299 이종이식 모델에서 SGN-35의 효과

2) 안전성 약리

a) 전체 세포 전압 클램프를 사용하여 인간 배아 신장세포 (HEK293)에서 이형적으로 발현된 hERG K+ 채널에 대한 SGD-1010의 용량-반응 관계 측정

: 연구설계 - 이 GLP 연구는 HEK293 세포에서 이종성으로 발현된 hERG K+ 채널에 대한 SGD-1010의 효과를 전체 세포 전압 클램프 기술을 사용하여 평가한다. 이 세포에 다음과 같이 처리되었다. 10 μM SGD-1010, 100 μM SGD-1010, 음성 대조군인 생리식염수, 양성 대조군인 25 nM cisapride hydrate.hERG K+에 대한 효과는 실험 전과 실험 중 35±1°C에서 hERG 최대 테일 전류 (peak hERG tail current)를 측정하여 결정하였다. IC50은 〉 0.5 평균 구획 차단 (fractional block) (hERG 전류)의 효과를 낼 수 있다면 측정할 수 있다.

결과 -

- 실험 약물 (SGD-1010)의 투여 용액이 균질하고 목표 농도로 제조되었음을 확인하였다 (표 9)
- 10 μM에서 SGD-1010은 0.103±0.03의 평균 구획 차단 (fractional block)을 보였으나 (음성 대조군과 상당한 차이를 보임) 100 μM에서 0.237±0.056의 평균 구획 차단 (fractional block)을 보였다 (음성 대조군과 상당한 차이를 보임).
- IC50은 〉100 μM로 측정되었다. (100 μM SGD-1010이 hERG 최대 테일 전류 0.5 이상의 평균 구획 차단 (fractional block)을 보이지 않음)

표 9. hERG K+채널 차단 IC50

Mean fractional block of peak hERG tail current and summary statistics.

Dose Perfusate	Mean	SD	SEM	Number of Cells
Negative Control	0.063	0.046	0.023	4
10 μM	0.103	0.059	0.030	4
100 μM*	0.237	0.112	0.056	4
Positive Control†	0.743	0.007		2

* Indicates statistically significant difference from the negative control ($p < 0.05$)
† Not tested for difference from the negative control

b) SGN-35의 Cynomolgus 원숭이에 대한 정맥 투여 안전성 약리 연구

(심혈관, 호흡기 및 중추 신경계 평가 포함)

: 연구설계 - 이 GLP 연구는 원격 측정 장치가 이식된 Cynomolgus 원숭이 (2.9-4.6 kg)에 1 시간 정맥 투여 (0.3, 1, 3 mg/kg) 후 심혈관, 호흡기 및 중추신경계에 대한 SGN-35의 잠재적인 영향에 대해 알아보기 위해 수행되었다. 모든 실험동물에 1 일째 정맥 투여를 통해 대조군 약물을 투여 한

다음, 6 일째 실험 약물 (SGN-35)을 투여하였다.

결과 -

· 실험 약물 (SGD-1010)의 투여 용액이 균질하고 목표 농도로 제조되었음을 확인하였다.

· 임상 증상 (7-10 일 간 하루에 한 번씩 사망률 및 기타 징후 관찰)

: 임상 관찰 결과 SGN-35는 아무런 영향을 미치지 않았다. 몇몇 동물에서 원격 측정 장치 이식된 절개 부위 (5 일째 가장 많이 보임)에서 충혈/찰과상을 보였다. 6 일째에 SGN-35를 투여하기 전에 타박상, 눈 주위 부종 및 묽은 변이 나타났다. 이러한 관찰은 SGN-35와는 관련이 없다.

· 음식 섭취 (7-10 일 간 매일 1 회)

: SGN-35는 음식 섭취에 영향을 미치지 않았다.

· 체중 (1, 5, 10 일째)

: SGN-35는 체중에 영향을 미치지 않았다.

· 호흡기계 (각 용량 투여 전, 투여 후 2 시간, 24 시간 및 72 시간 후 호흡률 측정)

: 호흡 수와 혈액 가스에 SGN-35와 관련된 영향은 없었다.

· 심혈관계 (ECG, 심박수, 1, 6 일째에 투여 전, 투여 중 및 투여 후 혈압 측정)

: 심전도와 관련하여 SGN-35에 의한 이상 소견은 보이지 않았다. 심장 박동과 평균 동맥압은 군 별로 유사했다.

· 신경학적 검사 (실험 전, 투여 후 24 시간 및 72 시간 후 2, 4, 7, 9 일째 측정)

: SGN-35와 관련된 신경학적 영향 (행동, 시각 평가, 반사 평가, 운동/감각, 안면 운동, 동공시야, 와우각 전정, 전조 및 삼킴, 고유 수용성 감각)은 없었다. 또한 SGN-35이 체온에 미치는 영향은 없었다. 체온은 각 기록 기간 동안 예상된 일일 주기를 보였다.

· 혈장 화학, 혈액학 및 응고 (투여 전, 투여 후 4, 9 일째에 측정), 혈액 가스 (각 투여 전, 투여 후 2, 24, 72 시간째에 측정)의 임상 병리학 분석을 위해 혈액을 채혈하였다 (표 10).

표 10. 혈장 화학, 혈액학 및 응고 인자에 대한 SGN-35의 관련 효과

Plasma Chemistry Parameters	
Alanine aminotransferase (ALT)	Total protein
Aspartate aminotransferase (AST)	Albumin
Alkaline phosphatase (ALP)	Globulin
Gamma-glutamyltransferase (GGT)	Albumin/globulin ratio
Lactate dehydrogenase (LD)	Glucose
Total bilirubin	Cholesterol
Urea nitrogen (BUN)	Triglycerides
Creatinine	Sodium
Calcium	Potassium
Phosphorus	Chloride
	Carbon dioxide

Hematology Parameters	
Red blood cell (RBC) count	Mean corpuscular hemoglobin (MCH)
Hemoglobin concentration	Reticulocyte count
Hematocrit	Platelet count
Mean corpuscular volume (MCV)	White blood cell (WBC) count*
Mean corpuscular hemoglobin concentration (MCHC)	Blood cell morphology**

* Included total white blood cell, polysegmented neutrophil, band neutrophil, lymphocyte, monocyte, eosinophil, basophil, and other cell counts as appropriate.

** The blood smear from all animals was examined at each time point (including prestudy).

Coagulation Parameters
Prothrombin time (PT)
Activated partial thromboplastin time (APTT)
Fibrinogen

혈장 화학, 혈액학 및 응고인자에 대한 SGN-35의 관련 효과는 없었다.

혈장 화학: 대조군 투여 후 2 마리의 동물에 대해 4 일째에 알라닌아미노전달효소 (ALT), 아스파르테이트아미노전달효소 (AST) 및 젖산 탈수소화 효소 (LD)가 증가했고 9 일째에 감소했다. 이는 실험 절차와 관련하여 2 차적으로 나타났을 수 있다. 알부민 수치는 4 일째에 모든 실험동물에서 높았고, 9 일째에 정상으로 돌아왔다. 이 변화는 실험 절차의 스트레스와 관련하여 부적절한 물 섭취량 때문일 수 있다.

혈액학: 4, 9 일째에 모든 실험동물의 혈소판 수치는 낮았으며, 실험 전에 비해 점진적으로 감소하지는 않았다. 4, 9 일째의 수치와 비교하여 6 일째 더 높은 망상 적혈구 수치가 나타났다. 이러한 차이의 이유는 분명하지 않다.

응고: 실험 전과 비교하여 4 일째에 몇몇 동물에 대해 프로트롬빈시간 (PT) 및 활성화 부분 트롬보플라스틴시간 (APTT)이 증가했다. 이 변화는 시료 품질 (부적절한 항응고제 : 혈액 부피 비율)에 기인한 것이다.

- 전체 소견: SGN-35 (0.1, 1, 3 mg/kg)을 Cynomolgus 원숭이에 1시간 정맥 투여는 4 일째에 Cynomolgus 원숭이의 심혈관, 호흡기 및 중추신경계에 악영향을 주지 않았다.
- 전체 안전성 약리 결론: 전체 세포 전압 클램프를 사용하여 HEK 세포에서 발현 된 hERG K+ 채널에 대한 MMAE (10 및 100 μM)의 효과를 확인하기 위한 시험관 내 안전 약리학 연구가 수

행되었다. 이 연구는 IC50 〉 100 μM임을 보였다. 1.8 mg/kg 투여 용량 Brentuximab vedotin의 인간 임상 투여량 (MMAE의 평균 Cmax: 6.92 nM)과 비교했을 때, 10 μM MMAE (hERG 채널에 대한 생물학적 효과 없음)는 환자의 MMAE Cmax보다 약 1000 배 더 높았다. 단일 용량 (0.3, 1, 3 mg/kg)을 1 시간 정맥 투여 한 원숭이의 심혈관, 호흡기, 중추신경계에 대한 Brentuximab vedotin의 효과를 확인하기 위한 생체 내 안전성 약리 연구가 수행되었다. 이 연구는 최대 3 mg/kg 투여 용량으로 1 시간 정맥 투여 후 4 일째에 Brentuximab vedotin의 영향이 없음을 보여주었다.

이 연구들은 Brentuximab vedotin이 hERG K+ 채널을 차단하거나 QTc 간격에 악영향을 미치지 않을 것이라는 것을 암시한다.

1.5 약물동태 및 흡수, 분포, 대사, 배설 관련 특성

1) 약물동태

<u>흡수</u>

a) SGN-35의 Cynomolgus 원숭이에 대한 정맥 투여 8 주 GLP 약물동태 연구

: 연구설계 - 12 마리의 암컷 원숭이 (2.9-4.7 세)에 0.3 또는 1 mg/kg (1 시간 정맥 투여)을 단 회 투여하였다. 이 원숭이는 실험 기간 동안 매일 2 회 관찰되었으며, 체중은 투약 전, 투약 후 매 주 기록되었다. 음식섭취 또한 실험 기간이 종료 될 때까지 매일 측정되었다. 면역원성을 측정하기 위해, 혈액 시료 (약 1mL)을 1 군의 경우 4 일간, 2 군의 경우 11 일간 대퇴 정맥을 통해 채혈하였다. 임상 화학 및 혈액학 분석을 위해, 혈액 시료 (약 3.5 mL)을 실험 전부터 57 일째까지 채혈하였다. 총 항체량 (총 항체량), 항체-약물 중합체 (ADC), 유리 MMAE, 최대 혈중 농도 (Cmax), 최대 혈중 농도에서의 시간 (Tmax), 반감기 (반감기), 곡선 하 면적 (AUC), 청소율 (CL) 및 겉보기 분포 용적 (Vz) 등 여러 약물동태매개변수가 계산되었다.

STUDY DESIGN

Group	Number of Females	Dose Route	Target Dose Level (mg/kg)	Target Dose Volume (mL/kg)	Target Dose Concentration (mg/mL)
1	6	IV	0.3	10	0.03
2	6	IV	1	10	0.1

Note: The dose was administered as an approximately 60-minute intravenous (IV) infusion.

Note: The purity of SGN-35 (Batch Lot No SSB004) was 93.1% (monomer).

투여 약물 농도는 이론 농도의 약 94% (1 군), 97% (2군) 이었다.

표 11. 각 연구의 표본 추출 일정 및 목적

Sample Collection Schedule		
Study Day	Time points – relative to dosing	Sample(s) Collected
-4 (Group 1) and -11 (Group 2)	Predose	Immunogenicity screening
1	Predose (just before infusion)	PK / immunogenicity
1	Post infusion: 10 min (±1 min), 1 hr (±4 min), 6 hr (±10 min), and 12 hr (±20 min)	PK
2	24 hr (±30 min)	PK
3	48 hr (± 1hr)	PK
4	72 hr (± 2hr)	PK
6	120 hr (± 2hr)	PK
8	168 hr (± 2hr)	PK / immunogenicity
11	240 hr (± 2hr)	PK
15	2 weeks post dose	PK / immunogenicity
22	3 weeks post dose	PK
29	4 weeks post dose	PK / immunogenicity
36	5 weeks post dose	PK
43	6 weeks post dose	PK / immunogenicity
50	7 weeks post dose	PK
57	8 weeks post dose	PK / immunogenicity

결과 -

· SGN-35를 0.3, 1 mg/kg 투여 용량으로 암컷 원숭이에 1 시간 동안 정맥 내 투여 하였을 때 원숭이에 대한 특이적 변화는 없었다.

· 임상 화학 및 혈액학 변수는 허용 범위 이내의 값을 보였다.

· 투여 후 체중 및 음식 섭취량에 유의한 변화는 없었다.

· SGN-35에 대한 항체가 모든 실험동물에서 관찰되었다.

· 혈청 내 총 항체량과 ADC는 투여 용량이 증가함에 따라 증가했다 (0.3-1 mg/kg). 0.3 mg/kg SGN-35에서 대부분의 유리 MMAE는 0.01 ng/mL (최저 검출 한계) 이하였다. 그러나 1 mg/kg SGN-35에서 MMAE 농도는 투여 후 1 일 째에 검출되었고 이후 천천히 감소했다.

· 혈청 Cmax 및 AUC 값은 용량의존적인 값보다 약간 더 크게 증가했다.

표 12. 암컷 원숭이의 약물동태매개변수(0.3, 1mg/kg)

Summary of the Mean Pharmacokinetic Parameters for ADC in Female Monkey Serum

Group	SGN-35 Dose Level (mg/kg)		C_{max} (µg/mL)	DN C_{max} [(µg/mL)/(mg/kg)]	T_{max} (day)	C_{last} (µg/mL)	T_{last} (day)	AUC_{0-t} (µg·day/mL)	$AUC_{0-\infty}$ (µg·day/mL)	DN $AUC_{0-\infty}$ [(µg·day/mL)/(mg/kg)]	$t_{1/2}$ (day)	CL (mL/day/kg)	V_{ss} (mL/kg)
1	0.3	Mean[a]	6.95	23.2	0.0486	0.109	10.0417	10.7	11.0	36.8	1.82	27.7	88.0
		SD[b]	1.25	NA	(0.0486, 0.0486)	0.099	(7.0417, 10.0417)	1.8	2.7	NA	0.37	4.3	11.8
		N	6	NA	6	6	6	6	6	NA	6	6	6
2	1[c]	Mean[a]	29.2	29.2	0.0486	0.476	14.0417	53.3	55.3	55.3	2.69	18.1	67.4
		SD[b]	5.5	NA	(0.0486, 0.0486)	0.337	(10.0417, 21.0417)	8.3	9.2	NA	0.56	3.0	19.8
		N	5	NA	5	5	5	5	5	NA	5	5	5

NA Not applicable.
DN Dose normalized.
Note: T_{last} values presented to 4 decimal places for clarity.
a Median presented for T_{max} and T_{last}.
b Range (min, max) presented for T_{max} and T_{last}.
c Animal I09620 was excluded from descriptive statistics for all parameters because C_{max} and AUC_{0-t} are outliers per Dixon Test.

Summary of the Mean Pharmacokinetic Parameters for TAb in Female Monkey Serum

Group	SGN-35 Dose Level (mg/kg)		C_{max} (µg/mL)	DN C_{max} [(µg/mL)/(mg/kg)]	T_{max} (day)	C_{last} (µg/mL)	T_{last} (day)	AUC_{0-t} (µg·day/mL)	DN AUC_{0-t} [(µg·day/mL)/(mg/kg)]
1	0.3	Mean[a]	8.30	27.7	0.0486	0.261	10.0417	17.4	58.0
		SD[b]	1.77	NA	(0.0486, 0.0833)	0.183	(7.0417, 10.0417)	2.0	NA
		N	6	NA	6	6	6	6	NA
2	1	Mean[a]	24.8	24.8	0.0486	0.876	14.0417	68.6	68.6
		SD[b]	2.8	NA	(0.0486, 0.0833)	0.914	(10.0417, 21.0417)	7.5	NA
		N	6	NA	6	6	6	6	NA

NA Not applicable.
DN Dose normalized.
Note: T_{last} values presented to 4 decimal places for clarity.
a Median presented for T_{max} and T_{last}.
b Range (min, max) presented for T_{max} and T_{last}.

Summary of the Mean Pharmacokinetic Parameters for free MMAE in Female Monkey Serum

Group	SGN-35 Dose Level (mg/kg)		C_{max} (ng/mL)	T_{max} (day)	C_{last} (ng/mL)	T_{last} (day)	AUC_{0-t} (ng·day/mL)	Apparent $t_{1/2}$[d] (day)
1[a]	0.3	Mean[b]	NC	NC	NC	NC	NC	NC
		SD[c]	NC	NC	NC	NC	NC	NC
		N	NA	NA	NA	NA	NA	NA
2	1	Mean[b]	0.0268	1.0417	0.0135	5.0417	0.111	NC
		SD[c]	0.0059	(1.0417, 2.0417)	0.0016	(5.0417, 7.0417)	0.034	NC
		N	6	6	6	6	6	NA

NA Not applicable.
NC Not calculated when the number of measurable values is less that 50% of the total number of animals.
Note: T_{max} and T_{last} values presented to 4 decimal places for clarity.
a Only one animal had measurable concentrations above the lower limit of quantitation.
b Median presented for T_{max} and T_{last}.
c Range (min, max) presented for T_{max} and T_{last}.
d Apparent $t_{1/2}$ was not calculated for most animals due to insufficient data in the terminal phase.

b) SGN-35의 Sprague-Dawley 랫에 대한 단 회 정맥 투여 약물동태 연구

: 연구설계 - 24 마리의 암컷 랫 (체중 208-230 g)에 대한 단 회 정맥 투여 (0.5, 5 mg/kg) 후 SGN-35의 약물동태 프로파일을 확인하였다. 약물동태 분석을 위해 혈액 시료를 채혈하였고 (아래 표 참조), 시료는 SGN-35 항체-약물 중합체 (ADC) 및 총 항체량 (총 항체량)에 대해 분석되었다.

Study design for R-PK-08

Group	Test Article	Dose Level (mg/kg)	N	Rat ID in Sub-group A (collection timepoints of 1, 6, 24, 30, 48, and 96 hours)	Rat ID in Sub-group B (collection timepoints of 7, 14, 21, 35, 49, 63, and 77 days)
1	SGN-35	0.5	12	1, 2, 3, 4, 5, 6	7, 8, 9, 10, 11, 12
2		5.0	12	13, 14, 15, 16, 17, 18	19, 20, 21, 22, 23, 24

Note: Drug Lot No: SGD-1006-0-07

투여 약물 농도는 이론 농도의 15% 이내였다.

결과 -

· SGN-35는 0.5, 5 mg/kg 투여 용량으로 암컷 랫에 단 회 정맥 투여하였고, 내약성이 우수했다.

· SGN-35를 투여 한 동물의 25%에서 항 SGN-35 항체 (ATA)가 관찰되었다.

· 0.5 mg/kg 투여 용량을 투여한 랫에서 ATA는 검출되지 않았지만, 5 mg/kg 투여 용량을 투여한 랫의 절반에서는 ATA가 검출되었다.

· 혈청 ADC 농도는 다중 지수 방식으로 감소했다. 혈청 총 항체량의 농도는 ADC의 농도보다 높았다.

· 혈청 총 항체량과 ADC의 노출 (Cmax 및 AUC)은 투여 용량에 의존적으로 증가하였다 (0.5-5 mg/kg).

표 13. SGN-35의 암컷 랫에 대한 총 항체량 및 ADC의 약물동태매개변수 (0.5, 5 mg/kg)

PK parameters for SGN-35 ADC and TAb following administration of a single IV bolus dose of SGN-35 to female Sprague Dawley rats

Analyte	SGN-35 Dose (mg/kg)	N	ATA	C_{max} (μg/mL)	T_{max} (day)	AUC_{last} (day·μg/mL)	$AUC_{0-\infty}$ (day·μg/mL)	$t_{1/2}$[c] (day)	CL (mL/day/kg)	V_{ss} (mL/kg)
SGN-35 ADC	0.5	6	neg	13	0.042	20	20	14.6	25	183
	5.0	3	neg	171	0.042	253	253	8.5	20	135
	5.0	3	pos[a]	171	0.042	245	246	10.1	20	152
TAb[b]	0.5	6	neg	15	0.042	40	NA	NA	NA	NA
	5.0	3	neg	240	0.042	557	NA	NA	NA	NA
	5.0	3	pos[a]	240	0.042	475	NA	NA	NA	NA

NA = not applicable

a. PK parameters were calculated separately for animals with ATA (n=3) in the 5 mg/kg group.

b. For TAb $t_{1/2}$ (and consequently, $AUC_{0-\infty}$, V_{ss}, and CL) was not estimated as TAb is a measure of at least 2 distinct entities, cAC10 and ADC each with unique elimination rates.

c. In an exploratory analysis, a truncated ADC $t_{1/2}$ was estimated based on the concentration-time data up through 7 days postdose; this truncated ADC $t_{1/2}$ was approximately 2.5 and 2.0 days at dose levels of 0.5 and 5 mg/kg SGN-35, respectively.

c) SGN-35의 암컷 Sprague-Dawley 랫에 대한 단 회 정맥 투여 약물동태 연구

: 연구 설계 - 18 마리의 암컷 랫 (체중 200-250 g)에 대한 단 회 정맥 투여 (3, 10 mg/kg)에 따른 유리

MMAE의 약물동태 프로파일을 확인하였다. 혈액 시료는 다음과 같은 시점에서 채혈하였다 (투여 후 1, 10, 30 분, 1, 2, 4, 6, 24 시간, 2, 3, 4, 5, 6, 7, 10, 14 일)

R-PK-14 study design

Group	No. of Animals (female)	Test Article	Dose Level (mg/kg)	Rat ID Numbers
1	9	SGN-35	3	1-9
2	9		10	10-18

Note: Drug Lot No: NBZ5084/42 with purity of 93.2%

투여 약물 농도는 이론 농도의 10% 이내였다.

결과 -

· SGN-35는 3, 10 mg/kg로 암컷 랫에 단 회 정맥 투여하였고,내약성이 우수했다.

· 노출량은 3 - 10 mg/kg 구간에서 용량 의존적으로 증가한다.

· Tmax는 3, 10 mg/kg 투여 후 약 1일이었다.

· 반감기의 범위는 2.2 일 (3 mg/kg) - 2.5 일 (10 mg/kg)이었다.

표 14. 암컷 랫에 대한 유리 MMAE의 약물동태매개변수 (3, 10 mg/kg)

Mean MMAE PK following administration of a single IV bolus dose of SGN-35 to female Sprague Dawley rats

Parameter	3 mg/kg	10 mg/kg
AUC_{last} (d·ng/mL)	0.94	3.6
$AUC_{0-\infty}$ (d·ng/mL)	1.2	3.9
C_{max} ± SE (ng/mL)	0.34 ± 0.013	0.93 ± 0.014
T_{max} (d)	1.0	1.0
Apparent $t_{1/2}$ (d)	2.2	2.5

분포

a) 초원심분리에 의한 MMAE 혈장 단백질 결합 분석

: 연구설계 - ICR 마우스, Wistar 랫, Cynomolgus 원숭이, 인간에서 시험관 내 혈장 단백질 결합률을 계산하여 MMAE의 혈장 단백질 결합을 평가하였다. 3 가지 농도 (1, 10, 100 nmol/L)의 $[^3H]$ MMAE를 혈장에 넣고 혈장과 완충액에서의 방사성은 측정하였다.

결과 -

· $[^3H]$ MMAE의 혈장 단백질 결합률은 마우스에서 19-29%, 랫에서 72-74%, 원숭이에서 17-

19%, 인간에서 68-82%였다

· [3H] MMAE의 혈장 단백질 결합은 종에 의존적이었다.

· 랫과 원숭이 혈장에 대해 1-100 nM 약물 농도에서 혈장 단백질 결합 변화는 없었지만, 마우스 및 인간 혈장에서는 작은 차이가 관찰되었다.

표 15. 마우스, 랫, 원숭이, 인간에서의 혈장 단백질 결합률

Species	1 nmol/L	10 nmol/L	100 nmol/L
Mouse	18.8%	19.6%	28.5%
Rat	72.9%	73.5%	72.0%
Monkey	17.1%	17.8%	18.9%
Human	67.9%	77.5%	82.2%

대사

a) 배양된 인간 간세포 CYP450 발현 유도제로서 새로운 화학물질 (NCE)의 시험관 내 평가

: 연구설계 - 이 연구의 목표는 CYP450 발현에 대한 MMAE의 영향을 확인하는 것이었다. 3개의 분리된 간에서 얻은 일차 인간 간세포 (기증자 정보는 아래 표 참조)에 DMSO, MMAE (0.1, 1, 10 μM) 또는 3명의 인간 CYP 유도제 (100 μM 오메프라졸, 750 μM 페노바비탈 및 10 μM 리팜핀)를 3 일간 매일 1 회 처리하였다. 투여 후, 세포를 채취하고 마이크로솜을 분획하였다.마이크로솜 CYP450 활성은 LC-MS로 측정되었다.

Human hepatocyte preparation: Organ donor information and hepatocyte viability

(b) (4) liver number	Gender	Age (years)	Ethnicity	Blood type	Tobacco [a]	Drug use [a]	Alcohol use [a]	Cell viability [b]
H877	Female	48	Caucasian	A	Yes [c]	Yes [d]	Yes [e]	86.15%
H879	Male	41	Caucasian	A	Yes [f]	No	Yes [g]	77.4%
H882	Male	46	Caucasian	O+	Yes [h]	Yes [i]	Yes [j]	85.0%

Summary of assay conditions to measure microsomal CYP enzyme activity

Enzyme	Reaction monitored	SOP followed	Substrate concentration (μM)	Quantity of protein (mg/incubation)	Incubation volume (mL)	Incubation time (min)
CYP1A2	Phenacetin O-dealkylation	L3260.02	80	0.008	0.2	30
CYP2B6	Bupropion hydroxylation	L3260.02	500	0.008	0.2	30
CYP2C8	Amodiaquine *N*-dealkylation	L3260.02	20	0.004	0.2	10
CYP2C9	Diclofenac 4′-hydroxylation	L3260.02	100	0.008	0.2	10
CYP2C19	*S*-Mephenytoin 4′-hydroxylation	L3260.02	400	0.02	0.2	30
CYP3A4/5	Testosterone 6β-hydroxylation	L3260.02	250	0.008	0.2	10

결과 -

· 10 μM 미만의 MMAE를 3 일간 매일 배양된 인간 간세포에 처리하였을 때 CYP450 활성이 유의하게 감소했다. MMAE는 CYP1A2 (49-55%), CYP2B6 (62-70%), CYP2C8 (55-63%), CYP2C9 (34-47%), CYP2C19 (35-39%) 및 CYP3A4/5 (32-53%)의 활성 감소를 유발했다.

· 그러나, 일반적으로 MMAE 처리 군에서의 CYP450 활성 감소는 농도 의존적이지 않았다. 이러한 CYP 활성의 감소에 대한 메커니즘은 분명하지 않다.

표 16. CYP450 활성에 대한 MMAE의 영향

The effects of treating cultured human hepatocytes with MMAE or prototypical inducers on microsomal cytochrome P450 (CYP) enzyme activity: Fold increase (treated/vehicle control)

Treatment	Concentration	Fold increase [a]					
		Phenacetin O-dealkylation (CYP1A2)	Bupropion hydroxylation (CYP2B6)	Amodiaquine N-dealkylation (CYP2C8)	Diclofenac 4′-hydroxylation (CYP2C9)	S-Mephenytoin 4′-hydroxylation (CYP2C19)	Testosterone 6β-hydroxylation (CYP3A4/5)
Dimethyl sulfoxide	0.1% (v/v)	1.00 ± 0.50	1.00 ± 0.49	1.00 ± 0.11	1.00 ± 0.18	1.00 ± 0.72	1.00 ± 0.18
MMAE	0.1 μM	0.510 ± 0.095 †	0.380 ± 0.112 †	0.447 ± 0.147 * †	0.655 ± 0.173	0.613 ± 0.084 †	0.560 ± 0.133
MMAE	1 μM	0.449 ± 0.149 †	0.299 ± 0.088 †	0.374 ± 0.134 * †	0.529 ± 0.189 *†	0.610 ± 0.183 †	0.470 ± 0.173 †
MMAE	10 μM	0.475 ± 0.137 †	0.344 ± 0.062 †	0.436 ± 0.086 * †	0.605 ± 0.166 †	0.647 ± 0.165 †	0.680 ± 0.309
Omeprazole	100 μM	33.1 ± 16.1	4.57 ± 2.12	2.67 ± 0.46 *	1.19 ± 0.18	0.830 ± 0.194	1.32 ± 0.19
Phenobarbital	750 μM	2.29 ± 0.60	6.66 ± 1.38	4.28 ± 0.24 *	1.36 ± 0.18	2.35 ± 0.93	3.36 ± 0.60 *
Rifampin	10 μM	1.71 ± 0.49	3.73 ± 0.99	3.79 ± 0.15 *	1.64 ± 0.34 *	5.23 ± 1.45	3.35 ± 0.51 *

a Values are the mean ± standard deviation of three determinations (human hepatocyte preparations H877, H879 and H882).

† Significantly different from the vehicle control (dimethyl sulfoxide) as a result of One-way Analysis of Variance ($p < 0.05$) with the positive control groups (omeprazole, phenobarbital and rifampin) excluded from the statistical analysis.

* Significantly different from the vehicle control (dimethyl sulfoxide) as a result of One-way Analysis of Variance ($p < 0.05$) with all treatment groups included in the statistical analysis.

b) 표현형 연구 - [^{3}H]MMAE의 시험관 내 대사에 관여하는 인간 CYP450 측정

: 연구설계 - NADPH가 풍부한 조건에서 인간 간 마이크로솜을 사용하여 [^{3}H]MMAE의 대사를 측정하였다. 인간 간 마이크로솜은 50 명의 개체로부터 얻었다. 인간 간 마이크로솜과 배양된 후 0.9 μM의 [^{3}H]MMAE는 8 개의 대사 산물로 전환되었다 (HPLC 머무름 시간에 따라 번호가 매겨졌다).

결과 -

· [^{3}H]MMAE는 NADPH가 풍부한 조건에서 인간 간 마이크로솜에 의해 8 개의 대사체로 전환되었다. 주요 대사체는 아래 표에서 7.0 (O-디메틸화), 8.6 (N-디메틸화), 11.1 (탈수소화)분에 나온 화학물이었다. 이들은 주로 CYP3A4에 의해 생성되었다. 기타 CYP450 (즉, CYP2D6)는 이들 화학물의 생성에 미미하게 기여했다 (표 17).

17. MMAE의 대사에 있어 CYP450의 역할

Characterization of MMAE and proposed metabolites in incubations with recombinant CYP enzymes and proposed routes of biotransformation

Original retention time (min)	Characterization retention time (min)	Relative retention time to MMAE (min)	Observed m/z	Change in mass (amu) from MMAE	Proposed biotransformation of MMAE	Test system
7.0	6.5	0.8	704	−14	O-demethylation	rCYP 3A4
8.6	7.5	0.9	704	−14	N-demethylation	rCYP3A4 and 2D6
9.2 (MMAE)	8.3 (MMAE)	1	718	0	NA	NA
11.1	10.3	1.2	716	−2	Oxidation of secondary alcohol to a ketone	rCYP3A4

NA Not applicable

c) 랫, 원숭이, 인간 간 세포에서 [^{3}H]MMAE의 대사체 특성 확인

: 연구설계 - 동결 보존된 Spraque Dawley 랫, Cynomolgus 원숭이 및 인간의 간 세포를 배양한 후 [3H]MMAE의 시험관 내 대사 프로파일을 확인하였다. 랫, 원숭이, 인간으로부터 준비된 간세포에 대해 10 μM의 [^{3}H]MMAE를 0, 60, 120, 240 분 동안 배양하였다. 시료의 상층 분획은 LC-MS/MS로 분석하였다.

결과 -

- 간 세포에서의 240 분 배양 동안 [^{3}H]MMAE의 32% (랫), 18% (원숭이) 및 31% (인간)의 손실이 나타났다. 240 분 배양 동안 관찰된 약물 감소량은 랫 ≒ 인간 〉 원숭이였다.
- 10 μM의 [^{3}H]MMAE를 간 세포 배양 시 12 개 성분이 검출되었다. 대다수 대사 산물에서 관찰된 질량 변화는 수산화, 탈메틸화, 탈수소화 또는 가수분해에 의한 1 차 대사산물이었다 (표 19).
- 모든 12 가지 대사 산물은 원숭이 간 세포에서 검출되었으며, 랫 및 인간의 간세포에서는 9 가지 대사 산물이 검출되었다. C4 (O-탈메틸화)와 C6 (수산화)은 3 가지 종에서 주요 대사 산물임을 나타냈다. 인간만의 특정 대사 산물은 검출되지 않았다.

표 18. 랫, 원숭이, 인간의 간 세포에서의 MMAE 대사

Substrate loss of 10 μM [^{3}H]-MMAE in rat, monkey and human hepatocytes (1 million cells/mL)

Species	Incubation time (min)	Cell concentration (million/mL)	Peak area counts	Percent loss of substrate	Percent substrate remaining
Rat	0	1	1780	NA	100%
	60		1450	18.3%	81.7%
	120		1280	27.9%	72.1%
	240		1200	32.4%	67.6%
	0	1 (boiled)	1530	NA	100%
	240		1350	11.5%	88.5%
Monkey	0	1	1580	NA	100%
	60		1310	17.1%	82.9%
	120		1320	16.8%	83.2%
	240		1300	18.0%	82.0%
	0	1 (boiled)	1500	NA	100%
	240		1420	5.7%	94.3%
Human	0	1	1520	NA	100%
	60		1320	13.2%	86.8%
	120		1330	12.5%	87.5%
	240		1040	31.5%	68.6%
	0	1 (boiled)	1530	NA	100%
	240		1410	8.2%	91.8%

Peak area counts of the parent compound are the mean of duplicate determinations and are rounded to three significant figures.

Percent values are rounded to one decimal place.

Data are shown graphically in Figure 2.

표 19. MMAE의 대사체 프로파일

Metabolite profile and characterization

(b)(4) metabolite assignment	m/z	Retention time (min)	Change in mass (amu) from MMAE	Proposed transformation from MMAE	Rat	Monkey	Human
C1	734	10.7	+16	Hydroxylation	+	+	ND
C2	734	11.0	+16	Hydroxylation	ND	+	ND
C3	734	11.2	+16	Hydroxylation	+	+	+
C4	704	11.3	−14	O-Demethylation	+	+	+
C5	605	11.7	−113	Amide hydrolysis	+	+	+
C6	734	12.0	+16	Hydroxylation	+	+	+
C7	704	12.3	−14	*N*-Demethylation	+	+	+
C8	716	14.2	−2	Oxidation of alcohol to form a ketone	+	+	+
C9	734	14.8	+16	Hydroxylation	+	+	+
C10	718	17.9	+0	*N*-demethylation + hydroxylation to form a nitroso compound	+	+	+
C11	734	18.9	+16	Hydroxylation	ND	+	ND
C12	716	19.4	−2	Oxidation of alcohol to form a carbonyl (following formation of the nitroso compound)	ND	+	+
Parent	718	12.6	+0	-	+	+	+

+ Peak detected

ND Not detected

d) 인간 CYP450 저해제로서의 MMAE 시험관 내 평가

: 연구설계 - 16 명의 개체로부터 얻은 인간 간 마이크로솜에서 MMAE의 주요 CYP (즉, CYP1A2, CYP2B6, CYP2C8, CYP2C9, aCYP2C19, CYP2D6, CYP3A4/5) 억제 능력을 평가하였다. 인간 간 마이크로솜은 MMAE (0.1-100 μM의 범위)의 유/무 환경에서 지표 기질과 함께 배양되었다. MMAE는 또한 같은 농도에서 시간 의존적 억제 능력에 대해 평가되었다. CYP 활성을 억제할 수도 있는 대사체의 생성을 관찰하기 위해 MMAE는 인간 간 마이크로솜 및 NADPH 생성 환경에서 30 분 동안 예비 배양 되었다.

표 20. MMAE의 시험관 내 CYP 효소 저해 효과

Summary of experimental conditions for enzyme assays: Direct and time-dependent inhibition of CYP enzymes by MMAE (IC_{50} determinations)

Enzyme	CYP Reaction	Substrate concentration (μM)	Incubation volume (μL)	Protein [a] (μg/mL)	Incubation time (min)	Pre-incubation time (min)	MMAE Target concentrations (μM)	MMAE Solvent volume [b] (μL)
CYP1A2	Phenacetin O-deethylation	40	400	100	5	30	0, 0.1, 0.3, 1, 3, 10, 30, 100	4
CYP2B6	Bupropion hydroxylation	50	400	100	5	30	0, 0.1, 0.3, 1, 3, 10, 30, 100	4
CYP2C8	Amodiaquine N-dealkylation	7	400	100	5	30	0, 0.1, 0.3, 1, 3, 10, 30, 100	4
CYP2C9	Diclofenac 4'-hydroxylation	6	400	100	5	30	0, 0.1, 0.3, 1, 3, 10, 30, 100	4
CYP2C19	S-Mephenytoin 4'-hydroxylation	40	400	100	5	30	0, 0.1, 0.3, 1, 3, 10, 30, 100	4
CYP2D6	Dextromethorphan O-demethylation	7.5	400	100	5	30	0, 0.1, 0.3, 1, 3, 10, 30, 100	4
CYP3A4/5	Testosterone 6β-hydroxylation	100	400	100	5	30	0, 0.1, 0.3, 1, 3, 10, 30, 100	4
CYP3A4/5	Midazolam 1'-hydroxylation	4	400	50	5	30	0, 0.1, 0.3, 1, 3, 10, 30, 100	4

a The human liver microsomal sample used for these experiments was a pool of sixteen individuals (samples 286, 290, 312, 313, 315, 333, 334, 335, 336, 339, 348, 359, 364, 383, 389 and 390).

b Methanol (1% final incubation concentration) was the vehicle used to dissolve the test article.

추가로 실험으로 테스토스테론 6*β*-수산화에 의해 측정된 CYP3A4/5의 시간-의존성 억제 실험이 수행되었다: 1) MMAE와의 예비 배양 시 관찰된 억제가 NADPH에 의존 하는지를 결정하고, 2) MMAE가 CYP3A4/5를 어느 정도로 (Ki) 얼마나 빨리 (Kinact) 불활성화 하는 지와 3) MMAE가 CYP3A4/5와 대사 복합체 (MIC)를 형성하는 능력을 조사하기 위해 수행되었다.

표 21. MMAE에 대한 CYP3A4/5의 시간-의존성 억제 시험

Summary of experimental conditions: Metabolism-dependent inhibition of CYP3A4/5 by MMAE

(b) (4)

Enzyme	CYP activity	Substrate concentrations (μM)	Incubation volume (μL)	Protein [a] (μg/mL)	Incubation time (min)	Preincubation time (min)	MMAE Target concentrations (μM) [b]	MMAE Solvent volume [c] (μL)
CYP3A4/5	Testosterone 6β-hydroxylation	200 [d]	200	100	5	0 and 30	0 and 10	4

a The human liver microsomal sample used for these experiments was a pool of sixteen individuals (samples 286, 290, 312, 313, 315, 333, 334, 335, 336, 339, 348, 359, 364, 383, 389 and 390).

b Represents the concentration in the preincubation.

c Methanol (1% final incubation concentration) was the vehicle used to dissolve the test article.

d Represents the concentration of substrate at $2K_m$.

Bes

Summary of experimental conditions: Direct inhibition of CYP3A4/5 by MMAE (K_I/k_{inact} determinations)

Enzyme	CYP activity	Substrate concentrations (μM)	Incubation volume (μL)	Protein [a] (μg/mL)	Incubation time (min)	Preincubation time (min)	MMAE Target concentrations (μM) [b]	MMAE Solvent volume [c] (μL)
CYP3A4/5	Testosterone 6β-hydroxylation	100 and 200 [d]	400	100	5	0, 1, 2.5, 5, 10, 15 and 20	0, 0.5, 1, 3, 10 and 20	4

a The human liver microsomal sample used for these experiments was a pool of sixteen individuals (samples 286, 290, 312, 313, 315, 333, 334, 335, 336, 339, 348, 359, 364, 383, 389 and 390).

b Represents the concentration in the preincubation.

c Methanol (1% final incubation concentration) was the vehicle used to dissolve the test article.

d Represents the concentration of substrate at $2K_m$.

Summary of experimental conditions: Metabolism-dependent inhibition of CYP3A4/5 by MMAE (MIC formation)

Enzyme	Incubation volume (μL)	Protein [a] (μg/mL)	Time lapse between scans (min)	Total scan time (min)	Wavelengths monitored (nm)	MMAE Target concentrations (μM)	MMAE Solvent volume [b] (μL)
CYP3A4/5	1000	1000	1	15	380 – 520	0 and 10	10

a The human liver microsomal sample used for these experiments was a pool of sixteen individuals (samples 286, 290, 312, 313, 315, 333, 334, 335, 336, 339, 348, 359, 364, 383, 389 and 390).

b Methanol (1% final incubation concentration) was the vehicle used to dissolve the test article.

결과 -

- MMAE는 10 μM의 IC50으로 미다졸람 1'-수산화를 일으키는 CYP3A4/5의 직접 저해를 유발했다.
- 테스토스테론 6β-수산화를 일으키는 CYP1A2, CYP286, CYP2C8, CYP2C9, CYP2C19, CYP2D6 또는 CYP3A4/5의 직접적인 저해는 IC50 〉 100 μM로 적거나 전혀 없었다.
- MMAE는 CYP3A4/5 (테스토스테론 6β-수산화 및 미다졸람 1'-수산화에 의해 측정됨)의 시간-의존적 억제제다.
- MMAE의 시간-의존적 억제는 NADPH 의존적이고, 부분적으로 마이크로솜 재분리에 대해 가역적으로 나타났다. 이는 대사 의존적 억제가 준 비가역적임을 나타낸다.
- MMAE의 Kinact은 0.1 (min^{-1})이며 이는 MMAE의 포화 농도에서 분당 약 10%의 CYP3A4/5 활성이 불활성화될 것임을 나타낸다.
- MMAE는 CYP3A4/5에 대해 MIC를 생성하며, 이는 대사 억제가 준 비가역적임을 나타낸다.

표 22. 인간 CYP의 억제제로서의 MMAE

Summary of results: *In vitro* evaluation of MMAE as an inhibitor of human CYP enzymes

		Direct inhibition		Time-dependent inhibition		
		Zero-minute preincubation		30-minute preincubation		Potential for time-dependent inhibition [c]
Enzyme	CYP reaction	IC_{50} (μM) [a]	Maximum inhibition at 100 μM (%) [b]	IC_{50} (μM) [a]	Maximum inhibition at 100 μM (%) [b]	
CYP1A2	Phenacetin O-deethylation	>100	17	>100	19	Little or no
CYP2B6	Bupropion hydroxylation	>100	2.6	>100	NA	Little or no
CYP2C8	Amodiaquine *N*-dealkylation	>100	NA	>100	NA	Little or no
CYP2C9	Diclofenac 4′-hydroxylation	>100	NA	>100	2	Little or no
CYP2C19	*S*-Mephenytoin 4′-hydroxylation	>100	17	>100	18	Little or no
CYP2D6	Dextromethorphan O-demethylation	>100	10	>100	10	Little or no
CYP3A4/5	Testosterone 6β-hydroxylation	>100	27	0.5	92	Yes[d, e, f]
CYP3A4/5	Midazolam 1′-hydroxylation	10	89	0.4	97	Yes

a Average data (i.e., percent of control activity) obtained from duplicate samples for each test article concentration were used to calculate IC_{50} values. IC_{50} values were calculated with XLFit.

b Indicates Maximum inhibition (%) is calculated with the following formula and data for the highest concentration of test article evaluated (results are rounded to two significant figures): Maximum inhibition (%) = 100% − Percent solvent control.

c Time-dependent inhibition was determined by comparison of IC_{50} values with and without preincubation, by comparison of the maximum inhibition (%) with and without preincubation and by visual inspection of the IC_{50} plot.

d Time dependent inhibition of CYP3A4/5 as measured by testosterone 6β-hydroxylation was found to be partially reversed with microsomal re-isolation and fully reversed with treatment by potassium ferricyanide prior to re-isolation.

e MMAE was found to be a mechanism based inhibitor of CYP3A4/5 as measured by testosterone 6β-hydroxylation with a K_I of 1.12 μM and a k_{inact} of 0.10 (min^{-1}).

f MMAE was found to form a Metabolite Inhibitory Complex (MIC) with CYP3A4/5.

NA Not applicable. No value was obtained as the rates at the highest concentration of MMAE evaluated (100 μM) were higher than the control rates.

e) MMAE의 대사 및 배설에 대한 종간 비교

: 연구설계 - 단 회 정맥 투여 후 MMAE의 대사 및 배설을 조사하고 생체 내, 외 실험 종 (랫, 마우스, 인간)에 대한 자료와 비교하였다. 이 연구는 3 개의 실험에 기반한다. 1) 시험관 내 MMAE 대사, 2) MMAE 배설 프로파일, 3) CD30 양성 악성 종양 환자에서 SGN-35의 단 회 정맥 투여 후 대사 및 배설

결과 -

· 모든 연구를 통틀어 13 개의 화학물이 밝혀졌다.

· 모든 12 가지 대사 산물은 원숭이 간세포에서 검출되었으며, 랫과 인간의 간세포에서는 9 가지 대사 산물이 검출되었다.

· 랫에 대한 정맥 내 투여 주요 배설 경로는 대변이었다.

· 생체 내, 외 실험 종에 대한 연구에 기반하여 1) 인간에서 주된 대사 경로는 N-, O-, 탈메틸화, 탈수소화, 아마이드 가수분해, 산화가 제시되었다. 2) 인간에서 MMAE의 주된 배설 경로는 모 분자의 대변/담즙 배설이다.

표 23. 랫, 원숭이, 인간에 대한 MMAE의 대사 배설 프로파일

Metabolite assignments, and proposed metabolic transformation and structure for 13 metabolites of MMAE observed *in vitro* (study number (b)(4)084007), *in vivo* (study number 420501), and in human clinical samples (report number 8218-193).

Metabolite Assign-ment	m/z	Change in Mass (amu) from Parent	Proposed Transfor-mation from MMAE	Proposed Structure
MMAE (parent)	718	N/A	N/A	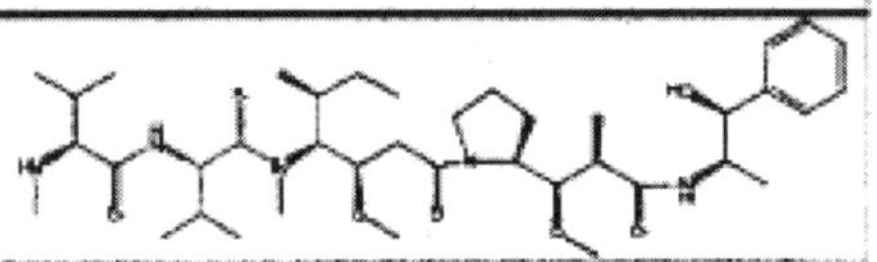
C1	734	16	hydroxylation	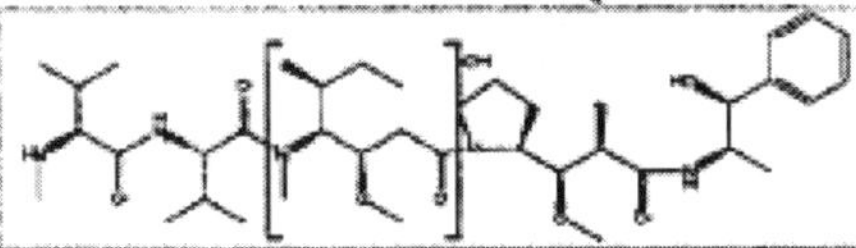
C2	734	16	hydroxylation	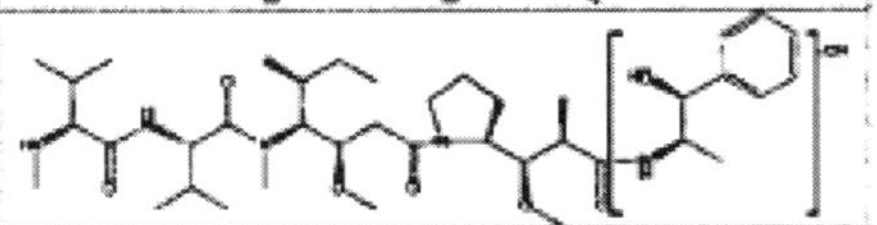
C3	734	16	hydroxylation	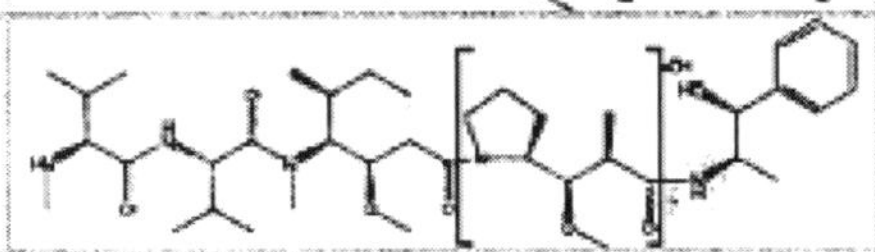
C4	704	−14	demethylation	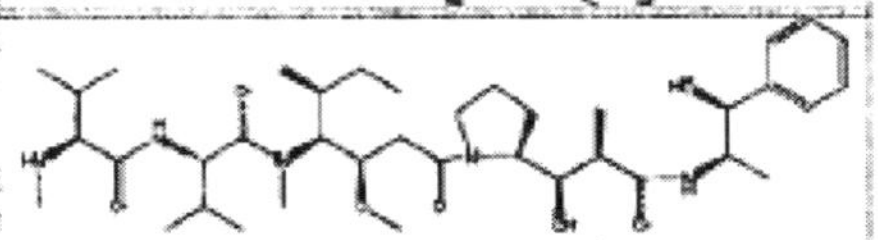
C5	605	−113	amide hydrolysis	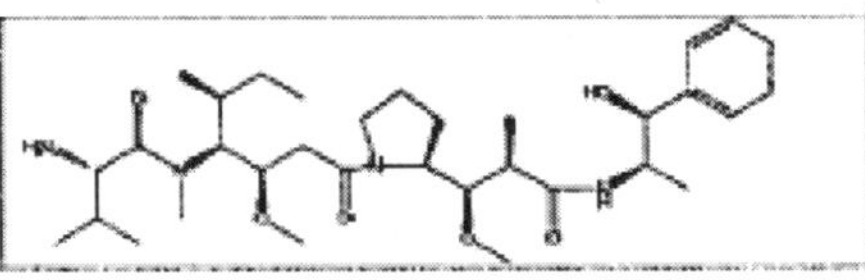

Metabolite Assign-ment	m/z	Change in Mass (amu) from Parent	Proposed Transfor-mation from MMAE	Proposed Structure
C6	734	16	hydroxylation	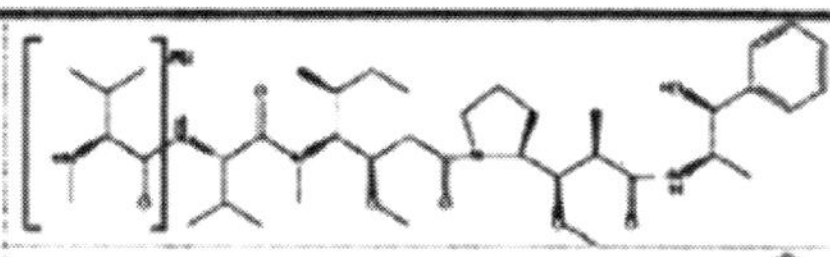
C7	704	−14	demethylation	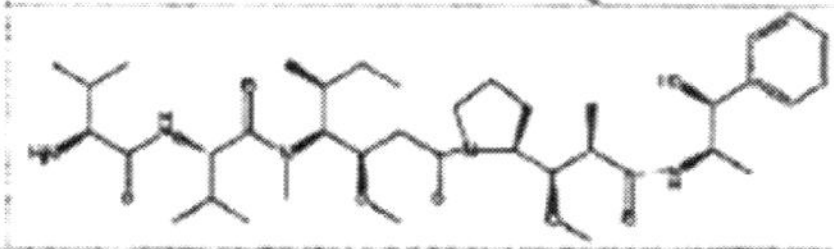
C8	716	−2	loss of H_2	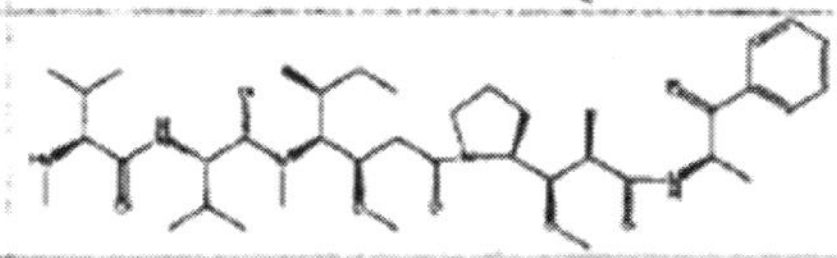
C9	734	16	hydroxylation	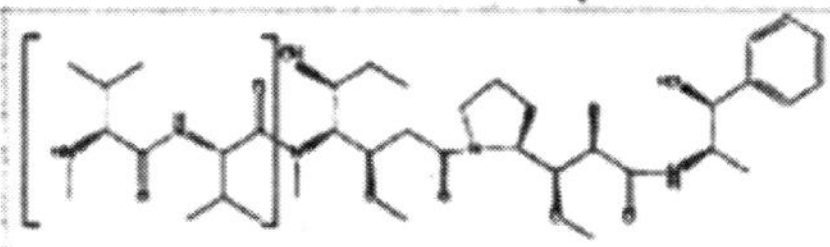
C10	718	0	demethylation and oxidation	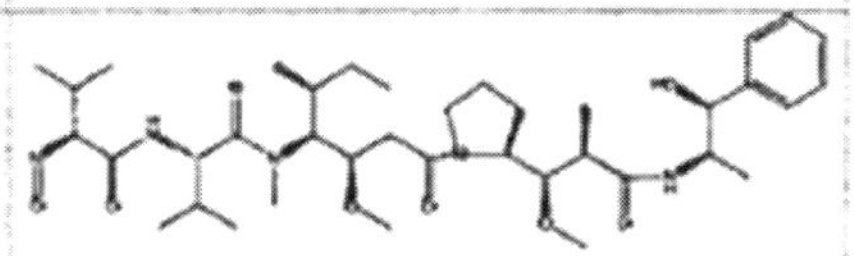
C11	734	16	hydroxylation	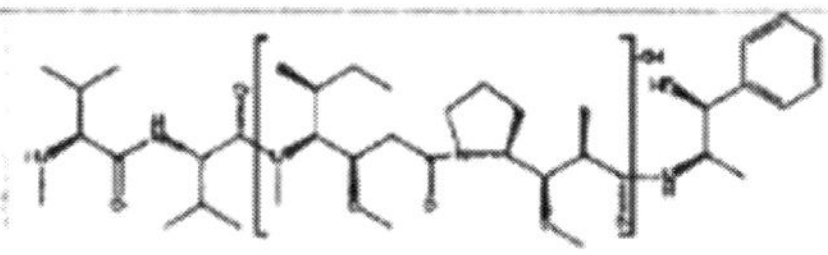
C12	716	−2	C8 and C10	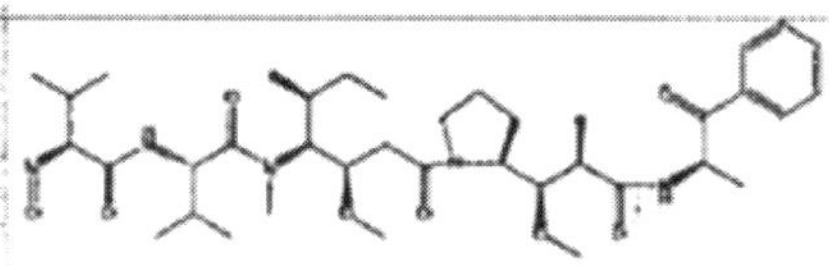

Metabolite Assign-ment	m/z	Change in Mass (amu) from Parent	Proposed Transfor-mation from MMAE	Proposed Structure
C13	702	−16	C4 and C8	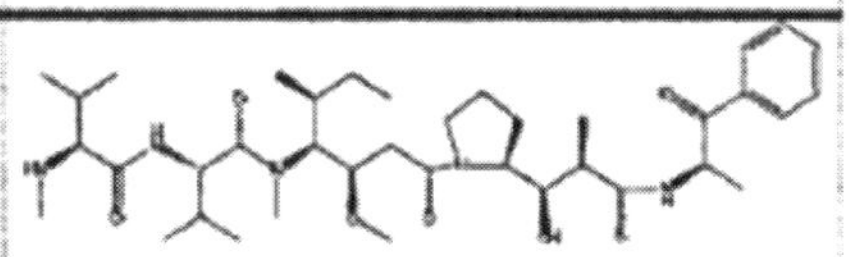

Metabolite assignment	Rat hepatocytes	Monkey hepatocytes	Human hepatocytes	Human urine	Human feces
MMAE	X	X	X	X	X
C1	X	X			
C2		X			
C3	X	X	X		
C4	X	X	X		X
C5	X	X	X	X	X
C6	X	X	X	X	
C7	X	X	X	X	
C8	X	X	X	X	X
C9	X	X	X		
C10	X	X	X	X	
C11		X			
C12		X	X	X	
C13				X	X

Mean and cumulative percent excretion of SGN-35 in rats.

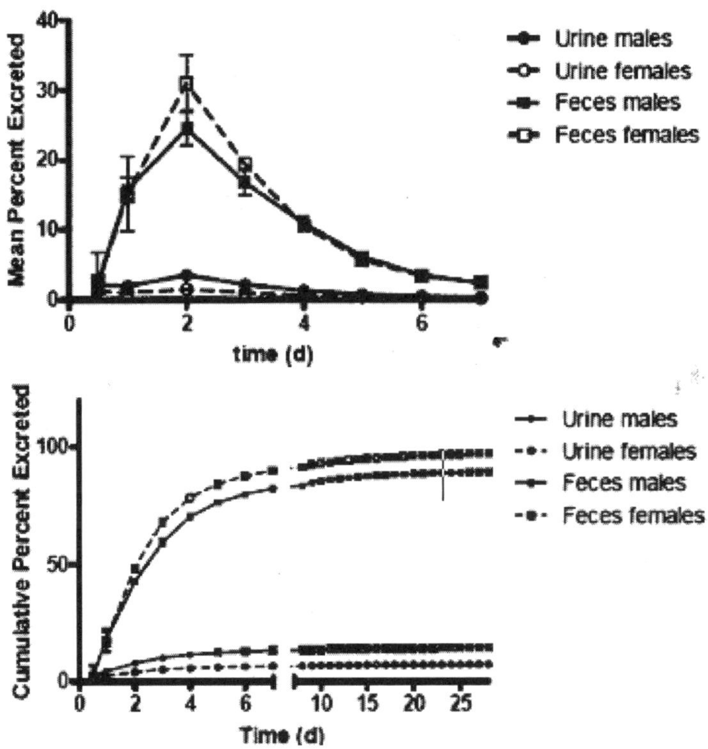

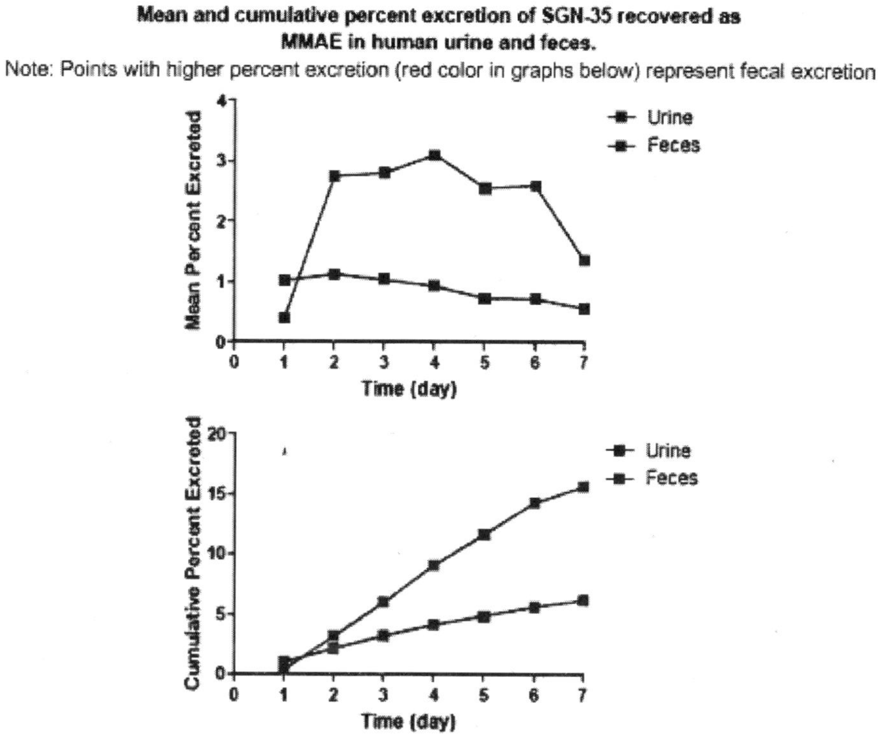

그림 17. 랫 및 인간에서 MMAE 배설 프로파일

배설

a) cAC10-vc-[^{3}H]-MMAE 또는 [^{3}H]MMAE의 Sprague-Dawley 랫에 대한 단 회 정맥 투여 배설, 질량균형, 약물동태 연구

: 연구설계 - SGN-35의 주 배설 경로를 측정하고 배설 종을 확인하기 위해 수행되었다. 랫에 3 mg/kg cAC10-vc-^{3}H-MMAE 또는 0.056 mg/kg [^{3}H]MMAE을 단 회 정맥 투여하였다. 소변과 대변은 투여 후 첫 0-12 시간, 12-24 시간, 그리고 28 일 간 24 시간 간격으로 수집되었다. 혈액, 혈장, 소변, 대변 및 시체에서의 방사능 농도는 액체 섬광 계수기 (LS)에 의해 측정되었다. 소변 및 대변의 방사성 종은 HPLC 방사성/UV 검출 방법을 사용하여 측정하였고, 주요 대사 산물은 LC-MS/MS로 확인하였다.

Group Number	Test Articles	Dose Level (mg/kg)	Concentration (mg/mL)	Dose Volume (mL/kg)	Animal Numbers	
					Males	Females
1	cAC10-vc-^{3}H-MMAE	3	0.6	5	1001-1012	1501-1512
2	cAC10-vc-^{3}H-MMAE	3	0.6	5	2001-2004	2501-2504
3	^{3}H-MMAE	0.056	0.0112	5	3001-3012	3501-3512
4	^{3}H-MMAE	0.056	0.0112	5	4001-4004	4501-4504

결과 -

· 랫의 cAC10-vc-^{3}H-MMAE와 [^{3}H]MMAE의 주요 배설 경로는 대변이었고, 소변에서도 약간의 관찰되었다.

· cAC10-vc-^{3}H-MMAE의 경우 대변에서 방사성 표지 물질의 약 89% (수컷) 또는 97% (암컷)가 검출되었다. 그리고 약 14% (수컷) 또는 7% (암컷)의 방사성 표지 물질이 소변에서 검출되었다.

· 투여 후 28 일째에 방사능이 회수되지 않았으므로 제거가 완료되었음을 알 수 있었다.

· 첫 48 시간 동안 cAC10-vc-^{3}H-MMAE는 대변 및 소변으로 약 50%가 배설되는 반면, 이 기간 동안 약 90-95%의 [^{3}H]MMAE가 배설되어 항체에 접합된 약물보다 유리 약물이 더 빨리 제거되었다. cAC10-vc-^{3}H-MMAE의 반감기는 8.5-10.7 일 이었다. [^{3}H]MMAE의 반감기는 1~2.3 일 이었다.

· 소변 및 대변에서 보이는 방사성 표지된 성분의 대부분은 [^{3}H]MMAE로 확인되었다. 기타 배설물에서 더 작은 값이 보였고 이는 C4 (대변에서 모 분자의 주된 대사 산물)로 확인되었다.

· cAC10-vc-^{3}H-MMAE (ADC)의 경우, 혈액 순환하는 방사성 표지 물질의 농도가 높게, 청소율이 낮게, 반감기가 길게, 겉보기 분포 용적이 작게 나타났다.

Group Mean Concentrations of Radioactivity in Plasma and Blood of Sprague-Dawley Rats Following a Single Intravenous Bolus Dose of cAC 10-vc-^{3}H-MMAE

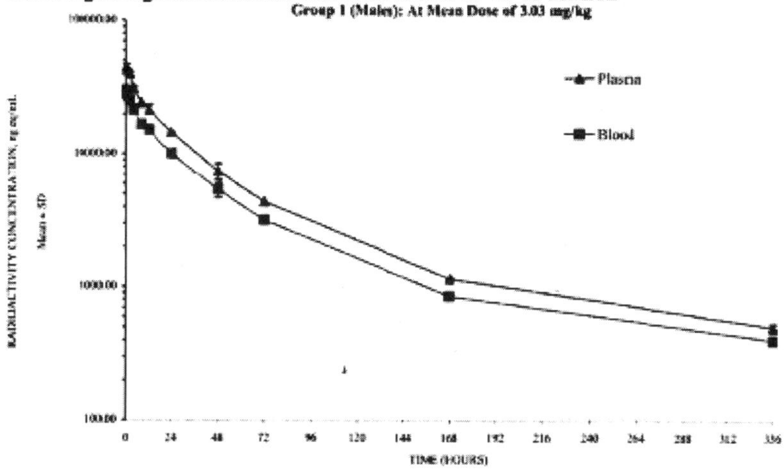

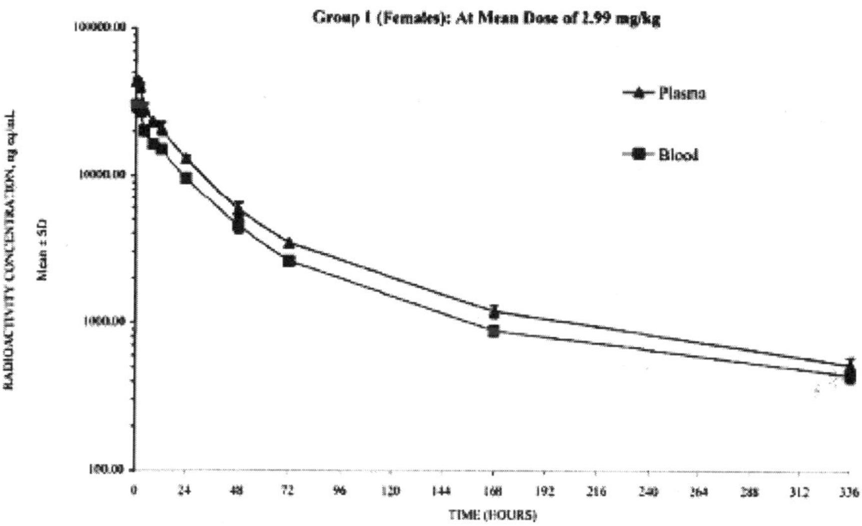

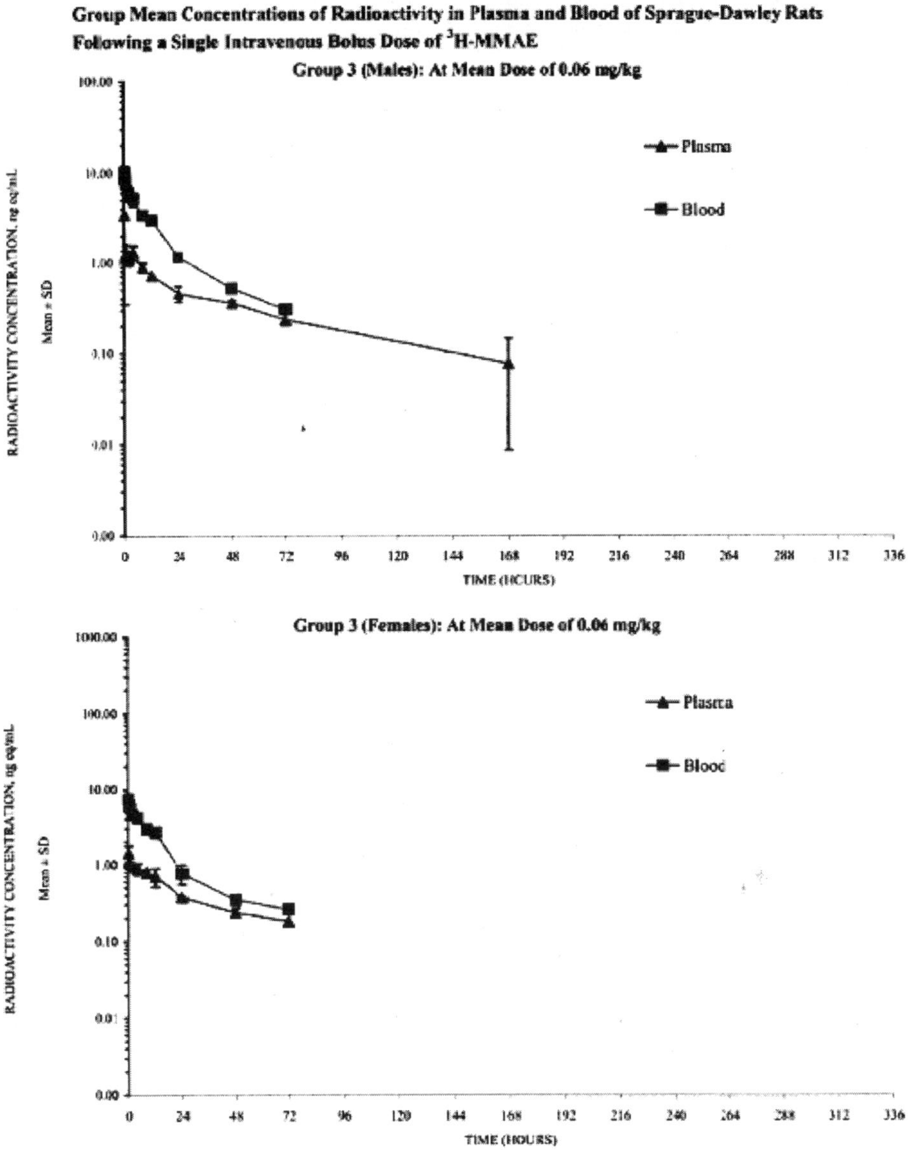

그림 18. 단 회 정맥 투여 후 랫에 대한 혈액 및 혈장의 방사성 농도

b) cAC10-vc-MMAE의 혈장 안정성

: 연구설계 - 혈장에서 cAC10-vc-MMAE (SGN-35)의 안정성을 조사하였다. 다양한 기질에서 방출된 MMAE의 농도를 LC-MS/MS로 측정하였다.

결과 -

· SGN-35는 21 일 동안 MMAE의 최대 이론 양의 2% 이상을 생성하지 않았으므로 안정적이었다.

· SGN-35는 랫 혈장에서 덜 안정했고, 원숭이, 인간의 혈장, 1% BSA를 포함한 PBS에서 더 안정했다.

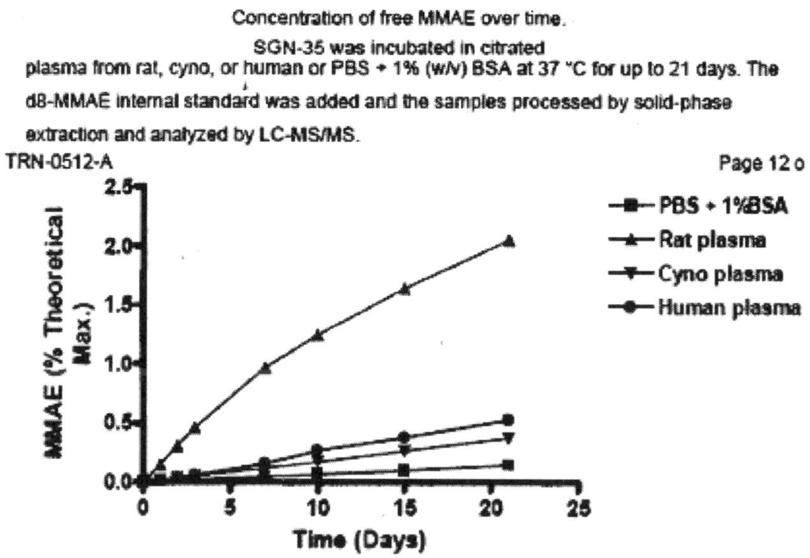

그림 19. SGN-35의 혈장 안정성

약물동태 결론

: SGN-35의 분포 (제한된 겉보기 분포 용적) 및 청소율 (낮은 혈청 청소율) 특성은 단일클론 항체의 특성과 유사했다. SGN-35의 랫에서의 노출 값 (Cmax 및 AUC)은 용량 의존적이었으며, 원숭이에서의 노출 값은 용량 의존적인 값보다 약간 더 컸다. 총 항체량의 노출 값은 cAC10-vcMMAE 노출 값보다 컸다. 랫 및 원숭이에 cAC10-vcMMAE 투여 후 측정한 MMAE 노출 값은 용량 의존적으로 증가하였고, 반감기는 1-3 일이었다. 반면, MMAE는 투여 후 측정한 약물동태매개변수는 큰 청소율 및 큰 분포용적을 나타냈다. 랫 및 원숭이에 cAC10-vcMMAE 투여 후 면역원성을 측정하였고 두 종에서 모두 cAC10-vcMMAE에 대한 항체 (ATA)가 검출되었다. 실험 농도에서 시험관 내 혈장 단백질 결합 분석에서, MMAE는 랫 (70% 결합)에 대해 얻어진 결과와 유사하게, 인간의 혈장 단백질에 70-80% 결합하였다. 혈장 단백질 결합은 마우스 및 원숭이 혈장에서 적게 나타났으

며 (~20-30%), 종에 의존적이었다. 랫, 원숭이 및 인간 간세포에서 MMAE 대사는 유사했다. 또한, MMAE는 준 비가역적 CYP3A4/5 억제제로 밝혀졌으며, 시험관 내 대사체는 CYP3A4에 의해 형성되었다. 배설 연구는 랫에 SGN-35 또는 MMAE를 단 회 정맥 투여 후 수행되었다. 랫에서 주요 배설 경로는 대변과 일부 소변이었으며 MMAE 모체가 배설되는 주된 화합물이었다. 혈장 안정성 연구에서 SGN-35는 21 일까지 안정적이었고 랫, 원숭이 및 인간 혈장에서의 MMAE 형성 속도는 PBS + 1% BSA에서 측정된 MMAE 혈성 속도와 유사했다.

2) 독성 동태

: 독성 동태 연구는 해당 독성 연구에서 수행되었다.

1.6 일반 독성

1) 단 회 투여 독성

: 검토되지 않음

2) 반복 투여 독성

: 반복 투여 독성 및 독성 동태 연구는 랫 및 원숭이에서 수행되었다. 랫에 대한 4 주 (매주 1 회 투여) 독성 연구 및 원숭이에 대한 12 주 (3 주 1 회) 독성 연구가 수행되었다.

<u>SGN-35, SGD-1010 및 SGN-30의 랫에 대한 4 주 회복기가 있는 4 주 정맥 투여 독성 및 독성 동태 연구</u>

a) 주요 연구 결과: 독성은 SGN-35 및 MMAE 투여 후 유사했다. 조혈, 간 담즙 및 남성 생식 기관 독성이 주요 약물 관련 독성이었다. 간 독성은 MMAE 보다 SGN-35에서 더 두드러졌다.

b) 관찰 및 시간:

임상 징후 - 매일 2 회 측정

체중 - 투여 전, 투여 일 투여 바로 직전, 투여 후 투약 기간 그리고 회복기 동안 매주 측정

음식 섭취 - 매주 측정

안과 검사 - 검사 전 눈을 산동제로 팽창시킨 다음 검안경을 사용하여 투여 전, 투약 기간의 4 주째에 측정

혈액학 및 응고 - 동물에서 26, 51 일째에 채혈하여 측정

혈청 화학 수치 - 동물에서 26, 51 일째에 채혈하여 측정

소변 검사 - 1~9 군에서 26, 51 일째에 밤새 소변 채취 후 측정

육안 병리학

기관 무게 - 부신, 뇌하수체, 뇌, 전립선, 고환, 부고환, 턱밑샘, 신장, 비장, 간, 폐, 흉선, 난소, 자궁

조직 병리학 - 대조군 (1, 5 군), 고 용량 투여 (HD)군 (4, 8 군) 및 SGN-30 투여 군 (9 군)에 대해 수행. 육안 병변을 현미경으로 측정.

독성 동태와 면역원성 - SGD-1010 (MMAE), SGN-35 및 SGN-30에 대해 분석하였다. MMAE 분석을 위한 혈액은 순응 기간 및 1, 2, 8, 15, 22, 23 일째에 채혈하였고, SGN-35의 분석을 위한 혈액은 14~18군의 순응 기간 및 1, 3, 8, 10, 15, 17, 22, 24 일째에 채혈하였다. 분석은 ELISA로 측정하였다.

Total Ab

The serum concentration of the antibody component of SGN-35, irrespective of the presence of the SGD-1010 conjugated drug was determined for animals in Groups 14-18 on the following sample time-points:

Day 1, within 15 minutes of does administration
Day 8, predose
Day 8, within 15 minutes of does administration
Day 15, predose
Day 15, within 15 minutes of does administration
Day 22, predose
Day 22, within 15 minutes of does administration

ADC

The serum concentration of the SGN-35 with at least one SGD-10101 drug moiety, conjugated to the antibody was determined for animals in Groups 14-17 on the following sample time-points:

Day 1, within 15 minutes of does administration
Day 8, predose
Day 8, within 15 minutes of does administration
Day 15, predose
Day 15, within 15 minutes of does administration
Day 22, predose
Day 22, within 15 minutes of does administration

SGD-1010

The serum concentration of free SGN-1010 was determined for animals treated with SGD-1010 (Groups 11-13) and SGN (Group 15-17) on the following sample time-points:
Day 1, 15 min
Day 1, 30 min
Day 1, 2 h
Day 1, 8 h
Day 1, 24 h
Day 8, predose
Day 8, within 15 minutes
Day 15, predose
Day 15, within 15 minutes
Day 22, predose
Day 22, within 15 minutes
Day 22, 30 min
Day 22, 2 h
Day 22, 8 h
Day 22, 24 h

면역원성 실험 - 8, 15, 22 일째에 대조군 (14 군), SGN-35 군 (15-17 군) 및 SGN-30 군 (18 군)의 동물에서 채혈한 시료에 대해 항 SGN-35 항체의 면역원성 분석을 수행하였다. ELISA 로 측정하였다. 분석 형식은 플레이트를 코팅하기 위해 SGN-35를 사용했으며 검출을 위해 비오틴화 SGN-35를 사용했다.

c) 결과

사망률 - 채혈 후 2 마리의 동물이 사망했으며 모두 우연인 것으로 평가되었다. 다른 모든 실험동물들은 계획된 날짜까지 살아 남았다.

임상 징후 - 주목할 만한 임상 징후 없음

체중 - SGD-1010를 고 용량 투여한 수컷 동물에서 치료 기간 동안 체중 손실 또는 약간의 체중 증가가 관찰되었고, 중간 용량으로 투여한 수컷 동물에서 약간의 체중 증가가 관찰되었다.

음식 섭취 - SGD-1010를 고 용량 투여한 수컷 동물에서 치료 1 주 간 음식 섭취 감소

안과 검사 - 약물 관련 효과 없음

혈액학 및 응고 - 가역적 효과 발생

Day 26 data

	RBC		HGB		HCT		Retic	
	♂	♀	♂	♀	♂	♀	♂	♀
MMAE-MD	—	—	—	—	—	—	↓45%*	↓35%*
MMAE-HD	↓50%*	↓35%*	↓35%*	↓25%*	↓35%*	↓25%*	↓90%*	↓95%*
SGN35-MD	—	—	—	—	—	—	↓55%*	↓35%*
SGN35-HD	↓35%*	↓35%*	↓30%*	↓25%*	↓30%*	↓25%*	↓90%*	↓75%*

	Platelet		WBC		Neut		Lymph	
	♂	♀	♂	♀	♂	♀	♂	♀
MMAE-MD	—	—	—	—	—	—	—	—
MMAE-HD	—	—	↓35%*	↓30%*	↓35%*	↓80%*	↓35%*	↓20%
SGN35-MD	↓20%*	—	↓15%*	—	↓35%*	—	↓15%*	—
SGN35-HD	↓20%*	↓35%*	↓50%*	↓35%*	↓50%*	↓30%	↓45%*	↓35%*

	Mono		Eos	
	♂	♀	♂	♀
MMAE-MD	—	—	↓45%*	—
MMAE-HD	↓50%*	↓50%*	↓70%*	↓85%*
SGN35-MD	—	—	↓65%*	↓50%*
SGN35-HD	↓50%*	↓30%*	↓80%*	↓50%*

* statistically significant.

—: not toxicologically significant or no effect.

혈청 화학 수치 - 가역적 영향이 있었으나, 일부는 회복 기간이 끝날 때 간-담즙에 독성학적으로 유의한 수치 관찰됨.

D26 clinical chemistry

	Cholesterol		Total Bil		AST	
	♂	♀	♂	♀	♂	♀
MMAE-MD	↑40%* (↑35%*)	↑20% (—)	—	—	—	—
MMAE-HD	↑60%* (↑50%*)	↑30%* (↑15%)	↑100%* (—)	—	↑100%* (↑35%*)	—
SGN35-MD	↑30%* (—)	↑20% (↑45%)	—	—	—	—
SGN35-HD	120%* (↑35%*)	↑100%* (↑55%)	↑4-fold* (—)	↑2-fold* (—)	↑3-fold* (—)	↑2-fold* (↑50%)

	ALT		GGT	
	♂	♀	♂	♀
MMAE-MD		—	—	—
MMAE-HD	↑100% (—)	—	↑9-fold* (100%)	↑100%* (↑100%)
SGN35-MD		—	—	—
SGN35-HD	↑3.5-fold* (—)	↑4-fold* (↑2-fold)	↑8-fold* (—)	↑2-fold* (↑2-fold)

* Statistically significant.
—: not toxicologically significant or no effect; (): recovery data.

소변 검사 - 약물 관련 효과 없음

육안 병리학 -

ADC: antibody-drug conjugate (SGN-35)

	C	ADC LD	ADC MD	ADC HD	free Ab
	-- Males --				
Group:	5	6	7	8	9
Number in group:	10	10	10	10	10
Testis					
Small	0	0	0	4	0
Soft	0	0	0	3	0
Total:	0	0	0	7	0

Recovery

	-- Males --				
Group:	5	6	7	8	9
Number in group:	5	0	5	5	5
Testis					
Small	0	0	2	3	0
Soft	0	0	0	2	0
Total:	0	0	2	5	0

기관 무게 -

	Heart		Liver		Kidney		Lung	
	♂	♀	♂	♀	♂	♀	♂	♀
MMAE-MD	—	—	—	—	—	—	—	—
MMAE-HD	↑18%*	↑20%*	↑17%*	↑9%*	↑10%*	—	↑15%*	↑10%*
SGN35-MD	—	—	—	—	—	—	—	—
SGN35-HD	—	—	↑10%*	↑12%*	—	—	↑10%*	—

	Spleen		Epididymis		Thymus		Testis	
	♂	♀	♂	♀	♂	♀	♂	♀
MMAE-MD	—	—	—	NA	↓25%*	↓25%	—	NA
MMAE-HD	↑15%*	—	—	NA	↓85%*	↓40%*	—	NA
SGN35-MD	—	—	—	NA	↓10%*	↓30%*	↓23%*	NA
SGN35-HD	—	—	↑20%*	NA	↓50%*	↓60%*	↓40%*	NA

	Mand Salivary G	
	♂	♀
MMAE-MD	—	—
MMAE-HD	—	—
SGN35-MD	—	—
SGN35-HD	↑15%*	—

조직 병리학 -

MMAE Groups (2-4)
Treatment data

Controls from group(s): 1

Tissues With Diagnoses	Animal sex:	Males Ctls	Males 2	Males 3	Males 4	Females Ctls	Females 2	Females 3	Females 4
	Dosage group:	Ctls	2	3	4	Ctls	2	3	4
	No. in group:	10	10	10	10	10	10	9	10
Thyroid	Number examined:	10	0	0	10	10	0	0	10
Cyst, Ultimobranchial	->	8	0	0	8	8	0	0	6
	1>	2	0	0	2	2	0	0	3
	2>	0	0	0	0	0	0	0	1
	Total Incidence of Finding Observed:	2	0	0	2	2	0	0	4
Liver	Number examined:	10	10	10	10	10	0	0	10
Necrosis, Coagulative	->	9	10	10	9	10	0	0	10
	1>	1	0	0	1	0	0	0	0
	Total Incidence of Finding Observed:	1	0	0	1	0	0	0	0
Spleen	Number examined:	10	0	0	10	10	0	0	10
Fibrosis	->	10	0	0	10	10	0	0	9
	1>	0	0	0	0	0	0	0	1
	Total Incidence of Finding Observed:	0	0	0	0	0	0	0	1
Lung									
Infiltrate, Macrophages, Alveolus	->	10	0	0	10	10	0	0	9
	1>	0	0	0	0	0	0	0	1
	Total Incidence of Finding Observed:	0	0	0	0	0	0	0	1
Thymus									
Depletion, Lymphocytes	->	10	10	10	1	10	10	9	2
	1>	0	0	0	1	0	0	0	3
	2>	0	0	0	4	0	0	0	3
	3>	0	0	0	4	0	0	0	2
	Total Incidence of Finding Observed:	0	0	0	9	0	0	0	8
Necrosis, Lymphocytes	->	10	10	10	10	10	10	9	8
	1>	0	0	0	0	0	0	0	2
	Total Incidence of Finding Observed:	0	0	0	0	0	0	0	2
Kidney	Number examined:	10	0	0	10	10	0	0	10
Hydronephrosis	->	10	0	0	9	10	0	0	10
	3>	0	0	0	1	0	0	0	0
	Total Incidence of Finding Observed:	0	0	0	1	0	0	0	0
Cyst	->	10	0	0	9	10	0	0	10
	1>	0	0	0	1	0	0	0	0
	Total Incidence of Finding Observed:	0	0	0	1	0	0	0	0
Rectum	Number examined:	10	0	0	10	10	0	0	10
Infiltrate, Lymphocytes	->	7	0	0	6	7	0	0	7
	1>	3	0	0	4	3	0	0	3
	Total Incidence of Finding Observed:	3	0	0	4	3	0	0	3
LN, Mesenteric	Number examined:	10	0	0	10	10	0	0	10
Depletion, Lymphocytes	->	10	0	0	9	10	0	0	10
	2>	0	0	0	1	0	0	0	0
	Total Incidence of Finding Observed:	0	0	0	1	0	0	0	0
Pancreas	Number examined:	10	0	0	10	10	0	0	10
Hyperplasia, Islet Cell	->	10	0	0	9	10	0	0	10
	2>	0	0	0	1	0	0	0	0
	Total Incidence of Finding Observed:	0	0	0	1	0	0	0	0

Prostate ....Number examined:	10	0	0	10					
Inflammation, Subacute									
->	9	0	0	8					
1>	1	0	0	2					
............................Total Incidence of Finding Observed:	1	0	0	2					

Best Ava

Testis

Tubules With Decreased Spermatocytes								
->	10	0	10	4				
1>	0	0	0	6				
............................Total Incidence of Finding Observed:	0	0	0	6				
Marrow, Femur ....Number examined:	10	10	10	10	10	10	9	10
Hypocellular								
->	10	10	10	1	10	10	9	7
1>	0	0	0	3	0	0	0	2
2>	0	0	0	2	0	0	0	1
4>	0	0	0	5	0	0	0	0
............................Total Incidence of Finding Observed:	0	0	0	9	0	0	0	3
Marrow, Sternum ....Number examined:	10	10	10	10	9	10	9	10
Hypocellular								
->	10	10	10	1	9	10	9	2
1>	0	0	0	1	0	0	0	4
2>	0	0	0	1	0	0	0	3
3>	0	0	0	5	0	0	0	1
4>	0	0	0	2	0	0	0	0
............................Total Incidence of Finding Observed:	0	0	0	9	0	0	0	8

Recovery data

Testis ....Number examined:	5	0	5	5
Syncytial Cells				
->	5	0	5	5
............................Total Incidence of Finding Observed:	0	0	0	0
Degeneration, Seminiferous Tubule				
->	5	0	5	1
2>	0	0	0	3
3>	0	0	0	1
............................Total Incidence of Finding Observed:	0	0	0	4
Vacuolation, Sertoli Cells				
->	5	0	5	2
1>	0	0	0	3
............................Total Incidence of Finding Observed:	0	0	0	3
Epididymis ....Number examined:	5	0	5	5
Aspermia				
->	5	0	5	2
1>	0	0	0	3
............................Total Incidence of Finding Observed:	0	0	0	3

SGN-35 Groups 6-8 and SGN-30 (Group 9)

Thyroid ....Number examined:	10	0	0	10	10	10	0	0	10	9
Cyst, Ultimobranchial										
->	10	0	0	8	8	10	0	0	9	7
1>	0	0	0	2	2	0	0	0	1	2
............................Total Incidence of Finding Observed:	0	0	0	2	2	0	0	0	1	2

Liver

Necrosis, Coagulative										
->	10	9	10	7	10	10	0	0	9	
1>	0	0	0	3	0	0	0	0	0	
2>	0	0	0	0	0	0	0	0	1	
............................Total Incidence of Finding Observed:	0	0	0	3	0	0	0	0	1	
Spleen ....Number examined:	10	0	0	10	10	10	0	0	10	10
Fibrosis										
->	10	0	0	10	10	10	0	0	9	10
1>	0	0	0	0	0	0	0	0	1	0
............................Total Incidence of Finding Observed:	0	0	0	0	0	0	0	0	1	0
Thymus ....Number examined:	10	10	10	10	10	10	10	10	10	10
Depletion, Lymphocytes										
->	10	10	10	1	10	10	10	10	3	10
1>	0	0	0	6	0	0	0	0	0	0
2>	0	0	0	2	0	0	0	0	0	0
3>	0	0	0	1	0	0	0	0	6	0
4>	0	0	0	0	0	0	0	0	1	0
............................Total Incidence of Finding Observed:	0	0	0	9	0	0	0	0	7	0
Necrosis, Lymphocytes										
->	10	10	10	9	10	10	10	10	5	10
1>	0	0	0	1	0	0	0	0	4	0
2>	0	0	0	0	0	0	0	0	1	0
............................Total Incidence of Finding Observed:	0	0	0	1	0	0	0	0	5	0
Testis ....Number examined:	10	10	10	10	10					
Syncytial Cells										
->	10	10	10	6	10					
1>	0	0	0	4	0					
............................Total Incidence of Finding Observed:	0	0	0	4	0					
Degeneration, Seminiferous Tubule										
->	10	10	10	7	10					
1>	0	0	0	1	0					
2>	0	0	0	1	0					
3>	0	0	0	1	0					
............................Total Incidence of Finding Observed:	0	0	0	3	0					
Vacuolation, Sertoli Cells										
->	10	10	9	8	10					
1>	0	0	1	2	0					
............................Total Incidence of Finding Observed:	0	0	1	2	0					

Testis ....Number examined:	10	10	10	10	10					
Tubules With Decreased Spermatocytes										
->	10	10	3	1	10					
1+	0	0	7	8	0					
2+	0	0	0	1	0					
..........................Total Incidence of Finding Observed:	0	0	7	9	0					
Epididymis ....Number examined:	10	10	10	10	10					
Aspermia										
->	10	10	10	7	10					
1+	0	0	0	1	0					
2+	0	0	0	1	0					
4+	0	0	0	1	0					
..........................Total Incidence of Finding Observed:	0	0	0	3	0					

Uterus

Hemorrhage										
->						10	0	0	10	9
1+						0	0	0	0	1
..........................Total Incidence of Finding Observed:						0	0	0	0	1
Marrow, Femur ....Number examined:	10	10	10	10	10	10	10	10	10	10
Hypocellular										
->	10	10	2	0	10	10	10	7	0	10
1+	0	0	8	0	0	0	0	3	3	0
2+	0	0	0	0	0	0	0	0	7	0
3+	0	0	0	1	0	0	0	0	0	0
4+	0	0	0	9	0	0	0	0	0	0
..........................Total Incidence of Finding Observed:	0	0	8	10	0	0	0	3	10	0
Hemorrhage										
->	10	10	10	10	10	10	10	10	9	10
2+	0	0	0	0	0	0	0	0	1	0
..........................Total Incidence of Finding Observed:	0	0	0	0	0	0	0	0	1	0
Marrow, Sternum ....Number examined:	10	10	10	10	10	10	10	10	10	10
Hypocellular										
->	10	10	6	0	10	10	10	9	0	10
1+	0	0	4	0	0	0	0	1	3	0
2+	0	0	0	2	0	0	0	0	2	0
3+	0	0	0	1	0	0	0	0	5	0
4+	0	0	0	7	0	0	0	0	0	0
..........................Total Incidence of Finding Observed:	0	0	4	10	0	0	0	1	10	0

Recovery data

Thyroid ....Number examined:	5	0	0	5	5	5	0	0	5	5
Cyst, Ultimobranchial										
->	5	0	0	5	3	3	0	0	4	4
1+	0	0	0	0	2	2	0	0	1	1
..........................Total Incidence of Finding Observed:	0	0	0	0	2	2	0	0	1	1
Heart ....Number examined:	5	0	0	5	5	5	0	0	5	5
Inflammation, Subacute										
->	4	0	0	4	2	5	0	0	5	4
1+	1	0	0	1	3	0	0	0	0	1
..........................Total Incidence of Finding Observed:	1	0	0	1	3	0	0	0	0	1

Liver

Hemorrhage										
->	5	0	5	5	5	5	0	0	4	5
1+	0	0	0	0	0	0	0	0	1	0
..........................Total Incidence of Finding Observed:	0	0	0	0	0	0	0	0	1	0
Hyperplasia, Bile Duct										
->	5	0	5	4	5	5	0	0	5	5
1+	0	0	0	1	0	0	0	0	0	0
..........................Total Incidence of Finding Observed:	0	0	0	1	0	0	0	0	0	0
Fibrosis, Capsule										
->	5	0	5	5	4	5	0	0	5	5
1+	0	0	0	0	1	0	0	0	0	0
..........................Total Incidence of Finding Observed:	0	0	0	0	1	0	0	0	0	0
Testis ....Number examined:	5	0	5	5	5					
Syncytial Cells										
->	5	0	5	5	5					
..........................Total Incidence of Finding Observed:	0	0	0	0	0					
Degeneration, Seminiferous Tubule										
->	5	0	0	0	5					
2+	0	0	2	1	0					
3+	0	0	3	3	0					
4+	0	0	0	1	0					
..........................Total Incidence of Finding Observed:	0	0	5	5	0					
Vacuolation, Sertoli Cells										
->	5	0	1	0	5					
1+	0	0	4	3	0					
2+	0	0	0	2	0					
..........................Total Incidence of Finding Observed:	0	0	4	5	0					
Epididymis ....Number examined:	5	0	5	5	5					
Aspermia										
->	5	0	0	0	5					
2+	0	0	2	1	0					
3+	0	0	3	3	0					
4+	0	0	0	1	0					
..........................Total Incidence of Finding Observed:	0	0	5	5	0					

독성 동태 및 면역원성 - 수컷, 암컷 모두 유사하다.

표 24. SGN-35 및 SGN-30의 투여 후 농도

Concentrations (ng/mL) of SGN-35 (♂ and ♀ Combined)

Dose Group	Dose Level (mg/kg/day)		Day 1 Minute 15	Day 8 Predose	Day 8 Minute 1 or 2	Day 15 Predose	Day 15 Minute 1 or 2	Day 22 Predose	Day 22 Minute 15
14	0	Mean	0	0	0	0	0	0	0
		SD	NA	NA	NA	NA	NA	NA	NA
		RSD (%)	NA	NA	NA	NA	NA	NA	NA
15	0.5	Mean	11105	357	12475	537	NA	633	15625
		SD	1593	54	1607	52	NA	74	3662
		RSD (%)	14	15	13	10	NA	12	23
16	5	Mean	108050	3575**	136333	7820	122500	8180	138250
		SD	25594	NA	15044	722	20984	632	11026
		RSD (%)	24	NA	11	9	17	8	8
17	10	Mean	230500	8938	261750	16875	241333*	16875	219250
		SD	37251	4900	55145	3350	15044	2546	26788
		RSD (%)	16	55	21	20	6	15	12

Concentrations (ng/mL) of SGN-35 and SGN-30 Total Antibody (♂ and ♀ Combined)

Dose Group	Dose Level (mg/kg/day)		Day 1 Minute 15	Day 8 Predose	Day 8 Minute 1 or 2	Day 15 Predose	Day 15 Minute 1 or 2	Day 22 Predose	Day 22 Minute 15
14	0	Mean	0	0	0	0	0	0	0
		SD	NA	NA	NA	NA	NA	NA	NA
		RSD (%)	NA	NA	NA	NA	NA	NA	NA
15	0.5	Mean	10313	579**	10840	1397*	11625	1181**	11950
		SD	2221	NA	1293	90	1245	NA	1380
		RSD (%)	22	NA	12	6	11	NA	12
16	5	Mean	122250	10265	108475	19900	127450	18350	153250
		SD	31637	1503	32894	6183	58000	2551	12842
		RSD (%)	26	15	30	31	46	14	8
17	10	Mean	333750	21468	257500	31375	384000	34850	228750
		SD	187548	9447	83958	3305	254489	1515	57221
		RSD (%)	56	44	33	11	66	4	25
18	10	Mean	188550	57800	292500	105875	288250	115850	338500
		SD	99686	5802	74858	9681	43500	22703	40485
		RSD (%)	53	10	26	9	15	20	12

Note: Values below the limit of quantitation are treated as zero in descriptive statistic calculations. Values represent the mean data for 2 males and 2 females except as noted.
* n=3. **n=2. NA reported for the mean values indicates no data were obtained

· SGN-35는 항 SGN-35 항체를 유발하지 않았다.

· SGN-35의 농도는 용량 의존적으로 증가하였다 (0.5-10 mg/kg, 15-17 군).

· SGN-35의 투여 후 농도는 연구 전반에 걸쳐 상대적으로 일정했지만, 투여 전 최저 혈청 농도는 투여 기간 동안 약간 증가한 것으로 보아 반복 투여 시 SGN-35의 축적이 일어날 수 있음을 나타났다.

· 총 항체량의 농도는 용량 의존적으로 증가하였다 (15-17 군). 투여 후 혈청 농도는 4 주 투약 기간에 걸쳐 비교적 일정한 반면, 투약 전의 최저 혈청 농도는 10mg/kg 투여 용량을 2, 3 번째 투여 후 일정한 상태의 값을 보였다. 총 항체량의 투여 전 최저 혈청 농도는 SGN-35가 등가량으로 투여된 동물에서 약 3 배 더 낮았다. 이러한 결과는 랫에서 항체와 약물의 결합이

청소율을 향상시킬 수 있음을 나타낸다.

표 25. SGD-1010의 투여 후 독성동태

Dose Group	Dose Level (mg/kg/day)	Sex	C_{max} (pg/mL)	T_{max} (hr)	AUC_{0-t} (pg•hr/mL)	AUC_{0-24} (pg•hr/mL)	$AUC_{0-\infty}$ (pg•hr/mL)	$t_{1/2}$ (hr)	V_d (mL/kg)	CL (mL/hr/kg)
Day 1										
11	0.0097	M	593	0.250	2610	2610	2747	5.76	29327	3531
		F	495	0.250	2567	2567	2686	5.65	29425	3612
12	0.097	M	3530	0.250	25698	25698	32293	10.9	47223	3004
		F	3750	0.250	28591	28591	NC	NC	NC	NC
13	0.194	M	5795	0.250	49414	49414	NC	NC	NC	NC
		F	12550	0.500	91009	91009	NC	NC	NC	NC
Day 22										
11	0.0097	M	698	0.250	3984	3984	4123	5.17	17559	2353
		F	840	0.250	3067	3067	3140	4.68	20848	3089
12	0.097	M	5490	0.250	52445	52445	NC	NC	NC	NC
		F	4835	0.250	28600	28600	NC	NC	NC	NC
13	0.194	M	11050	0.250	70993	70993	NC	NC	NC	NC
		F	7005	0.250	49184	49184	NC	NC	NC	NC

· SGD-1010에 대한 노출량은 용량 의존적으로 증가하였다.

· SGD-1010의 평균 농도는 투여 후 1 일과 22 일째에 유사했다. 8, 15 일째에는 1, 22 일째의 혈청 농도보다 약 2 배 높았다. 그러나, 이들 시료의 채혈 시간은 투여 후 15 분이 아닌 1~2 분 이내였다.

· 0.0097 mg/kg/일 저 용량 정맥 투여 후, SGD-1010의 혈청 농도는 느리게 제거되었다. 제거 반감기 값은 1, 22 일째에 약 5 시간 이었다. 반복 투여 후 제거 반감기의 현저한 증가는 관찰되지 않았다.

· 0.097 및 0.194 mg/kg/일의 중간 및 고 용량 정맥 투여 후, 농도-시간 곡선은 편평해졌고, 투여 후 24 시간 이내에 말단 제거 단계에 도달하지 않았다. 중간, 고 용량 군에서 별개의 제거 단계가 없기 때문에 제거 반감기는 예측되지 않았다.

· 노출도의 뚜렷한 성별 차이 (2배 이상)는 관찰되지 않았으나 1 일째에 고 용량 투여 군의 수컷 동물이 암컷 동물보다 현저하게 낮은 노출도를 보였다.

· 노출도는 일반적으로 1 일째보다 22 일째에 높았으며, 이는 반복 투여 시 축적이 나타남을 보여준다.

표26. SGD-1010의 용량-의존성

Dose Proportionality Ratios for SGD-1010 in Male and Female Rat Serum

Interval	Proportional Dose Level Increase	Males C_{max}	Males AUC_{0-24}	Females C_{max}	Females AUC_{0-24}
Day 1	1:10:20-fold	1.0:6.0:9.8-fold	1.0:9.8:19-fold	1.0:7.6:25-fold	1.0:11:35-fold
Day 22	1:10:20-fold	1.0:7.9:16-fold	1.0:13:18-fold	1.0:5.8:8.3-fold	1.0:9.3:16-fold

SGN-35 및 SGD-1010 (MMAE)의 Cynomolgus 원숭이에 대한 5 주 회복기가 있는 11 주 반복 정맥 투여 독성 연구

a) 주요 연구결과

· 골수 독성은 용량 제한 독성 (DLT)이였다.

· SGN-35의 고 용량 투여 군에서의 사망은 중증 호중구 감소로 인한 것이었다.

· SGN-35의 투여 후 급격한 용량-독성 곡선을 보여주었다. 6 mg/kg 투여 용량에서는 심각한 독성을 보였으나, 2 배가 낮은 3 mg/kg 투여 용량에서는 내약성이 좋았다.

b) 연구방법

투여 용량 - 3 주마다 1 회 (1, 22, 43, 63 일째 총 4 회 투여), 주요 실험 동물은 71 일째 (마지막 투여 7 일 이후)에 희생되었고, 회복기를 갖는 실험 동물은 29 일의 회복기 이후 (마지막 투여 36 일 이후) 희생되었다.

표27. SGD-1010의 투여 용법

Group	No. of Animals (M/F)	Treatment	Dose Level (mg/kg)	Terminal Sacrifice Day 71		Recovery Sacrifice Day R29	
				Subset 1	Subset 2	Subset 1	Subset 2
1	6/6	Vehicle	0	3/3	1/1	2/2	-
2	3/3	SGN-35 (low)	1	3/3	-	-	-
3	5/5	SGN-35 (mid)	3	2/2	1/1	1/1	1/1
4	8/8	SGN-35 (high)	6	3/4	2/2	2/1	1/1
5	5/5	SGD-1010	0.058	3/3	-	2/2	-

SGD1010 (MMAE) dose in Group 5 is equivalent to the amount used in Group 3. Initially, 42 animals were placed on study (Subset 1) and an additional 12 animals were added to the study (Subset 2).

종 - Cynomolgus 원숭이

개체 수/성별/군 - 상기 표 참조

투여 경로, 제형, 용량, 시간 - 1 시간 정맥 투여, 10 mL/kg

체중 - 실험 시작 시 3 kg

특이 연구 설계 - 4, 5 군의 실험 동물을 대상으로 호중구 수가 감소한 기간 동안 항생제 치료법을 시행하여 기회 감염 위험을 줄였다. 4, 5 군의 실험 동물은 Cefazolin (25-50 mg/kg; 1 일 2 회)이 투여되었다.

c) 관찰 및 시간

임상 징후 - 사망에 대해 매일 측정, 투여 기간 동안 매일 3 회 (투약 전, 투약 후 2 회), 비 투여 기간 동안 매일 1 회 측정

체중 - 순화 기간 중 2 회, 매주 1 회 측정

음식 섭취 - 매일 측정

안과 검사 - 순화 기간 중 1 회, 국소 부검 이전 1 회 측정, 투여 기간 동안 특별한 징후가 발견되지 않았기 때문에 회복기 동안의 안과 검사 기록은 얻지 않음.

심전도 검사 - 호흡률, 심박수 및 직장 온도는 순화 기간 중 1 회, 투여 1 일째에 1 회 (투여 후 6 시간) 측정. 심전도는 순화 기간 중 1 회, 마지막 부검 전 1 회 실시. 투여 기간 동안 특별한 징후가 발견되지 않았기 때문에 회복기 동안의 심전도 검사 기록은 얻지 않음.

혈액학 및 응고 - 혈액학 검사는 투여 전, 투여 후 1 일째 1 회 (투여 후 20 분 이내) 측정 후 매주 1 회 측정. 응고 검사는 투여 전, 투여 후 2 일째 1 회 측정 후 매주 1 회 측정.

혈청 화학 수치 - 혈청 화학 검사는 투여 전, 투여 후 2 일째 1 회 측정 후 매주 1 회 측정.

소변 검사 - 부검 당일 1 회 시료 채취하여 측정

육안 병리학 - 부검 당일 측정

기관 무게 - 부신, 뇌하수체, 뇌, 전립선, 고환, 부고환, 심장, 턱밑샘, 신장, 비장, 간, 폐, 흉선, 난소, 자궁

조직 병리학 -

Adrenals**	Large Intestine -cecum -colon -rectum	Small Intestine -duodenum -ileum -jejunum
Aorta (thoracic)	Liver	Spinal Cord (thoracic)
Bone * -femur/knee joint ** -sternum	Lungs** (with bronchi**)	Spleen
Bone marrow* -sternum -femur/knee joint** -bone marrow cores -femur (left, non decalcified)		
Brain -brain stem -cerebellum -cerebrum	Lymph Nodes -mesenteric -mandibular***	Stomach -fundus -pylorus
Epididymides**	Mammary Gland***	Submandibular Glands**
Esophagus (thoracic)	Ovaries**	Testes**
Eye Balls/ Optic Nerves**	Pancreas	Thymus
Gall Bladder	Pituitary	Thyroids with Parathyroids(if possible)**
Gross Lesions	Prostate	Tongue
Heart	Sciatic Nerve***	Trachea
Injection Site of last dose (D64))	Seminal Vesicle	Urinary Bladder
Kidneys**	Skeletal Muscle*** (quadriceps femoris)	Uterus(body and cervix)
Lacrimal Glands***	Skin*** (gluteal area)	Vagina

* Bone and bone marrow was examined as decalcified specimens. Bone marrow smears were also prepared from the sternum.

** Both left and right organs were examined.

*** Both left and right organs were collected. If there were no gross lesions, only the left was examined.

Tissues were fixed and preserved in 10% neutral buffered formalin. The formalin fixed tissues were vacuum-packed and stored at room temperature (the eyes were fixed in a mixture solution of formaldehyde and glutaraldehyde and testes were fixed in Bouin's solution) for histopathology examination.

독성 동태 - 순화 기간 중 1 회, D1 투여 후 20 분 이내 측정 후 D8, 15, 22, 25, 29 43, 46, 50, 64 투여 전, 투여 후 20 분 이내 측정, D67, D71 측정. 회복기를 갖는 실험동물들은 R7, 14, 28에 측정.

SGN-35와 총 항체량의 혈청 농도 분석 시간은 다음과 같다.

: D1 (투여 후 20 분 이내), D22, 43, 64 (투여 전, 투여 후 20 분 이내), D71

· SGD-1010의 혈청 농도 분석 시간은 다음과 같다.

: D1 (투여 후 20 분 이내), D22, 43, 64 (투여 전, 투여 후 20 분 이내), D25, 46, 67, 71

· 독성 동태 분석기술

:1-4 군에서 SGN-35의 혈청 농도는 ELISA 분석을 이용하여 측정되었다. 플레이트를 코팅하기 위해 MMAE에 대한 항체를 사용하고, 검출을 위해 비오틴화 항 ID-30을 사용했다. 1-4 군에서 총 항체량의 혈청 농도도 마찬가지로 ELISA 분석을 이용하여 측정되었다. 플레이트를 코팅하기 위해 항 설치류 유전자형 단일클론 항체 (항 ID-30)를 사용하고, 검출을 위해 비오틴화 항 ID-30을 사용했다. 대조군 (1 군), SGN-35 (2-4 군), SGD-1010 (5 군)에서의 유리 SGD-1010 혈청 농도는 HPLC-MS/MS 분석을 이용하여 측정되었다. 유리 SGD-1010과 내부 표준 물질 (D8-MMAE)은 고체상 추출 (SPE)를 이용하여 추출되었다.

면역원성 - 항 SGN-35 항체에 대한 면역원성 분석은 1-4 군의 실험동물로부터 채혈한 시료로 수행하였다. 플레이트를 코팅하기 위해 SGN-35를 사용하고, 검출을 위해 비오틴화 SGN-35를 사용했다. 면역원성 분석을 위한 혈액은 순화 기간 중, D22, D43, D64 그리고 D70 투여 전에 또는 회복기 마지막에 채혈하였다.

유동 세포 계수법 및 면역 표현형 검사 - 혈액은 모든 실험 동물의 순화 기간 중, D70 투여 전 또는 회복기 마지막에 채혈하였다.

d) 결과

사망률 - SGN-35의 고 용량 (6 mg/kg) 투여 군 에서 3 마리의 동물이 사망했으며 두 번째 투여 전에 발생했다. 조기 사망은 패혈증으로 인한 것이고, 이는 전백혈구 감소증이 나타나는 것과 일관성이 있었다. 특히 표본 채취가 가능한 실험동물에 에서는 호중구 감소증이 나타났다.

Unscheduled deaths-HD	Day of dosing	Findings
♀ (#SSAN31)	D11	• Found dead
♀ (#SSAN29)	D15	• Severely neutropenic on D15 with a count of 140 /µL- animal sacrificed
♂ (#SSAN 60)	D12	• Clinical signs of distress during week two. • Moderate salivation and mild but obvious petecchial hemorrhages on the medial aspect of the right thigh on D12 • Severely neutropenic on D12 with a count of 10/µL, was febrile with temperatures of 105.4 and 104.4 °C, and was in a declining condition- animal sacrificed

Anatomic pathology findings for each animal indicated that a severe bacterial infection was either the cause of death or led to the moribund state. Animals 29 and 60 had received prophylactic antibiotic treatment starting on Day D5 and D12, respectively. SSAN 31 did not receive any prophylactic antibiotic treatment.

임상 징후 -

Group 4 (HD SGN-35) Observations

SSAN	Sex	Observation	Period	Resolution
26	M	• Hunched posture Anorexic condition	D13-D17 D12-D13, D16-D18	Recovered
29	F	• Hunched posture	D10-D15	Euthanized (D15)
31	M	-	-	Found Dead (D11)
54	M	• Lying down • Anorexic condition • Hunched posture	D15 D16-D19 D15-D16	Recovered
		• Febrile		
60	M	• Unresponsive • Febrile • Petecchial hemorrhage	D12	Euthanized (D12)

체중 - 약물 관련 효과 없음

음식 섭취 - SGD-35를 고 용량 투여한 수컷 동물에서 약물 투여 3 주째에 음식 섭취 감소

안과 검사 - 약물 관련 효과 없음

심전도 검사 - SGN-35 또는 SGN-1010 투여와 관련한 효과는 첫 투여 6 시간 후에 측정한 확장기, 수축기 혈압, 체온, 심박수 및 호흡량에 영향을 미치지 않았다. 수컷 실험 동물 중 한 마리의 D68에 상승된 심박수는 우연인 것으로 평가되었다. Cynomolgus 원숭이의 심전도 검사는 정성, 정량적으로 정상으로 평가되었다.

혈액학 -

D70 (main) data in ♂s

	Eosin	Lymph	Mono	Neut	RBC	Ret	WBC
SGN-35 (LD)	↓50%	—	—	—	↓6%	—	↓8%
SGN-35 (MD)	↓85% (R28)	—	—	↓23% (R22)	↓15% (R14)	↓55% (R7)	↓14% (R14)
SGN-35 (HD)	↓85% (R28)	↓45% (R7)	↓50% (R14)	↓50% (R14)	↓20% (R14)	↓85% (R7)	↓45% (R14)
MMAE	↓85% (R22)	↓45% (R7)	↓50% (R7)	↓45% (R14)	↓10% (R7)	↓85% (R7)	↓45% (R14)

No recovery data for SGN-35 LD.
(): indicates when during the recovery period, parameters started to reverse.

D70 (main) data in ♀s

	Eosin	Lymph	Mono	Neut	RBC	Ret	WBC
SGN-35 (LD)	↓65%	—	—	—	—	—	—
SGN-35 (MD)	↓75% (R14)	—	—	—	↓8% (R14)	↓80% (R7)	—
SGN-35 (HD)	↓95% (R28)	↓45% (R14)	↓20% (R14)	↓30% (R22)	↓25% (R14)	↓80% (R7)	↓40% (R22)
MMAE	↓85% (R14)	↓45% (R14)	↓25% (R7)	↓65% (R14)	↓8% (R8%)	↓80% (R7)	↓50% (R14)

No recovery data for SGN-35 LD.
(): indicates when during the recovery period parameters started to reverse.

응고 - 약물 관련 효과 없음

혈청 화학 수치 -

	ALT		ALP		AST		GGT		CK		Cholesterol		Triglycerides	
	♂	♀	♂	♀	♂	♀	♂	♀	♂	♀	♂	♀	♂	♀
SGN-35 (LD)	↓20%	—	↓12%	—	—	↑30%	↓19%	—	—	↑1.5 Fold	—	—	—	↓30%
SGN-35 (MD)	↓20%	—	↓30%	—	—	—	↓8%	—	—	—	↑15%	—	—	—
SGN-35 (HD)	↓20%	—	↓18%	—	↑80%	↑30%	—	—	↑80%	—	↑20%	—	↓30%	↓20%
MMAE	↓50%	—	—	—	↑14%	—	↓13%	—	↑30%	—	—	—	—	↓40%

소변 검사 - 약물 관련 효과 없음

육안 병리학 - 약물 관련 효과는 다음과 같으며, 결과는 가역적이었다.

· 흐릿한 골수: SGN-35 저, 중간 용량 투여 군 중 암컷 동물 2마리

· 비장 백색 속질 위축: SGD-1010 투여 군 중 암컷 동물 1마리

· 비장 비대: SGN-35 고 용량 투여 군 중 수컷 동물 1마리

· 기관 무게 - SGN-35 고 용량 투여 군 중 수컷 동물 1 마리에서 흉선 75% 감소

· 조직 병리학 - 투여가 끝난 후 약물 관련 조직 병리 소견은 다음과 같다.

· 조혈 조직 및 림프 기관 (저세포성, 출혈, 충혈 및 괴사): 이는 주요 약물 관련 독성이며, 원숭이에서 심각한 호중구 감소증으로 인한 사망이 발생했다.

· 섬유증을 동반한 사구체 경화증: SGN-35의 고 용량 투여 군 중 수컷 동물의 절반

· 간, 신장, 흉부 척수/신경 상피, 위장관계 (주로 SGN-35의 고 용량 투여 군): 우연인 것으로 평가

Findings in sternal bone marrow (main sacrifice):

Treatment	Vehicle		SGN-35						SGD-1010	
Dose (mg/kg)	0		1		3		6		0.058	
Group	1		2		3		4		5	
Sex	M	F	M	F	M	F	M	F	M	F
Hypercellularity										
All hematopoietic cells	0	0	0	0	0	0	0	0	0	0
Megakaryocytes	0	0	0	2	1	2	2	2	1	2
Granulocyte precursors	0	0	0	1	3	2	0	0	0	0
Erythroid precursors	0	0	0	0	0	0	0	0	1	2
Hematopoietic progenitors	0	0	0	0	0	0	0	1	1	0
Hypocellularity										
All hematopoietic cells	0	0	0	0	1	1	4	4	3	2
Megakaryocytes	0	0	0	0	0	0	1	0	0	0
Granulocyte precursors	0	0	0	0	0	0	3	3	3	3
Erythroid precursors	0	0	0	0	0	0	2	0	0	0
Hematopoietic progenitors	0	0	0	0	1	0	3	2	0	1
Necrosis/cell debris	0	0	0	0	2	1	4	4	2	3
Hemorrhage/congestion	0	0	0	0	1	1	4	3	2	2

Main sacrifice

Organ	Drug-related findings
Thymus	Mild hypocellularity and/or apoptosis of cortical lymphocytes: • 2/4 ♂s and 1/4 ♀s at HD SGN-35 • 2/2 ♀s dosed with SGN-1010 (MMAE).
Spleen	Hypocellularity of lymphocytes in the germinal centers and periarteriolar lymphoid sheath (PALS) of the spleen in MMAE group: mild to marked severity • 1/4 Vehicle ♀ • 1/3 ♀ at LD SGN-35 • 2/4 ♀s and 1/4 ♂s at HD SGN-35 • 3/3 ♀s and 2/3 ♂s in MMAE group (Group 5)

독성 동태와 면역원성 -

· 항 SGN-35 항체: 대조군에서는 항 SGN-35 항체가 검출되지 않았다. 1, 3, 6 mg/kg SGN-35 투여 군에서 5/6 (83%), 5/10 (50%) 또는 1/13 (8%) 동물은 연구 중 항 SGN-35 항체가 관찰되었다.

· SGN-35: 암/수 간에 현저한 차이는 관찰되지 않았다. 또한 SGN-35의 농도는 용량 의존적으로 증가하였으며, 최고 혈청 농도는 각 투여 용량에 따라 유사하게 관찰되었으나, 최저 혈청 농도는 점차적으로 증가하였고, 이는 축적을 의미한다고 평가하였다.

수컷 실험 동물에서의 SGN-35 농도 (ng/mL) (ELISA 분석)

표 28. 수컷 실험 동물에서의 SGN-35 농도 (ng/mL) (ELISA 분석)

Male animals/ SGN-35 ELISA/ (ng/mL)

Group		D1 Dose End (20 min)	D22 Pre	D22 Dose End (20 min)	D43 Pre	D43 Dose End (20 min)	D64 Pre	D64 Dose End (20 min)	D71
Vehicle	N	6	6	6	5	6	6	6	6
	Mean	< 12.5	< 12.5	< 12.5	< 12.5	< 12.5	< 12.5	< 12.5	< 12.5
	SD	NA	NA	NA	NA	NA	NA	NA	NA
	RSD (%)	NA	NA	NA	NA	NA	NA	NA	NA
SGN-35 (1 mg/kg)	N	3	3*	3	3	3	3	3	3
	Mean	30167	17	21667	< 12.5	17817	< 12.5	15947	< 12.5
	SD	13696	7	10220	NA	9463	NA	11721	NA
	RSD (%)	45%	40%	47%	NA	53%	NA	74%	NA
SGN-35 (3 mg/kg)	N	5	5*	5	5*	5	5*	5	5*
	Mean	80440	301	70900	852	79700	1319	66216	5047
	SD	8983	604	20554	1147	25889	1809	36647	4887
	RSD (%)	11%	200%	29%	135%	32%	137%	55%	97%
SGN-35 (6 mg/kg)	N	8	7*	7	7*	7	6*	7	7
	Mean	161500	1007	131057	1766	162429	3105	158429	14729
	SD	32249	1354	28206	1957	42801	1840	28646	3164
	RSD (%)	20%	134%	22%	111%	26%	59%	18%	21%

표 29. 암컷 실험 동물에서의 SGN-35 농도 (ng/mL) (ELISA 분석)

Group		D1 Dose End (20 min)	D22 Pre	D22 Dose End (20 min)	D43 Pre	D43 Dose End (20 min)	D64 Pre	D64 Dose End (20 min)	D71
Vehicle	N	6	6	6	6	6	6	6	6
	Mean	< 12.5	< 12.5	< 12.5	< 12.5	< 12.5	< 12.5	< 12.5	< 12.5
	SD	NA	NA	NA	NA	NA	NA	NA	NA
	RSD (%)	NA	NA	NA	NA	NA	NA	NA	NA
SGN-35 (1 mg/kg)	N	3	3*	3*	3*	3	3*	3	3*
	Mean	21633	65	12204	88	19810	100	19264	772
	SD	11279	74	8806	107	12551	124	14710	1074
	RSD (%)	52%	114%	72%	121%	63%	124%	76%	139%
SGN-35 (3 mg/kg)	N	5	5*	5	5*	5	5*	5	5
	Mean	83120	63	78480	256	89580	761	87200	4822
	SD	12616	89	15117	544	31393	1259	15637	4253
	RSD (%)	15%	142%	19%	213%	35%	166%	18%	88%
SGN-35 (6 mg/kg)	N	8	6	6	6	6	6	6	6
	Mean	179375	1549	168000	3330	173000	4905	172000	17250
	SD	30161	1657	28934	1350	35009	1275	36943	3860
	RSD (%)	17%	107%	17%	41%	20%	26%	21%	22%

· 총 cAC10 항체량: 투여 후 항체량 농도는 SGN-35의 농도와 유사했으며, 이는 이 시점에서 모든 항체가 SGN-35의 형태로 존재함을 보여준다. 그러나 투여 전 최저 혈청 농도는 총 항체량의 농도가 더 높았으며, 이는 3 주 동안 일부 MMAE가 떨어져 유리 항체가 생성한다는 것을 보여준다.

표 30. 수컷 실험 동물에서의 총 cAC10 항체량 농도 (ng/mL) (ELISA 분석)

Group		D1 Dose End (20 min)	D22 Pre	D22 Dose End (20 min)	D43 Pre	D43 Dose End (20 min)	D64 Pre	D64 Dose End (20 min)	D71
Vehicle	N	6	6	6	6	6	6	6	6*
	Mean	<25.0	<25.0	<25.0	<25.0	<25.0	<25.0	<25.0	28.3
	SD	NA	NA	NA	NA	NA	NA	NA	6
	RSD (%)	NA	NA	NA	NA	NA	NA	NA	20%
SGN-35 (1 mg/kg)	N	3	3	3	3	3	3	3	3
	Mean	23800	<25.0	19633	NA	17477	<25.0	14826	<25.0
	SD	6165	NA	2650	NA	7927	NA	12463	NA
	RSD (%)	26%	NA	13%	NA	45%	NA	84%	NA
SGN-35 (3 mg/kg)	N	5	5*	5	5*	5	5*	5	5*
	Mean	80000	1145	70540	1812	74640	2041	61526	10237
	SD	16875	1540	17368	2456	21467	2699	36996	9723
	RSD (%)	21%	135%	25%	136%	29%	132%	60%	95%
SGN-35 (6 mg/kg)	N	8	7*	7	7*	7	7*	7	7
	Mean	146875	2055	121401	3565	137886	6799	142071	29434
	SD	17780	2707	54977	3436	60583	3652	56072	10173
	RSD (%)	12%	132%	45%	96%	44%	54%	39%	35%

표 31. 암컷 실험 동물에서의 총 cAC10 항체량 농도 (ng/mL) (ELISA 분석)

Group		D1 Dose End (20 min)	D22 Pre	D22 Dose End (20 min)	D43 Pre	D43 Dose End (20 min)	D64 Pre	D64 Dose End (20 min)	D71
Vehicle	N	6	6	6	6	6	6	6	6
	Mean	<25.0	<25.0	<25.0	<25.0	<25.0	<25.0	<25.0	<25.0
	SD	NA	NA	NA	NA	NA	NA	NA	NA
	RSD (%)	NA	NA	NA	NA	NA	NA	NA	NA
SGN-35 (1 mg/kg)	N	3	3*	3	3*	3	3*	3	3*
	Mean	23400	184	13275	184	16657	319	18977	1710
	SD	5071	275	11479	275	8632	509	17198	2919
	RSD (%)	22%	150%	86%	150%	52%	160%	91%	171%
SGN-35 (3 mg/kg)	N	5	5*	5	5*	5	5*	5	5
	Mean	76300	228	83840	472	73420	999	71880	9021
	SD	24746	428	41143	1000	23454	1523	25222	7407
	RSD (%)	32%	187%	49%	212%	32%	152%	35%	82%
SGN-35 (6 mg/kg)	N	8	6	6	6	6	6	6	6
	Mean	168500	3406	161833	6137	180167	8527	166500	30183
	SD	22501	3361	28937	2250	19426	2245	28183	5427
	RSD (%)	13%	99%	18%	37%	11%	26%	17%	18%

표 32. 유리 cAC10: SGN-35의 비

	Day 22	Day 43	Day 64
MD-♂	3.8	2.2	1.5
MD-♀	3.6	2	1.3
HD-♂	2	2	2.2
HD-♀	2.3	1.8	1.7

· SGD-1010: 0.058 mg/kg 투여 용량 SGD-1010을 투여한 실험 동물의 평균 최고 혈청 SGD-1010 농도의 범위는 1872-4626 pg/mL였다. 평균 최고 농도는 두 번째에서 네 번째 투여까지 비슷한 수준이었고, 이는 첫 번째 투여에서 나온 농도의 약 두 배였다. 혈청 SGD-1010 농도는 투여 3 일 이내에 40-80 배 감소하였고, 투여 후 일주일이 지난 다음엔 농도가 낮거나 검출될 수 없는 수준으로 떨어졌다. 또한 항체-약물 중합체인 SGN-35를 투여한 실험 동물의 최고 혈청 SGD-1010 농도는 SGD-1010 투여 후 최고 혈청 농도보다 상당히 낮았다. SGD-1010 농도는 약물의 정맥 투여 후가 아닌, SGN-35 투여 3 일 후에 최고 농도를 보였다. 1 mg/kg SGN-35를 투여한 실험 동물의 평균 SGD-1010 농도 범위는 투여 후 3 일까지 12-37 pg/mL였다. 3 mg/kg SGN-35를 투여한 실험 동물의 평균 SGD-1010 농도 범위는 투여 후 34-120 pg/mL 였고, 일반적으로 약물 투여 3 일째에 대부분의 실험 동물에서 최고 값

을 보였다. 6 mg/kg SGN-35를 투여한 실험 동물의 평균 최고 SGD-1010 농도는 167-180 pg/mL이며, 최고 농도는 일반적으로 투여 후 3 일째에 나타났다. 약물 투여 3 주 후 측정한 투여 전 SGD-1010 농도는 일반적으로 모든 SGN-35 투여 군 에서 낮았거나 검출될 수 없었다.

표 33. 수컷 실험 동물에서의 MMAE 농도 (ng/mL) (LC-MS 분석)

Group		D1 Dose End	D22 Predose	D22 Dose End	D43 Predose	D43 Dose End	D64 Predose	D64 Dose End	D71
Vehicle	N	6	6	6	6	6	6	6	6
	Mean	< 10.0	< 10.0	< 10.0	< 10.0	< 10.0	< 10.0	< 10.0	< 10.0
	SD	NA	NA	NA	NA	NA	NA	NA	NA
	RSD (%)	NA	NA	NA	NA	NA	NA	NA	NA
SGN-35 (1 mg/kg)	N	3*	3	3	3	3	3	3	3
	Mean	11.0	< 10.0	22.8	< 10.0	22.5	< 10.0	31.8	15.8
	SD	0.9	NA	11.6	NA	11.7	NA	26.8	6.2
	RSD (%)	8%	NA	51%	NA	52%	NA	84%	39%
SGN-35 (3 mg/kg)	N	5	5	5	5	5	5*	5	5
	Mean	35.3	< 10.0	160.6	< 10.0	54.2	13.5	76.6	72.2
	SD	9.3	NA	140.3	NA	21.4	7.8	60.6	64.6
	RSD (%)	26%	NA	87%	NA	40%	58%	79%	89%
SGN-35 (6 mg/kg)	N	8	7*	7	7	7	7*	7	7
	Mean	65.2	10.1	214.7	< 10.0	155.9	11.3	82.0	96.3
	SD	15.9	0.2	125.3	NA	212.9	1.7	13.4	16.3
	RSD (%)	24%	2%	58%	NA	137%	15%	16%	17%
SGD-1010	N	5	5	5	5	5	5	5	5
	Mean	2020.0	< 10.0	4954.0	< 10.0	5300.0	< 10.0	3240.0	15.9
	SD	369.4	NA	2740.4	NA	3088.4	NA	1427.9	5.4
	RSD (%)	18%	NA	55%	NA	58%	NA	44%	34%

표 34. 암컷 실험 동물에서의 MMAE 농도 (ng/mL) (LC-MS 분석)

Group		D1 Dose End	D22 Predose	D22 Dose End	D43 Predose	D43 Dose End	D64 Predose	D64 Dose End	D71
Vehicle	N	6	6	6	6	6	6	6	6
	Mean	< 10.0	< 10.0	< 10.0	< 10.0	< 10.0	< 10.0	< 10.0	< 10.0
	SD	NA	NA	NA	NA	NA	NA	NA	NA
	RSD (%)	NA	NA	NA	NA	NA	NA	NA	NA
SGN-35 (1 mg/kg)	N	3*	3	3	3*	2	3	3	3*
	Mean	12.0	< 10.0	1750.4	10.2	22.5	< 10.0	43.0	12.5
	SD	2.0	NA	2996.1	0.3	8.8	NA	41.8	4.3
	RSD (%)	16%	NA	171%	3%	39%	NA	97%	35%
SGN-35 (3 mg/kg)	N	5	5	5	5	5	5	5	5
	Mean	34.1	< 10.0	78.5	< 10.0	40.3	< 10.0	41.6	33.0
	SD	6.8	NA	64.7	NA	17.7	NA	12.4	4.8
	RSD (%)	20%	NA	82%	NA	44%	NA	30%	15%
SGN-35 (6 mg/kg)	N	8	6	6	6	6	6*	6	6
	Mean	72.9	< 10.0	92.4	< 10.0	70.5	10.2	69.2	75.2
	SD	30.8	NA	41.4	NA	17.2	0.6	14.3	14.4
	RSD (%)	42%	NA	45%	NA	24%	6%	21%	19%
SGD-1010	N	5	5	5	5	5	5	5	5*
	Mean	1724.0	< 10.0	4297.1	< 10.0	2976.0	< 10.0	5616.0	12.6
	SD	297.0	NA	3293.1	NA	1630.7	NA	3802.2	3.6
	RSD (%)	17%	NA	77%	NA	55%	NA	68%	28%

· SGN-35, 총 항체량, MMAE의 축적: SGN-35를 검출하는데 사용된 ELISA 분석은 항 SGN-35 항체에 의해 영향을 받았을 수 있다. 따라서 항 SGN-35 항체를 형성하는 실험 동물은 SGN-35, 총 항체량 또는 MMAE의 축적의 증거로 평가되지 않았다. 각 분석 시료에 대한 최저 혈청 농도는 축적 지표로서 반복 투여 시 평가되었다. 아래 표는 SGN-35, 총 항체량 또는 MMAE의 축적을 보여주는 군당 실험 동물 개체 수를 나타낸다. MMAE의 축적은 6 mg/kg SGN-35를 투여한 일부 실험 동물에서만 나타났다. 정량 가능한 MMAE의 농도가 MMAE 축적 또는 SGN-35로부터의 계속적인 방출을 나타내는지는 불분명하다. 평가한 모든 실험동물에서 항체 (SGN-35 및 총 항체)의 축적이 나타났으며, 검출 가능한 항 SGN-35 항체는 나타나지 않았다 (표 35).

표35. SGN-35, 총 항체 및 MMAE의 축적

Treatment Group	Assessable[1]	Evidence of Accumulation[2] SGN-35	Total Antibody	MMAE
1 (vehicle)	12/12	0/12	0/12	0/12
2 (SGN-35 1 mg/kg)	1/6	1/1	1/1	0/1
3 (SGN-35 3 mg/kg)	5/10	5/5	5/5	0/5
4 (SGN-35 6 mg/kg)[3]	12/13	12/12	12/12	4/12
5 (SGD-1010)	-	-	-	0/10

[1]) Incidence: number of animals with undetectable levels of anti-SGN-35 antibodies / total number of animals per group

[2]) Incidence: animals with that showed evidence of accumulation / number of animals that were able to be assessed. To allow assessment, animals could not have detectable levels of anti-SGN-35 antibodies. Accumulation is identified as a progressive increase in analyte concentration with successive dosages. Measurements occurred immediately prior to administration of doses 2, 3, and 4.

[3]) Unscheduled deaths are excluded from analysis

SGN-35의 Cynomolgus 원숭이에 대한 6 주 회복기가 있는 6 개월 만성 독성 연구

a) 주요 연구결과

독성 - 투여 용량 및 투여 후 시간에 따른 적혈구 및 백혈구의 감소 조사 결과 호중구 수가 가장 크게 감소했으며, 첫 번째 투여 시 가장 심하게 나타났고 그 이후 투여 기간 및 회복기에 부분적으로 회복되었다.

독성 동태 -

· 노출도는 용량 의존적으로 또는 그 보다 약간 증가한 값을 보임

· 총 항체량 또는 항체-약물 중합체는 축적이 없었으나 MMAE는 축적이 많이 발생함

· 성별 차이는 나타나지 않음

· 항 약물 항체 (ADA)는 3 mg/kg 투여 용량 군에서 한 마리의 실험동물을 제외한 모든 실험동물에서 검출됨

b) 연구 방법

투여 용량 - 표 36 참고

종 - Cynomolgus 원숭이

개체 수/성별/군 - 주요 연구의 SGN-35 군의 경우 6 마리/성, 대조군의 경우 3 마리/성이며, 회복 연구의 SGN-35 군의 경우 4 마리/성, 대조군의 경우 2 마리/성

투여 경로, 제형, 용량, 투여 간격 및 횟수 - 30 분 동안 정맥 투여(10 mL/kg/hr), 재용해 및 희석

용 제형으로 0.9% 염화나트륨 사용, 5 mL/kg, 3 주마다 1 회로 총 9 번 투여 (1, 22, 43, 64, 85, 106, 127, 148, 169 일의 투약기)

체중 - 실험 시작 시 수컷의 경우 2.5~6.2 kg, 암컷의 경우 2.1~4.2 kg

표 36. 연구 설계 요약

Group	No. of Animals		Dose Level	Dose Concentration
	Male	Female	(mg/kg/day)	(mg/mL)
1 (Control)[a]	5	5	0	0
2 (Low)[b]	10	10	1.0	0.2
3 (High)[b]	10	10	3.0	0.6

[a] Group 1 received SGN-35 Placebo (lyophilized formulation buffer, composed of 20 mM citrate, 63 mg/mL trehalose, and 0.2 mg/mL Tween-80, pH 6.6, Lot #: DEVSYB-1). Upon completion of the dosing phase, two animals/sex remained on study for at least 6 weeks for recovery.

[b] All animals in Groups 2 and 3 received SGN-35. Upon completion of the dosing phase, four animals/sex/group remained on study for at least 6 weeks for recovery.

c) 관찰 및 결과

사망률 - 죽은 동물이 없었다.

임상 징후 - 3 mg/kg 투여 용량 실험 군 중 실험 동물 한 마리가 6 번째 투여 후 움츠러듦 및 저활성, 7 번째 투여 후 창백한 혀 및 잇몸 증상이 나타났다. 이후 약물 투여 전 디펜히드라민을 투여하였지만 구토 및 창백함이 여전히 나타났다. 이 반응은 약물 관련 증상일 가능성이 높다. 또한 1 mg/kg 또는 3 mg/kg 투여 용량 실험 군 중 30%, 40%의 수컷 동물에서 탈모 증상이 나타났으나 대조군에서는 나타나지 않았다. 그리고 0, 1, 3 mg/kg 투여 용량 실험 군들에서 음식물이 함유된 구토 및 변색된 대변의 발생빈도가 20%, 40%, 10%로 나타났다.

체중 - 약물 관련 영향 없음

음식 섭취 - 약물 관련 영향 없음

안과 검사 - 약물 관련 영향 없음

심전도 - 대부분 약물 관련 영향이 없으나, 3 mg/kg 투여 용량의 실험 군 중 암컷 1 마리가 회복기 중 심실부정맥이 기록되었다. 연구 보고서에 따르면, 이 실험 동물의 심실 부정맥은 SGN-35에 기인한 것이 아닌 우연인 것으로 판단되었다.

혈압, 심박수 및 호흡수 - 약물 관련 영향 없음

혈액학 - 투여 용량 관련하여 적혈구 수, HGB 및 HCT 감소가 나타났고 이는 회복기 이후에도 유지되었다. 또한 투여 용량 관련하여 백혈구 수 감소가 나타났고, 이 감소는 첫 번째 투여 후 가장 많이 감소했으며 투여 기간에서 부분적으로 회복되었으나 회복기 이후에는 대조군 수치보다 낮게 유지되었다. 림프구도 백혈구 수와 마찬가지의 양상을 보였다.'

표 37. 수컷 실험동물에서 HGB에 대한 SGN-35의 영향 요약

Group/Sex		HGB g/dL PRED 4	DSNG 1	DSNG 15	DSNG 22	DSNG 36	DSNG 43	DSNG 57	DSNG 64
1M	Mean	13.7	13.1	12.4	12.5	13.3	13.6	13.4	14.1
	SD	0.80	0.91	0.46	0.37	0.42	0.25	0.29	0.60
	N	5	5	5	5	5	5	5	5
2M	Mean	13.4	13.3	11.4*	12.2	12.9	13.3	13.1	13.7
	SD	0.49	0.46	0.60	0.55	0.60	0.55	0.57	0.61
	N	10	10	10	10	10	10	10	10
3M	Mean	13.3	12.9	10.9*	11.8	12.0*	12.5*	12.3	12.8*
	SD	1.01	1.21	0.88	0.94	0.71	0.72	1.14	0.97
	N	10	10	10	10	10	10	10	10

Group/Sex		HGB g/dL DSNG 78	DSNG 85	DSNG 99	DSNG 106	DSNG 120	DSNG 127	DSNG 141	DSNG 148
1M	Mean	13.5	13.4	13.3	13.4	13.6	13.5	13.6	13.8
	SD	0.55	0.71	0.60	0.54	0.40	0.55	0.49	0.51
	N	5	5	5	5	5	5	5	5
2M	Mean	13.4	13.3	13.7	13.7	13.7	13.5	13.7	13.7
	SD	0.67	0.66	0.54	0.53	0.57	0.60	0.57	0.47
	N	10	10	10	10	10	10	10	10
3M	Mean	12.3*	12.4	12.6	12.8	12.4	12.9	12.3*	12.9
	SD	1.11	0.93	1.39	1.14	1.40	1.18	1.23	1.28
	N	10	10	10	10	10	10	10	10

Group/Sex		HGB g/dL DSNG 162	DSNG 169	DSNG 176	RECO 15	RECO 29	RECO 36
1M	Mean	13.8	14.0	12.4	13.5	14.7	14.6
	SD	0.63	0.50	0.67	0.57	0.07	0.07
	N	5	5	5	2	2	2
2M	Mean	13.7	13.7	12.3	13.2	14.0	13.8
	SD	0.54	0.46	0.59	0.49	0.40	0.57
	N	10	10	10	4	4	4
3M	Mean	12.3*	12.5*	10.9*	12.4	13.3*	13.2*
	SD	1.34	1.02	1.23	0.95	0.34	0.38
	N	10	10	10	4	4	4

**1M, 2M or 3M: males in 0, 1.0, or 3.0 mg/kg groups, respectively. PRED: Predose phase, DSGN: Dosing phase, and RECO: Recovery phase
* P< or =0.05

표 38. 수컷 실험동물에서 WBC에 대한 SGN-35의 영향 요약

Group/Sex		WBC E3/uL PRED 4	DSNG 1	DSNG 15	DSNG 22	DSNG 36	DSNG 43	DSNG 57	DSNG 64
1M	Mean	15.79	16.98	15.73	14.51	13.30	14.94	15.68	15.64
	SD	7.419	5.955	6.234	6.475	3.827	3.923	7.218	4.736
	N	5	5	5	5	5	5	5	5
2M	Mean	14.55	13.05	12.51	11.67	14.21	12.75	14.01	13.35
	SD	3.202	5.063	3.136	4.068	3.330	4.088	2.630	3.419
	N	10	10	10	10	10	10	10	10
3M	Mean	11.34	10.76	7.56*	9.90	9.98	9.48*	9.10*	11.64
	SD	3.625	3.017	1.782	4.494	2.739	3.030	2.300	4.788
	N	10	10	10	10	10	10	10	10

Group/Sex		WBC E3/uL DSNG 78	DSNG 85	DSNG 99	DSNG 106	DSNG 120	DSNG 127	DSNG 141	DSNG 148
1M	Mean	15.46	12.07	16.05	16.35	15.47	15.70	15.83	17.07
	SD	7.087	3.104	3.203	4.541	3.585	3.670	4.099	4.622
	N	5	5	5	5	5	5	5	5
2M	Mean	14.04	12.05	14.73	15.21	13.14	13.51	13.02	13.10
	SD	3.982	3.493	4.413	4.424	3.176	3.623	3.677	4.027
	N	10	10	10	10	10	10	10	10
3M	Mean	7.86*	8.68	9.60*	14.93	8.99*	12.23	8.88*	11.26
	SD	2.235	4.945	3.110	4.465	3.190	4.131	3.459	5.556
	N	10	10	10	10	10	10	10	10

Group/Sex		WBC E3/uL DSNG 162	DSNG 169	DSNG 176	RECO 15	RECO 29	RECO 36
1M	Mean	14.53	13.86	14.17	14.16	13.49	15.86
	SD	3.421	1.959	5.963	3.380	3.055	7.757
	N	5	5	5	2	2	2
2M	Mean	13.31	12.90	12.90	11.71	11.99	12.68
	SD	4.082	4.350	3.361	2.523	2.497	1.813
	N	10	10	10	4	4	4
3M	Mean	8.76*	13.51	9.66	11.48	14.89	13.45
	SD	3.209	5.798	4.826	1.706	1.342	2.157
	N	10	10	10	4	4	4

**1M, 2M or 3M: males in 0, 1.0, or 3.0 mg/kg groups, respectively. PRED: Predose phase, DSGN: Dosing phase, and RECO: Recovery phase

* P< or =0.05

표 39. 수컷 실험동물에서 호중구에 대한 SGN-35의 영향 요약

Group/Sex		NEUT E3/uL PRED 4	DSNG 1	DSNG 15	DSNG 22	DSNG 36	DSNG 43	DSNG 57	DSNG 64
1M	Mean	5.62	7.68	5.38	5.06	4.05	5.45	5.96	6.01
	SD	3.276	4.301	3.659	4.021	1.311	1.231	5.392	3.192
	N	5	5	5	5	5	5	5	5
2M	Mean	6.06	4.90	4.06	3.20	4.08	4.87	3.58	5.09
	SD	3.306	3.958	2.344	2.555	2.017	2.922	1.534	2.887
	N	10	10	10	10	10	10	10	10
3M	Mean	3.61	4.21	1.36*	2.49	3.11	3.14	2.29	4.30
	SD	2.715	2.360	0.536	3.051	2.325	2.201	1.888	3.927
	N	10	10	10	10	10	10	10	10

Group/Sex		NEUT E3/uL DSNG 78	DSNG 85	DSNG 99	DSNG 106	DSNG 120	DSNG 127	DSNG 141	DSNG 148
1M	Mean	7.05	4.69	5.65	5.65	4.63	4.95	5.93	7.24
	SD	5.071	2.364	2.754	3.548	2.621	2.904	3.569	4.433
	N	5	5	5	5	5	5	5	5
2M	Mean	5.07	4.63	5.08	5.85	4.25	4.37	3.97	6.15
	SD	3.448	2.605	2.682	3.337	2.126	2.115	1.983	3.297
	N	10	10	10	10	10	10	10	10
3M	Mean	1.81*	2.55	2.36*	6.28	2.22	3.46	1.86*	5.73
	SD	0.991	3.153	1.502	4.976	2.442	2.867	1.151	5.749
	N	10	10	10	10	10	10	10	10

Group/Sex		NEUT E3/uL DSNG 162	DSNG 169	DSNG 176	RECO 15	RECO 29	RECO 36
1M	Mean	4.85	4.29	6.08	6.06	4.78	7.55
	SD	2.988	1.769	5.199	4.130	3.550	6.986
	N	5	5	5	2	2	2
2M	Mean	4.33	4.77	4.73	3.71	2.63	3.76
	SD	2.124	2.145	3.107	2.644	0.838	1.820
	N	10	10	10	4	4	4
3M	Mean	1.38*	5.06	3.19	1.50*	2.20	2.16
	SD	0.707	5.055	4.082	0.506	0.399	0.959
	N	10	10	10	4	4	4

**1M, 2M or 3M: males in 0, 1.0, or 3.0 mg/kg groups, respectively. PRED: Predose phase, DSGN: Dosing phase, and RECO: Recovery phase
* P< or =0.05

혈청 화학 수치 - 약물 관련 영향 없음

소변 검사 - 약물 관련 영향 없음

육안 병리학 - 약물 관련 영향 없음

기관 무게 - 투여 용량과 관련하여 자궁 무게 감소가 투여 기간 후반기 및 회복기에서 나타났으나, 회복기에 더 큰 감소가 나타났다. 미시적 또는 거시적인 특징은 없었기에 약물 관련 효과가 아닐 수 있다.

표 40. 절대적 또는 상대적 자궁 무게 요약

Group/ Sex		Terminal Body weight (Kg)	Uterus Unadjusted (g)	Uterus Ratio (%)
1F	Mean	3.1	9.215	0.296
	SD	0.14	2.0075	0.0513
	N	2	2	2
2F	Mean	3.2	6.065	0.187*
	SD	0.71	2.3142	0.0533
	N	4	4	4
3F	Mean	3.5	6.019	0.170*
	SD	1.09	2.4271	0.0140
	N	4	4	4

** 1F, 2F or 3F: Females in 0, 1.0, or 3.0 mg/kg groups, respectively, * P< or =0.05

조직 병리학 - 약물 관련 영향 없음

특별 소견 - 없음

독성 동태 -

· 유리 MMAE 분석: 독성 동태 관련 매개변수는 표 41에 요약되어 있다. 평균 Cmax와 AUC의 증가는 용량에 의존적이었다. 성별 차이는 2 배 이내였다. 유의한 MMAE 축적이 관찰되었으며, 평균 AUC168-189d : AUC0-21d의 비율은 약 15~162 였다.

표 41. MMAE의 독성 동태 관련 매개변수 요약

Dose Group	SGN-35 Dose Level (mg/kg)	Sex		First Dose (Day 1) C_{max} (ng/mL)	First Dose (Day 1) T_{max}[a,b] (day)	First Dose (Day 1) $AUC_{0\text{-}21d}$ (ng·day/mL)	First Dose (Day 1) $AUC_{0\text{-}tlast}$ (ng·day/mL)	Last Dose (Day 169) C_{max} (ng/mL)	Last Dose (Day 169) T_{max}[a,b] (day)	Last Dose (Day 169) $AUC_{0\text{-}21d}$ (ng·day/mL)	Last Dose (Day 169) $AUC_{0\text{-}tlast}$ (ng·day/mL)	Accumulation Ratio[c] C_{max}	Accumulation Ratio[c] AUC
2	1	M	Mean	0.0369	2.0208 (1.0208,	0.183	0.152	3.72	168.0625 (168.0278,	2.94	2.38	93.7	15.0
			SD	0.0109	3.0208)	0.050	0.047	5.55	168.2708)	3.53	3.09	132	16.9
			N	10	10	10	10	10	10	9	10	10	9
		F	Mean	0.0238	2.0208 (1.0208,	0.105	0.0798	6.21	168.0625 (168.0278,	14.0	7.02	292	162
			SD	0.0053	3.0208)	0.038	0.0391	13.62	169.0208)	23.0	16.97	679	285
			N	10	10	10	10	10	10	5	10	10	5
		Combined	Mean	0.0303	2.0208 (1.0208,	0.144	0.116	4.97	168.0625 (168.0278,	6.91	4.70	193	67.5
			SD	0.0107	3.0208)	0.059	0.056	10.20	169.0208)	14.15	12.11	487	175
			N	20	20	20	20	20	20	14	20	20	14
3	3	M[d]	Mean	0.103	2.0208 (1.0208,	0.663	0.634	7.51	169.0208 (168.0278,	12.1	9.38	67.8	17.0
			SD	0.042	3.0208)	0.239	0.242	16.76	171.0208)	24.1	20.95	146.9	31.9
			N	9	9	9	9	9	9	7	9	9	7
		F	Mean	0.0654	2.0208	0.367	0.327	4.87	168.2917 (168.0278,	7.53	4.61	84.7	19.8
			SD	0.0095	(1.0208, 3.0208)	0.063	0.076	11.91	170.0208)	14.76	11.57	216	39.6
			N	10	10	10	10	10	10	6	10	10	6
		Combined	Mean	0.0831	2.0208 (1.0208,	0.508	0.472	6.12	168.5208 (168.0278,	10.0	6.87	76.7	18.3
			SD	0.0345	3.0208)	0.225	0.231	14.05	171.0208)	19.6	16.37	181.8	34.1
			N	19	19	19	19	19	19	13	19	19	13
		Animal No. I02398[e]		0.0915	2.0208	0.482	0.457	0.101	170.0208	NC	0.478	1.10	NC

* Times were normalized to Day 1 dose administration; $AUC_{168\text{-}189d}$ was not reported if the % AUC extrapolated value was >20%; NC: Not calculated.
[a] Tmax values presented to 4 decimal places for clarity.
[b] Median (Min, Max) reported for Tmax.
[c] Accumulation ratio calculated as Cmax Day 169/Cmax Day 1 or $AUC_{168\text{-}189d}/AUC_{0\text{-}21d}$.
[d] Animal I02398 was excluded from descriptive statistics since it was the only animal that did not have positive ADA results.
[e] Individual values for Animal I02398 are presented for informational purposes.

· ADC 및 총 항체량 분석: 독성 동태 관련 매개변수는 표 42, 43에 요약되어 있다. 평균 Cmax와 AUC 증가는 용량에 의존적이거나 그 보다 약간 더 높았다. 뚜렷한 성별 차이는 관찰되지 않았다. 또한 축적도 관찰되지 않았다.

표 42. ADC의 독성 동태 관련 매개변수 요약

Dose Group	SGN-35 Dose Level (mg/kg)	Sex		First Dose (Day 1) C_{max} (μg/mL)	First Dose (Day 1) T_{max}[a,b] (day)	First Dose (Day 1) AUC_{0-21d} (μg·day/mL)	First Dose (Day 1) $AUC_{0-tlast}$ (μg·day/mL)	Last Dose (Day 169) C_{max} (μg/mL)	Last Dose (Day 169) T_{max}[a,b] (day)	Last Dose (Day 169) $AUC_{168-189d}$ (μg·day/mL)	Last Dose (Day 169) $AUC_{0-tlast}$ (μg·day/mL)	Accumulation Ratio[c] C_{max}	Accumulation Ratio[c] AUC
2	1	M	Mean	27.2	0.0278 (0.0278,	47.6	47.1	0.137	168.0278 (168.0278,	0.0128	0.0121	0.00512	0.000268
			SD	5.5	0.06250)	4.3	4.3	0.259	168.0278)	0.0250	0.0241	0.00928	0.000515
			N	10	10	10	10	10	7	6	6	10	6
		F	Mean	26.1	0.0278 (0.0278,	44.0	43.8	9.82	168.0278 (168.0278,	12.6	17.8	0.365	0.339
			SD	4.6	0.2708)	7.7	7.6	15.79	168.0278)	19.4	22.6	0.607	0.545
			N	10	10	10	10	10	7	6	7	10	6
		Combined	Mean	26.6	0.0278 (0.0278,	45.8	45.4	4.98	168.0278 (168.0278,	6.29	9.60	0.185	0.169
			SD	5.0	0.2708)	6.3	6.2	11.95	168.0278)	14.61	18.48	0.457	0.408
			N	20	20	20	20	20	14	12	13	20	12
3	3	M[d]	Mean	86.6	0.0625 (0.0278,	189	187	57.6	168.0278 (168.0278,	167	163	0.656	0.764
			SD	16.0	0.2708)	42	40	54.8	168.2708)	157	130	0.633	0.679
			N	9	9	9	9	9	8	6	7	9	6
		F	Mean	81.4	0.0278 (0.0278,	162	161	53.3	168.0278 (168.0278,	126	101	0.667	0.729
			SD	14.8	0.0625)	24	25	55.7	168.0625)	91	85	0.713	0.527
			N	10	10	10	10	10	7	7	8	10	7
		Combined	Mean	83.8	0.0278 (0.0278,	175	173	55.4	168.0278 (168.0278,	145	130	0.662	0.745
			SD	15.2	0.2708)	36	35	53.8	168.2708)	122	109	0.657	0.575
			N	19	19	19	19	19	15	13	15	19	13
		Animal No. I02398[e]		74.9	0.0625	154	154	84.0	168.0278	162	130	1.12	1.05

* Times were normalized to Day 1 dose administration; Cmax and AUC were treated as zero and Tmax was treated as missing for all animals with no measurable concentrations above the lower limit of quantitation in the profile; If there were measurable concentrations in the profile, at least three measurable concentrations above the lower limit of quantitation were needed to calculate AUC; $AUC_{168-189d}$ was not reported if the % AUC extrapolated value was >20%.

[a] Tmax values presented to 4 decimal places for clarity.

[b] Median (Min, Max) reported for Tmax.

[c] Accumulation ratio calculated as Cmax Day 169/Cmax Day 1 or $AUC_{168-189d}/AUC_{0-21d}$.

[d] Animal I02398 was excluded from descriptive statistics since it was the only animal that did not have positive ADA results.

[e] Individual values for Animal I02398 are presented for informational purposes.

표 43. 총 항체량의 독성 동태 관련 매개변수 요약

Dose Group	SGN-35 Dose Level (mg/kg)	Sex		First Dose (Day 1) C_{max} (μg/mL)	First Dose (Day 1) T_{max}[a,b] (day)	First Dose (Day 1) AUC_{0-21d} (μg·day/mL)	First Dose (Day 1) AUC_{0-last} (μg·day/mL)	Last Dose (Day 169) C_{max} (μg/mL)	Last Dose (Day 169) T_{max}[a,b] (day)	Last Dose (Day 169) $AUC_{168-189d}$ (μg·day/mL)	Last Dose (Day 169) AUC_{0-last} (μg·day/mL)	Accumulation Ratio[c] C_{max}	Accumulation Ratio[c] AUC
2	1	M	Mean	27.2	0.0278 (0.0278,	47.6	47.1	0.137	168.0278 (168.0278,	0.0128	0.0121	0.00512	0.000268
			SD	5.5	0.06250)	4.3	4.3	0.259	168.0278)	0.0250	0.0241	0.00928	0.000515
			N	10	10	10	10	10	7	6	6	10	6
		F	Mean	26.1	0.0278 (0.0278,	44.0	43.8	9.82	168.0278 (168.0278,	12.6	17.8	0.365	0.339
			SD	4.6	0.2708)	7.7	7.6	15.79	168.0278)	19.4	22.6	0.607	0.545
			N	10	10	10	10	10	7	6	7	10	6
		Combined	Mean	26.6	0.0278 (0.0278,	45.8	45.4	4.98	168.0278 (168.0278,	6.29	9.60	0.185	0.169
			SD	5.0	0.2708)	6.3	6.2	11.95	168.0278)	14.61	18.48	0.457	0.408
			N	20	20	20	20	20	14	12	13	20	12
3	3	M[d]	Mean	86.6	0.0625 (0.0278,	189	187	57.6	168.0278 (168.0278,	167	163	0.656	0.764
			SD	16.0	0.2708)	42	40	54.8	168.2708)	157	130	0.633	0.679
			N	9	9	9	9	9	8	6	7	9	6
		F	Mean	81.4	0.0278 (0.0278,	162	161	53.3	168.0278 (168.0278,	126	101	0.667	0.729
			SD	14.8	0.0625)	24	25	55.7	168.0625)	91	85	0.713	0.527
			N	10	10	10	10	10	7	7	8	10	7
		Combined	Mean	83.8	0.0278 (0.0278,	175	173	55.4	168.0278 (168.0278,	145	130	0.662	0.745
			SD	15.2	0.2708)	36	35	53.8	168.2708)	122	109	0.657	0.575
			N	19	19	19	19	19	15	13	15	19	13
		Animal No. I02398[e]		74.9	0.0625	154	154	84.0	168.0278	162	130	1.12	1.05

* Times were normalized to Day 1 dose administration; Cmax and AUC were treated as zero and Tmax was treated as missing for all animals with no measurable concentrations above the lower limit of quantitation in the profile; If there were measurable concentrations in the profile, at least three measurable concentrations above the lower limit of quantitation were needed to calculate AUC; $AUC_{168-189d}$ was not reported if the % AUC extrapolated value was >20%.

[a] Tmax values presented to 4 decimal places for clarity.

[b] Median (Min, Max) reported for Tmax.

[c] Accumulation ratio calculated as Cmax Day 169/Cmax Day 1 or $AUC_{168-189d}/AUC_{0-21d}$.

[d] Animal I02398 was excluded from descriptive statistics since it was the only animal that did not have positive ADA results.

[e] Individual values for Animal I02398 are presented for informational purposes.

· 항 약물 항체 (ADA): 면역원성 반응은 1 mg/kg 투여 용량 실험 군의 모든 실험 동물과 3 mg/kg 투여 용량 실험 군의 20마리 실험 동물 중 19 마리에서 나타났다. 면역원성 반응은 22 일째부터 대부분의 동물에서 추가 투약과 함께 역가가 증가하였다. 예를 들어, 1 mg/kg 투여 용량 실험 군의 수컷은 22 일째에 16~164 였으나 176 일째에는 1024~131072, 211 일째에 4096~65536의 역가를 보였다. ADA는 176 일 또는 211 일까지 유지되었다. ADA는 반복 투여 후 ADC 및 총 항체량의 농도를 감소시키는 것으로 나타났으며, MMAE의 농도를 증가시키는 것으로 나타났다. 임상 개요에 따르면 고 용량 투여 및 ALCL 환자의 약 7%가 ADA가 있음을 보여준다. ADA 존재는 혈청 Brentuximab vedotin 농도의 실질적인 감소와 상관 관계가 없었으며 SGN-35 효능의 감소를 유발하지 않았다. ADA는 ADC의 항체 부분을 대상으로 만들어진 것이며, 일반적으로 투여 2 번째에 투여 전 시료에서 처음으로 검출되었다.

안정성 - 로트에 대한 시료는 12 개월 동안 2~8℃에서 안정하였으며, 투여 제형은 7 시간 동안 실온에서 안정했다. 따라서 모든 투여는 투여 제형 제조 완료 후 7 시간 이내에 진행되었다.

농도 검증 - 모든 제형의 농도는 목표 농도의 ± 10% (평균 농도는 이론 농도의 94.5~109% 범위)였다.

1.7 유전독성

1) 시험관 내 세균성 역 돌연변이 실험 (Ames test)

세균성 역 돌연변이 실험: SGD-1010

a) 주요 연구 결과: 음성

b) 연구 방법

Methods: Plate incorporation

Strains:	*Salmonella typhimurium* histidine auxotrophs TA98, TA100, TA1535, and TA1537 and the *Escherichia coli* tryptophan auxotroph WP2*uvrA*
Concentrations in definitive study:	75, 200, 600, 1800, and 5000 mcg per plate in the presence or absence of S9
Basis of concentration selection:	Range finding assay at up to 5000 mcg/plate
Negative control:	Dimethylsulfoxide (DMSO)
Positive control:	See Table 27
Formulation/Vehicle:	DMSO
Incubation & sampling time:	48 to 72 hours

표 43. 양성 대조군 시약

Assay	Chemicals	Concentration (mcg/plate)	Responding strains
Nonactivation	2-nitrofluorene (2NF)	1.0	TA 98
	Sodium azide (SA)	1.0	TA 100, 1535
	9-aminoacridine	75	TA 1537
	Methyl methanesulfonate (MMS)	1,000	WP2uvrA
Activation	2-aminoanthracene (2-AA)	1.0	TA 98, 100, 1535, 1537
	2-aminoanthracene (2-AA)	10	WP2uvrA

*Prepared by the reviewer based on the submission.

c) 연구 타당성

· 농도 선택은 수용 가능한 최대 농도, 즉 플레이트 당 5000 mcg가 사용되었다.

· 음성 대조군에서의 콜로니 수는 과거 대조 범위 내에 들어갔다.

· 양성 대조군은 음성 대조군과 비교 할 때 3 배 이상의 콜로니 수를 보였다.

· 배양은 3 번의 중복 실험으로 진행되었다.

결과: 본 연구의 조건 하에 SGD-1010은 S9의 존재 유무에 상관 없이 시험 균주의 역 돌연변이 콜로니를 유발하지 않았다.

표 44. 결과 요약

Average Revertants Per Plate ± Standard Deviation

Liver Microsomes: None

Dose (μg/plate)	TA98	TA100[a]	TA1535	TA1537	WP2 uvrA
Vehicle	13 ± 2	125 ± 11	13 ± 1	12 ± 2	11 ± 1
75	11 ± 1	133 ± 26	13 ± 1	11 ± 1	13 ± 2
200	11 ± 1	132 ± 21	12 ± 1	11 ± 1	11 ± 2
600	11 ± 1	133 ± 13	13 ± 4	11 ± 1	11 ± 1
1800	12 ± 1	140 ± 11	12 ± 1	11 ± 1	11 ± 2
5000	12 ± 2	129 ± 14	12 ± 1	10 ± 1	10 ± 1
Positive	152 ± 19	549 ± 22	506 ± 61	1087 ± 122	208 ± 21

Liver Microsomes: Rat liver S9

Dose (μg/plate)	TA98	TA100[a]	TA1535	TA1537	WP2 uvrA
Vehicle	16 ± 4	136 ± 14	11 ± 1	8 ± 3	10 ± 1
75	15 ± 1	146 ± 7	10 ± 2	5 ± 2	12 ± 2
200	11 ± 2	130 ± 6	8 ± 3	10 ± 1	12 ± 1
600	13 ± 2	138 ± 17	10 ± 3	8 ± 1	11 ± 1
1800	13 ± 2	141 ± 17	10 ± 2	10 ± 2	11 ± 1
5000	11 ± 1	129 ± 9	11 ± 2	10 ± 2	11 ± 1
Positive	890 ± 85	828 ± 90	171 ± 54	1471 ± 114	376 ± 56

2) 시험관 내 포유류 세포 유전자 돌연변이 실험

L5178Y TK+/- 마우스 림프종 순 돌연변이 확인 실험

a) 주요 연구 결과: 음성

b) 연구 방법

Methods: Soft Agar Version, colonies were counted with an automated colony counter

Cell line:	L5178Y/TK $^{+/-}$ Mouse Lymphoma
Concentrations in definitive study:	4-hour treatment, 0.05, 0.1, 0.5, 1, 5, 10, 20, 30, 40, 50, 60, 70, 80, 90, and 100 ng/mL with S9, and 0.05, 0.1, 0.5, 1, 2.5, 5, 7.5, 10, 12.5, 15, 20, 25, 30, 40, and 50 ng/mL without S9 Confirmatory: 4-hour treatment: 0.05, 0.1, 0.25, 0.5, 1, 2.5, 5, 10, 20, 30, 40, 50, 60, and 70 ng/mL with S9 24-hour treatment: 0.001, 0.005, 0.01, 0.05, 0.1, 0.25, 0.5, 0.75, 1, 1.5, 2, 2.5, 3, 4, 5, and 6 ng/mL without S9
Basis of concentration selection:	Range-finding assay at concentrations of 0.197, 0.393, 0.785, 1.57, 3.13, 6.25, 12.5, 25, 50, and 100 ng/mL
Negative control:	0.9% saline for injection
Positive control:	Methyl methanesulfonate (MMS) in the absence of S9 at concentrations of 10, 15, and 20 mcg/mL (4-hour treatment), or 6.5, 10, and 15 mcg/mL (24-hour treatment) Methylcholanthrene (MCA) in the presence of S9 at concentrations of 1.5, 2, and 4 mcg/mL
Formulation/Vehicle:	Initially dissolved in 0.01N HCl (1 mg/mL) then diluted in 0.9% saline for injection
Incubation & sampling time:	2 or 3 days (expression period) + 13 or 14 days

c) 연구 타당성: 유전 독성 실험에 관한 국제 워크숍의 마우스 림프구 연구 권고에 기반하여 진행되었다.

음성 대조군 -

· 절대 클로닝 효율 (ACE): 65~120% 범위 이내

· 부유 성장 (SG): 2~3 일 발현 기간 동안 8~32 배 이상

· 돌연변이 발생 빈도 (MF): 주로 35~140 x 10^{-6} 이내이며 그보다 작은 30 x 10^{-6}도 발생

양성 대조군 -

· 돌연변이 발생 빈도 (MF): 적어도 300 x 10^{-6} 이내이며 적어도 한 가지 농도에서 40% 이상은 작은 콜로니 발생

· 상대적 총 성장 (RTG): 적어도 한 가지 농도에서 10% 이상

· 작은 콜로니 검출 - 대다수의 배지에서 40% 이상은 작은 콜로니 발생

농도 선택 -

· RTG: 초기 4 시간 배양 연구 시, S9 포함된 50 ng/mL SGD-1010에서 16.6%, S9 포함되지 않은 7.5 ng/mL SGD-1010에서 22.1%.

· RTG: 재확인 배양 연구 시, S9 포함된 30 ng/mL SGD-1010에서 4 시간 배양 시 24.8%, S9 포함되지 않은 2.5 ng/mL SGD-1010에서 24 시간 배양 시 17.8%.

· RTG: 재 연구 시, S9포함된 50 ng/mL SGD-1010에서 15.7%, S9 포함되지 않은 5 ng/mL SGD-1010에서 27.0%

배양은 3번의 반복 실험으로 진행되었다. 결과는 글로벌 평가 요소 (GEF)를 사용하여 평가하였다. 몇 가지 음성 대조군 배양에서 MF가 35 x 10^{-6} (약 30 x 10^{-6}) 미만이었고 일부 자료 값은 20% RTG 이상에서 평가되었다. (단 하나의 분석에서는 25% 이상이었다). 이 연구는 적절한 방법으로 충분히 검증되었다고 판단되었다.

d) 결과: 초기 배양 연구에서, SGD-1010 처리한 배양액 중 S9을 처리한 배지 (4 개)의 MF는 63.6-80.7/10^6의 TFT^r 돌연변이를, S9을 처리하지 않은 배지 (7개, 표 45)의 MF는 63.6-80.7/10^6의 TFT^r 돌연변이를 보였다. 재확인 배양 연구에서, SGD-1010 처리한 배양액 중 S9을 처리한 배지 (표 46, 47)의 MF는 31.3-74.4/10^6의 TFT^r 돌연변이를, S9을 처리하지 않은 배지 (표 40, 41)의 MF는 27.2-92.5/10^6의 TFT^r 돌연변이를 보였다.

표 45. 초기 배양 연구에서, S9을 처리하지 않은 배지의 돌연변이 (4 시간 배양)

Test Condition	Daily Cell Density/mL ($x 10^5$)		Cumulative RSG[a]		Total Mutant Colonies	Total Viable Colonies	Cloning Efficiency[b]		Relative Growth (%)[c]	Mutant Frequency ($x 10^{-6}$)[d]
	Day 1	Day 2		AVG VC				AVG VC		
Nonactivation Controls[e]										
Vehicle Control	12.4	9.9	13.6		97	511	85.2		91.4	38.1
Vehicle Control	12.1	12.7	17.1		123	449	74.9		100.6	54.9
Vehicle Control	13.7	10.7	16.3	15.7	107	500	83.4	81.1	106.8	42.7
MMS 15.0 μg/mL	8.9	8.0	7.9		296	158	26.3		16.4	375.9[f]
MMS 20.0 μg/mL	7.9	6.3	5.5		249	106	17.6		7.6	471.9[f]
Test Article (ng/mL)			Relative to Vehicle Control (%)				Relative to Vehicle Control (%)			
0.0500	14.0	9.3	92.3		147	492	101.1		93.3	59.8
0.100	14.7	10.7	111.5		96	435	89.4		99.7	44.1
0.500	13.1	10.5	97.5		108	475	97.6		95.3	45.4
1.00	13.8	7.7	75.4		128	595	122.2		92.1	43.0
2.50	11.0	9.6	74.9		107	536	110.1		82.4	39.8
5.00	8.3	7.3	43.0		101	340	69.9		30.0	59.2
7.50	7.3	6.4	33.1		113	325	66.7		22.1	69.3
10.0	5.2	4.7	17.3		h	204	41.9		7.3	i
12.5	3.9[g]	4.9	10.4		h	157	32.1		3.4	i
15.0	4.0	3.7	10.5		h	154	31.7		2.5	i

표 46. 재확인 배양 연구에서, S9을 처리한 배지의 돌연변이 (4 시간 배양)

Test Condition	Daily Cell Density/mL ($x 10^5$)		Cumulative RSG[a]		Total Mutant Colonies	Total Viable Colonies	Cloning Efficiency[b]		Relative Growth (%)[c]	Mutant Frequency ($x 10^{-6}$)[d]
	Day 1	Day 2		AVG VC				AVG VC		
Activation Controls[e]										
Vehicle Control	11.4	12.3	15.6		108	433	72.1		86.4	49.9
Vehicle Control	11.6	12.9	16.6		121	526	87.7		112.1	45.9
Vehicle Control	14.5	10.2	16.4	16.2	117	485	80.8	80.2	102.1	48.4
MCA 1.50 µg/mL	5.7	8.2	5.2		490	234	38.9		15.5	419.3[f]
MCA 2.00 µg/mL	4.3	8.5	4.1		395	231	38.5		12.0	341.5[f]
Test Article (ng/mL)			Relative to Vehicle Control (%)				Relative to Vehicle Control (%)			
0.0500	14.3	10.5	102.9		65	416	86.5		89.0	31.3
0.250	13.5	10.5	97.1		100	394	81.8		79.4	50.6
0.500	12.1	10.5	87.1		98	345	71.7		62.4	57.0
2.50	13.4	9.9	90.9		77	333	69.2		62.9	46.3
5.00	12.0	8.2	67.4		129	567	117.7		79.4	45.6
10.0	12.3	10.1	85.1		90	455	94.6		80.5	39.6
20.0	8.5	9.1	53.0		111	366	76.1		40.3	60.8
30.0	6.7	6.1	28.0		159	427	88.7		24.8	74.4
50.0	5.1	6.1	21.3		[g]	219	45.6		9.7	[h]
60.0	4.3	6.0	17.7		[g]	186	38.7		6.8	[h]

[a]RSG = (Day 1 Count)/3 x (Day 2 Count)/3 (or Day 1 Count if not subcultured)
[b]Cloning Efficiency = Total Viable Colony Count/Number of Cells Seeded x 100
[c]Relative Growth = (Relative Suspension Growth x Relative Cloning Efficiency)/100
[d]Mutant Frequency = (Total Mutant Colonies/Total Viable Colonies) x ($2 x10^{-4}$)
[e]Vehicle Control = 10% Saline, 0.9% Sodium Chloride injection USP
Positive Control: MCA = Methylcholanthrene
[f]Mutagenic. Exceeds Minimum Criterion of $138.1 x 10^{-6}$
[g]Not scored due to excessive cytotoxicity.
[h]Insufficient data for calculations.

표 47. 재확인 배양 연구에서, S9을 처리한 배지의 돌연변이 자료 크기 조절 값 (4 시간 배양)

Test Condition	Conc.	Cum. RSG (%)[a]		Cloning Efficiency[b]		Relative Growth[c]	Mutant Frequency (x 10^{-6})[d]		
		Day 1	Day 2	Abs %	Rel %	(%)	Total	Small	Large
Vehicle Control[e]									
	10%	91.2	96.1	72.1	89.9	86.4	49.9	18.1	31.8
	10%	92.8	102.5	87.7	109.4	112.1	45.9	14.9	31.1
	10%	116.0	101.4	80.8	100.7	102.1	48.4	12.7	35.7
MCA[f] (μg/mL)									
	1.50	45.6	32.0	38.9	48.5	15.5	419.3	202.0	217.3
	2.00	34.4	25.0	38.5	48.0	12.0	341.5	163.1	178.5
Test Article (ng/mL)									
	0.050	114.4	102.9	69.4	86.5	89.0	31.3	6.8	24.5
	0.250	108.0	97.1	65.6	81.8	79.4	50.6	12.7	38.0
	0.500	96.8	87.1	57.5	71.7	62.4	57.0	11.0	46.0
	2.50	107.2	90.9	55.5	69.2	62.9	46.3	17.1	29.2
	5.00	96.0	67.4	94.5	117.7	79.4	45.6	16.7	28.9
	10.0	98.4	85.1	75.9	94.6	80.5	39.6	12.0	27.6
	20.0	68.0	53.0	61.1	76.1	40.3	60.8	21.4	39.5
	30.0	53.6	28.0	71.1	88.7	24.8	74.4	24.4	50.0

[a] Cum. RSG = Cumulative Suspension Growth Relative to the Average Vehicle Control Suspension Growth
[b]Cloning Efficiency = Total Viable Colony Count/Number of Cells Seeded x 100
[c]Relative Growth = (Relative Suspension Growth x Relative Cloning Efficiency)/100
[d]Mutant Frequency = (Total Mutant Colonies/Total Viable Colonies) x (2 x10^{-4}), Expressed as Total Mutant Frequency, Small Colony Mutant Frequency and Large Colony Mutant Frequency
[e]Vehicle Control = 10% Saline, 0.9% Sodium Chloride injection USP
[f]Positive Control: MCA = Methylcholanthrene
Mutagenic. Exceeds Minimum Criterion of 138.1 x 10^{-6}
[g]Not scored due to excessive cytotoxicity.
[h]Insufficient data for calculations.

표 48. 재확인 배양 연구에서, S9을 처리하지 않은 배지의 돌연변이 (24 시간 배양)

Test Condition	Daily Cell Density/mL ($x 10^5$)			Cumulative RSG[a]		Total Mutant Colonies	Total Viable Colonies	Cloning Efficiency[b]		Relative Growth (%)[c]	Mutant Frequency ($x 10^{-6}$)[d]
	Day 1	Day 2	Day 3								
Nonactivation Controls[e]					AVG VC				AVG VC		
Vehicle Control	15.5	11.4	8.4	55.0		84	375	62.4		75.5	44.9
Vehicle Control	16.2	10.0	10.9	65.4		72	493	82.2		118.3	29.3
Vehicle Control	17.0	10.9	9.2	63.1	61.2	74	470	78.3	74.3	108.7	31.3
MMS 6.50 μg/mL	14.0	10.2	7.6	40.2		177	173	28.9		25.5	204.1[f]
MMS 10.0 μg/mL	13.4	8.3	8.3	34.2		229	142	23.7		17.8	321.7[f]
Test Article (ng/mL)				Relative to Vehicle Control (%)				Relative to Vehicle Control (%)			
0.00500	18.0	9.7	11.4	120.5		66	298	66.8		80.5	44.6
0.0100	18.9	9.7	10.8	119.9		49	273	61.2		73.3	35.7
0.100	19.3	10.7	9.9	123.8		47	346	77.7		96.1	27.4
0.500	20.0	10.1	9.5	116.2		62	370	83.0		96.4	33.3
0.750	20.9	8.9	9.7	109.2		65	379	85.1		93.0	34.4
1.00	17.1	11.5	9.7	115.5		41	305	68.4		78.9	27.2
1.50	16.1	11.1	10.4	112.5		55	243	54.5		61.4	44.9
2.00	15.0	9.7	9.5	83.7		89	267	59.8		50.1	66.7
2.50	10.1	6.2	9.5	36.0		102	221	49.5		17.8	92.5
3.00	6.4	6.6	7.0	17.9		g	225	50.5		9.0	h

a RSG = [Treatment termination (Day 1) cell density/3] x [Day 2 cell density/3 or Day 1 density if not split back] x [Day 3 cell density/3 or Day 2 density if not split back]

b Cloning Efficiency = Total Viable Colony Count/Number of Cells Seeded x 100

c Relative Growth = (Relative Suspension Growth x Relative Cloning Efficiency) / 100

d Mutant Frequency = (Total Mutant Colonies/Total Viable Colonies) x (2 x 10-4)

e Vehicle Control = 10% Saline, 0.9% Sodium Chloride injection USP

Positive Control: MMS = Methyl methanesulfonate

f Mutagenic. Exceeds Minimum Criterion of 125.2×10^{-6}

g Not scored due to excessive cytotoxicity.

h Insufficient data for calculations.

표 49. 재확인 배양 연구에서, S9을 처리하지 않은 배지의 돌연변이 자료 크기 조절 값 (24 시간 배양)

Test Condition	Conc.	Cum. RSG (%)[a] Day 1	Day 2	Day 3	Cloning Efficiency[b] Abs %	Rel %	Relative Growth[c] (%)	Mutant Frequency (x 10^{-6}) Total	Small	Large
Vehicle Control[e]										
	10%	95.5	101.2	89.9	62.4	84.0	75.5	44.9	12.0	32.9
	10%	99.8	92.7	106.9	82.2	110.6	118.3	29.3	7.2	22.1
	10%	104.7	106.1	103.2	78.3	105.3	108.7	31.3	12.1	19.2
MMS[f] (µg/mL)										
	6.50	86.2	81.8	65.7	28.9	38.8	25.5	204.1	109.6	94.5
	10.0	82.5	63.7	55.9	23.7	31.9	17.8	321.7	173.3	148.3
Test Article (ng/mL)										
	0.00500	110.9	100.0	120.5	49.6	66.8	80.5	44.6	9.6	35.1
	0.0100	116.4	105.0	119.9	45.4	61.2	73.3	35.7	8.7	27.0
	0.100	118.9	118.2	123.8	57.7	77.7	96.1	27.4	6.2	21.2
	0.500	123.2	115.6	116.2	61.7	83.0	96.4	33.3	9.0	24.4
	0.750	128.7	106.5	109.2	63.2	85.1	93.0	34.4	6.9	27.5
	1.00	105.3	112.6	115.5	50.8	68.4	78.9	27.2	3.9	23.3
	1.50	99.2	102.3	112.5	40.5	54.5	61.4	44.9	10.7	34.1
	2.00	92.4	83.3	83.7	44.5	59.8	50.1	66.7	17.8	48.9
	2.50	62.2	35.9	36.0	36.8	49.5	17.8	92.5	21.5	71.0

[a] Cum. RSG = Cumulative Suspension Growth Relative to the Average Vehicle Control Suspension Growth
[b] Cloning Efficiency = Total Viable Colony Count/Number of Cells Seeded x 100
[c] Relative Growth = (Relative Suspension Growth x Relative Cloning Efficiency) / 100
[d] Mutant Frequency = (Total Mutant Colonies/Total Viable Colonies) x (2 x 10-4)
Expressed as Total Mutant Frequency, Small Colony Mutant Frequency and Large Colony Mutant Frequency
[e] Vehicle Control = Saline, 0.9% Sodium Chloride injection USP
[f] Positive Control: MMS = Methyl methanesulfonate

Due to excessive cytotoxicity in the initial assay, fewer than eight cultures were available for analysis. Therefore, SGD-1010 was re-evaluated using a 4-hour treatment. MF in cultures treated with SGD-1010 ranged from 27.9 to 100.0 TFT[r] mutants/10^6 clonable cells with S9 (Table 34 and Table 35) and 24.7 to 69.6 TFT[r] mutants/10^6 clonable cells without S9 (Table 36 and Table 37).

표 50. 재확인 배양 연구에서, S9을 처리한 배지의 돌연변이 (4 시간 배양)

Test Condition	Daily Cell Density/mL (x 10^5) Day 1	Day 2	Cumulative RSG[a]	AVG VC	Total Mutant Colonies	Total Viable Colonies	Cloning Efficiency[b]	AVG VC	Relative Growth (%)[c]	Mutant Frequency (x 10^-6)[d]
Activation Controls[e]										
Vehicle Control	12.5	13.2	18.3		72	411	68.6		91.9	35.2
Vehicle Control	12.1	11.8	15.9		142	528	87.9		102.0	53.9
Vehicle Control	12.0	10.2	13.6	15.9	147	606	101.0	85.8	100.4	48.5
MCA 1.50 μg/mL	4.7	9.3	4.9		447	254	42.3		15.0	352.3[f]
MCA 2.00 μg/mL	3.8[g]	8.2	2.7		558	282	47.0		9.4	395.8[f]
Test Article (ng/mL)			Relative to Vehicle Control (%)				Relative to Vehicle Control (%)			
0.250	10.8	11.3	85.1		154	626	121.6		103.5	49.2
0.500	11.1	11.4	88.2		164	651	126.4		111.5	50.3
1.00	11.7	12.0	97.9		83	594	115.3		112.9	27.9
5.00	9.9	14.4	99.4		119	475	92.3		91.8	49.9
10.0	8.8	14.9	91.4		101	443	86.1		78.7	45.5
20.0	7.2	15.3	76.8		91	470	91.2		70.0	38.9
30.0	6.7	12.0	56.1		115	404	78.5		44.0	56.9
40.0	4.5	10.4	32.6		74	285	55.3		18.0	51.7
50.0	4.7	8.4	27.5		147	294	57.1		15.7	100.0
60.0	3.3[g]	6.3	13.2		[h]	250	48.6		6.4	[i]

[a] RSG = (Day 1 Count)/3 x (Day 2 Count)/3 (or Day 1 Count if not subcultured)
[b] Cloning Efficiency = Total Viable Colony Count/Number of Cells Seeded x 100
[c] Relative Growth = (Relative Suspension Growth x Relative Cloning Efficiency) / 100
[d] Mutant Frequency = (Total Mutant Colonies/Total Viable Colonies) x (2×10^{-4})
[e] Vehicle Control = 10% Saline, 0.9% Sodium Chloride injection USP
Positive Control: MCA = Methylcholanthrene
[f] Mutagenic. Exceeds Minimum Criterion of 135.9×10^{-6}
[g] Not subcultured.
[h] Not scored due to excessive cytotoxicity.
[i] Insufficient data for calculations.

표 51. 재확인 배양 연구에서, S9을 처리한 배지의 돌연변이 자료 크기 조절 값 (4 시간 배양)

Test Condition	Conc.	Cum. RSG (%)[a]		Cloning Efficiency[b]		Relative Growth[c]	Mutant Frequency (x 10^{-6})[d]		
		Day 1	Day 2	Abs %	Rel %	(%)	Total	Small	Large
Vehicle Control[e]									
	10%	102.5	115.1	68.6	79.9	91.9	35.2	9.8	25.4
	10%	99.2	99.6	87.9	102.5	102.0	53.9	16.2	37.8
	10%	98.4	85.4	101.0	117.7	100.4	48.5	14.5	34.1
MCA[f] (μg/mL)									
	1.50	38.5	30.5	42.3	49.3	15.0	352.3	187.9	164.5
	2.00	31.1	17.2	47.0	54.8	9.4	395.8	216.0	179.8
Test Article (ng/mL)									
	0.250	88.5	85.1	104.3	121.6	103.5	49.2	17.8	31.4
	0.500	91.0	88.2	108.5	126.4	111.5	50.3	13.5	36.8
	1.00	95.9	97.9	99.0	115.3	112.9	27.9	11.2	16.8
	5.00	81.1	99.4	79.2	92.3	91.8	49.9	16.5	33.4
	10.0	72.1	91.4	73.9	86.1	78.7	45.5	14.4	31.0
	20.0	59.0	76.8	78.3	91.2	70.0	38.9	16.2	22.7
	30.0	54.9	56.1	67.4	78.5	44.0	56.9	19.9	37.0
	40.0	36.9	32.6	47.4	55.3	18.0	51.7	15.8	35.8
	50.0	38.5	27.5	49.0	57.1	15.7	100.0	40.3	59.[illegible]

[a] Cum. RSG = Cumulative Suspension Growth Relative to the Average Vehicle Control Suspension Growth
[b] Cloning Efficiency = Total Viable Colony Count/Number of Cells Seeded x 100
[c] Relative Growth = (Relative Suspension Growth x Relative Cloning Efficiency) / 100
[d] Mutant Frequency = (Total Mutant Colonies/Total Viable Colonies) x (2 x 10^{-4})
Expressed as Total Mutant Frequency, Small Colony Mutant Frequency and Large Colony Mutant Frequency
[e] Vehicle Control = Saline, 0.9% Sodium Chloride injection USP
[f] Positive Control: MCA = Methylcholanthrene

표 52. 재확인 배양 연구에서, S9을 처리하지 않은 배지의 돌연변이 (4 시간 배양)

Test Condition	Daily Cell Density/mL ($x 10^5$) Day 1	Day 2	Cumulative RSG[a]	AVG VC	Total Mutant Colonies	Total Viable Colonies	Cloning Efficiency[b]	AVG VC	Relative Growth (%)[c]	Mutant Frequency ($x 10^{-6}$)[d]
Nonactivation Controls[e]										
Vehicle Control	13.4	9.8	14.6		97	455	75.9		81.2	42.7
Vehicle Control	12.6	11.0	15.4		85	470	78.3		88.4	36.4
Vehicle Control	12.5	12.2	16.9	15.6	92	644	107.3	87.1	133.4	28.7
MMS 15.0 μg/mL	8.3	9.8	9.0		322	180	30.0		19.9	357.9[f]
MMS 20.0 μg/mL	7.6	8.7	7.3		211	81	13.4		7.2	523.5[f]
Test Article (ng/mL)			Relative to Vehicle Control (%)				Relative to Vehicle Control (%)			
0.0100	13.5	10.4	99.7		66	385	73.7		73.5	34.5
0.0500	13.8	9.3	91.1		53	411	78.7		71.7	25.9
0.100	13.6	10.6	102.4		57	461	88.2		90.3	24.7
0.250	14.4	10.4	106.4		72	411	78.7		83.7	35.2
0.500	12.9	11.3	103.5		64	420	80.3		83.1	30.5
0.750	10.0	12.1	85.9		65	349	66.7		57.3	37.4
2.50	11.2	11.9	94.7		82	341	65.3		61.8	47.9
5.00	5.8	10.7	44.1		111	320	61.2		27.0	69.6
7.50	5.7	5.1	20.6		[g]	237	45.3		9.4	[h]
10.0	4.1	4.5	13.1		[g]	106	20.2		2.6	[h]

[a] RSG = (Day 1 Count)/3 x (Day 2 Count)/3 (or Day 1 Count if not subcultured)
[b] Cloning Efficiency = Total Viable Colony Count/Number of Cells Seeded x 100
[c] Relative Growth = (Relative Suspension Growth x Relative Cloning Efficiency) / 100
[d] Mutant Frequency = (Total Mutant Colonies/Total Viable Colonies) x ($2 x 10^{-4}$)
[e] Vehicle Control = 10% Saline, 0.9% Sodium Chloride injection USP
Positive Control: MMS = Methyl methanesulfonate
[f] Mutagenic. Exceeds Minimum Criterion of $125.9 x 10^{-6}$
[g] Not scored due to excessive cytotoxicity.
[h] Insufficient data for calculations.

표 53. 재확인 배양 연구에서, S9을 처리하지 않은 배지의 돌연변이 자료 조절 값 (4 시간 배양)

Test Condition	Conc.	Cum. RSG (%)[a] Day 1	Day 2	Cloning Efficiency[b] Abs %	Rel %	Relative Growth[c] (%)	Mutant Frequency (x 10^{-6})[d] Total	Small	Large
Vehicle Control[e]									
	10%	104.4	93.3	75.9	87.1	81.2	42.7	8.9	33.9
	10%	98.2	98.4	78.3	89.8	88.4	36.4	12.1	24.2
	10%	97.4	108.3	107.3	123.1	133.4	28.7	11.8	16.9
MMS[f] (μg/mL)									
	15.0	64.7	57.8	30.0	34.5	19.9	357.9	240.8	117.1
	20.0	59.2	47.0	13.4	15.4	7.2	523.5	320.6	202.9
Test Article (ng/mL)									
	0.0100	105.2	99.7	64.2	73.7	73.5	34.5	12.9	21.5
	0.0500	107.5	91.1	68.6	78.7	71.7	25.9	9.8	16.1
	0.100	106.0	102.4	76.9	88.2	90.3	24.7	4.6	20.1
	0.250	112.2	106.4	68.6	78.7	83.7	35.2	9.8	25.4
	0.500	100.5	103.5	70.0	80.3	83.1	30.5	8.5	22.0
	0.750	77.9	85.9	58.1	66.7	57.3	37.4	9.5	27.9
	2.50	87.3	94.7	56.9	65.3	61.8	47.9	14.6	33.3
	5.00	45.2	44.1	53.4	61.2	27.0	69.6	14.8	54.8

[a] Cum. RSG = Cumulative Suspension Growth Relative to the Average Vehicle Control Suspension Growth
[b] Cloning Efficiency = Total Viable Colony Count/Number of Cells Seeded x 100
[c] Relative Growth = (Relative Suspension Growth x Relative Cloning Efficiency) / 100
[d] Mutant Frequency = (Total Mutant Colonies/Total Viable Colonies) x (2 x 10^{-4})
Expressed as Total Mutant Frequency, Small Colony Mutant Frequency and Large Colony Mutant Frequency
[e] Vehicle Control = Saline, 0.9% Sodium Chloride injection USP
[f] Positive Control: MMS = Methyl methanesulfonate

None of cultures treated with SGD-1010 induced a dose-dependent increase in MF, or a net increase greater than background plus 90 TFT^r mutants/10^6 clonable cells. Therefore, the results indicated that SGD-1010 was negative in the L5178Y TK+/- mouse lymphoma forward mutation assay under the conditions of this study.

3) 설치류의 염색체 손상유발 생체 내 실험 (소핵 실험)

<u>랫의 생체 내 골수 소핵 실험</u>

a) 주요 연구 결과: SGD-1010은 이수성 유발 기전을 가진 분석 조건에서 유전 독성에 양성을 나타냈다.

b) 연구 방법

Methods

Doses in definitive study:	0, 0.01, 0.1 and 0.2 mg/kg
Frequency of dosing:	Twice approximately 24 hours apart
Route of administration:	Intravenous Injection
Dose volume:	10 mL/kg for the positive control groups and 5 mL/kg for other groups
Formulation/Vehicle:	3.9% 0.01N Hydrochloric Acid/96.1% 0.9% Sodium Chloride for Injection
Species/Strain:	Rat/CD® (SD), bone marrow
Number/Sex/Group:	5 males for MN, 3 males for antikinetochore analysis
Satellite groups:	N/A
Basis of dose selection:	Findings in a previous micronucleus assay ((b)(4) study number 1398/86). Adverse clinical signs were not observed in this study in either male or female rats dosed up to 2000 mg/kg/day. Based on these results, males only were tested in the present test.
Negative control:	3.9% 0.01N Hydrochloric Acid/96.1% 0.9% Sodium Chloride for Injection
Positive control:	Cyclophosphamide (CP, 60 mg/kg, oral gavage) and carbendazim (CBZ, 1250 or 1500 mg/kg, oral gavage)

c) 연구 타당성: 음성 대조군 (표 54, 55)에서 소핵을 갖는 다염성 적혈구 (PCE)는 과거 대조 범위 (24 시간의 경우 0.00~0.25 및 48 시간의 경우 0.00-0.3) 내에 들어왔다. Cyclophosphamide는 음성 대조군과 비교하여 소핵성 PCE가 통계적으로 유의하게 증가 하였는데 (표 54, 55), 이는 과거의 양성 대조 자료와 일치한다. Clastogen (CP)을 처리한 실험동물의 소핵은 주로 동원체-음성 (72-84%)이었고 aneugen (CBZ)을 처리한 실험동물의 소핵은 주로 동원체-양성 (68%)이었다.

d) 결과: 투여 제형 농도 분석 결과는 0.01 mg/kg (저 용량) 투여 용량 군 (목표 농도의 129%)을 제외하고 모든 제제가 목표 농도의 97-107% 내에 들었다. 사망 및 특이 임상 증상은 관찰되지 않았다. SGD-1010은 0.2 mg/kg 투여 용량 군의 골수에서 세포 독성을 보였다 (표 54). SGD-1010은 0.1, 0.2 mg/kg 투여 용량 군에서 소핵성 PCE의 통계적으로 유의한 증가가 관찰되었다 (표 54). 소핵 실험 재확인 실험 결과 초기 연구와 마찬가지로 사망 및 특이 임상 증상은 관찰되지 않았으며, 골수에 세포 독성을 나타냈다.

표 54. 소핵 실험 결과 요약

Treatment	Dose	Harvest Time	% Micronucleated PCEs Mean ± SD Male	Ratio PCE:NCE Mean ± SD Male
Controls				
Vehicle	HCl/Saline 5 mL/kg	24	0.07 ± 0.07	0.70 ± 0.11
		48	0.08 ± 0.09	0.82 ± 0.21
Positive	CP 60 mg/kg	24	1.77 ± 0.99*	0.69 ± 0.10
Test Article	0.01 mg/kg	24	0.12 ± 0.15	0.70 ± 0.18
	0.1 mg/kg	24	1.18 ± 0.33*	0.66 ± 0.16
	0.2 mg/kg	24	1.34 ± 0.46*	0.55 ± 0.07
		48	1.59 ± 0.33*	0.38 ± 0.07**

* Significantly greater than the corresponding vehicle control, p ≤ 0.01.
** Significantly less than the corresponding vehicle control, p ≤ 0.01.
PCE = Polychromatic erythrocyte
NCE = Normochromatic erythrocyte

표 55. 소핵 실험 재확인 결과 요약

Treatment	Dose	Harvest Time	% Micronucleated PCEs Mean ± SD Male	Ratio PCE:NCE Mean ± SD Male
Controls				
Vehicle	HCl/Saline 5 mL/kg	24	0.16 ± 0.10	0.72 ± 0.12
Positive	CP 60 mg/kg	24	2.13 ± 0.33	0.46 ± 0.05
	CBZ 1250 mg/kg/day[a]		0.48 ± 0.39	0.19 ± 0.04
	CBZ 1500 mg/kg/day[a]		0.51 ± 0.46	0.43 ± 0.08
Test Article	0.1 mg/kg	24	1.23 ± 0.53	0.48 ± 0.15
	0.2 mg/kg	24	0.93 ± 0.46	0.23 ± 0.10

* CP: cyclophosphamide, CBZ: carbendazim

동원체 양성 소핵은 cyclophosphamide (clastogenic)를 투여한 양성 대조군에서 16-28%이었고, carbendazim (CBZ, aneugenic)를 투여한 양성 대조군에서는 68%, SGD-1010 투여군에서는 60-76%였다. SGD-1010은 동원체를 가진 소핵 형성을 주로 유도하였으며, 이는 이수성 유발을 나타낸다.

1.8 발암성

: 발암성 연구는 제시된 적응증에 필요로 하지 않기 때문에 수행하지 않았다.

1.9 생식독성 및 발생독성

1) 생식력 및 초기 배아 발달

: ICH S9에 따라 암 환자를 치료하는 약물은 생식력 및 초기 배아 발달 연구가 필요로 하지 않기 때문에 수행하지 않았다.

2) 배아 태아 발달

: 배아 태아 발달 연구는 랫에서만 수행하였다.

<u>SGN-35 및 SGD-1010의 랫에 대한 정맥 투여 태아 발달 및 독성 동태 연구</u>

a) 주요 연구 결과: SGN-35, SGD-1010은 배아 또는 태아 발달에 현저한 부작용을 나타냈다. 다음과 같은 결과가 관찰되었다.

· SGN-35의 3, 10 mg/kg 투여 용량 군에서 99% 또는 100% 착상 후 손실이 나타났고, 0.2 mg/kg 투여 용량 군에서 27%의 착상 후 손실이 나타났다.

· 조기 재흡수 (각각 99 또는 100%)로 인해 SGN-35의 3, 10 mg/kg 투여 용량 군에서 암컷 랫 24 마리 중 22 마리, 25 마리 중 25 마리에서 생존한 태아가 없었다. 이 효과는 0.2 mg/kg 투여 용량 군의 24마리 중 1 마리의 암컷 랫에서도 관찰되었다

· SGN-35 투여와 관련된 태아의 체중 감소가 나타났다.

· 0.2 mg/kg 투여 용량 SGD-1010군의 어미 랫 24 마리 중 1 마리에서 조기 분만이 관찰되었다.

· 태아의 외형 이상은 SGN-35의 3 mg/kg 투여 용량 군에서 한 태아의 외형 이상 (배꼽 탈장 및 뒷다리 회전 이상)과 0.2 mg/kg 투여 용량 군에서 세 태아의 외형 이상 (각각의 다른 태아에서, 튀어나온 혀, 뒷다리 회전 이상, 위벽 파열, 무악증)이 관찰되었다.

· 태아 연조직 기형은 SGD-1010의 0.2 mg/kg 투여 용량 군 및 0.3 mg/kg 투여 용량 군 중 한 태아에서 연조직 기형 (내장 전위증), 그리고 1 mg/kg 투여 용량 중 한 태아에서 연조직 기형 (고환 크기 감소)가 관찰되었다 (과거 대조군 자료에서는 관찰되지 않았음).

· 태아 골격 기형은 0.2 mg/kg 투여 용량 군에서만 두 태아에 대해 나타났는데, 각각의 다른 태아에서 변형된 하악, 오정렬되거나 융합되거나 결손된 꼬리 척추, 쪼개진 흉골 및 짧아진 긴 뼈가 관찰되었다. (짧아진 긴 뼈만이 과거 대조군 자료에서 관찰되었음).

· SGN-35 및 SGD-1010은 태반을 통해 전달되었다.

b) 연구 방법

Methods

Doses:	Table 56
Frequency of dosing:	Twice: once each on GD 6 and GD 13*
Dose volume:	5 mL/kg
Route of administration:	Intravenous injection
Formulation/Vehicle:	SGN-35 Placebo (lyophilized formulation, excipients were composed of 20 mM citrate, 63 mg/mL trehalose, 0.2 mg/mL Tween 80, pH 6.6); SGN-35 and SGN-35 placebo were reconstituted with sterile water for injection; The diluent for SGN-35 was 0.9% sodium chloride for injection; The diluent for SGD-1010 was 3.9% 0.01N hydrochloric acid/96.1% 0.9% sodium chloride for injection (HCl/saline).
Species/Strain:	Rat/Crl:CD(SD)
Number/Sex/Group:	Table 40
Satellite groups:	Table 40
Study design:	Table 40
Deviation from study protocol:	Recorded in the submissions

* The day of confirmation was designated as GD 0 and the females were received prior to GD 4.

표 56. 연구 설계 요약

Group[a]	No. of Animals Mated Female	Dose Level (mg/kg/dose)	Dose Concentration[b] (mg/mL)
Main Study Animals			
1 (Control)[a]	25	0	0
2 (Low – SGN-35)	25	0.3	0.06
3 (Mid-Low – SGN-35)	25	1	0.2
4 (Mid-High – SGN-35)	25	3	0.6
5 (High – SGN-35)	25	10	2.0
6 (High – SGD-1010)	25	0.2	0.04
Toxicokinetic Animals			
7 (Control)[a]	9	0	0
8 (Low – SGN-35)[b]	9	0.3	0.06
9 (Mid-Low – SGN-35)[b]	9	1	0.2
10 (Mid-High – SGN-35)[b]	9	3	0.6
11 (High – SGN-35)[b]	9	10	2.0
12 (High – SGD-1010)	9	0.2	0.04

[a] Groups 1 and 7 received SGN-35 placebo.
[b] Concentrations were based on the test articles as supplied.
* The molar dose of SGD-1010 is equivalent in groups 5 and 6; According to the study report, the first 10 animals dosed in Group 6 (on 14 or 15 September 2009) were removed from study, sacrificed, and discarded without necropsy due to the dose concentration error (~230% of the target concentration). These animals were replaced.

c) 관찰 및 결과

사망률 - SGD-1010군의 한 마리를 제외하고 사망한 동물이 없었다.

임상징후 -

- SGN-35군: 3, 10 mg/kg 투여 용량 군의 암컷 랫에서 SGN-35 관련 적색/흑색 질 분비물 배설이 나타났다.
- SGD-1010군: 창백 (양쪽 귀와 몸 전체), 적색, 흑색 질 분비물 배설이 나타났다.

체중 - 체중은 표 57~59에 요약되었다. SGN-35 투여 관련 체중 감소는 GD 8에서 발생하여 GD 21까지 진행되었다. GD 21에 대조군과 비교하여 3, 10 mg/kg 투여 용량 군에서 각각 25%, 26.4%의 체중 감소가 관찰되었다. 이 감소는 3, 10 mg/kg 투여 용량 군에서 임신된 자궁 무게의 부분적 혹은 심각한 감소 (예: 착상 후 손실의 증가)에 기인한 것이었다. SGD-1010과 관련된 모체 체중의 감소는 GD 8 초기에 나타났으나 GD 21까지는 체중이 회복되었다.

표 57. 임신 기간 동안 평균 체중 (단위: g)

	DOSE LEVEL	GROUP 1 0 MG/KG/DOSE	GROUP 2 0.3 MG/KG/DOSE	GROUP 3 1 MG/KG/DOSE	GROUP 4 3 MG/KG/DOSE	GROUP 5 10 MG/KG/DOSE	GROUP 6 0.2 MG/KG/DOSE
DAY 0	MEAN	211.0	211.4	211.1	212.2	210.8	209.3
	S.D.	11.5	11.3	10.6	13.2	10.4	13.7
	N	25	25	23	24	25	24
DAY 4	MEAN	230.6	231.9	230.7	231.1	229.6	229.1
	S.D.	14.6	16.0	14.4	14.3	12.3	16.9
	N	25	25	23	24	25	24
DAY 6	MEAN	247.0	249.0	248.3	246.0	245.2	243.8
	S.D.	13.4	19.1	14.0	16.5	14.6	17.0
	N	25	25	23	24	25	24
DAY 8	MEAN	254.5	258.2	256.6	252.0	247.5	247.6
	S.D.	14.0	20.0	14.4	14.5	14.1	17.1
	N	25	25	23	24	25	24
DAY 10	MEAN	269.4	273.7	273.7	265.4	260.6	250.2
	S.D.	12.3	21.0	16.2	15.7	17.8	18.3
	N	25	25	23	24	25	24
DAY 12	MEAN	284.6	290.3	289.3	276.9	271.2*1	264.1
	S.D.	11.7	23.5	15.7	15.9	19.2	18.6
	N	25	25	23	24	25	24
DAY 14	MEAN	298.4	304.8	305.8	282.0&1	274.0&1	273.0
	S.D.	12.4	22.3	15.3	16.3	18.0	19.7
	N	25	25	23	24	25	24
DAY 16	MEAN	320.6	327.4	325.7	285.7&1	277.0&1	294.3&5
	S.D.	13.2	23.6	15.3	18.7	20.2	22.9
	N	25	25	23	24	25	24
DAY 18	MEAN	351.2	357.4	357.0	284.9&1	277.4&1	317.1&5
	S.D.	16.5	27.2	16.7	21.3	21.3	28.9
	N	25	25	23	24	25	24
DAY 21	MEAN	379.4	386.3	388.2	284.6&1	279.2&1	350.4&5
	S.D.	15.5	34.2	21.8	23.0	22.3	38.6
	N	25	25	23	24	25	23

* GD0 body weights were provided by the supplier
*1 or &1: significantly different from group 1 with P ≤ 0.05 or P≤ 0.01, respectively
*5 or &5: significantly different from group 5 with P ≤ 0.05 or P≤ 0.01, respectively

표 58. 임신 기간 동안 평균 체중 변화 (단위: g)

	DOSE LEVEL	GROUP 1 0 MG/KG/DOSE	GROUP 2 0.3 MG/KG/DOSE	GROUP 3 1 MG/KG/DOSE	GROUP 4 3 MG/KG/DOSE	GROUP 5 10 MG/KG/DOSE	GROUP 6 0.2 MG/KG/DOSE
DAYS 4 TO 6	MEAN	16.4	17.1	17.5	14.9	15.6	14.7
	S.D.	4.8	6.4	4.8	6.5	6.0	6.3
	N	25	25	23	24	25	24
DAYS 6 TO 8	MEAN	7.5	9.2	8.5	6.0	2.2&1	3.8
	S.D.	4.6	4.7	3.5	4.2	4.4	8.2
	N	25	25	23	24	25	24
DAYS 8 TO 10	MEAN	14.9	15.5	16.9	13.4	13.1	2.6&5
	S.D.	5.6	6.3	6.0	6.4	6.8	9.9
	N	25	25	23	24	25	24
DAYS 10 TO 12	MEAN	15.2	16.6	15.7	11.5	10.7*1	13.9*5
	S.D.	6.1	5.5	4.8	6.1	5.7	3.9
	N	25	25	23	24	25	24
DAYS 12 TO 14	MEAN	13.8	14.5	16.4	5.2&1	2.8&1	8.9&5
	S.D.	6.0	5.8	5.1	8.1	5.5	5.8
	N	25	25	23	24	25	24
DAYS 14 TO 16	MEAN	22.2	22.6	20.0	3.7&1	3.0&1	21.3&5
	S.D.	3.3	5.1	5.4	8.2	7.5	7.9
	N	25	25	23	24	25	24
DAYS 16 TO 18	MEAN	30.5	30.0	31.3	-0.8&1	0.3&1	22.8&5
	S.D.	7.0	5.4	5.2	11.0	6.4	9.0
	N	25	25	23	24	25	24
DAYS 18 TO 21	MEAN	28.3	28.9	31.1	-0.2&1	1.9&1	33.3&5
	S.D.	11.9	13.2	11.8	7.0	8.0	13.4
	N	25	25	23	24	25	23

*1 or &1: significantly different from group 1 with P ≤ 0.05 or P≤ 0.01, respectively
*5 or &5: significantly different from group 5 with P ≤ 0.05 or P≤ 0.01, respectively

표 59. 자궁 및 총 체중에 대한 요약

	DOSE LEVEL	GROUP 1 0 MG/KG/DOSE	GROUP 2 0.3 MG/KG/DOSE	GROUP 3 1 MG/KG/DOSE	GROUP 4 3 MG/KG/DOSE	GROUP 5 10 MG/KG/DOSE	GROUP 6 0.2 MG/KG/DOSE
GRAVID UTERUS	MEAN	97.73	97.75	99.48	2.61&1	1.84&1	74.20&5
	S.D.	11.93	13.28	9.91	2.26	0.66	27.40
	N	25	25	23	24	25	24
CORRECTED WEIGHT	MEAN	281.71	288.53	288.69	282.01	277.40	273.20
	S.D.	17.90	31.60	22.19	21.57	21.97	28.85
	N	25	25	23	24	25	23
NET CHANGE FROM DAY 4	MEAN	51.15	56.61	57.95	50.89	47.76	43.94
	S.D.	17.97	23.03	20.42	15.22	17.37	20.11
	N	25	25	23	24	25	23

*1 or &1: significantly different from group 1 with P ≤ 0.05 or P≤ 0.01, respectively
*5 or &5: significantly different from group 5 with P ≤ 0.05 or P≤ 0.01, respectively
Corrected weight = terminal body weight minus gravid uterine weight
Net weight change from Day 4 = corrected weight minus Day 4 body weight

음식 섭취 - 음식 섭취량은 GD 4, 6, 8, 10, 12, 14, 16, 18 및 21에서 기록되었다. SGN-35 및 SGD-1010군에 대한 음식 섭취량 감소가 관찰되었다. (GD 6에서 21까지 SGN-35의 3, 10mg/kg 투여 용량 군 또는 SGD-1010의 0.2 mg/kg 투여 용량 군에서 각각 11%, 17%, 12% 감소). SGN-35의 0.3, 1 mg/kg 투여 용량 군에서는 음식 섭취량 변화가 없었다.

독성 동태 - GD 6, 13 에서 경정맥을 통해 실험 동물의 독성 동태 분석을 위한 혈액을 채혈하였다. 또한 임신 전 GD 18에 생존하는 모든 실험 동물의 혈액도 채혈하였다. 최저 검출 한계는 SGN-35, SGD-1010의 경우 각각 0.0122 mcg/mL, 0.0100 ng/mL였다. 양수는 GD 18에 임신한 모든 실험 동물에서 얻어졌다. 살아있는 태아의 양막 주머니에서 최대한의 양수를 얻었다. GD 18에 임신한 모든 실험 동물의 자궁에서 태아를 빼냈다. 심장 천자를 통해 각 태아에서 최대한의 혈액을 채혈하고, 채혈한 시료들은 하나로 모았다. 대조군의 모든 모체 혈청, 태아 혈청 및 양수 내 SGN-35 및 총 항체량 농도는 최저 검출 한계보다 낮았다.

모체 혈청

· SGN-35 군: 모체 혈청 내 SGN-35 및 SGD-1010의 농도를 측정했다. 독성 동태 매개변수는 표 60, 61에서 요약되었다. SGN-35 및 SGD-1010 모두 노출도는 용량 의존적으로 증가하였으며 축적은 관찰되지 않았다.

표 60. SGN-35군 에서 모체 혈청 SGN-35의 평균 독성 동태 매개변수

Dose Group	SGN-35 Dose Level (mg/kg/dose)	N[a]	Gestational Day	C_{max} (μg/mL)	DN C_{max} (μg/mL)/(mg/kg/dose)	T_{max} (day)	AUC_{0-last} (μg·day/mL)	AUC_{0-1d} (μg·day/mL)	DN AUC_{0-1d} (μg·day/mL)/(mg/kg/dose)
8[b]	0.3	9	6	6.80	22.7	0.00347	8.55	4.06	13.5
			13	4.96	16.5	0.00347	5.82	3.10	10.3
8[c]	0.3	8	6	6.80	22.7	0.00347	8.55	4.06	13.5
			13	4.96	16.5	0.00347	6.01	3.13	10.4
9	1	9	6	21.0	21.0	0.00347	30.4	13.1	13.1
			13	17.2	17.2	0.00347	22.7	11.2	11.2
10	3	9	6	50.8	16.9	0.00347	83.3	32.8	10.9
			13	53.6	17.9	0.00347	80.2	35.8	11.9
11	10	9	6	283	28.3	0.00347	446	181	18.1
			13	238	23.8	0.00347	405	167	16.7

* DN Cmax: Dose normalized Cmax calculated as Cmax/Dose level
DN AUC_{0-1d}: Dose normalized AUC_{0-1d} calculated as AUC_{0-1d}/Dose level
[a] Total number of animals. Blood was collected from 3 animals/time point.
[b] All animals were included in TK analysis.
[c] One animal (B57487) was excluded from TK analysis due to positive ADA.

표 61. SGN-35군 에서 모체 혈청 SGD-1010의 평균 독성 동태 매개변수

Dose Group	SGN-35 Dose Level (mg/kg/dose)	N[a]	Gestational Day	C_{max} (ng/mL)	DN C_{max} (ng/mL)/(mg/kg/dose)	T_{max} (Day)	AUC_{0-last} (ng·day/mL)	AUC_{0-1d} (ng·day/mL)	DN AUC_{0-1d} (ng·day/mL)/(mg/kg/dose)
8[b]	0.3	9	6	0.0115	0.0383	1.00	NR	NR	NA
			13	0.0140	0.0467	1.00	NR	NR	NA
8[c]	0.3	8	6	0.0111	0.0370	1.00	NR	NR	NA
			13	0.0152	0.0507	1.00	NR	NR	NA
9	1	9	6	0.0410	0.0410	1.00	0.0295	0.0295	0.0295
			13	0.0544	0.0544	1.00	0.149	0.0374	0.0374
10	3	9	6	0.138	0.0460	1.00	0.517	0.0901	0.0300
			13	0.154	0.0513	1.00	0.469	0.105	0.0350
11	10	9	6	0.463	0.0463	1.00	1.89	0.317	0.0317
			13	0.708	0.0708	1.00	2.14	0.442	0.0442

* DN Cmax: Dose normalized Cmax calculated as Cmax/Dose level
DN AUC_{0-1d}: Dose normalized AUC_{0-1d} calculated as AUC_{0-1d}/Dose level
Note: AUC values in Group 8 were not estimated because there were only single mean measurable concentration values after each dose.
NR: Not reportable when there was no agreement (within 20%) among analyses
NA: Not applicable
[a] Total number of animals. Blood was collected from 3 animals/time point.
[b] All animals were included in TK analysis.
[c] One animal (B57487) was excluded from TK analysis due to positive ADA.

· SGN-1010군: 모체 혈청 내 SGD-1010의 농도를 측정했다. 독성 동태 매개변수는 표 62에서 요약되었다. GD 13에서의 혈청 농도는 GD 6에서의 혈청 농도보다 약 60% 더 높았다.

표 62. SGN-1010군에서 모체 혈청 SGN-1010의 평균 독성 동태 매개변수

Dose Group	SGD-1010 Dose Level (mg/kg/dose)	N[a]	Gestational Day	C_{max} (ng/mL)	DN C_{max} (ng/mL)/(mg/kg/dose)	T_{max} (Day)	AUC_{0-last} (ng·day/mL)	AUC_{0-1d} (ng·day/mL)	DN AUC_{0-1d} (ng·day/mL)/(mg/kg/dose)
12	0.2	9	6	29.7	148	0.00347	16.2	16.2	80.9
			13	50.2	251	0.00347	25.6	25.6	128

* DN Cmax: Dose normalized Cmax calculated as Cmax/Dose level
DN AUC_{0-1d}: Dose normalized AUC_{0-1d} calculated as AUC_{0-1d}/Dose level
[a] Total number of animals (3 animals/time point)

· SGN-1010군: 모체 혈청 내 SGD-1010 농도를 측정했다. 독성 동태 매개변수는 표 62에 요약되었다. GD 13에서의 혈청 농도는 GD 6에서의 혈청 농도보다 약 60% 더 높았다.
· 검토자 의견: 0.2 mg/kg 투여 용량 SGD-1010 군 및 10 mg/kg 투여 용량 SGN-35 군의 SGD-1010의 몰 투여량은 동일하지만, 유리 SGD-1010의 농도 프로파일은 다르게 나타났다 (그림 20, 표 61~64). 0.2 mg/kg 투여 용량 SGD-1010 군에서 SGD-1010의 농도는 투여 후 5 분에 최고에 도달했고 24 시간 이내에 급격히 감소한 반면, 10 mg/kg 투여 용량 SGN-35군에서는 투여 후 5분에 검출되었으나 24 시간 이내에 더욱 증가했다. 이러한 결과는 10 mg/kg 투여 용량 SGN-35군의 실험 동물은 기관 발생 기간 동안 유리 SGD-1010에 지속적으로 노출되지만, 0.2 mg/kg 투여 용량 SGD-1010군의 실험 동물은 짧은 기간 동안만 노출됨을 나타낸다.

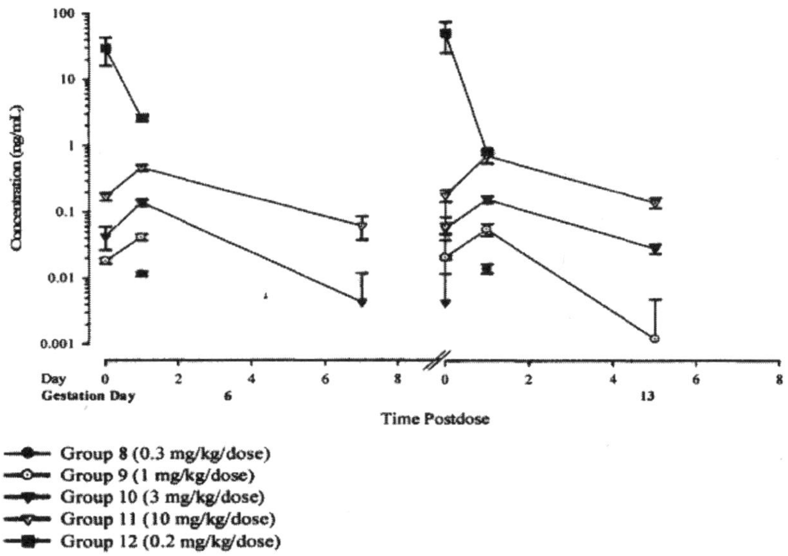

그림 20. GD 6, 13에서의 모체 혈청 SGD-1010 농도

표 63. SGN-35군에서 모체 혈청 SGD-1010 농도

Dose Group	SGN-35 Dose Level (mg/kg/dose)	Gestational Day	Animal Number	Nominal Time Postdose (Day) 0	0.0034722	1	5[b]	7[a]
11	10	6	B57506	BLQ<(0.0100)				0.0529
			B57507	BLQ<(0.0100)				0.0869
			B57508	BLQ<(0.0100)				0.0420
			B57509		0.200			
			B57510		0.158			
			B57511		0.159			
			B57512			0.494		
			B57513			0.491		
			B57514			0.405		
			Mean	0	0.172	0.463		0.0606
			SD	0	0.024	0.051		0.0234
			CV%	NA	14	11		39
		13	B57506	0.0529			0.146	
			B57507	0.0869			0.186	
			B57508	0.0420			0.134	
			B57509		0.212		0.116	
			B57510		0.184		0.121	
			B57511		0.140		0.121	
			B57512			0.578	0.133	
			B57513			0.650	0.166	
			B57514			0.897	0.124	
			Mean	0.0606	0.179	0.708	0.139	
			SD	0.0234	0.036	0.167	0.024	
			CV%	39	20	24	17	

Notes: Values below the lower limit of quantitation (BLQ<(0.0100) ng/mL) were treated as zeros in descriptive statistics and toxicokinetic analysis.

a 7 days postdose on GD 6 (equivalent to predose on GD 13)

b 5 days postdose on GD 13 (equivalent to the time prior to pregnancy determination on GD 18)

NA: Not applicable

NR: Not reportable when there was no agreement (within 20%) among analyses

표 64. SGD-1010군에서 모체 혈청 SGD-1010 농도

Dose Group	SGD-1010 Dose Level (mg/kg/dose)	Gestational Day	Animal Number	Nominal Time Postdose (Day) 0	0.0034722	1	5[b]	7[a]
12	0.2	6	B57515	BLQ<(0.0100)				BLQ<(0.0100)
			B57516	BLQ<(0.0100)				BLQ<(0.0100)
			B57517	BLQ<(0.0100)				BLQ<(0.0100)
			B57518		27.7			
			B57519		17.1			
			B57520		44.2			
			B57521			2.95		
			B57522			2.33		
			B57523			2.49		
			Mean	0	29.7	2.59		0
			SD	0	13.7	0.32		0
			CV%	NA	46	12		NA
		13	B57515	BLQ<(0.0100)			BLQ<(0.0100)	
			B57516	BLQ<(0.0100)			BLQ<(0.0100)	
			B57517	BLQ<(0.0100)			BLQ<(0.0100)	
			B57518		41.5		BLQ<(0.0100)	
			B57519		30.9		BLQ<(0.0100)	
			B57520		78.1		BLQ<(0.0100)	
			B57521			0.755	BLQ<(0.0100)	
			B57522			0.860	BLQ<(0.0100)	
			B57523			0.783	BLQ<(0.0100)	
			Mean	0	50.2	0.799	0	
			SD	0	24.8	0.054	0	
			CV%	NA	49	7	NA	

Notes: Values below the lower limit of quantitation (BLQ<(0.0100) ng/mL) were treated as zeros in descriptive statistics and toxicokinetic analysis. BLQ values at predose were excluded from analysis to allow for back extrapolation.

a 7 days postdose on GD 6 is equivalent to predose on GD 13.

b 5 days postdose on GD 13 is equivalent to the time prior to pregnancy determination on GD 18.

NA Not applicable.

태반전달

· SGN-35군: 모체 혈청, 태아 혈청, 양수 내 SGN-35 및 SGD-1010 농도를 GD 18의 SGN-35 군

에서 측정한 결과, SGD-35 및 SGD-1010이 태반을 통해 전달되는 것이 관찰되었다. SGN-35 농도는 태아 혈청 및 양수에서의 농도가 모체 혈청에서의 농도보다 낮았다 (표 65). 대조적으로 SGD-1010의 농도는 태아 혈청 및 양수에서의 농도가 모체 혈청에서의 농도보다 높았다 (표 66).

표 65. GD 18에서 태아 혈청 또는 양수 및 모체 혈청과의 SGN-35 농도 비

Dose Group	SGN-35 Dose Level (mg/kg/dose)	Animal Number	Ratio Amniotic Fluid:Maternal Serum	Ratio Fetal Serum:Maternal Serum
8	0.3	B57479	NA	0.246
		B57480	NA	0.293
		B57481	NA	0.207
		B57482	NA	0.262
		B57483	NA	0.332
		B57484	NA	0.135
		B57485	NA	0.183
		B57486	NA	0.111
		B57487	NA	NA
9	1	B57488	NA	0.0723
		B57489	NA	0.254
		B57490	NA	0.176
		B57491	NA	0.184
		B57492	0.0252	0.144
		B57493	NA	0.201
		B57494	NA	0.185
		B57495	0.0193	0.206
		B57496	NA	0.174
10	3	B57500	0.0199	NA
		[illegible]	[illegible]	[illegible]

표 66. GD 18에서 태아 혈청, 양수, 모체 혈청에서의 SGD-1010 농도

SGN-35 (mg/kg)	Maternal Serum (ng/mL) Mean* (range)	Amniotic Fluid (ng/mL) Mean (range)	Fetal Serum (ng/mL) Mean (range)
0.3	<0.0100 (BLQ)	0.0189 (0.0131 to 0.0323)[a]	0.0376 (0.0221 to 0.0534)
1	0.0108 in B57489[b]	0.205 (0.0247 to 0.540)	0.188 (0.141 to 0.233)
3	0.0280 (0.0226 to 0.0357)	1.16 (0.155 or 2.16)[c]	-

Prepared by the reviewer based on the data submitted
* n=9, [a] BLQ in one animal, [#b] BLQ in all other 8 animals, [c] only two samples available, - no sample available

· SGN-1010군: 모체 혈청, 태아 혈청, 양수 내 SGD-1010 농도를 GD 18의 SGD-1010 군에서 측정한 결과, SGD-1010이 태반을 통해 전달되는 것이 관찰되었다. SGD-1010의 농도는 태아 혈청 및 양수에서의 농도가 모체 혈청에서의 농도보다 높았다 (표 67).

표 67. GD18에서 태아 혈청 또는 양수와 모체 혈청과의 SGD-1010 농도 비

Dose Group	SGD-1010 Dose Level (mg/kg/dose)	Animal Number	Ratio Amniotic Fluid:Maternal Serum	Ratio Fetal Serum:Maternal Serum
12	0.2	B57515	NA	NA
		B57516	NA	0.0137:BLQ
		B57517	NA	0.0180:BLQ
		B57518	0.0151:BLQ	0.0141:BLQ
		B57519	0.0205:BLQ	NA
		B57520	NA	NA
		B57521	0.0192:BLQ	0.0132:BLQ
		B57522	NA	NA
		B57523	NA	NA

NA Not applicable.

면역원성 - GD 6, GD 18 투여 전 모든 독성 동태 연구 관련 실험 동물로부터 혈액을 채혈하였다. 면역원성은 GD 18에 0.3 mg/kg 투여 용량 SGN-35군 중 암컷 실험 동물 한 마리에서 관찰되었으나, 독성 동태 매개변수에는 영향이 없었다 (표 60).

안정성

· 안정성: 0.002~0.06 mg/mL 농도의 SGD-1010 제형은 실온에서 4 일 동안 안정하였다. 0.03~0.1 mg/mL 농도의 SGN-35 제형은 실온에서 4 시간 동안, 0.1~2 mg/mL 농도의 SGN-35제형은 실온에서 7 시간 동안 안정하였다.

· 농도 검증: SGN-35 투여 제형 분석 결과 GD 6에 0.2 mg/mL 농도에서 1 가지 시료 (88.5%), GD 13에 0.06 mg/mL 농도에서 3 가지 시료 (84.3, 84.9, 89.0%)를 제외한 모든 투여 제형의 농도는 목표한 농도의 10% 이내에 들어왔다. SGD-1010 투여 제형 분석 결과 1 가지 시료에서는 목표한 농도를 훨씬 초과하는 농도를 보였다 (230%). 이 투여 제형을 투여한 동물은 희생되었고 다른 동물로 대체되었다. 다른 모든 투여 제형의 농도는 목표한 농도의 10% 이내에 들어왔다.

혈액학 - GD 20에 모든 주요 연구 실험 동물로부터 혈액을 채혈하였고 일부 혈액학 수치는 표 68에 요약되어 있다.

표 68. 임신 기간 동안 혈액학 수치

Group/ Sex		RBC E6/uL	HGB g/dL	HCT %	PRET %	RETI E3/uL	PLT E3/uL	WBC E3/uL	NEUT E3/uL
1F	Mean	6.29	12.2	34.7	2.8	174.7	1256	10.74	3.83
	SD	0.325	0.55	1.59	0.80	51.04	193.6	1.988	0.562
	N	25	25	25	25	25	25	25	25
2F	Mean	6.27	12.2	34.8	2.8	174.5	1170	9.87	3.68
	SD	0.326	0.50	1.43	1.00	57.11	192.2	1.888	0.674
	N	25	25	25	25	25	25	25	25
3F	Mean	6.34	12.4	35.2	2.4	148.6	1147	11.10	3.58
	SD	0.653	1.19	3.72	0.81	49.33	215.0	1.921	1.078
	N	25	25	25	25	25	25	25	25
4F	Mean	7.44&1	14.6&1	41.8&1	2.9	197.7	1079&1	12.16*1	2.02&1
	SD	0.831	1.53	4.30	2.76	114.53	182.2	2.762	1.036
	N	25	25	25	25	25	25	25	25
5F	Mean	6.05	12.5	36.3&1	6.6&1	383.2&1	993&1	9.09&1	0.89&1
	SD	0.758	1.44	4.17	2.93	120.45	312.3	1.823	0.287
	N	25	25	25	25	25	25	25	25
6F	Mean	4.07&5	8.4&5	24.5&5	13.9&5	555.9*5	1152	8.68	2.27&5
	SD	0.983	1.96	5.35	3.60	124.81	332.6	1.873	0.813
	N	25	25	25	24	24	25	25	25

*1 or &1: significantly different from group 1 with P ≤ 0.05 or P≤ 0.01, respectively
*5 or &5: significantly different from group 5 with P ≤ 0.05 or P≤ 0.01, respectively

부검 - 0.2 mg/kg 투여 용량 SGD-1010군에서 25 마리의 실험 동물 중 2 마리의 실험 동물에서 큰 비장이 관찰되었다. 3, 10 mg/kg 투여 용량 SGN-35군에서는 자궁 무게 감소가 관찰되었으며 이는 살아있는 태아 수의 감소와 연관이 있었다. 표적 장기, 조직과 관련된 현미경적 관찰 소견은 표 69에 요약되어 있다.

표 69. 현미경적 관찰 소견

Controls from group(s): 1 Tissues With Diagnoses	Animal sex: Dosage group: No. in group:	-- Animals Affected -- -- Females -- Ctls 25	2 25	3 25	4 25	5 25	6 25
Spleen	Number examined:	3	3	3	3	3	5
	Unremarkable:	2	2	3	2	0	0
Hematopoiesis, Extramedullary, Increased		1	1	0	0	0	5
Hematopoiesis, Extramedullary, Decreased		0	0	0	1	3	0
Thymus	Number examined:	3	3	3	3	3	5
	Unremarkable:	3	0	3	3	1	4
Depletion, Lymphocytes		0	0	0	0	2	1
Tingible-Body Macrophages, Increased		0	3	0	0	0	0
Uterus	Number examined:	3	3	3	3	3	5
	Unremarkable:	0	0	0	0	0	0
Placentation Site, Unremarkable		3	3	3	0	0	5
Placentation Site, Involution/Resorption		0	0	0	3	3	0
Vagina	Number examined:	3	3	3	3	3	5
	Unremarkable:	0	0	0	0	0	0
Mucification, Pregnancy-Associated		3	2	3	0	0	5
Proestrus		0	1	0	1	0	0
Estrus		0	0	0	1	0	0
Metestrus		0	0	0	1	3	0
Marrow, Sternum	Number examined:	3	3	3	3	3	5
	Unremarkable:	3	3	3	3	2	3
Hyperplasia, Erythroid		0	0	0	0	1	0
Hypercellular		0	0	0	0	0	2

제왕절개 자료 (착상 부위, 착상 전, 후 손실 등) - 제왕절개 자료는 표 70, 71에 요약되어 있으며 SGN-35 및 SGD-1010은 아래와 같이 임신 결과에 큰 영향을 미쳤다.

· 현저한 착상 후 손실 (3 또는 10 mg/kg 투여 용량 SGN-35군에서 각각 99.4%, 100%, 0.2 mg/kg 투여 용량 SGD-1010군에서 27.4%).

· 태아 사망 (3, 10 mg/kg 투여 용량 SGN-35군에서 24 마리 중 22 마리, 25 마리 중 25 마리, 0.2 mg/kg 투여 용량 SGD-1010군에서 24 마리 중 1 마리)이 관찰되었으며, 이는 주로 초기 재흡수에 기인.

· 3 mg/kg 투여 용량 SGN-35군에서 태아 수 감소 관찰 (표 72).

· 0.2 mg/kg 투여 용량 SGD-1010군에서 24 마리 중 1 마리에서 조기 분만 관찰.

표 70. 제왕절개 자료 요약

	DOSE LEVEL	GROUP 1 0 MG/KG/DOSE	GROUP 2 0.3 MG/KG/DOSE	GROUP 3 1 MG/KG/DOSE	GROUP 4 3 MG/KG/DOSE	GROUP 5 10 MG/KG/DOSE	GROUP 6 0.2 MG/KG/DOSE
Females Mated	N	25	25	25	25	25	25
Pregnant	N	25	25	23	24	25	24
	%	100	100	92	96	100	96
Aborted	N	0	0	0	0	0	0
	%	0.0	0.0	0.0	0.0	0.0	0.0
Died	N	0	0	0	0	0	0
	%	0.0	0.0	0.0	0.0	0.0	0.0
Delivered Early	N	0	0	0	0	0	1
	%	0.0	0.0	0.0	0.0	0.0	4.0
Pregnant at C-section	N	25	25	23	24	25	24
Dams with Viable Fetuses	N	25	25	23	2	0	23
	%	100	100	100	8.3	0.0	96
Dams with no Viable Fetuses	N	0	0	0	22	25	1
	%	0.0	0.0	0.0	92	100	4.2
Corpora Lutea	MEAN	13.8	14.5	14.4	15.1	15.2	14.2
	S.D.	2.2	2.5	2.2	3.1	2.9	2.2
	N	25	25	23	24	25	24
	TOTAL	346	362	331	362	381	342
Implantation Sites	MEAN	12.8	13.0	13.4	13.4	13.6	12.8
	S.D.	1.8	1.7	1.8	2.5	1.8	1.7
	N	25	25	23	24	25	24
	TOTAL	320	324	308	322	339	307
Preimplantation Loss	MEAN%	6.8	9.4	6.3	9.4	9.7	9.3
	S.D.	8.6	10.3	8.4	13.6	9.9	10.3
Resorptions: Total	MEAN	0.1	0.2	0.2	13.3	13.6	3.6
	S.D.	0.3	0.8	0.4	2.5	1.8	4.2
	N	25	25	23	24	25	24
	TOTAL	3	4	4	320	339	87
	MEAN%	1.0	1.5	1.2	99.4&1	100.0&1	27.4&5
	S.D.	2.9	7.3	2.7	2.2	0.0	31.6
Early	MEAN	0.1	0.2	0.2	13.3	13.6	3.0
	S.D.	0.3	0.8	0.4	2.6	1.8	3.6
	N	25	25	23	24	25	24
	TOTAL	3	4	4	319	339	72
	MEAN%	1.0	1.5	1.2	99.0&1	100.0&1	22.2&5
	S.D.	2.9	7.3	2.7	2.7	0.0	26.1
Late	MEAN	0.0	0.0	0.0	0.0	0.0	0.6
	S.D.	0.0	0.0	0.0	0.2	0.0	1.9
	N	25	25	23	24	25	24
	TOTAL	0	0	0	1	0	15
	MEAN%	0.0	0.0	0.0	0.3	0.0	5.2&5
	S.D.	0.0	0.0	0.0	1.7	0.0	16.8
Dead Fetuses	TOTAL	0	0	0	0	0	0
Postimplantation Loss	MEAN%	1.0	1.5	1.2	99.4&1	100.0&1	27.4&5
	S.D.	2.9	7.3	2.7	2.2	0.0	31.6

*1 or &1: significantly different from group 1 with P ≤ 0.05 or P≤ 0.01, respectively
*5 or &5: significantly different from group 5 with P ≤ 0.05 or P≤ 0.01, respectively

표 71. 제왕절개 자료 (태아) 요약

	DOSE LEVEL	GROUP 1 0 MG/KG/DOSE	GROUP 2 0.3 MG/KG/DOSE	GROUP 3 1 MG/KG/DOSE	GROUP 4 3 MG/KG/DOSE	GROUP 5 10 MG/KG/DOSE	GROUP 6 0.2 MG/KG/DOSE
Pregnant at C-section	N	25	25	23	24	25	24
Live Fetuses	MEAN	12.7	12.8	13.2	0.1	0.0	9.2
	S.D.	1.9	2.0	1.7	0.3	0.0	3.8
	N	25	25	23	24	25	24
	TOTAL	317	320	304	2	0	220
	MEAN%	99.0	98.5	98.8	0.661	0.061	72.665
	S.D.	2.9	7.3	2.7	2.2	0.0	31.6
Females	MEAN	6.0	6.2	6.9	1.0		5.2
	S.D.	1.4	1.8	2.1	0.0		2.6
	N	25	25	23	2		23
	TOTAL	151	154	158	2		120
	MEAN%	47.8	48.4	51.8	100.061		50.0[a]
	S.D.	10.5	12.9	13.6	0.0		24.2
Males	MEAN	6.6	6.6	6.3	0.0		4.3
	S.D.	1.7	2.1	1.9	0.0		1.7
	N	25	25	23	2		23
	TOTAL	166	166	146	0		100
	MEAN%	52.2	51.6	48.2	0.061		50.0[a]
	S.D.	10.5	12.9	13.6	0.0		24.2
Sex Ratio M:F		52:48	52:48	48:52	0:100		45:55
Dams with Viable Fetuses	N	25	25	23	2	0	23
Resorptions: Total	MEAN	0.1	0.2	0.2	12.0		3.3
	S.D.	0.3	0.8	0.4	0.0		3.9
	N	25	25	23	2		23
	TOTAL	3	4	4	24		76
	MEAN%	1.0	1.5	1.2	92.361		24.3[a]
	S.D.	2.9	7.3	2.7	0.0		28.2
Early	MEAN	0.1	0.2	0.2	12.0		3.0
	S.D.	0.3	0.8	0.4	0.0		3.7
	N	25	25	23	2		23
	TOTAL	3	4	4	24		70
	MEAN%	1.0	1.5	1.2	92.361		22.4[a]
	S.D.	2.9	7.3	2.7	0.0		26.7
Late	MEAN	0.0	0.0	0.0	0.0		0.3
	S.D.	0.0	0.0	0.0	0.0		0.5
	N	25	25	23	2		23
	TOTAL	0	0	0	0		6
	MEAN%	0.0	0.0	0.0	0.061		1.9[a]
	S.D.	0.0	0.0	0.0	0.0		3.9
Dead Fetuses	TOTAL	0	0	0	0		0
Postimplantation Loss	MEAN%	1.0	1.5	1.2	92.3		24.3[a]
	S.D.	2.9	7.3	2.7	0.0		28.2

*1 or &1: significantly different from group 1 with P ≤ 0.05 or P≤ 0.01, respectively;

5 or &5: significantly different from group 5 with P ≤ 0.05 or P≤ 0.01, respectively;
/leans calculated excluding dams with no viable fetuses
= statistical analysis not conducted

표 72. 태아 무게 요약

	DOSE LEVEL	GROUP 1 0 MG/KG/DOSE	GROUP 2 0.3 MG/KG/DOSE	GROUP 3 1 MG/KG/DOSE	GROUP 4 3 MG/KG/DOSE	GROUP 5 10 MG/KG/DOSE	GROUP 6 0.2 MG/KG/DOSE
FETAL WEIGHTS UNITS: GRAMS							
of all Viable Fetuses	MEAN	5.63	5.53	5.44	3.20		5.37
	S.D.	0.36	0.39	0.45	0.57		0.56
	N	25	25	23	2		23
Covariate Adjusted	MEAN	5.62	5.52	5.43	3.33**		5.40
of Male Fetuses	MEAN	5.78	5.68	5.61			5.47
	S.D.	0.38	0.38	0.48			0.72
	N	25	25	23			22
Covariate Adjusted	MEAN	5.78	5.68	5.61			5.48
of Female Fetuses	MEAN	5.42	5.39	5.28	3.20		5.36
	S.D.	0.36	0.45	0.43	0.57		0.39
	N	25	25	23	2		20
Covariate Adjusted	MEAN	5.43	5.40	5.30	3.04**		5.34

* = P≤0.05 ** = P≤0.01.

태아 (기형, 변이 등) - 태아의 외부 기형 정보는 표 74에 요약되어 있다. 꼬리 말림은 0.2 mg/kg 투여 용량 SGD-1010군의 태아 1 마리에서 나타났으며, 3 mg/kg 투여 용량 SGN-35군의 태아 1 마리, 0.2 mg/kg 투여 용량 SGD-1010군의 태아 3 마리에서 외부 기형이 관찰되었다. 태아 연조직 기형은 표 74에 요약되어 있다. 0.3, 1 mg/kg 투여 용량 SGN-35군에서 각 1 마리의 태아에서 연조직 기형이 나타났으며, 태아 연조직 기형은 과거 대조군 자료에 없었다. 또한 변형된 하악, 오정렬되거나 융합, 결함된 꼬리 척추, 쪼개진 흉골 및 짧아진 긴 뼈를 포함하여 0.2 mg/kg 투여 용량 SGD-1010군에서만 2 마리의 태아에서 골격 기형이 관찰되었다.

표 73. 태아 외부 기형 요약

	DOSE LEVEL	GROUP 1 0 MG/KG/DOSE	GROUP 2 0.3 MG/KG/DOSE	GROUP 3 1 MG/KG/DOSE	GROUP 4 3 MG/KG/DOSE	GROUP 5 10 MG/KG/DOSE	GROUP 6 0.2 MG/KG/DOSE
Litters Evaluated	N	25	25	23	2	0	23
Fetuses Evaluated	N	317	320	304	2	0	220
Live	N	317	320	304	2		220
Dead	N	0	0	0	0		0
PROTRUDING TONGUE							
Fetal Incidence	N	0	0	0	0		1
	%	0.0	0.0	0.0	0.0		0.5
Litter Incidence	N	0	0	0	0		1
	%	0.0	0.0	0.0	0.0		4.3
MALROTATED HINDLIMBS							
Fetal Incidence	N	0	0	0	1		2
	%	0.0	0.0	0.0	50**		0.9
Litter Incidence	N	0	0	0	1		2
	%	0.0	0.0	0.0	50		8.7
UMBILICAL HERNIA							
Fetal Incidence +	N	0	0	0	1		0
	%	0.0	0.0	0.0	50**		0.0
Litter Incidence +	N	0	0	0	1		0
	%	0.0	0.0	0.0	50		0.0
GASTROSCHISIS							
Fetal Incidence	N	0	0	0	0		2
	%	0.0	0.0	0.0	0.0		0.9
Litter Incidence	N	0	0	0	0		2
	%	0.0	0.0	0.0	0.0		8.7
AGNATHIA							
Fetal Incidence	N	0	0	0	0		1
	%	0.0	0.0	0.0	0.0		0.5
Litter Incidence	N	0	0	0	0		1
	%	0.0	0.0	0.0	0.0		4.3
TOTAL FETAL EXTERNAL MALFORMATIONS							
Fetal Incidence	N	0	0	0	1		3
	%	0.0	0.0	0.0	50**		1.4
Litter Incidence	N	0	0	0	1		3
	%	0.0	0.0	0.0	50		13

* = P≤0.05 ** = P≤0.01
+ = significant positive trend

표 74. 태아 연조직 기형 요약

	DOSE LEVEL	GROUP 1 0 MG/KG/DOSE	GROUP 2 0.3 MG/KG/DOSE	GROUP 3 1 MG/KG/DOSE	GROUP 4 3 MG/KG/DOSE	GROUP 5 10 MG/KG/DOSE	GROUP 6 0.2 MG/KG/DOSE
Litters Evaluated	N	25	25	23	2	0	22
Fetuses Evaluated	N	156	160	149	2	0	108
Live	N	156	160	149	2		108
Dead	N	0	0	0	0		0
SITUS INVERSUS							
Fetal Incidence	N	0	1	0	0		1
	%	0.0	0.6	0.0	0.0		0.9
Litter Incidence	N	0	1	0	0		1
	%	0.0	4.0	0.0	0.0		4.5
TESTIS(ES)-REDUCED IN SIZE							
Fetal Incidence	N	0	0	1	0		0
	%	0.0	0.0	0.7	0.0		0.0
Litter Incidence	N	0	0	1	0		0
	%	0.0	0.0	4.3	0.0		0.0
TOTAL FETAL SOFT TISSUE MALFORMATIONS							
Fetal Incidence	N	0	1	1	0		1
	%	0.0	0.6	0.7	0.0		0.9
Litter Incidence	N	0	1	1	0		1
	%	0.0	4.0	4.3	0.0		4.5

* = P≤0.05 ** = P≤0.01

검토자의 의견

- SGN-35와 SGD-1010군의 태아 사망률 비교: GD 6, 13에 10 mg/kg 투여 용량 SGN-35군이 동등한 SGD-1010의 몰 투여량을 갖는 0.02 mg/kg 투여 용량 SGD-1010군보다 더 큰 태아 독성을 나타냈다. 10 mg/kg 투여 용량 SGN-35군에서는 약물이 착상된 배아로 전부 재흡수가 발생하는 반면, 0.2 mg/kg 투여 용량 SGD-1010군에서는 30% 미만이 재흡수가 일어났다. 10 mg/kg 투여 용량 SGN-35군에서는 생존 가능한 태아가 없었지만, 0.2 mg/kg 투여 용량 SGD-1010군에서는 24 마리 중 1 마리에서만 태아 사망이 나타났다. 두 군의 약물동태 프로파일 차이는 이러한 독성의 차이에 의한 것일 가능성이 크다
- 랫과 사람의 곡선 하 면적 (AUC) 비교: 임상에서의 권장 용량은 3 주마다 1.8 mg/kg 투여 용량 30 분 간 정맥 투여다. 단 회 투여 후 ADC의 평균 AUC는 79.41 (day*μg/mL) 이었고 MMAE의 평균 AUC는 37.03 (day*μg/mL) 이었다. 임상에서의 권장 용량과 유사한 AUC가 나타난 랫에서의 투여 용량 군 (3 mg/kg 투여 용량 SGD-35 군)에서는 배아 사망 및 기형을 포함한 심각한 태아 독성이 관찰되었다.

3) 출생 전후 발달

: ICH S9에 따라 암 환자를 치료하는 약물은 출생 전후 발달 연구가 필요로 하지 않기 때문에 수행하지 않았다.

2. 임상 약리 및 생물 약제 검토

2.1 요약

: Brentuximab vedotin은 Seattle genetics에 의해 재발 또는 난치성 호지킨 림프종 (HL) 또는 미분화대세포 림프종 (ALCL) 치료를 위해 개발된 약물이다. 권장 투여 용량은 3 주마다 1.8 mg/kg을 투여 용량으로 하여 30 분 간 정맥 투여이다. 이와 관련하여 2 개의 임상 2 상 시험이 진행되었다.

1) 권고 사항

: 임상 약리 부서가 품목허가신청서류 (BLA)를 검토하였으며 제안된 용량 및 적응증을 뒷받침하기 위해 제출된 임상 약리 자료가 충분하다고 판단했다.

2) 임상 4 상에 대한 의무 사항 및 요구 사항

: 임상 약리 부서는 추가 시판요구사항 (PMR) 또는 시판의무사항 (PMC)을 권장하지 않는다. 단, 다음과 같은 개발사에 대한 추가요구사항이 있다. Brentuximab vedotin의 약물동태에 있어서 신 부전 또는 간 부전의 영향을 파악할 수 있는 임상 시험 보고서 (SGN35-008B)의 제출을 요구한다.

3) 임상 약리 및 생물 약제 개요

: Brentuximab vedotin은 CD30을 표적으로 하는 항체 약물 중합체 (ADC)로 저 분자 monomethyl auristatin E (MMAE)이 연결된 CD30 표적 단일 클론 항체 (cAC10)로 구성된다.

<u>작용 기전</u>

: Brentuximab vedotin의 작용 기전은 여러 단계로 구성된다. 세포 표면 CD30에 대한 ADC의 결합은 ADC-CD30 복합체의 내재화를 일으키고, 그 다음 리소좀으로 수송되어 세포 내에서 하나의 활성종인 MMAE가 단백질 분해 절단을 통해 방출된다. 튜불린에 대한 MMAE의 결합은 세포 내의 미세소관 망을 파괴하고, 세포 주기 정지를 유도하며, CD30 양성 종양 세포의 세포 사멸을 일으킨다.

효능

: 제안된 적응증은 재발성 또는 난치성 호치킨 림프종 (HL) 또는 미분화대세포 림프종 (ALCL)이다. 2 가지 임상 2 상 시험이 완료되었으며 각각의 제안된 적응증에 대해 1 회의 시험이 완료되었다. 이 두 임상 시험은 Brentuximab vedotin을 총 16 회 3 주마다 1.8 mg/kg을 투여 용량으로 하여 30분 간 정맥 투여하는 오픈 라벨, 다기관, 단일군 연구였다. Brentuximab vedotin은 HL 또는 ALCL 환자에서 객관적 반응률 (ORR)을 75%, 86% 값을 보였다. 객관적 반응률은 부분 및 완전 관해율의 합으로 정의하였다.

약물동태

: Brentuximab vedotin, 총 항체량 및 MMAE의 약물동태는 4 가지 임상 1 상 시험과 2가지의 임상 2 상 시험에서 측정되었다. Brentuximab vedotin은 1.2~2.7 mg/kg 투여 용량에서 선형 약물동태를 보였다. 반감기는 4~6 일이었다. 정상 상태는 21 일째에 도달하였다.

노출-반응

: 총 항체량 및 ADC 농도는 용량 의존적으로 증가하는 반면, MMAE 농도는 0.8 mg/kg 투여 용량보다 큰 용량에서 일정했다. ORR은 ADC 농도가 증가함에 따라 증가하지만, MMAE 농도가 증가함에 따라 감소한다.

안전성

: Brentuximab vedotin 치료는 2+단계 호중구 감소증, 말초 신경 병증 및 혈소판 감소증과 관련한 부작용이 관찰되었다. 노출-반응 분석에 기초하여, 2+단계 말초 신경 병증 또는 3/4단계 호중구 감소증의 확률은 ADC 농도가 증가함에 따라 증가하였지만, MMAE 농도 증가에 의해 영향을 받지는 않았다. Brentuximab vedotin의 제안된 복용량 및 투여 간격은 QT 간격을 연장하지 않았다.

2.2 질문에 근거한 검토

1) 일반적 특성

임상 약리 및 생물 약제 검토와 관련하여 의약품의 화학적, 물리 화학적 특성 및 의약품 제제의 주요 특징은 무엇인가?

: Brentuximab vedotin은 CD30 표적 항체-약물 중합체 (ADC)로 다음 세 가지 부분으로 구성되어있다.

a) 항체: cAC10 키메릭 항 인간 CD30 단일클론 항체 (IgG1)

b) 링커: 말레이미도카프로일 부착기, 발린-시트룰린 다이펩타이드와 파라 아미노벤질카바메이트 스페이서로 구성된 단백 가수 분해 효소-절단가능 링커

c) 약물: MMAE (메틸발린, 발린, 돌라이소류인, 돌라프로인, 노르에페드린으로 구성된 펜타펩타이드)

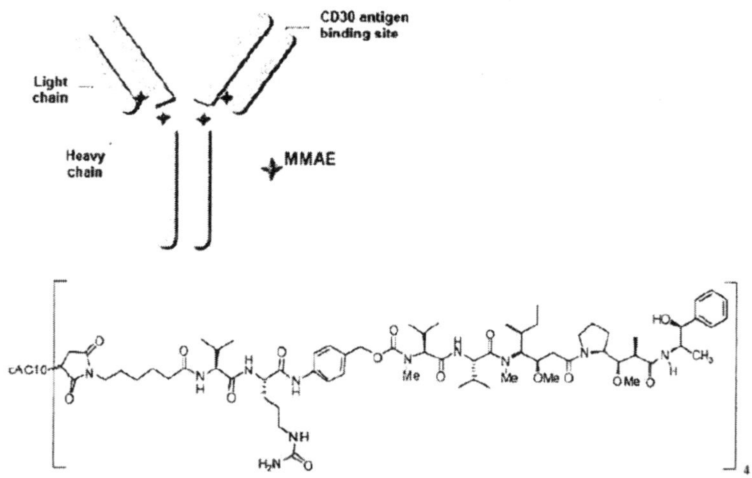

그림 1. Brentuximab Vedotin 구조

IgG1 항체의 특정 부위에 MMAE가 접합되어 있다. 접합 부위는 항체의 시스테인 잔기와 관련이 있다. 링커는 싸이올기에 반응성이 있는 말레이미드기, 카프로일 스페이서, 발린-시트룰린 다이펩타이드, 파라 아미노벤질카보닐기 등으로 구성되어 있다. 약물 대 항체 몰 비 (DAR) 평균은 약 4 이며, Brentuximab vedotin의 분자량은 약 153 kDa이다. Brentuximab vedotin은 보존제가 없는 멸균된 흰색 또는 회백색의 동결 건조 케이크로 1 회용 바이알로 제공된다. Brentuximab vedotin 제제 (DP)는 주사용 멸균수로 용해시킨 후 정맥 투여한다. 용해된 Brentuximab vedotin 의약품 (DP)는 눈에 보이는 미립자 물질이 없는 투명하고 약간은 유백색 용액이다. 각 바이알은 Brentuximab vedotin과 부형제인 트레할로오스, 구연산 나트륨, 폴리소르베이트80을 함유하고 있다. 용해된 의약품의 pH는 약 6.6이다.

제안된 적응증 및 작용 기전은 무엇인가?

: Brentuximab vedotin의 작용 기전은 여러 단계로 구성된다. 세포 표면 CD30에 대한 ADC의 결합은 ADC-CD30 복합체의 내재화를 일으키고, 그 다음 리소좀으로 수송되어 세포 내에서 하나의 활성종인 MMAE가 단백질 분해 절단을 통해 방출된다. 튜불린에 대한 MMAE의 결합은 세포 내의 미세소관 망을 파괴하고, 세포 주기 정지를 유도하며, CD30 양성 종양 세포의 세포 사멸을 일으킨다. Brentuximab vedotin에 대한 적응증은 재발성 또는 불응성 호지킨 림프종 (HL)과 재발성 또는 난치성 미분화대세포 림프종 (ALCL)이다.

제안된 투여 용량 및 투여 경로는 무엇인가?

: Brentuximab vedotin은 3 주마다 1.8 mg/kg을 투여 용량으로 하여 30분 간 정맥 투여된다.

2) 일반 임상 약리학

투약 또는 청구를 뒷받침하는 임상 약리 및 연구의 설계 특징은 무엇인가?

: BLA 신청을 하기 위한 완료된 임상 시험 요약이 표 1에 나와 있다.

표 1. BLA 신청을 위한 Brentuximab vedotin의 완료된 임상 연구 요약

Study Number	Primary Study Objective and Patient Population	Study Type	No. of Subjects Analyzed	Treatment Regimen
Phase 1				
SG035-0001	Safety in patients with CD30+ heme malignancies	Open-label, single-arm, dose-escalation	45	0.1 – 3.6 mg/kg IV Q3W
SG035-0002	Safety in patients with CD30+ heme malignancies	Open-label, single-arm, dose-escalation	44	0.4 – 1.4 mg/kg IV QW for 12 cycles
SGN35-007 (on-going)	Clinical pharmacology in patients with CD30+ heme malignancies	Open-label, single-arm 1°:Duration of ventricular repolarization	46	1.8 mg/kg IV Q3W for 16 cycles
SGN35-008A	Clinical pharmacology in patients with CD30+ heme malignancies	Open-label, nonrandomized, 3-arm, DDI, excretion	45	1.2 or 1.8 mg/kg IV Q3W for 2 cycles
SGN35-008B (on-going)	Clinical pharmacology in patients with CD30+ heme malignancies	Open-label, nonrandomized, hepatic or renal impairment	12 planned	1.2 mg/kg IV Q2W for 2 cycles
Phase 2				
SG035-0003	Efficacy and safety in HL patients	Open-label, single-arm 1°: ORR	102	1.8 mg/kg IV Q3W for 16 cycles
SG035-0004	Efficacy and safety in systemic ALCL patients	Open-label, single-arm 1°: ORR	58	1.8 mg/kg IV Q3W for 16 cycles

a) 임상 시험: Brentuximab vedotin의 효능과 안전성을 뒷받침하기 위해 2 가지 임상 2상 연구 결과가 제출되었다. "재발성 또는 불응성 호지킨 림프종 (HL)환자 치료에서의 연구"는 HL 적응증을 뒷받침하기 위해 진행되었다. 이 연구는 Brentuximab vedotin을 총 16 회 3 주마다 1.8 mg/kg을 투여 용량으로 하여 30 분 간 정맥 투여하는 오픈 라벨, 다기관, 단일군 연구였다. 환자의 75%는 약 7개월의 중간 값을 가진 객관적 반응(OR) (완전 관해 (CR) 또는 부분 관해 (PR))을 보였다 (표 2). 무 진행 생존 기간 (PFS)의 중간 값은 독립적인 검토 기관 (IRF)의 평가를 기준으로 25.1주였다. "재발성 또는 난치성 전신성 미분화대세포 림프종(ALCL) 환자 치료에 대한 SGN-35의 임상 2상 연구"는 ALCL 적응증을 뒷받침하기 위해 완료되었다. 이 연구는 위 연구와 같은 Brentuximab vedotin을 총 16회 3주마다 1.8 mg/kg 투여 용량 30분 간 정맥 내 투여하는 오픈 라벨, 다기관, 단일군 연구였다. 환자의 86%가 완전 관해 또는 부분 관해를 보였으며 객관적 반응률의 중간 값은 질병 진행이나 환자 사망이 거의 없었기 때문에 추정 할 수 없었으며, 95% 신뢰 구간의 하한은 8.3 개월이었다 (표 2). 제출된 자료는 18 명의 환자가 치료를 계속 받고 있으므로 임시 분석으로 볼 수 있다. 분석 당시 IRF 당 PFS 중간 값은 아직 도달하지 않았지만 조사자 당 PFS 중간 값은 41.1 주였다.

표 2. HL 및 ALCL 환자에 대한 약물 효능 요약

(ALCL)

Efficacy Endpoint (95% CI)	HL (N=102)	ALCL (N=58)[a]
ORR	75% (64.9, 82.6)	86% (74.6, 93.9)
Median duration of ORR	6.7 months (3.6, 12.0)	Not reached (8.3 mo, NE)
CR	34% (25.2, 44.4)	53% (39.9, 66.7)
Median duration of OR in patients with CR	Not reached (8.8 mo, NE)	Not reached (8.3 mo, NE)

NE-not estimable; [a]18 patients continued to receive therapy at the time of the data cut (reflects interim data through August 11, 2010)

b) 임상 약리 연구: Brentuximab vedotin의 약물동태에 관한 자료는 표 1에 나열된 4 가지 임상 1 상 연구 및 2 가지 임상 2 상 연구에서 얻을 수 있다. 모든 연구에서는 HL 및 ALCL 환자를 포함하여 CD30 혈액학적 악성 종양 환자들이 등록했다. 임상 약리 프로그램은 다음 3 가지 분석물의 약물동태를 측정했다.

· ADC - Brentuximab vedotin

· MMAE - 유리 저 분자 약물

· 총 항체량 - 총 항체량 (ADC + 접합하지 않은 cAC10 항체)

유효성 평가 변수를 선택하는 기준은 무엇이며, 임상 약리 및 연구에서 어떻게 측정 되는가?

: 등록된 임상 시험에서의 일차 유효성 평가 변수는 완전 관해 및 부분 관해율의 합으로 정의되는 ORR이다. 편향되지 않은 평가를 보증하기 위해 독립적인 방사선 시설에서 반응 검토를 수행했다. 임상 유효성 평가 변수로서 ORR 선택에 대한 추가 의견은 임상 검토에 언급하였다.

혈장 (또는 다른 생물학적 유체)에서의 활성 성분이 약물동태매개변수와 노출 반응 관계를 평가하기 위해 적절한 성분이며 적절하게 측정 되었는가?

: 그렇다. Brentuximab vedotin의 약물동태를 확인 하기 위해 ADC, MMAE 및 총 항체량 등의 3 가지 분석물을 측정하였다. ADC 및 총 항체량은 효소 면역 측정법 (ELISA)에 의해 혈청에서 측정되었고, MMAE는 액체 크로마토그래피 및 탠덤 질량 분석기 (LC-MS/MS)에 의해 혈장에서 측정되었다. 배설 연구를 하기 위해 소변및 대변에서의 MMAE 분석법도 검증되었다. 3 가지 분석물은 표 1에 열거된 7 가지 모든 임상 연구에서 측정되었다.

노출-반응

a) 효능에 대한 노출-반응 관계 (용량-반응, 농도-반응)의 특성은 무엇인가? 관계가 있다면, 바람직한 약리학적 반응 또는 임상 유효성 평가 변수의 발현 및 종료 시간을 나타내어라.

: 총 항체량, ADC 및 유리 MMAE의 혈장 농도를 임상 1 상 및 2 상 시험에서 측정하였다. 그림 2에서 총 항체량 및 ADC 농도는 용량 의존적으로 증가하는 반면 MMAE 농도는 0.8 mg/kg 투여 용량 이상에서 일정하다. 총 항체량 및 ADC 농도는 투여 용량과 높은 상관 관계를 보였다. 따라서 노출-반응 분석은 ADC 및 MMAE 농도를 사용하여 수행되었다.

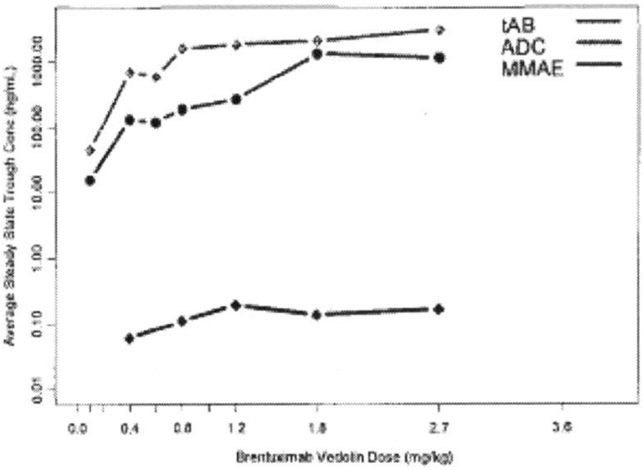

그림 2. 총 항체량, ADC, MMAE의 정상상태 최저 농도 중앙 값

아래에서 볼 수 있듯이 ORR 확률은 ADC 최저 농도가 증가함에 따라 증가하지만 MMAE 최저 농도가 증가함에 따라 감소한다 (그림 3A 및 3B). ADC가 효능을 나타내기 위해서는 활성 부위까지 MMAE가 항체에 결합되어 있어야 하지만, 유리 MMAE는 작용 부위에 도달할 수 없으므로 유리 MMAE가 높을수록 효능이 떨어질 것으로 추측된다.

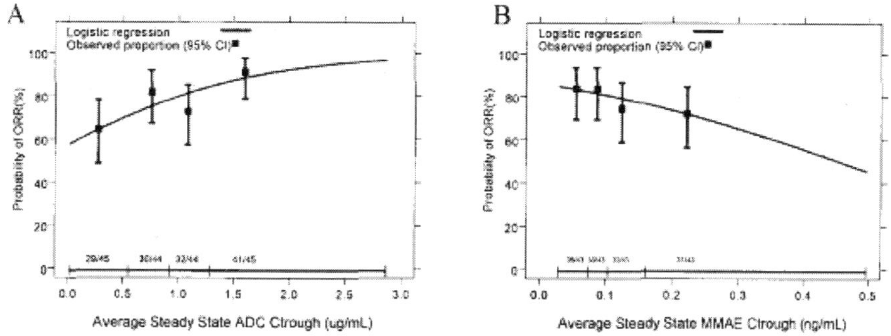

그림 3. 정상 상태에서의 ADC 및 MMAE 최저 농도 증가에 따른 ORR 확률 변화

b) 안전에 대한 노출 - 반응 관계 (용량-반응, 농도-반응)의 특성은 무엇인가? 관계가 있다면, 부작용과 관련한 약리학적 반응 또는 임상 유효성 평가 변수의 발현 및 종료 시간을 나타내어라.

: 말초신경병증, 호중구 감소증 및 혈소판 감소증이 Brentuximab vedotin 임상 시험에서 관찰된 가장 빈번한 이상 반응 (AE)으로 확인되었다. 이들 AE가 약물 농도에 영향을 받는지의 여부를 조사하기 위해, ADC 및 MMAE의 평균 정상 상태 농도에서 말초신경병증, 호중구 감소증 및 혈소판 감소증에 대한 로지스틱 회귀분석을 수행하였다.

말초신경병증 - 2 단계 이상의 (2+단계 이상) 말초신경병증 환자에게 약물 용량 감량을 권장한다. 노출-반응 분석은 2+단계 말초신경병증 확률과 ADC 및 MMAE의 평균 정상 상태 최저 농도 사이의 관계를 조사하기 위해 수행되었다. 2+단계 말초신경병증 확률은 정상 상태 ADC 최저 농도가 증가함에 따라 증가하지만(그림 4A), 평균 정상 상태 MMAE 최저 농도 (그림 4B)가 증가함에 따라 일정했다.

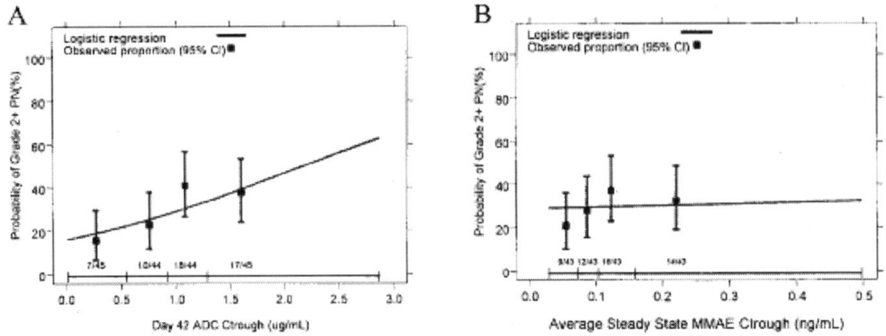

그림 4. 정상상태에서의 ADC 및 MMAE 최저 농도 증가에 따른 2+단계 말초신경병증 확률 변화

호중구 감소증 - 호중구 감소증에 대해 제품 표지에 제안된 용량 감량는 없다. 임상 2 상 시험은 3 또는 4단계 호중구 감소증과 용량의 관계를 포함시켰다. 3 또는 4 단계 호중구 감소증 (3+단계) 확률은 평균 정상 상태 ADC 최저 농도가 증가함에 따라 증가한다 (그림 5A). 이러한 결과를 토대로 3 또는 4 단계 호중구 감소증을 겪은 환자에서는 용량을 줄이는 것이 좋다. MMAE 농도에서도 마찬가지로 로지스틱 회귀 분석이 수행되었으며, 3+단계 호중구 감소증 확률 (그림 5B)은 MMAE 농도가 증가함에 따라 감소하는 추세를 보여준다.

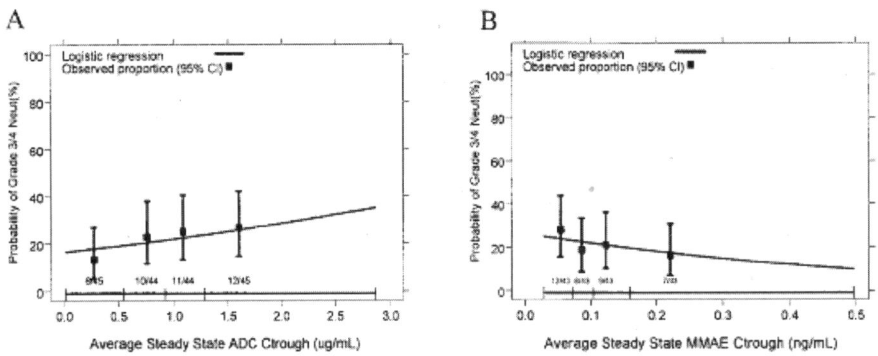

그림 5. 정상상태에서 ADC 및 MMAE의 최저 농도 증가에 따른 3+단계 호중구 감소증 확률 변화

혈소판 감소증 - 혈소판 감소증은 Brentuximab vedotin의 임상 시험에서 가장 빈번하게 보고된 AE 중 하나이다. ADC 또는 MMAE 농도가 증가함에 따라 3 또는 4 단계의 혈소판 감소증이 증가하는지가 조사되었다. 아래의 그림 6에서 보듯이 혈소판 감소증과 ADC 및 MMAE 농도 간에는 유의한 노출-반응 관계가 없다.

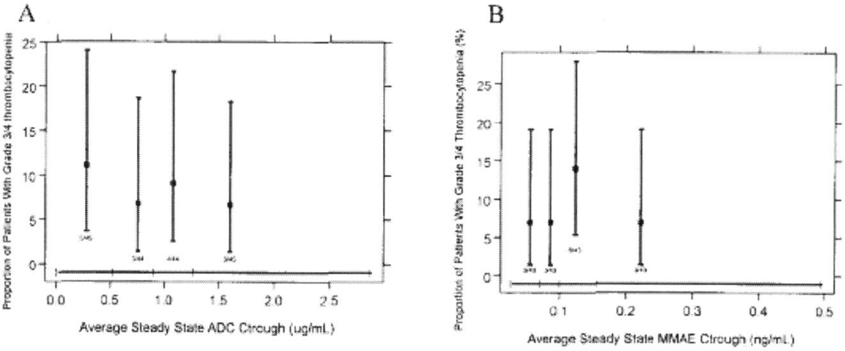

그림 6. 정상상태에서 ADC 및 MMAE의 최저 농도 증가에 따른 3+단계 혈소판 감소증 확률 변화

c) 이 약물은 QT/QTc 간격을 연장하는가?

: 연구 SGN35-007은 약물의 CD30 양성 혈액 종양 환자 (n=46) QTc 간격에 대한 영향을 평가하기 위해 Brentuximab vedotin을 총 16 회 3 주마다 1.8 mg/kg을 투여 용량으로 30 분 간 정맥 투여하였다. 12-lead Holter monitor는 첫 번째 주기 하루 전에 측정되었다. 심전도 검사 (ECG)는 투여 전 30, 60, 90 및 120 분, 투여 후 30, 60, 90 및 120 분에 4 회 측정되었다. 약물동태를 측정하기 위해 혈액이 채혈되었다. 채혈된 시료를 이용하여 ADC, 총 항체량 및 MMAE 농도를 측정했다. Brentuximab vedotin 투약 후 QTc 간격의 큰 변화 (즉, >20 ms)는 감지되지 않았다. 기준선으로부터 평균 변화에 대한 ±90% 신뢰구간 (CI)의 최대 상한치는 첫 번째 주기의 투여 후 1 시간에서 관찰된 2.9 ms였다. 또한, 본 연구의 관찰된 농도 범위 내에서, 겉보기 농도-QT 관계가 확인되었다.

d) 개발사가 약물 투여 용량 및 요법을 용량-농도-반응 사이의 관계와 일치하도록 선택하였나? 그리고 미해결된 투여 용량 또는 투여 경로 관련한 문제가 있는가?

: 임상 2 상 연구 (3 주마다 1.8 mg/kg, 정맥 투여)의 투여 용량은 전통적 3+3 투여 용량 증가 조절 규칙을 사용하는 임상 1 상 용량 증가 연구에 근거하여 선택되었다. 개발사는 임상 2 상 투여 용량 선별이나 최적화를 위한 연구는 수행하지 않았다. 그러나 연구 자료는 선택된 용량이 안전성 및 효능을 합리적으로 충족시킴을 의미한다 (그림 7).

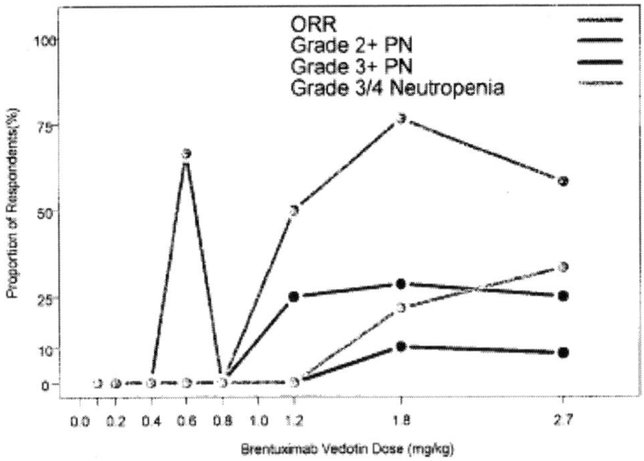

그림 7. 2+ 및 3+단계의 말초신경병증과 3+단계 호중구 감소증에서의 ORR

약물과 주요 대사 산물의 약물동태 특성은 무엇인가?

: 제안된 투여 용량인 3 주마다 1.8 mg/kg Brentuximab vedotin의 약물동태는 SG035-0001 및 SGN35-008A에서 확인되었다. SGN35-007 연구, SG035-0003 및 SG035-0004 연구에서 집단 약물동태 분석을 위해 시료를 수집했다. SG035-0002는 다른 투여 용량과 요법으로 진행되었기 때문에 아래에 요약되어 있지 않다. ADC, 총 항체량 및 MMAE에 대한 약물동태매개변수가 별도로 제시되었다.

a) 단 회 또는 반복 투여 용량 약물동태매개변수는 무엇인가?

: ADC - ADC의 약물동태는 3 주마다 1.2, 1.8 및 2.7 mg/kg 투여 용량에 대해 선형 관계를 보였다. 혈청 농도의 다중 지수적 감소가 관찰되었고, 반감기는 약 4~6 일이었다. 정상 상태는 반복 투여 21 일째에 도달하였다. 축적이 거의 발생하지 않았으며, 반복 투여 시 ADC 노출은 감소하지 않았다. SG035-0001 연구의 1.2 mg/kg 투여 용량에서 청소율 (CL) 및 정상 상태에서의 분포 용적 (Vss)은 큰 변동성을 나타냈지만, 이것은 시료의 양이 적기 때문일 수 있다. SG035-0001 연구에서 3 가지 다른 투여 용량의 각각 초 회 투여 시의 ADC의 농도-시간 프로파일은 그림 8에 나와 있다.

표 3. 초 회 투여 시 ADC의 약물동태매개변수

Study	Dose[b] (mg/kg)	Pharmacokinetic Parameters[a] AUC$_{0-\infty}$ (day·μg/mL)	C_{max} (μg/mL)	T_{max} (day)[c]	$t_{1/2}$ (day)	CL (L/day)	V_{ss} (L)
SG035-0001	1.2 (n=4)	46.14 (62)	18.89 (27)	0.09 (0.08,0.09)	3.79 (11)	1.96 (105)	5.85 (260)
	1.8 (n=12)	79.41 (30)	31.98 (29)	0.09 (0.08,0.25)	4.43 (38)	1.76 (17)	8.21 (24)
	2.7 (n=12)	125.75 (19)	45.01 (16)	0.09 (0.09,0.18)	5.98 (30)	1.71 (33)	10.18 (39)
SGN35-008A	1.2 (n=16)[d]	52.77 (28)	22.57 (23)	0.02 (0.02,0.17)	5.70 (33)	1.78 (27)	9.41 (25)
	1.8 (n=11)	89.84 (25)	36.74 (34)	0.02 (0.02,0.09)	5.87 (66)	1.62 (26)	10.02 (34)

[a]Data presented as geometric mean (%CV); [b]all doses administered Q3W; [c]data for T_{max} presented as median (min, max); [d]n=16 for C_{max} and T_{max}, n=11 for all other parameters

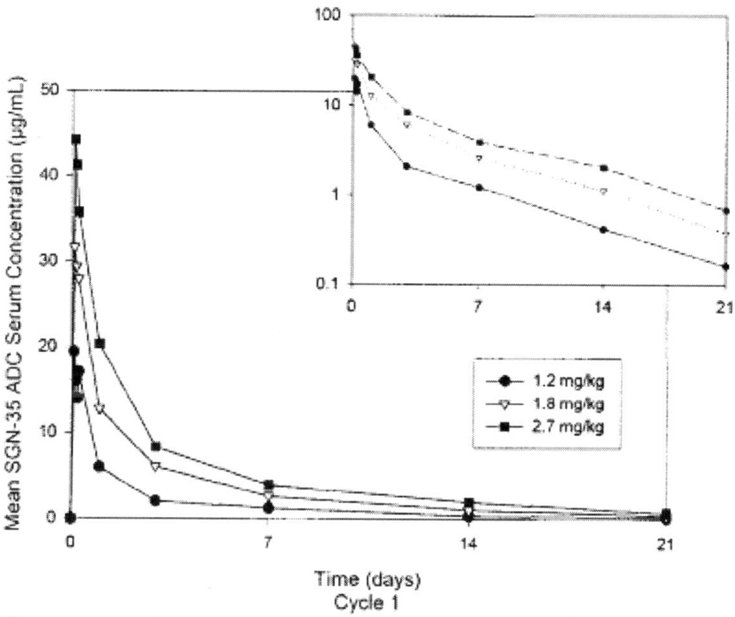

그림 8. SG035-0001 연구에서 Brentuximab vedotin 초 회 투여 후 ADC 혈청 농도-시간 프로파일

MMAE - MMAE의 단 회 및 반복 투여 후 혈중 약물동태는 1.2, 1.8 및 2.7 mg/kg 투여 용량 Brentuximab vedotin을 투여 후 확인하였고 AUC 및 Cmax는 용량 의존적으로 선형 관계를 나타냈다. MMAE의 제거는 ADC로부터의 방출 속도에 의존하는 것처럼 보였다. Tmax는 ADC보다 더 길었고 이는 ADC에 대한 작용 기전에 의해 나타난 바와 같이 MMAE의 지연 방출을 나타낸다.

표 4. 초 회 투여 시 MMAE의 약물동태매개변수

Study	Dose[b] (mg/kg)	Pharmacokinetic Parameters [a]			
		$AUC_{0-\infty}$ (day·ng/mL)	C_{max} (ng/mL)	T_{max} (day)[c]	Apparent $t_{1/2}$ (day)
SG035-0001	1.2 (n=4)	20.29 (212)	2.72 (272)	1.07 (0.21, 3.09)	3.13 (28)
	1.8 (n=12)	37.03 (47)	4.97 (43)	2.09 (1.09, 3.93)	3.60 (25)
	2.7 (n=12)[d]	53.20 (41)	7.00 (44)	2.99 (1.09, 7.81)	3.43 (22)
SGN35-008A	1.2 (n=16)[e]	26.65 (71)	4.11 (71)	1.97 (0.97, 6.99)	3.06 (13)
	1.8 (n=14)	40.06 (53)	4.98 (67)	3.00 (0.99, 5.01)	3.71 (19)

[a]Data presented as geometric mean (%CV); [b]all doses administered Q3W; [c]data for T_{max} presented as median (min, max); [d]n=12 for C_{max} and T_{max}, n=11 for all other parameters; [e]n=16 for C_{max} and T_{max}, n=14 for all other parameters

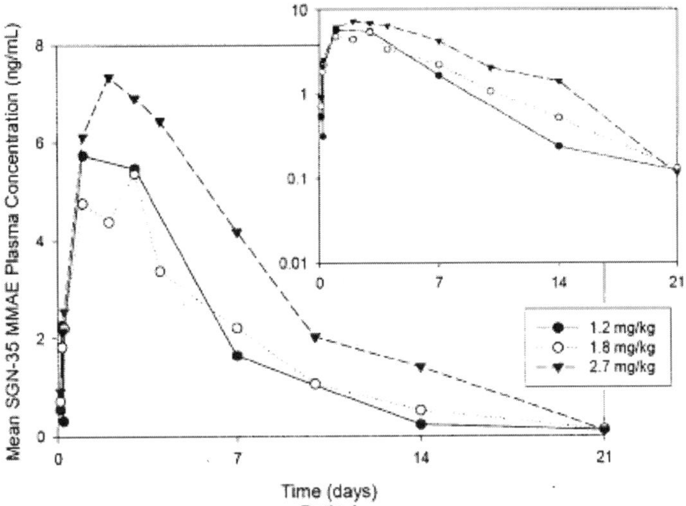

그림 9. SG035-0001 연구에서 Brentuximab vedotin 초 회 투여 후 MMAE 혈청 농도-시간 프로파일

표 5. 반복 투여 시 MMAE의 약물동태 매개변수

Dose[b] (mg/kg)	Pharmacokinetic Parameters (Accumulation Ratio) [a]			
	AUC_{0-21d} Cycle 2/Cycle 1	AUC_{0-21d} Cycle 3/Cycle 1	C_{max} Cycle 2/Cycle 1	C_{max} Cycle 3/Cycle 1
1.8	0.79 (0.57, 1.09) n=10	0.69 (0.47, 1.00) n=9	0.54 (0.33, 0.87) n=11	0.54 (0.36, 0.80) n=10
2.7	0.67 (0.49, 0.90) n=10	0.60 (0.45, 0.79) n=8	0.57 (0.38, 0.87) n=10	0.50 (0.36, 0.71) n=9

[a]Data presented as geometric mean ratio (90% CI); [b]all doses administered Q3W

2 회 투여/단 회 투여 및 3 회 투여/단 회 투여 AUC 및 Cmax의 비율은 1 미만이었으며, 이는 축적이 거의 없음을 나타낸다 (표 5).

총 항체량 - 총 항체량의 단 회 투여 후 혈중 약물동태는 1.2, 1.8 및 2.7 mg/kg 투여 용량 Brentuximab vedotin을 투여 후 확인하였다. SG035-0001 연구에서는 AUC 및 Cmax가 용량 의존적으로 선형 관계를 나타냈으나, SGN35-008A 연구에서는 그 보다 약간 더 증가한 값을 보였다 (표 6). 일반적으로 총 항체량은 ADC보다 높기 때문에 비 결합 항체는 ADC보다 긴 반감기를 갖는다고 제안될 수 있다. 이러한 상대적인 증가는 ADC에 대한 작용 기전에 의한다고 볼 수 있다.

표 6. 초 회 투여 시 총 항체량의 약물동태매개변수

Study	Dose[b] (mg/kg)	Pharmacokinetic Parameters [a]		
		AUC_{0-21d} (day·μg/mL)	C_{max} (μg/mL)	T_{max} (day)[c]
SG035-0001	1.2 (n=4)	112.0 (27)	24.7 (26)	0.13 (0.08, 0.24)
	1.8 (n=12)	169.1 (29)	36.6 (28)	0.13 (0.08, 1.10)
	2.7 (n=12)	243.5 (22)	53.3 (21)	0.09 (0.09, 0.76)
SGN35-008A	1.2 (n=16)[d]	93.5 (37)	22.3 (38)	0.03 (0.02, 0.17)
	1.8 (n=14)	172.26 (30)	40.3 (35)	0.08 (0.02, 0.17)

[a]Data presented as geometric mean (%CV); [b]all doses administered Q3W; [c]data for T_{max} presented as median (min, max); [d]n=16 for C_{max} and T_{max}, n=11 for AUC

b) 건강한 지원자의 약물동태 및 주요 대사 산물은 환자의 약물동태와 어떻게 다른가?

: 해당사항 없음. Brentuximab vedotin은 건강한 지원자에게 투여되지 않았다.

c) 약물 흡수의 특징은 무엇인가?

: 해당사항 없음. Brentuximab vedotin 투여 경로는 정맥 투여이기에, 약물 흡수 연구는 수행하지 않았다.

d) 약물 분포의 특징은 무엇인가?

: Brentuximab vedotin 1.2, 1.8 또는 2.7 mg/kg 투여 용량 정맥 투여 후, 정상 상태에서의 분포용적은 약 6-10 L였고, 이는 Brentuximab vedotin이 주로 혈액에 제한적으로 존재한다는 것을 나타낸다. Brentuximab vedotin에 방사성이 표지된 조직분포연구는 수행되지 않았다. 생물학적 제제에 대한 조직분포 연구는 특이적이지 않다.

e) 약물 분포의 질량균형 연구는 간 또는 신장을 주요 제거 경로로 제안하는가?

: Brentuximab vedotin에 대해 방사성이 표지된 질량균형 연구는 수행되지 않았다. Brentuximab vedotin은 단일 클론 항체 및 MMAE로 구성되어 있기 때문에 MMAE에 대한 질량균형 연구가 수행되었다. 질량균형 연구는 단일 클론 항체와 같은 생물학적 제제에 대해서는 일반적으로 수행되지 않는다. 그 이유는 단백질이 아미노산으로 분해되어 다른 단백질 합성에 사용되기 때문이다. MMAE의 배설을 조사한 연구는 MMAE의 배설 경로가 대변인 것을 밝혔다.

f) 약물 대사의 특징은 무엇인가?

: SGN35-008A 연구의 일부로 MMAE에 대한 대사연구가 수행되었다. 배설된 대사산물은 고성능 액체 크로마토그래피 탠덤 질량 분석기 (HPLC-MS/MS)를 사용하여 소변 및 대변 시료에서 측정되었다. MMAE는 농축되지 않은 시료에서 관찰된 유일한 종이었다. 그러나, 10 배 농축한 소변 및 대변 시료에서 8 개의 MMAE 대사 산물이 관찰되었다. 이 중 7 개는 이전에 비 임상 시험에서 확인되었다. 이전에 관찰되지 않았던 하나의 대사 산물은 시험관 내에서 확인되었다.

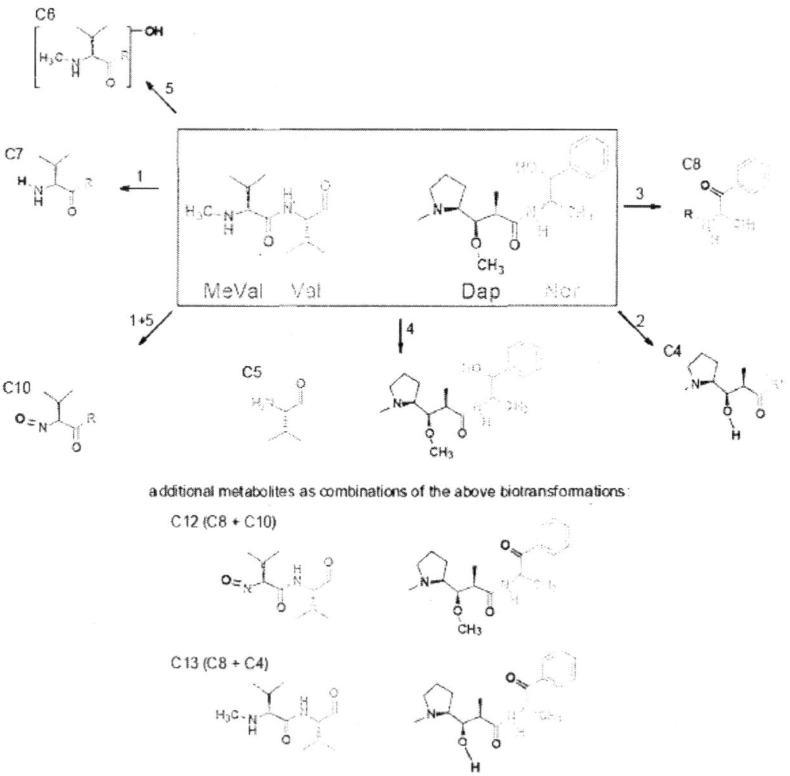

그림 10. 인간에서 MMAE의 대사 경로

N-탈메틸화 (CYP3A4), O-탈메틸화 (CYP3A4), 탈수소화 (CYP3A4), 아마이드 가수분해 그리고 산화 (그림 10)의 5가지 핵심 대사 경로가 확인되었다. 형성된 추가 대사 산물은 위에 열거된 5 가지 생물학적 변형의 조합에 의한 것으로 밝혀졌다.

Brentuximab vedotin 항체 부분이나 ADC 자체에 대한 대사 연구는 수행되지 않았다. Brentuximab vedotin은 생물학적 제제이다. 대사 산물 연구는 일반적으로 생물학적 제제에 대해 수행되지는 않는다. 왜냐하면 이러한 산물은 아미노산으로 분해되어 다른 단백질 합성에 사용되기 때문이다.

표 7. 인간에서 확인된 MMAE 대사체

Metabolite Designation[a]	Metabolic Pathway	Urine n=8 n (%)	Feces n=8 n (%)
C1	Oxidation	0	0
C2	Oxidation	0	0
C3	Oxidation	0	0
C4	O-demethylation	0	8 (100)
C5	Amide hydrolysis	3 (38)	8 (100)
C6	Oxidation	4 (50)	0
C7	N-demethylation	4 (50)	0
C8	Dehydrogenation	8 (100)	6 (75)
C9	Oxidation	0	0
C10	N-demethylation, oxidation	3 (38)	0
C11	Oxidation	0	0
C12	Dehydrogenation, N-demethylation, Oxidation (C8+C10)	2 (25)	0
C13[b]	O-demethylation, dehydrogenation (C4+C8)	3 (38)	8 (100)

[a]Metabolites C1 through C12 were previously identified in *in vitro* and nonclinical *in vivo* studies
[b]C13 was not previously observed but contains two individual biotransformations that had been identified in C4 and C8

g) 약물 배설의 특징은 무엇인가?

: MMAE 배설은 SGN35-008A 연구의 일부로 8 명의 환자에서 평가되었다. 소변 및 대변 시료는 1.8 mg/kg 투여 용량 Brentuximab vedotin의 초 회 투여 후 일주일 동안, 그리고 rifampin이 투여되기 전까지 얻어졌다. 1 주일 동안 투여 용량의 23.5% MMAE가 회수되었는데, 소변에서 6.3%, 대변에서 17.2%로 질량균형이 달성되지 않았다 (그림 11). 대변에서 배설된 MMAE의 평균 백분율은 배설된 총 MMAE의 72% (59-77%)였다.

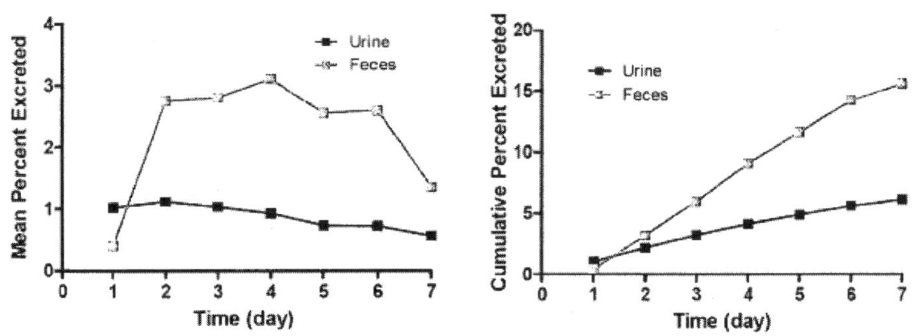

그림 11. MMAE의 배설

h) 약물동태매개변수에 근거하여 용량-농도 관계의 선형성 또는 비 선형성 정도는 얼마인가?

: ADC의 약물동태는 0차 흡수 및 1차 선형 제거를 갖는 3 구획 모델에 의해 적절하게 기술되었다. 개발사는 MMAE의 약물동태가 1차 제거 및 ADC의 표적 결합을 통한 MMAE의 형성을 지연 구획으로 표현한 2 구획 모델에 의해 적절히 기술되었다고 주장한다. 그러나, MMAE에 대한 집단 약물동태 모델은 상당히 복잡했다. MMAE 모델 결과는 공변량 효과를 평가하는데 사용하지 않았다. 따라서 MMAE 모델에 대한 추가 검토는 수행되지 않았다.

i) 반복 투여 후 약물동태매개변수는 시간 경과에 따라 어떻게 변화하는가?

: ADC의 농도는 모든 치료 주기 동안 일정하게 유지되었다. 따라서 시간에 따른 약물동태매개변수는 집단 약물동태 모델에서 예상되거나 확인되지 않는다.

j) 약물동태매개변수의 개체 간 및 개체 내 변동성은 무엇이며 변동의 주요 원인은 무엇인가?

: 개발사에 의해 구축된 최종 집단 약물동태 모델에서, 청소율 및 중심 분포 용적의 개체 간 변동성은 각각 46.7% 및 13.3%로 추정되었다. 개체 내 변동성은 33%로 추정되었다.

3) 내재적 요인

반응 또는 노출도에 영향을 미치는 내재적 요인 (나이, 성별, 인종, 체중, 신장, 질병, 유전적 다형성, 임신 및 장기 기능 장애)은 무엇이며, 이는 약물의 유효성 또는 안전성에 영향을 미치는가?

: Brentuximab vedotin의 투여 후 ADC의 CL 및 분포 용적은 체중에 따라 증가했다. 결과적으로, Brentuximab vedotin의 용량은 체중을 기준으로 한다. 다른 내재적 요인은 ADC의 약물동태에 영향을 미치지 않았다.

노출-반응 관계와 관련하여 투여 대상에 따른 투여 요법 조절이 있다면 어떤 조절이 권장 되는가? 투여량 조절이 노출-반응 관계에 근거하지 않는다면, 권고의 근거는 무엇인가?

a) 노인 환자: 나이는 ADC의 약물동태에 영향을 미치지 않았다.

b) 소아 환자: 연구를 진행하기 위해 필요로 되는 소아 환자 수가 충분하지 않았다.

c) 성별: 성별은 ADC의 약물동태에 영향을 미치지 않았다.

d) 인종: 인종은 ADC의 약물동태에 영향을 미치지 않았다.

e) 신장 장애: 신장 기능은 ADC의 약물동태에 영향을 미치지 않았다.

f) 간 장애: 간 기능은 ADC의 약물동태에 영향을 미치지 않았다.

g) 약물 적용에 대한 약리 유전학 정보는 무엇이며, 중요한가 그렇지 않은가?

: 개발사는 탐색적 약리 유전학 분석만을 수행했다. SG035-0001 및 SG035-0002 연구의 일부로 Brentuximab vedotin이 사이토카인, 케모카인 및 용해성 CD30에 미치는 영향을 분석했다. 평가된 사이토카인 및 케모카인은 인터루킨-6 (IL-6), 인터루킨-1 수용체 길항제, 흉선 및 활성화 조절 케모카인 (TARC), 종양 괴사 인자-α 및 용해성 CD30이었다. Brentuximab vedotin 용량과 사이토카인 및 케모카인 농도 사이의 상관관계는 확인되지 않았다. 개발사는 일부 상관관계를 발견했지만, 이러한 분석물이 모두 임상적 유효성을 위한 생체 지표 또는 Brentuximab vedotin의 효과를 예측하는 것으로 밝혀지지는 않았다.

h) 임신, 수유기에 약물 적용에 대한 정보는 무엇인가?

: Brentuximab vedotin이 임신한 암컷 랫의 태아 발달에 미치는 영향에 대해 연구되었다. Brentuximab vedotin이 임신한 랫에 투여되었을 때 부작용이 관찰되지 않은 투여 용량은 1 mg/kg이었다. Brentuximab vedotin이 임산부에 투여될 때 태아에게 해를 끼치거나 생식 능력에 영향을 줄 수 있는지 여부는 알려지지 않았다. 인간 IgG1이 태반 장벽을 통과하는 것으로 알려져 있기 때문에, Brentuximab vedotin은 모체에서 태아에게 전달될 가능성이 있다. 따라서 제품 표지에서는 꼭 필요로 하지 않는 한 임산부에 Brentuximab vedotin을 투여하지 않는 것을 권장하고 있다. Brentuximab vedotin이 모유로 분비되는지 여부를 결정하는 연구는 수행되지 않았다. 왜냐하면 인간 IgG1은 모유로 분비되는 것으로 알려져 있어 Brentuximab vedotin이 어미로부터 젖먹이 아이에게 전달될 가능성이 있기 때문이다. 따라서 제품 표지에서는 Brentuximab vedotin을 복용 중인 여성이 모유 수유를 하지 않을 것을 권장하고 있다.

면역원성

a) 기존에 존재한 항체를 포함하여 항 약물 항체 (APA)의 형성 속도, 빈도, 비율, 치료 중 또는 치료 후 항 약물 항체 (APA) 형성 속도, 시간 프로파일 및 표본 추출 일정의 적절성은 무엇인가?

: 환자들은 모든 임상 연구에서 Brentuximab vedotin에 대한 APA 검사를 받았다. SG035-0003 및 SG035-0004 연구에서, 시료는 연구 시작 시 (첫 번째 투여 전 2 시간 이내), 다음 투여 전 및 치료 종료 시에 채혈되었다. 혈청 APA는 SG035-0001 연구에서 ELISA를 사용하여 시험하였다. SG035-0001에서 모든 환자는 연구 시작 시점에서 APA에 음성이었다. 2 명의 환자는 투여 후 APA에 양성 반응을 보였다. 그 중 한 명은 0.1 mg/kg 투여 용량 군에 속하며 여섯 번째 투여 시점의 첫째 날에 양성 판정을 받았으며 마지막 평가 날인 열여섯 번째 투여 시점의 첫째 날까지도 양성을 보였다. 다른 환자는 1.2 mg/kg 투여 용량 군에 속하며 치료 말미까지도 양성반응을 보였다. SG035-0002 연구는 다른 임상 연구와는 다른 투여 일정으로 연구하였다. SG035-0002 연구에서 5 명의 환자 (11%)는 첫 번째 투여 시점의 투여 후 첫째 날에 APA를 보였다. APA에 대해 42 명의 환자 중 14 명의 환자 (33%)는 기준 시점 이후 모든 시료에서 APA를 보였다. 급성 투여 반응이 있었던 2 명의 환자 (14%)도 기준 시점 이후에 APA를 보였다. SGN35-008A 연구는 약식 표본 추출 일정으로 진행되었다. 56 명의 환자 중 6 명 (11%)이 APA가 확인되었다. 이 환자들 중 3 명은 APA에 대해 양성 반응이 지속되었다. 연구 기간이 짧기 때문에 APA의 일시성 또는 지속성을 평가할 수 없었다. SGN35-007 연구는 현재 연구 진행 중이며 중간 연구 결과만 제출되었다. APA에 대한 정보는 2010 년 12 월 20 일 임상 연구 보고서에 포함되지 않았다. SG035-0003과 SG035-0004 연구는 APA 검출을 위해 이전과 유사한 표본 추출 일정을 사용했다. APA 상태는 3 가지 범주로 분류된다. 결과는 표 8에 요약되어 있다.

음성 - 모든 시료에서 양성 APA가 확인되지 않은 환자로 정의됨

일시적 양성 - 1~2 개 시료에서 양성 APA가 확인된 환자로 정의됨

지속적 양성 - 2 개 시료 이상에서 양성 APA가 확인된 환자로 정의됨 (참고: 반드시 치료 종료 시점에 APA 양성인 것은 아님)

표 8. SG035-0003 및 SG035-0004 연구에서 면역원성 빈도

Baseline APA Status	Pose-baseline APA Status	Number of Patients n=156[b] n (%)
Baseline negative		148 (95)
	Negative post-baseline	96 (62)
	Transiently positive post-baseline	42 (27)
	Persistently positive post-baseline	10 (6)
Baseline positive		8 (5)
	Negative post-baseline	2 (1)
	Transiently positive post-baseline	5 (3)
	Persistently positive post-baseline	1 (1)

[a]Immunogenicity incidence represents anti-brentuximab vedotin antibodies

[b]4 patients from the Phase 2 population are not included in this analysis: 2 because they did not have a baseline result, and 2 because they did not have any post-baseline results

표 9. SG035-0003 및 SG035-0004 연구에서 투여 시점 별 면역원성 빈도

First Positive Cycle (Pre-dose)[a]	APA Incidence	
	Transiently Positive n=47 n (%)	Persistently Positive n=11 n 9%)
Cycle 1 (predose, baseline positive)	5 (11)	1 (9)
Cycle 2	32 (68)	9 (82)
Cycle 3	7 (15)	0
Cycle 4	1 (2)	0
Cycle 5	1 (2)	0
Cycle 6	0	0
Cycle 7	1 (2)	0
Cycle 8	0	1 (9)

[a]Samples taken within 2 hours prior to dosing in each indicated cycle

전반적으로 두 연구에서 APA에 대해 환자의 30%가 일시적 양성이었으며 7%가 지속적 양성으로 나타났다.

b) 면역원성이 약물동태 및/또는 약물 동력에 영향을 미치는가?

: 면역원성은 Brentuximab vedotin의 약물동태 및/또는 약물 동력에는 영향을 미치지 않는다. SG035-0001 연구에서 APA 양성 반응은 Brentuximab vedotin의 약물동태에 영향을 미치지 않는 것으로 보인다. SGN35-008A 연구에서 ADC 또는 MMAE 약물동태에 영향을 줄 수 있는 APA 양성인 환자의 배제를 결정하기 위한 탐색적 분석이 수행되었다. 18 명의 환자는 최소 1 개의 시료 이상에서 APA 양성 반응을 나타냈다. APA에 대해 양성인 결과를 갖거나 갖지 않은 환자에 대해 여러 약물동태매개변수의 기하평균 비를 비교 분석한 결과, 기하 평균 비 (GMR)은 두 군에서 유사했다. 이 분석의 자료는 부록 (표 A-1 및 A-2)에 나와 있다. 집단 약물동태 분석에 기초하여, 환자

가 APA 양성 반응을 보일 때 ADC 청소율은 투여 시점에서 18% 더 높았다. 그러나 증가된 청소율은 예측을 기반으로 ADC의 약물동태 프로파일에 영향을 주지 않는다 (그림 12).

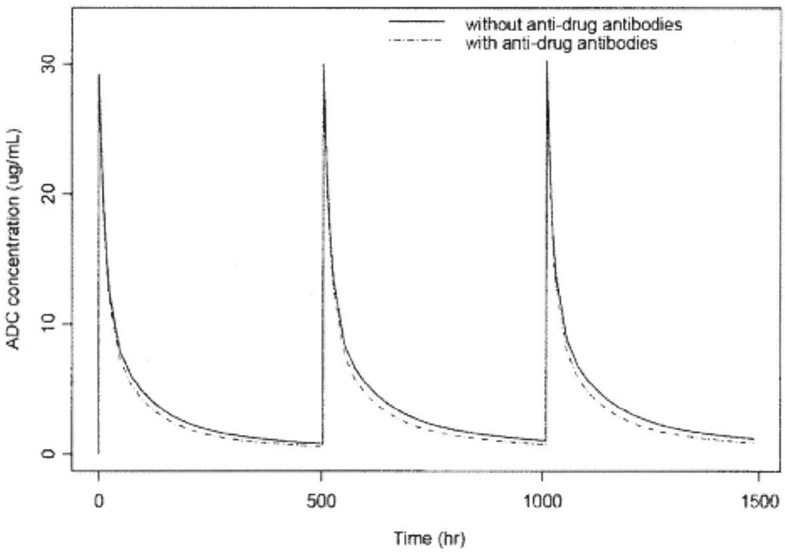

그림 12. APA의 존재 유무에 따른 Brentuximab vedotin 1.8 mg/kg 투여 용량을 복용한 환자 군에서 예측된 ADC 프로파일

c) 항 약물 항체 (APA)는 중화 작용을 하는가?

: SG035-0003 및 SG035-0004 연구에서 APA 양성인 것으로 확인된 시료에 대해 중화 항체의 존재 여부를 평가하였다. 총 58 명 환자의 시료에서 일시적 또는 지속적으로 APA 양성인 것으로 나타났다. 58 명의 환자 중 18 명 (31%)이 중화 항체에 대해 음성이었고, 36 명 (62%)이 중화 항체에 대해 양성인 시료가 하나 이상 있었고, 4 명 (7%)은 판별할 수 없는 시료였다. APA 양성 반응을 보인 SG035-0003 연구에 참여한 40 명의 환자 중 34 명이 중화 항체 검사를 받았다. 이 환자들 중 30 명은 중화 항체에 대해 양성이었다. 중화 항체 양성 반응을 보인 환자들은 전체 환자에 대한 유사한 ORR 및 CR 을 보였다 (표 10).

표 10. SG035-0003 연구 (HL 환자 대상)에서 선택 효능 및 안전성 매개변수에 대한 중화 항체의 영향

Clinical Measure	All Patients (n=102)	Neutralizing antibody positive (n=30)
Overall response rate (CR+PR)	74 (73%)	24 (80%)
Complete remission rate	33 (32%)	17 (57%)
Peripheral neuropathy	56 (55%)	18 (60%)
Neutropenia	55 (54%)	17 (57%)
Thrombocytopenia	29 (28%)	8 (27%)
Infusion reaction	14 (14%)	8 (27%)

SG035-0004 연구에서 APA 양성 반응을 보인 23 명의 환자 중 20 명이 중화 항체 검사를 받았다. 이 중 6 명은 중화 항체에 대해 양성 반응을 보였다. 중화 항체 검사에서 양성 반응을 보인 환자의 ORR은 100% (5 CR 및 1 PR)였다. 중화 항체 검사에서 양성 반응을 보인 환자의 50%는 말초신경병증이 있었고, 모두 호중구 감소증이 있었다. 또한 17%는 혈소판 감소증이 있었고, 투여 반응은 없었다.

표 11. SG035-0004 연구 (ALCL 환자)에서 효능 및 안전성 매개변수에 대한 중화 항체의 영향

Clinical Measure	All Patients (n=58)	Neutralizing antibody positive (n=6)
Overall response rate (CR+PR)	50 (86%)	6 (100%)
Complete remission rate	33 (57%)	5 (83%)
Peripheral neuropathy	17 (29%)	3 (50%)
Neutropenia	32 (55%)	6 (100%)
Thrombocytopenia	9 (16%)	1 (17%)
Infusion reaction	5 (9%)	-----

d) 항 약물 항체 (APA)가 임상 효능에 미치는 영향은 무엇인가?

: Brentuximab vedotin 효능에 대한 면역원성의 영향은 없다. SG035-0002 및 SG035-0003 연구는 HL 적응증, SG035-0002 및 SG035-0004 연구는 ALCL 적응증에 관한 연구이다. 두 가지 적응증 모두에서 APA 음성 환자와 일시적 또는 지속적 양성인 환자 간에 다양한 임상 반응이 비교되었다. 이 자료는 APA가 임상 반응에 영향을 미치지 않는다는 것을 나타낸다 (부록 - 표 A-3, A-4).

e) 항 약물 항체 (APA)가 안전성에 미치는 영향은 무엇인가? (예: 투여 관련 반응, 과민반응, 내인성 물질에 대한 교차 반응성 등)

: SG035-0003 및 SG035-0004 연구에서 Brentuximab vedotin의 안전성에 대한 APA의 영향을 평가하였다. 기준 시점에 음성 APA가 나타난 환자 중 총 42 명 (27%)이 일시적 양성이었고, 10 명 (6%)이 지속적 양성이었다. 전반적으로, 부작용 (AE) 및 중증 부작용 (SAE)의 발생률은 환자가 일

시적 또는 지속적으로 APA 양성 판정 여부와 상관없이 유사했다 (부록 - 표 A-5). 전신 장기 분류에 의한 치료-응급 AE 발생률은 환자가 일시적 또는 지속적 APA 양성 판정 여부에 관계없이 유사했다 (자료는 표시되지 않음). 일시적으로 양성인 환자에 비해 지속적 양성인 환자 수가 적을수록 집단에서 AE를 검출하는 것이 더 어려워진다는 점에 유의해야 한다. 일시적 양성 (5/42, 12%) 및 절대 양성 (7/96, 7%) 환자에 비해 지속적 양성 환자 (3/10, 30%)에서 투여 관련 반응 (IRR)의 높은 발생률이 관찰되었다 (부록 - 표 A-6). SG35-0003 연구에서 2 명의 환자는 IRR 및 AE 때문에 Brentuximab vedotin 투여를 중단했다. 두 환자 모두 지속적 양성으로 분류되었고, APA 역가는 3125였다.

4) 외부 요인

외부요인 (약물, 한방 제품, 다이어트, 흡연 및 음주)이 복용-노출 및/또는 반응에 영향을 미치는가? 영향을 미친다면 외부요인에 의한 노출의 차이가 반응에 영향을 미치는가?

: 영향 미치지 않음.

약물-약물 상호작용

: 약물-약물 상호작용은 SGN35-008A 연구에서 다루어졌는데, CD30 양성 악성 종양 환자를 대상으로 연구가 진행되었다. 환자는 Brentuximab vedotin을 최대 2 회 투여 받았고 표 12에 표시된 대로 midazolam (mid), rifampin (rif) 또는 ketoconazole (ket)을 투여 받았다. 56명 의 환자가 이 연구에 등록되었지만 45 명의 환자만 약물동태 평가가 가능했다: Arm A-mid 15 명, Arm Arif 14 명, Arm A-ket 16 명 이었다.

표 12. SGN35-008A 연구 계획

Treatment Arm	Dose of Brentuximab Vedotin [a]	Dose of CYP3A4 Drug
Arm A-mid	1.8 mg/kg IV, 30 min infusion	Midazolam 1 mg IV over 2 min (Day -3 and Day 3 of Cycle 1)
Arm A-rif	1.8 mg/kg IV, 30 min infusion	Rifampin, 600 mg orally/day (Cycle 1, Day 14 through Cycle 2, Day 21)
Arm A-ket	1.2 mg/kg IV, 30 min infusion [b]	Ketoconazole, 400 mg orally/day (Cycle 1, Day 19 through Cycle 2, Day 21)

[a] Brentuximab vedotin administered on Day 1 of each cycle; patients received a maximum of two cycles
[b] To minimize potential increased exposures in the event that CYP3A4 inhibition altered the PK of brentuximab vedotin, a dose of 1.2 mg/kg brentuximab vedotin was used in Arm A-ket

a) 생체 내 약물-약물 상호작용을 예상할 수 있는 시험관 내 근거가 있는가?

: 인간 간 마이크로솜에서 삼중 수소로 표지 된 MMAE([3H]MMAE, 0.9-104 μM)의 시험관 내 대사는 CYP 효소에 의한 최소한의 대사를 보여주었다. 시험관 내 8 개의 방사성 성분 중 3 개 (표 7의 C4, C7 및 C8)는 가장 대사를 많이 받는 부위로 보이며, 주로 CYP3A4 및 CYP2D6에 의해 대사되는 것으로 보였다. CYP3A4 활성 억제제인 ketoconazole이 C4, C7 및 C8의 형성을 강하게 억제하는 것임을 확인하였다. [3H]MMAE (10 μM)를 동결 보존된 인간 간세포와 함께 배양할 때 여러 대사산물이 저 농도로 형성됨을 확인 하였다. 인간 간세포에서 MMAE (0.1 μM, 1 μM 또는 10 μM)는 CYP1A2, 2B6, 2C8, 2C9, 2C19 또는 3A4/5의 기질로 보이지 않았다. 그러나 MMAE는 midazolam의 1'-수산화 대사를 이용해 측정했을 때 10 μM의 IC50 값으로 CYP3A4/5의 직접 저해를 일으키는 것으로 나타났다. Testosterone 6β-수산화 대사를 이용해 측정했을 때 CYP1A2, CYP2B6, CYP2C8, CYP2C9, CYP2C19, CYP2D6 또는 CYP3A4/5 활성의 직접 저해는 거의 없었다. MMAE는 또한 0.1 h^{-1}의 k_{inact} 값, 1.12 μM의 K_I값, ~90 $h^{-1}mM^{-1}$의 kinact /K_I 비를 갖는 잠재적인 CYP3A4/5의 시간 의존 억제제로 판단되었다. 이러한 결과를 바탕으로 MMAE는 CYP3A4 기질이며 CYP3A4/5 억제제로 판단된다.

b) 약물은 CYP 효소의 기질인가? 이러한 대사는 유전학에 의해 영향을 받는가?

: Brentuximab vedotin과 MMAE의 약물동태에 대한 rifampin (CYP3A4 및 P-gp 유도제)의 영향을 측정하였다.

표 13. Brentuximab vedotin 투여 시 rifampin 병용 유무에 대한 기하 평균 비 (GMR)

Analyte	PK Parameter	N	Geometric Mean: Brentuximab Vedotin Alone	Geometric Mean: Brentuximab Vedotin with Rifampin	GMR (90% CI)[a]
ADC	$AUC_{0-\infty}$ (d·μg/mL)	11	89.8	93.4	1.04 (0.87-1.24)
	C_{max} (μg/mL)		36.7	34.1	0.93 (0.81-1.06)
MMAE	$AUC_{0-\infty}$ (d·ng/mL)	14	40.1	21.5	0.54 (0.43-0.68)
	AUC_{0-10d} (d·ng/mL)		31.8	17.7	0.55 (0.44-0.71)
	C_{max} (ng/mL)		4.98	2.80	0.56 (0.42-0.76)

[a] Geometric mean ratio of (brentuximab vedotin + rifampin)/(brentuximab vedotin alone)

기하 평균 비 (GMR)에 대한 90% 신뢰구간 (CI)는 ADC의 등가 경계 범위 (0.80, 1.25) 내로 떨어졌지만 MMAE의 등가 기준을 충족시키지 못했다 (표 13). Brentuximab vedotin을 rifampin과 함께 투여했을 때 MMAE의 AUC 및 Cmax가 낮았고 GMR의 90% CI의 상한선이 1.0 이하였기 때문에 MMAE가 CYP3A4 및/또는 P-gp의 기질임을 알 수 있었다. 강력한 CYP3A4 및 P-gp 억제제인 ketoconazole의 효과도 시험하였다. 시험 결과 MMAE는 CYP3A4 및/또는 P-gp의 기질임을 보여주었다.

표 14. Brentuximab vedotin 투여 시 ketoconazole 병용 유무에 대한 기하평균 비 (GMR)

Analyte	PK Parameter	N	Geometric Mean		
			Brentuximab Vedotin Alone	Brentuximab Vedotin with Ketoconazole	GMR (90% CI) [a]
ADC	$AUC_{0-\infty}$ (d·µg/mL)	11	52.8	56.3	1.07 (0.95-1.19)
	C_{max} (µg/mL)	16	22.6	22.4	0.99 (0.75-1.31)
MMAE	$AUC_{0-\infty}$ (d·ng/mL)	14	26.7	35.7	1.34 (0.98-1.84)
	AUC_{0-17d} (d·ng/mL)	14	25.8	32.1	1.24 (0.95-1.61)
	C_{max} (ng/mL)	16	4.11	5.13	1.25 (0.90-1.72)

[a] Geometric mean ratio of (brentuximab vedotin + ketoconazole)/(brentuximab vedotin alone)

c) 약물이 CYP 효소의 억제제 및/또는 유도제인가?

: CYP3A4 기질인 midazolam의 AUC 및 Cmax가 midazolam 단독 또는 midazolam을 Brentuximab vedotin과 병용 투여하여 평가되었다. 매개변수는 Brentuximab vedotin 투여 후 약 2 일 후에 MMAE의 Tmax로 측정하였다. $AUC_{0\rightarrow\infty}$ 와 Cmax에 대한 GMR의 90% CI는 등가 경계 내에 있었다 (표 15). 따라서 Brentuximab vedotin은 CYP3A4의 억제제 또는 유도제가 아니다.

표 15. Brentuximab vedotin 투여 시 midazolam 병용 유무에 대한 기하평균 비 (GMR)

PK Parameter	N	Geometric Mean		
		Midazolam Alone	Midazolam with Brentuximab Vedotin	GMR (90% CI) [a]
$AUC_{0-\infty}$ (hr·µg/mL)	15	0.079	0.074	0.94 (0.81-1.10)
C_{max} (µg/mL)	14	0.073	0.085	1.15 (0.76-1.74)

[a] Geometric mean ratio of (midazolam + brentuximab vedotin)/(midazolam alone)

d) 약물이 P-gp 수송 과정의 기질 또는 억제제인가?

: MMAE는 CYP3A4 그리고/ 또는 P-gp의 기질이다.

e) 중요한 대사/수송체 경로가 있는가?

: 그렇다. 위에 언급된 임상 약리 관련 약물 대사 특징 내용 참고.

f) 다른 약물의 병용 투여를 명시하고 있는가? 그렇다면 이 약물들 간의 상호작용 가능성을

평가하였나?

: 그렇지 않다. 제안된 투약 요법은 단일 투약 요법이다.

g) 표적 환자 집단에게 투여될 다른 병용 의약품은 무엇인가?

: 없다. Brentuximab vedotin의 현재 제안된 사용법은 단일 투약 요법이다. 부작용으로 인한 증상 완화를 위해 추가 약을 병용할 수 있다.

h) 병용 투여 시 노출 단독 또는 노출-반응 관계가 다르다는 생체 내 약물-약물 상호작용 연구가 있는가?

: 그렇다. MMAE의 농도는 ketoconazole과 rifampin과 함께 투여했을 때 변했다. 그러나 유리 MMAE의 효능 및 안전성에 대한 기여도가 미미하므로 Brentuximab vedotin이 CYP3A4를 억제하거나 유도하는 약물과 병용투여 시 투여 용량의 변경이 필요하지 않다.

i) 약물 동력학적 약물-약물 상호작용에 대해 작용 기전이 존재하는가?

: 존재하지 않음.

<u>투여 용량, 요법 또는 투여와 관련하여 어떤 문제가 해결되지 않았고 누락되었는가?</u>

: 그렇지 않다.

5) 일반 생물 약제

<u>시판 제형과 주요 임상 시험에 사용된 제형 간의 제조 상의 차이점은 무엇인가?</u>

: Brentuximab vedotin을 제조하기 위해 세 가지 공정이 진행되었다. 공정 A는 임상 1 상 연구와 임상 2 상 연구 시 Brentuximab vedotin을 생산하는 데 사용된 초기 공정이었다. 공정 B는 일부 임상 1 상 연구 및 임상 2 상 연구에서도 사용되었다. 공정 C를 사용하여 생산된 Brentuximab vedotin은 임상 2 상 시험을 완료하는 데 사용되고 현재의 임상 연구에 사용되고 있으며 상업적인 공정이다. 세 가지 공정은 CMC 관점에서 비교 가능한 것으로 밝혀졌으며, 자세한 내용은 CMC 검토를 참조하기를 권고한다. 약물동태 비교 연구는 인간에서 실시하지 않았다.

시판 제형과 주요 임상 시험에 사용된 제형 간의 노출 관점에서 생체 내 관계는 어떠한가?

: 개발사는 A, B, C 공정을 비교한 생체 내 비교 가능성 연구를 실시하지 않았다. 비슷한 수의 환자가 각 공정을 이용하여 제조된 Brentuximab vedotin에 유사하게 노출되었고 따라서 제안된 시판 제형은 효능 또는 안전성에 대한 우려를 나타내지 않을 것으로 예상된다.

6) 분석

임상약리 및 생물약제 연구에서 혈장 내 활성성분이 어떻게 확인되고 측정되는가?

: Brentuximab vedotin의 약물동태와 분포 특성을 확인하기 위해 ADC, MMAE 및 총 항체량의 농도를 측정하였다. ADC 및 총 항체량은 ELISA에 의해 혈청에서 측정되었다. MMAE는 액체 크로마토그래피 및 탠덤 질량 분석기 (LC-MS/MS)에 의해 혈장에서 측정되었다. MMAE 분석은 대사 및 제거 연구를 위해 소변 및 대변에서도 검증되었다.

분석을 위해 선택된 대사 물질과 그 이유는 무엇인가?

: 추가 분석을 위한 대사 물질을 선택하지 않았다. 형성된 MMAE의 대사 산물은 매우 적은 양으로 존재하여 추가 특성 분석에 대한 정당한 이유가 되지 않는다.

측정된 모든 물질에 대해 비 접합, 접합 또는 전체의 형태로 측정되었는가? 그 결정의 근거는 무엇이며, 그것은 적절한가?

: ADC의 경우, 분석은 온전한 접합체만 측정했다. 이 분석은 서로 다른 약물 대 항체 비를 가진 접합체를 구별할 수 없다. 전체 항체의 경우, 접합된 항체 및 비 접합된 항체 모두를 측정하였다. 비 접합된 MMAE는 링커에 부착된 MMAE 또는 다른 혈장 단백질에 비특이적으로 결합된 MMAE를 포함할 수 있다. MMAE의 검출에 사용된 분석은 위에서 언급한 바와 같이 다른 부분에 결합된 MMAE와 실제 유리 MMAE를 구별할 수 없다. 개발사는 ADC에서 다른 혈장 단백질로 링커-MMAE 전달의 정도를 측정하기 위해 별도의 분석을 수행했다. 이 연구의 결과는 친화 크로마토그래피 후 시료에서의 실제 유리 MMAE가 총 MMAE에 대한 주된 성분 임을 보여주었다. ADC에서 다른 혈장 단백질로 링커-MMAE 전달 정도는 총 MMAE의 약 1.5%였다.

약물 농도 평가를 위해 어떤 생체 시료 분석법이 사용되었는가?

: 5 개의 다른 분석법을 사용하여 여러 성분의 농도를 평가하였다. 각 분석은 아래 개별적으

로 검토되었다.

ADC / 혈청 / ELISA - 혈청 내의 ADC 농도는 샌드위치 형식 (포획 및 검출에 대해 상이한 항체를 사용함) ELISA로 측정하였다 (표 16). 분석 성능은 3 가지 수준의 품질 관리 시료(QC) 및 일련의 검량 표준 시료에 의해 검토되었다.

표 16. ELISA를 활용한 ADC의 혈청 내 분석

Characteristic	Results
Specificity	95% of 20 samples at a spike of 49.5 ng/mL and 85% at a spike of 200 ng/mL met targeted %AR ranges
Accuracy	All QC levels were between 98.2 and 108% overall averaged AR
Precision	All QC levels had inter- and intra-assay %CV ≤10.1%

AR = analytical recovery

MMAE / LC-MS/MS - 인간의 혈장, 소변 및 대변에서 MMAE 농도는 액체 크로마토그래피 및 탠덤 질량 분석기로 측정하였다 (표 17). MMAE 및 내부 표준 D8-MMAE는 고체상 추출에 의해 생체 시료로부터 추출되었다. 개발사가 MMAE가 검출되었다고 말하는 것은 링커에 부착된 MMAE 및 실제 유리 MMAE를 포함한다. 이 분석은 다른 잔기에 비특이적으로 결합된 MMAE와 실제 유리 MMAE를 구별할 수 없다.

표 17. LC-MS/MS를 활용한 MMAE의 분석

Characteristic	Results
Plasma	
Selectivity	Mean RSD of 2.5%; mean accuracy of 96.0%
Accuracy	95.4 to 103.6% for calibration standards 92.0 to 94.7% for QC samples
Precision	Inter- and intra-assay RSD ≤6.0%
Urine	
Selectivity	Mean RSD of 2.2%; mean accuracy of 100.7%
Accuracy	108.0% at 0.300 ng/mL 102.4% at 5.00 ng/mL 101.8% at 40.0 ng/mL
Precision	Inter- and intra-assay RSD ≤3.8%
Feces	
Selectivity	Mean RSD of 9.3%; mean accuracy of 94.0%
Accuracy	95.4 to 103.6% for calibration standards 105.3% at 15 ng/g 100.8% at 250 ng/g 98.5% at 2000 ng/g
Precision	Inter- and intra-assay RSD ≤4.6%

RSD= relative standard deviation

총 항체량 / 혈청 / ELISA - 혈청 내의 총 항체 농도는 가교 형태의 (포획 및 검출에 대해 동일한 항체를 사용함) ELISA를 사용하였다 (표 18). 총 항체량에는 접합 및 비 접합 항체가 포함된다.

표 18. ELISA를 활용한 총 항체량의 혈청 내 분석

Characteristic	Results
Specificity	65.0% of low spikes and 95.0% of high spikes within 80.0 to 120% AR
Accuracy	All QC levels were between 89.2 and 109% AR
Precision	All QC levels had inter- and intra-assay %CV ≤14.9%; the between-run %CV was 15.1%

a) 표준 검량 곡선의 범위는 얼마인가? 임상 연구 요구 사항과 관련이 있는가? 어떤 곡선 보정 기법이 사용 되었나?

ADC / 혈청 / ELISA - SGN-35 ADC 검량 곡선은 3200, 1600, 800, 400, 300? 200, 100, 50, 25, 12.5, 6.6 및 3.13 ng/mL의 농도를 갖는다. 검량 곡선은 SOFTmax Pro 4.3.1 (Molecular Devices)을 사용하여 4-매개변수 곡선으로 맞추었다. 영점 교정기의 평균 OD는 0.028이고 범위는 0.021~0.066이었다.

MMAE / LC-MS/MS - 인간 혈장의 MMAE에 대한 검량 곡선은 25.0-1000 pg/mL의 범위를 가지며 가중 (1/x2) 선형 최소 제곱 회귀 기법이 사용되었다.

총 항체량 / 혈청 / ELISA - 검량 곡선은 인간 혈청에서 3200-3.13 ng/mL의 범위를 가졌다 (분석 완충액으로 1/100 배 희석). 검량 곡선은 SOFTmax Pro 4.3.1 (Molecular Devices)에서 4-매개변수 곡선으로 맞추었다. 영점 교정기의 평균 OD는 0.104이고 범위는 0.066~0.225이었다.

b) 정량의 최저 검출 한계 및 최고 검출 한계 (LLOQ, ULOQ)는 얼마인가?

표 19. 분석 조건에 따른 최저 검출 한계

Analyte	Matrix	Analytical Method	Limits of Quantification
ADC	Serum	ELISA	12.5 – 400 ng/mL
TAb	Serum	ELISA	12.5 – 400 ng/mL
MMAE	Plasma	LC-MS/MS	0.025 – 1 ng/mL
MMAE	Urine	LC-MS/MS	0.1 – 50 ng/mL
MMAE	Feces	LC-MS/MS	5.00 – 2500 ng/g in human feces

c) 각 검출 한계에서 정확도, 정밀도 및 선택성은 얼마인가?

: 각 분석법의 정확도, 정밀도 및 선택성은 정해진 규정 범위 안에 다 들어왔다.

d) 실험 조건 (장기, 동결-해동, 시료 취급, 시료 운반, 자동 시료 투여기)에서 시료 안정성은 어떠한가?

ADC / 혈청 / ELISA - 안정성 실험에는 6 회 동결/해동, 최대 16 시간 실험대 안정성 및 최대 7 일간의 냉장 안정성이 포함되었다. 장기간 안정성은 -60~-90℃에서 보관 후 24 개월까지, -15~-30℃에서 보관 후 최대 9 개월까지 허용된다.

MMAE / LC-MS/MS - 인간 혈장에서의 MMAE의 안정성은 3 회의 동결/해동 조건에 대해 확인되었고, 실온에서 24 시간 동안 안정했다. 장기 안정성은 -10~30℃에서 보관 후 최대 7.5 개월까지, -60~-80℃에서 보관 후 최대 약 13 개월까지 허용된다.

총 항체량 / 혈청 / ELISA - Brentuximab vedotin의 총 항체량은 -10~-30℃에서 보관 후 최소 4 개월 이상, -60~-80℃에서 보관 후 최소 24 개월 이상 안정하다.

e) 품질관리 시료 계획은 무엇인가?

ADC / 혈청 / ELISA -LLOQ 품질 관리 시료 (QC)는 12.5 ng/mL (LLOQ 1)와 25.0 ng/mL (LLOQ 2) 두 가지 수준에서 평가되었다. ULOQ 품질 관리 시료 (QC)는 400 ng/mL (ULOQ 1)과 800 ng/mL (ULOQ 2)의 두 가지 수준에서 평가되었다. 추가 저, 중, 고농도 QC에 대해 인간 혈청 내 50, 100 및 200 ng/mL 농도의 SGN-35 ADC를 준비했다.

MMAE / LC-MS/MS - LLOQ, 저 농도 QC [LQC (75.0 pg/mL)], 저/중 농도 QC [LMQC (150 pg/mL)], 중농도 QC [MQC (300 pg/mL)] 및 고농도 QC [HQC (800 pg/mL)]가 사용되었다.

총 항체량 / 혈청 / ELISA - LLOQ (6.25 및 12.5 ng/mL), ULOQ (400 및 800 ng/mL), 저 (25.0 ng/mL), 중 (100 ng/mL) 및 고 농도 (200 ng/mL) QC를 사용하여 실험하였다.

<u>항-약물 항체 (APA)의 형성을 평가하기 위해 어떤 분석법이 사용되는가? 민감도, 특이성, 정밀도, 한계점, 간섭 및 기질 등을 포함한 방법 및 분석 성능을 간략하게 설명하시오.</u>

: Brentuximab vedotin을 투여한 환자의 혈청에서의 APA는 SG035-0001 연구에서는 ELISA로, 그 이후의 임상 시험들에 대해서는 ECL로 분석되었다. Brentuximab vedotin을 포획 및 검출에 사용하는 가교 방법이 두 분석법에 같게 사용되었다. 그러나 ECL 방법은 ELISA 방법보다 100 배 더 높은 약물 분별력을 가지므로, 시료에서 치료 약물에 의한 간섭 효과에 대해 영향을 덜 받았다. 분석 성능은 3 가지 수준의 품질 관리 시료 및 일련의 검량 표준 시료에 의해 모니터링 되었다.

a) 결합 분석의 성능은 어떠한가?

: 결합 분석의 성능은 CMC 검토에서 자세히 검토되었다.

b) 중화 분석의 성능은 어떠한가?

: 중화 분석의 성능은 CMC 검토에서 자세히 검토되었다.

2.3 계량 약리학 검토

1) 결과 요약

: 이 검토의 목적은 다음과 같은 주요 질문을 해결하는 것이다.

주요 검토 질문

a) 주요 임상 2 상 시험에서 유효성에 대한 노출-반응의 증거가 있는가?

: 그렇다, 임상 효능 평가 항목인 객관적 반응률 (ORR)이 3 주마다 1.8 mg/kg 투여 용량의 약물 노출에 의해 영향을 받는다는 것을 보여주는 두 가지 주요 임상 2 상 효능 연구에서의 노출-반응의 증거가 있다. 임상 1 상 연구에서 환자들은 3 주마다 0.1~3.6 mg/kg으로 용량이 증가되었다. 주요 임상 2 상 연구에서, 모든 환자는 3 주마다 1.8 mg/kg Brentuximab vedotin을 투여 받았다. 이 연구는 Brentuximab vedotin이 호지킨 림프종 (HL) 환자 또는 미분화대세포림프종 (ALCL) 환자의 ORR (부분 또는 완전 반응)을 향상시키는지 여부를 보여주기 위해 고안되었다.

표 20. 임상 시험에서 노출-반응 분석

Study (Phase)	Doses	Population	Endpoint	N	PK Subset
SG035-0001 (Ph 1)	0.1 to 3.6 mg/kg	CD30-positive refractory hematologic malignancies	Safety	48	All
SG035-0003 (Ph 2)	1.8 mg/kg	Refractory HL	ORR	102	All
SG035-0004 (Ph 2)	1.8 mg/kg	relapsed or refractory systemic ALCL	ORR	58	All

총 항체량 및 유리 MMAE의 혈장 농도를 임상 1 상 및 2 상 시험에서 측정하였다. 그림 13은 Brentuximab vedotin 용량이 증가함에 따라 총 항체량 및 ADC 농도가 증가하는 반면 MMAE의

평균 농도는 0.8 mg/kg 이상의 투여 용량에서 일정한 것으로 나타났다 (그림 1). 총 항체량과 ADC의 농도는 높은 상관 관계를 보였다. 따라서 노출-반응 분석은 ADC 및 MMAE 농도를 사용하여 수행되었다.

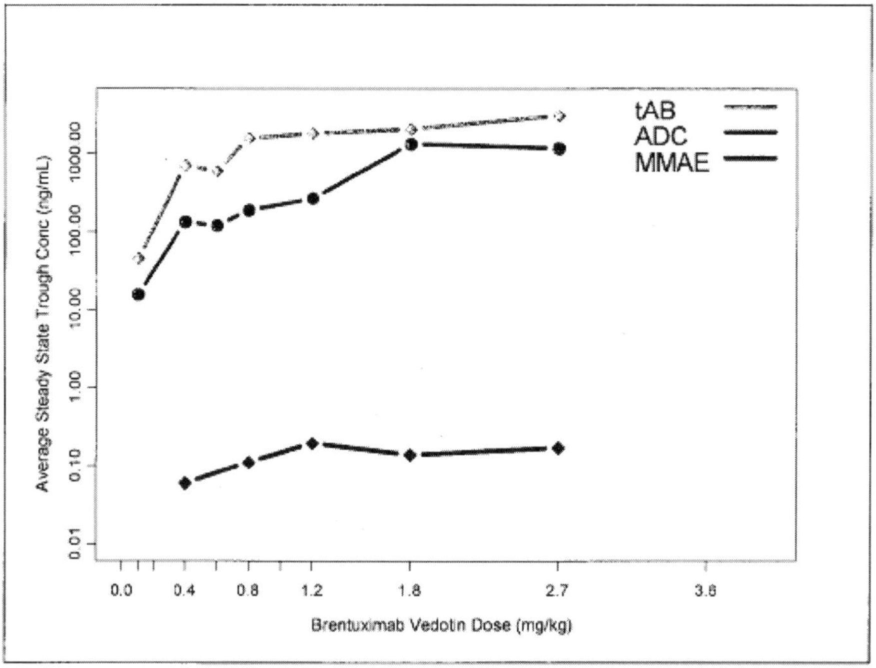

그림 13. 정상 상태에서의 총 항체량, 항체-약물 접합체 (ADC), MMAE 최저 농도

아래에서 볼 수 있듯이 ORR 확률은 ADC의 최저 농도가 증가함에 따라 증가하며 (그림 14A), MMAE 최저 농도가 증가함에 따라 감소한다 (그림 14B). ORR 확률이 MMAE 농도가 증가함에 따라 감소하는 것으로 나타나는 이유는 분명하지 않다. 한 가지 가능한 설명은 약물 효능 지점에 도달하기 위해서는 MMAE가 항체에 결합되어있어야 하기에 비 결합 MMAE는 약물 효능 지점에 도달할 수 없다는 것이다. 그러므로 유리 MMAE가 높을수록 효능이 낮아진다. 그러나 이 설명을 뒷받침 할 자료는 없다.

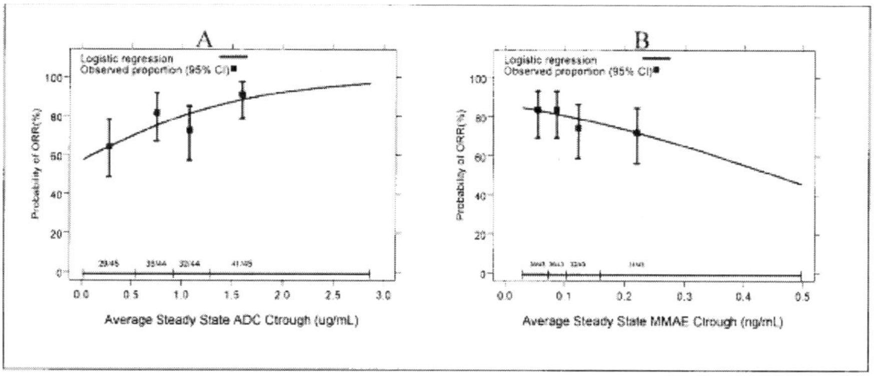

그림 14. 정상 상태에서의 ADC 및 MMAE 최저 농도 변화에 따른 ORR 변화

b) 말초신경병증의 노출-반응 관계가 있는가?

: 2 단계 이상의 (2+단계 이상) 말초신경병증 환자에게 약물 용량 감량을 권장한다. 노출-반응 분석은 2+단계 말초신경병증 확률과 ADC 및 MMAE의 평균 정상 상태 최저 농도 사이의 관계를 조사하기 위해 수행되었다. 2+단계 말초신경병증 확률은 정상 상태 ADC 최저 농도가 증가함에 따라 증가하지만(그림 15A), 평균 정상 상태 MMAE 최저 농도 (그림 15B)가 증가함에 따라 일정했다.

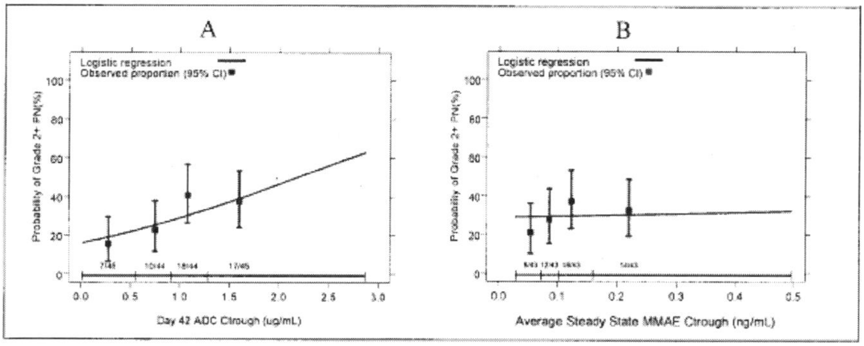

그림 15. 정상상태에서의 ADC 및 MMAE 최저 농도 변화에 따른 2+단계 말초신경병증 확률 변화

c) 호중구 감소증의 노출-반응 관계가 있는가?

: 호중구 감소증에 대해 제품 표지에 제안된 용량 감량는 없다. 임상 2 상 시험은 3 또는 4단계 호중구 감소증과 용량의 관계를 포함시켰다. 3 또는 4 단계 호중구 감소증 (3+단계) 확률은 평균 정상 상태 ADC 최저 농도가 증가함에 따라 증가한다 (그림 16A). 이러한 결과를 토대로 3 또는 4

단계 호중구 감소증을 겪은 환자에서는 용량을 줄이는 것이 좋다. MMAE 농도에서도 마찬가지로 로지스틱 회귀 분석이 수행되었으며, 3+단계 호중구 감소증 확률 (그림 16B)은 MMAE 농도가 증가함에 따라 감소하는 추세를 보여준다.

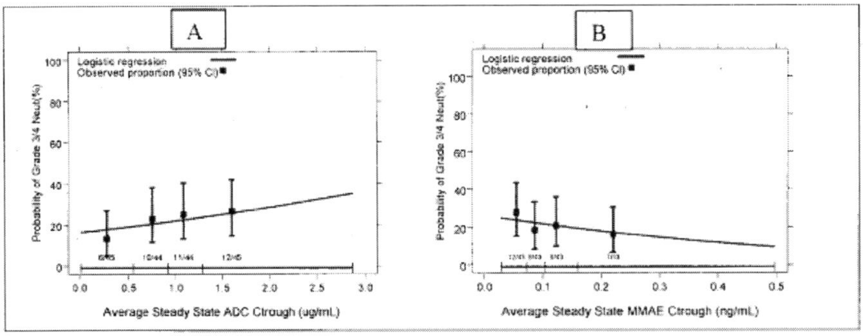

그림 16. 정상상태에서의 ADC 및 MMAE 최저 농도 증가에 따른 3+단계 호중구감소증 확률 변화

d) 혈소판 감소증의 노출-반응 관계가 있는가?

: 혈소판 감소증은 Brentuximab vedotin의 임상 시험에서 가장 빈번하게 보고된 AE 중 하나이다. ADC 또는 MMAE 농도가 증가함에 따라 3 또는 4 단계의 혈소판 감소증이 증가하는지가 조사되었다. 아래의 그림 17에서 보듯이 혈소판 감소증과 ADC 및 MMAE 농도 간에는 유의한 노출-반응 관계가 없다.

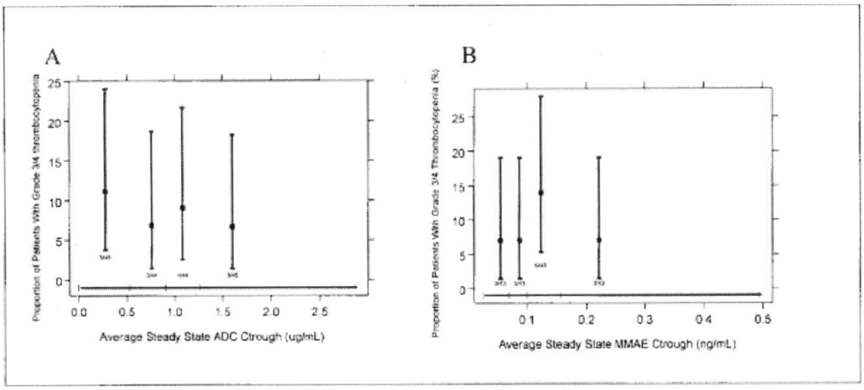

그림 17. 정상상태에서의 ADC 및 MMAE 최저 농도 증가에 따른 3+단계 혈소판감소증 확률 변화

e) 크레아티닌 청소율과 말초신경병증 및 호중구 감소증이 관계가 있는가?

: 개발사의 집단 약물동태 분석은 크레아티닌 청소율 (CrCL) 감소와 함께 ADC 및 MMAE 제거가 감소하는 경향을 보였다. MMAE 및 ADC 최저 농도가 CrCL에 의해 영향을 받는지 확인 하기 위해, 최저 농도와 CrCL의 산포도가 평가되었다. SG035-0002, SG035-0003 및 SG035-0004 연구에 참여한 Brentuximab vedotin 투여 받은 환자에서 기준 크레아티닌 청소율 값 및 정상 상태에서의 최저 농도 값 (n=173)를 구할 수 있었다. 아래 그림 18에서 볼 수 있듯이 크레아티닌 청소율과 ADC 또는 MMAE 농도 사이에는 명확한 관계는 없다.

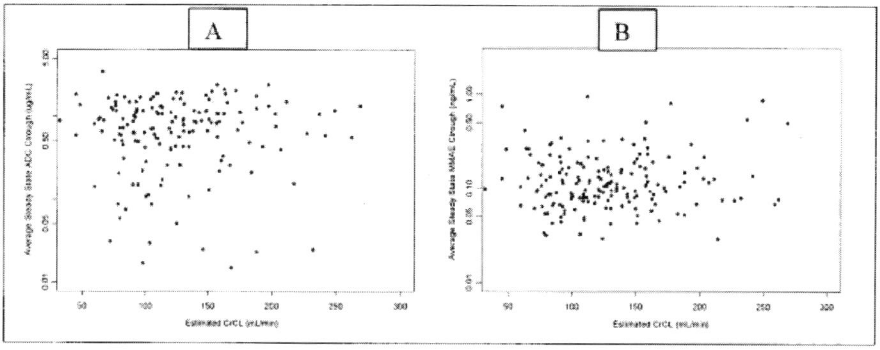

그림 18. 크레아티닌 청소율 (CrCL)과 평균 정상 상태에서의 ADC 및 MMAE 농도 간 산포도

f) 말초신경병증과 호중구 감소증에 대해 제안된 용량 감소가 적절한가?

: 그렇다. 2+단계 말초신경병증 및 3+단계 호중구 감소증에 대한 노출-반응 관계는 1.2 mg/kg 투여 용량으로의 용량 감소를 뒷받침한다. 호중구 감소증에 대한 용량 감소는 3 단계 환자가 아닌 4단계 호중구 감소증 환자에게 수행 되었다. 임상 시험에서 수행된 바와 일치하게, 제품 표지에는 4 단계 호중구 감소증의 경우 용량 감소를 권장 할 것이다.

<u>권고 사항</u>

: 노출-반응 분석은 정상 상태 ADC 농도가 높은 환자가 임상 반응 (ORR) 및 부작용 (말초신경병증 및 호중구 감소증) 가능성이 높음을 나타낸다. 제품 표지 초안에서 개발사는 2+단계 말초신경병증을 위한 복용량으로 1.2 mg/kg까지 감소하도록 제안한다. 그러나 개발사는 4 단계 호중구 감소증 치료를 위한 용량 감소 계획을 제안하지 않았다. 그러나 위에서 보듯이 명확한 3, 4 단계 호중구 감소증과 ADC 최저 농도 사이의 노출-반응 관계가 명확하므로 4 단계 호중구 감소증 환자

에게는 1.2 mg/kg까지 용량 감량을 권장한다. 이것은 임상 시험에서 진행되었던 호중구 감소증 환자 관리와 일치한다.

2) 개발사의 분석 결과

: 개발사는 ADC 및 MMAE에 대해 개별적인 집단 약물동태 분석을 하였다. ADC 및 MMAE에 대한 집단 약물동태 분석 결과는 아래에 설명하였다. 아래 그림은 ADC 및 MMAE 약물동태 모델을 개략적으로 표현한 것이다. 사각형 내의 모델은 ADC 모델을 나타내고 사각형 외부의 모델은 MMAE 모델을 나타낸다.

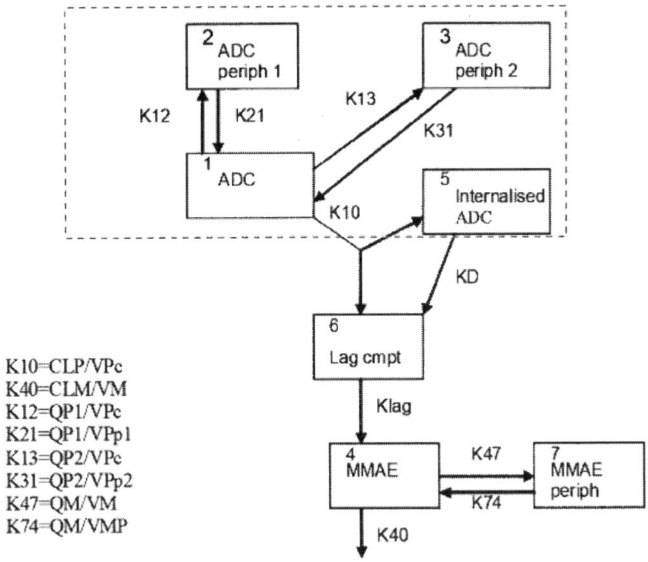

집단 약물동태 분석 결과

a) ADC

· ADC의 약물동태는 0 차 흡수와 1 차 제거에 의한 3 구획 모델에 의해 적절하게 기술되었다.

· ADC의 약물동태매개변수는 체중과 관련이 있고, 체중이 증가함에 따라 청소율 및 분포 용적이 증가했다.

· 환자가 항 약물 항체에 대해 양성 반응을 보인 경우 ADC 제거가 18% 높았다.

· ADC의 중심 구획 분포 용적은 남성에 비해 여성에서 14% 낮았다.

b) MMAE

· MMAE의 약물동태가 1 차 제거와 2 구획 모델에 의해 적절히 기술되었다. ADC로부터 직접 형성된 MMAE의 분율은 ADC 투여 후 감소했다.

· MMAE의 분포 용적 매개변수는 체중이 증가함에 따라 증가했다.

· 알부민 농도가 증가함에 따라 MMAE 청소율 및 말초 분포 용적이 증가하는 반면 KD는 감소했다. 현재 분석에 대한 알부민의 범위 (1.6-4.8 g/dL)에서 예측된 전형적인 CLM, VMP 및 KD의 범위는 0.273-1.13 L/h, 9.77-51.9 L 및 0.0820-0.00266 h^{-1}이었다.

· MMAE의 겉보기 청소율은 B 공정으로 제조된 Brentuximab vedotin을 투여한 환자에서 7% 더 낮았지만 생물학적 동등성 범위 내에 들어왔다.

c) 검토자 의견:

· ADC: 개발사의 집단 약물동태 분석이 적절하고 모델이 자료를 적절하게 설명하는 것으로 보인다. 약물동태매개변수-체중의 관계는 현재 체중에 근거하여 투여 용량을 권장하는 것에 부합한다. 집단 약물동태 모델에서 중요한 약물동태매개변수-공변량의 관계는 발견되지 않았다.

· MMAE: MMAE 모델의 결과는 제품 표지 문구에 대한 공변량 효과를 나타내는 데 사용되지 않았다. 그러므로 MMAE 모델에 대한 추가 검토는 수행되지 않았다.

3) 검토자의 분석

<u>서론</u>

: 개발사는 항체-약물 접합체 (ADC) 및 저분자 약물인 MMAE를 위한 두 가지 집단 약물동태 분석을 수행했다. ADC의 집단 약물동태 모델은 적절한 것으로 보인다. MMAE 집단 약물동태 모델은 복잡하고 매개변수가 매우 많았다. 그러나 개발사는 위의 집단 약물동태 분석에 대한 노출-반응에 대한 분석은 전혀 하지 않았다. 검토자는 Brentuximab vedotin의 노출-반응 특성을 더욱 밝히기 위해 추가적인 분석을 수행했다.

<u>목적</u>

: 다음을 설명하기 위해 노출-반응 및 용량-반응 분석이 수행되었다.

a) ADC와 MMAE의 안전성 및 유효성에 대한 노출-반응 특성 이해.

b) 유효성의 평가 변수는 ORR으로 설정하였다.

c) 안전성의 평가 변수는 다음과 같이 설정하였다.

· 2 단계 또는 그 이상의 말초신경병증

· 3, 4 단계 호중구 감소증

· 3, 4 단계 혈소판 감소증

방법

a) 자료 정리: 자료 정리는 표 21에 요약되어 있다.

표 21. 분석 자료 정리

Study Number	Name (desctiption)	Link to EDR
SG035-0001	pc.xpt (PK)	\\cber-fs3\M\eCTD_Submissions\STN125388\0000\m5\datasets\sg035-0001\tabulations
SG035-0003	adpc.xpt (PK)	\\cber-fs3\M\eCTD_Submissions\STN125388\0000\m5\datasets\sg035-0003\analysis
SG035-0004	adpc.xpt (PK)	\\cber-fs3\M\eCTD_Submissions\STN125388\0000\m5\datasets\sg035-0004\analysis
SG035-0001, SG035-0003, and SG035-0004	Adae.xpt (safety)	\\cber-fs3\M\eCTD_Submissions\STN125388\0000\m5\datasets\iss-hl\analysis
SG035-0001, SG035-0003, and SG035-0004	adeff.xpt (efficacy)	\\cber-fs3\M\eCTD_Submissions\STN125388\0000\m5\datasets\iss-hl\analysis
SG035-0001, SG035-0003, and SG035-0004	adsl.xpt (safety)	\\cber-fs3\M\eCTD_Submissions\STN125388\0013\m5\datasets\iss-hl\analysis
SG035-0001	lb.xpt (labs)	\\cber-fs3\M\eCTD_Submissions\STN125388\0000\m5\datasets\sg035-0001\tabulations
SG035-0003, and SG035-0004	adlabs.xpt (labs)	\\cber-fs3\M\eCTD_Submissions\STN125388\0013\m5\datasets\iss-hl\analysis

b) 소프트웨어: 검토자의 분석을 위해 S-PLUS가 사용되었다.

결과

: 위의 결과 요약에 제시되어 있다.

부록 A: 개발사의 집단 약물동태 분석의 개요

제목: Brentuximab Vedotin 투여 후 Brentuximab Vedotin 및 Monomethyl auristatin E의 약물동태 분석
개발 단계: 임상 1 상 및 2 상
서론: Brentuximab vedotin은 1) 인간 CD30에 특이적인 항체 cAC10, 2) Monomethyl auristatin E (MMAE), 3) 단백 가수 분해 효소로 절단 가능하고 MMAE를 cAC10에 공유 결합으로 접합 시키는 링커로 구성된 항체-약물 접합체 (ADC)이다. Brentuximab vedotin의 작용 메커니즘은 여러 과정으로 구성된다. 세포 표면의 CD30에 대한 ADC의 결합은 ADC-CD30 복합체의 내재화를 일으키고, 리소좀 영역으로 수송한다. 세포 내에서 MMAE가 단백질 분해 절단을 통해 방출된다. 튜불린에 대한 MMAE의 결합은 세포 내 미세 소관 망을 파괴하고, 세포 주기 정지를 유도하며, CD30 양성 종양 세포의 사멸을 일으킨다. 집단 약물동태 모델은 약물동태 평가를 위한 두 가지 초기 임상 1 상 용량 증가 시험 자료 (SG035-0001 및 SG035-0002)에 기초하여 개발되었다. 임상 2 상에서 얻은 자료 (SG035-0003 및 SG035-0004) 및 임상 1 상 약리 연구에서 얻은 자료 (SGN35-008)는 분석 및 모델을 세밀하게 만드는데 이용되었다. 이 보고서는 모델 개발 과정과 ADC 및 MMAE의 집단 약물동태를 설명하는 최종 결과에 대해 자세히 설명한다.
목적: ADC 및 MMAE의 약물동태 프로파일과 SG035-0001 및 SG035-0002 연구의 임상 자료를 기반으로 한 연구 목적은 다음과 같다. · 재발성/난치성 CD30 양성 혈액 악성 종양 (예: 호지킨 림프종 (HL) 및 전신성 미분화대세포 림프종 (ALCL)) 환자에서 Brentuximab vedotin 투여 후 단일 통합 모델을 사용하여 ADC 및 MMAE의 약물동태를 동시에 모델링 · ADC 및 MMAE의 약물동태매개변수에 대해 환자 간 및 환자 내 변동 가능성을 특성화 · 약물동태의 다양성에 대한 중요 예측 인자인 공변량 (즉, 인구 통계, bretuximab vedotin을 생산하는 데 사용된 제조 공정 (A, B 또는 C))을 확인 모델은 필요에 따라 수정되고, 연구 SG035-0003, SG035-0004 및 SGN35-008에서 자료를 추가 한 후 공변량의 영향을 재평가했다.
방법: 집단 약물동태 모델은 비선형 혼합 효과 모델링 접근법을 사용하여 개발되었다. 처음에는 결합된 ADC 및 MMAE 자료를 함께 사용하는 동시 모델이 시도되었다. 그러나 MMAE의 약물동태가 ADC의 약물동태를 바꿀 수 있을 것으로 예상되지 않았기 때문에 모델을 단순화하고 순차적으로 접근하였다. 먼저 두 가지 연구 (SG035-0001 및 SG035-0002)를 사용하여 ADC 단독 모델을 개발한 다음 MMAE 형성을 ADC 제거와 연결하여 MMAE 모델을 개발하였고, ADC 모델의 개별 매개변수 추정치를 사용하여 MMAE 모델에서 ADC 농도를 예측하였다. 집단 약물동태 모델은 SG035-0001과 SG035-0002의 자료를 기반으로 개발되었고 이를 이용하여 SG035-0003, SG035-0004, SGN35-008 연구에 대한 집단 및 Bayesian (개별) 매개변수를 추정하였다. SG035-0003, SG035-0004 또는 SGN35-008 연구에서 편차가 큰 경우, ADC 및 MMAE에 대한 약물동태 모델을 개선했다. 모든 공변량은 모든 연구의 자료를 사용하여 재평가되었다. 개발된 최종 집단 약물동태 모델에 대한 관측된 자료 기술은 시각적 검사를 사용하여 평가되었다. ADC의 반복 투여에 따른 ADC 및 MMAE 노출에 대한 개별적 추정치 (정상 상태에서의 AUC0-21d 및 Cmax)는 연구 및 투여 용량에 따라 요약되었다.
환자 수: 314

결과:

ADC

ADC의 약물동태는 0 차 흡수와 1 차 제거에 의한 선형 3 구획 모델에 의해 기술되었다. 기준 집단은 항-약물 항체 (ATA) 반응이 없는 70 kg 남성 환자였다. 기준 집단에 대한 추정 평균 (95% 신뢰구간 (CI)) 매개변수 값은 CLP=0.0607 (0.0556, 0.0658)L/h, VPc=4.16 (4.01, 4.31)L, VPpl=8.06 (6.79, 9.33)L, VPp2=3.47 (3.22, 3.72)L, QP1=0.0289 (0.0259, 0.0319)L/h, QP2=0.110 (0.0981, 0.122)L/h 였다.

Parameter Estimates of Final Population Pharmacokinetic Model for ADC (Run 311cs, Studies SG035-0001, SG035-0002, SG035-0003, SG035-0004 & SGN35-008)

Parameter (Units)	NONMEM Estimates			
	Point Estimate	%RSE	95% CI	
CLP (L/h)	0.0607	4.25	0.0556, 0.0658	
VPc (L)	4.16	1.84	4.01, 4.31	
QP1 (L/h)	0.0289	5.22	0.0259, 0.0319	
VPp1 (L)	8.06	8.03	6.79, 9.33	
QP2 (L/h)	0.110	5.53	0.0981, 0.122	
VPp2 (L)	3.47	3.66	3.22, 3.72	
CLP, QP1 and QP2 ~ WT	0.718	10.1	0.576, 0.860	
VPc, VPp1 and VPp2 ~ WT	0.496	7.56	0.422, 0.570	
VPc~gender	0.863	2.42	0.822, 0.904	
CLP~ATA titer by cycle	1.18	0.864	1.16, 1.20	
Inter-individual				**CV%**
ω^2_{CLP}	0.218	6.42	0.191, 0.245	46.7
ω^2_{VPc}	0.0176	9.60	0.0143, 0.0209	13.3
ω^2_{QP1}	0.194	13.6	0.142, 0.246	44.0
ω^2_{VPp1}	1.01	12.9	0.755, 1.26	100
Residual variability				**CV%**
σ^2_{prop}	0.109	0.600	0.108, 0.110	33.0

Abbreviations: %RSE: percent relative standard error of the estimate = SE/parameter estimate * 100; CLP = ADC clearance, VPc = volume of ADC central compartment, QP1 = ADC inter-compartmental clearance from central to first peripheral compartment, QP2 = ADC inter-compartmental clearance from central to second peripheral compartment, VPp1 = volume of the first ADC peripheral compartment, VPp2 = volume of the second ADC peripheral compartment, ω^2_{CLP}, ω^2_{VPc}, ω^2_{QP1} and ω^2_{VPp1}= variance of random effect of CLP, VPc, QP1 and VPp1, respectively. σ^2_{prop} = variance of the proportional component of the residual error.
CLP, QP1 and QP2 ~ WT = dependence of CLP, QP1 and QP2 on WT (as CLP*$(WT/70)^{0.718}$, QP1*$(WT/70)^{0.718}$, QP2*$(WT/70)^{0.718}$).
VPc, VPp1 and VPp2 ~ WT = dependence of VPc, VPp1 and VPp2 on WT (as VPc*$(WT/70)^{0.496}$, VPp1*$(WT/70)^{0.496}$, VPp2*$(WT/70)^{0.496}$).
The reference population for PK parameters was a 70 kg male patient with negative ATA response.

최종 ADC 공변량 모델은 체중이 CLP, QP1, QP2, VPD, VPp1, VPp2에 미치는 영향, 성별이 VPc에미치는 영향, 투여 주기에 의한 ATA 역가가 CLP에 대해 미치는 영향을 포함한다. 평균 (95% CI) 청소율은 18% (16 %, 20 %)로 ATA 반응이 양성인 경우 보다 높았다. 여성 환자는 남성에 비해 VPc가 14% (18%, 10%)로 낮았다. 청소율과 분배 청소율은 0.718의 지수 상수 ((WT/70)0.718)로 무게가 증가함에 따라 증가했고, 중심 및 말초 구획의 용적은 0.496의 지수 상수 ((WT/70)0.496)로 무게가 증가함에 따라 증가했다. 현재 환자의 체중 범위 (41-168 kg)에 대해 예측된 CLP, QP1, QP2. VPD, VPp1 및 VPp2의 범위는 0.0413-0.114 L/h, 0.0197-0.0542 L/h, 0.0749-0.206 L/h, 3.19-6.42 L, 6.18-12.4 L, 2.66-5.36 L 였다. 이는 70 kg의 개인보다 CLP, QP1, QP2가 32% 낮은 값에서 87% 높은 값까지, Vpc, VPp1, VPp2가 23% 낮은 값에서 54% 높은 값까지 다양한 값을 가짐을 나타낸다. 다른 공변량, 예를들어 인종, 민족, 나이, 질환 (HL 또는 ALCL), 기준 암 크기, 알부민, AST, ALT, 빌리루빈, 크레아티닌 청소율, 제조 공정 등은 ADC의 노출 정도에 대해 유의한 영향을 미치지 않는다.

MMAE

MMAE의 약물동태는 1차 제거와 2 구획 모델에 의해 기술되었다. ADC로부터 직접적으로 유리되는 MMAE의 분율은 투여 후 시간 (TAD)에 비례하여 감소하였다. 기준 집단은 ATA 음성 반응, 3.8 g/dL의 알부민 농도 및 제조 공정 A/C의 ADC가 투여된 70 kg 남성 환자로 선택되었다. 기준 집단에 대한 추정 평균 (95% CI) 매개변수 값은 CLM=0.833 (0.769, 0.897)L/h, VM=7.37 (3.53, 11.2)L, VMP=36.4 (31.3, 41.5)L, QM=13.6 (9.52, 17.7)L/h, KD=0.00552 (0.00414, 0'00690)h^{-1}, ALFM=0.00204 (0.00321, 0.00337)h^{-1}, Klag=2.04 (1.08, 3.00)h^{-1}이었다.

Parameter Estimates of Final Population Pharmacokinetic Model for MMAE (Run 508, Studies SG035-0001, SG035-0002, SG035-0003, SG035-0004 & SGN35-008)

Parameter (Units)	NONMEM Estimates			
	Point Estimate	%RSE	95% CI	
CLM (L/h)	0.833	3.89	0.769, 0.897	
VM (L)	7.37	26.6	3.53, 11.2	
QM (L/h)	13.6	15.3	9.52, 17.7	
VMP (L)	36.4	7.20	31.3, 41.5	
KD (h^{-1})	0.00552	12.8	0.00414, 0.00690	
ALFM (h^{-1})	0.00204	1.20	0.00321, 0.00337	
Klag (h^{-1})	2.04	24.1	1.08, 3.00	
CLM~PROCB	0.934	0.777	0.920, 0.948	
CLM~ALB	1.29	12.2	0.982, 1.60	
VMP~ALB	1.52	15.5	1.06, 1.98	
KD~ALB	-3.12	19.6	-4.32, -1.92	
VM and VMP ~ WT	0.550	18.5	0.350, 0.750	
Inter-individual				**CV% or R**
ω^2_{CLM}	0.270	12.7	0.203	52.0
Corr(ω^2_{CLM}, ω^2_{VM})	0.113	43.4	0.0170	0.280
ω^2_{VM}	0.603	18.9	0.380	77.7
Corr(ω^2_{CLM}, ω^2_{KD})	0.339	28.9	0.147	0.390
Corr(ω^2_{VM}, ω^2_{KD})	0.665	25.4	0.334	0.512
ω^2_{KD}	2.80	17.7	1.83	167
Corr(ω^2_{CLM}, ω^2_{QM})	0.327	25.9	0.161	0.561
Corr(ω^2_{VM}, ω^2_{QM})	0.292	27.9	0.132	0.335
Corr(ω^2_{KD}, ω^2_{QM})	0.0378	683	-0.468	0.0201
ω^2_{QM}	1.26	22.7	0.699	112
Corr(ω^2_{CLM}, ω^2_{VMP})	0.245	14.3	0.176	0.792
Corr(ω^2_{VM}, ω^2_{VMP})	0.178	27.4	0.0824	0.385
Corr(ω^2_{KD}, ω^2_{VMP})	0.340	34.1	0.113	0.342
Corr(ω^2_{QM}, ω^2_{VMP})	0.343	27.8	0.156	0.514
ω^2_{VMP}	0.354	12.7	0.266	59.5
Residual variability				**CV%**
σ^2_{add}	0.000861	5.67	0.000765, 0.000957	0.0293
σ^2_{prop}	0.115	1.03	0.113, 0.117	33.9

Abbreviations: %RSE: percent relative standard error of the estimate = SE/parameter estimate * 100; CLM = apparent MMAE clearance, VM = apparent volume of MMAE central compartment, QM = apparent MMAE inter-compartmental clearance, VMP = apparent volume of the MMAE peripheral compartment, KD = binding rate constant, ALFM = rate constant to describe the decline in direct conversion of ADC to MMAE following time after dose, K_{lag}=rate constant for lag compartment, ω^2_{CLM}, ω^2_{VM}, ω^2_{KD}, , ω^2_{QM}, ω^2_{VMP} = variance of random effect of CLM, VM, KD, QM and VMP, respectively, σ^2_{prop} = variance of the proportional component of the residual error, σ^2_{add} = variance of the additive component of the residual error
The reference population for PK parameters was a 70 kg male patient administered ADC with manufacturing process A/C with negative ATA response and albumin concentration of 3.8 g/dL.

최종 MMAE 공변량 모델은 VM 및 VMP에 대한 체중의 영향, CLM에 대한 제조 공정 B의 영향, CLM, VMP 및 KD에 대한 알부민의 영향을 포함했다. MMAE 농도 프로파일에 대한 CLM 감소 효과와 제조 공정 B에 대한 CLM의 감소 효과는 임상적으로 의미 있는 것으로 간주되지 않았다. 중심 및 말초 구획의 분포 용적은 0.550의 지수 상수 ((WT/70)0.55)로 무게가 증가함에 따라 증가했다. 현재 분석에 있어서 환자의 체중 범위 (41-168 kg)에 대해 예측된 VM 및 VMP의 범위는 각각 5.49-11.9 L 및 27.1-58.9 L 이다. 70 kg의 환자보다 VM 및 VMP가 25% 낮은 값에서 62% 높은 값까지 다양한 값을 가짐을 나타낸다. 알부민은 MMAE 모델에서 유의한 공변량이었으며, CLM, VMP는 알부민 증가와 함께 증가하였고, KD는 알부민 증가와 함께 감소 하였다. 현재 분석에 있어서 알부민 농도 범위 (1.6-4.8 g/dL)에서 예상되는 전형적인 CLM, VMP 및 KD의 범위는 3.8 g/dL의 알부민을 가진 개인에 비해 각각 0.273-1.11 L/h, 9.77-5.9.9 L 및 0.0820-0.00266 h^{-1}였다. 성별과 ATA 역가는 MMAE 모델에서 중요한 공변량이 아니었지만 ADC 모델에서 중요한 공변량이었으므로 MMAE 농도에 영향을 미쳤다. 그러나 CLP에 대한 VPc 및 ATA 역가에 대한 성별의 영향은 MMAE의 농도 프로파일에서 거의 영향을 주지 않았으므로 임상적으로 큰 의미가 없을 것이다. 다른 공변량 (인종, 민족, 나이, 질환 (HL 대 ALCL), 초기 종양 크기, AST, ALT, 빌리루빈, 크레아티닌 청소율 및 ATA 역가)은 MMAE 노출에 대해 큰 영향을 미치지 않은 것으로 나타났다.

결론:

· ADC의 약물동태는 0 차 흡수와 1 차 제거에 의한 선형 3 구획 모델에 의해 적절하게 기술되었다.
· 음성 ATA 반응을 보이는 70 kg 남성 환자의 평균 (95% CI) ADC 매개변수 값은 CLP=0.0607 (0.0556, 0.0658)L/h, VPc=4.16 (4.01, 4.31)L, VPp1=8.06 (6.79, 9.33)L, VPp2=3.47 (3.22, 3.72)L, QP1=0.0289 (0.0259, 0.0319)L/h 및 QP2=0.110 (0.0981 0.122)L/h이다.
· ADC의 CLP, QP1, QP2, VPc, VPp1, VPp2는 체중 범위 41-168 kg에서 증가하였고, 이는 70 kg의 개체보다 CLP, QP1, QP2가 32% 낮은 값에서 87% 높은 값까지, Vpc, VPpl, VPp2가 23% 낮은 값에서 54% 높은 값까지 다양한 값을 나타낸다는 것을 보여주었다.
· ADC의 청소율은 양성 ATA 반응을 보이는 환자가 18% 높았다.
· ADC의 중심 구획에서의 분포 용적은 남성에 비해 여성에서 14% 낮게 나타났다.
· MMAE의 약물동태는 1 차 제거와 2 구획 모델에 의해 적절히 기술되었다. ADC로부터 직접적으로 유리되는 MMAE의 분율은 시간이 지남에 따라 감소하였다.
· 음성 ATA 반응을 보이는 70 kg 남성 환자의 경우, 제조 공정 A/C에서 평균 95% CI의 MMAE 매개변수 값은 CLM=0.833 (0.769, 0.897)L/h이었고, VM=7.37 (3.53, 11.2)L, VMP=36.4 (31.3, 41.5)L, QM=13.6 (9.52, 17.7)L/h, KD=0.00552 (0.00414, 0.00690)h^{-1}, ALFM=0.00204 (0.00321, 0.00337)h-1, 및 Klag=2.04 (1.08, 3.00)h^{-1}이었다.
· MMAE의 VM과 VMP 모두 무게 범위 41~168 kg에서 체중에 따라 증가했으며, VM과 VMP는 70 kg 개체보다 25% 낮은 값에서 62% 높은 값까지 다양한 값을 나타내었다.
· MMAE의 CLM 및 VMP는 알부민 농도의 증가에 따라 증가하는 반면, KD는 알부민 증가에 따라 감소하였다. 알부민의 범위 1.6-4.8 g/dL에 대해 예측된 CLM, VMP 및 KD는 각각 0.273-1.13 L/h, 9.77-5.9.9, 0.0820-0.00266 h-1의 범위였다.
· MMAE의 겉보기 청소율은 B 공정으로 제조된 Brentuximab vedotin을 투여한 환자에서 7% 더 낮았고 생물학적 동등성 범위 내에 들어왔다.

2.4 부록

표 A-1. Brentuximab vedotin 투여 시 GMR에 대한 APA의 영향 (약물 동태 분석, Arm A-rif)

		All Patients in PK Analysis Set		Excluding Patients With Confirmed ATA Postbaseline	
Analyte	PK Parameter	n	GMR[a] (90% CI)	n	GMR[a] (90% CI)
ADC	$AUC_{0-\infty}$[b] (d·μg/mL)	11	1.04 (0.87–1.24)	6	1.25 (1.09–1.43)
ADC	C_{max} (μg/mL)	11	0.93 (0.81–1.06)	6	0.93 (0.71–1.22)
MMAE	$AUC_{0-\infty}$[b] (d·ng/mL)	14	0.54 (0.43–0.68)	9	0.50 (0.35–0.71)
MMAE	AUC_{0-10d} (d·ng/mL)	14	0.55 (0.44–0.71)	9	0.50 (0.35–0.71)
MMAE	C_{max} (ng/mL)	14	0.56 (0.42–0.76)	9	0.50 (0.32–0.78)

a Brentuximab vedotin with rifampin/brentuximab vedotin alone.
b Primary AUC analysis.

표 A-2. Brentuximab vedotin 투여 시 GMR에 대한 APA의 영향 (약물 동태 분석, Arm A-ket)

		All Patients in PK Analysis Set		Excluding Patients With Confirmed ATA Postbaseline	
Analyte	PK Parameter	n	GMR[a] (90% CI)	n	GMR[a] (90% CI)
ADC	$AUC_{0-\infty}$[b] (d·μg/mL)	11	1.07 (0.95–1.19)	7	1.15 (1.00–1.33)
ADC	C_{max} (μg/mL)	16	0.99 (0.75–1.31)	8	1.33 (0.88–1.99)
MMAE	$AUC_{0-\infty}$[b] (d·ng/mL)	14	1.34 (0.98–1.84)	7	1.62 (0.92–2.84)
MMAE	AUC_{0-17d} (d·ng/mL)	14	1.24 (0.95–1.61)	7	1.38 (0.91–2.11)
MMAE	C_{max} (ng/mL)	16	1.25 (0.90–1.72)	8	1.14 (0.75–1.74)

a Brentuximab vedotin with ketoconazole/brentuximab vedotin alone.
b Primary AUC analysis.

표 A-3. HL환자에서 APA에 따른 임상 반응 비교

	SG035-0003[a] (n=96) On-Study Immunogenicity Status			SG035-0002[b c] (n=33) On-Study Immunogenicity Status		
	Negative (N=64) n (%)	Transient Positive (N=24) n (%)	Persistent Positive (N=7) n (%)	Negative (N=23) n (%)	Transient Positive (N=9) n (%)	Persistent Positive (N=1) n (%)
Best clinical response						
Complete remission (CR)	16 (25)	12 (50)	5 (71)	6 (26)	2 (22)	0
Partial remission (PR)	33 (52)	4 (17)	1 (14)	5 (22)	3 (33)	1 (100)
Stable disease (SD)	14 (22)	6 (25)	1 (14)	9 (39)	3 (33)	0
Progressive disease (PD)	1 (2)	2 (8)	0	3 (13)	1 (11)	0
Histology ineligible (HI)	0	0	0	0	0	0
Not evaluable (NE)	0	0	0	0	0	0
Objective response rate (CR + PR)	49 (77)	16 (67)	6 (86)	11 (48)	5 (56)	1 (100)
Disease control rate (CR + PR + SD)	63 (98)	22 (92)	7 (100)	20 (87)	8 (89)	1 (100)
95% CI[d] for objective response	64.3, 86.2	44.7, 84.4	42.1, 99.6	26.8, 69.4	21.2, 86.3	2.5, 100
95% CI[d] for complete remission	15, 37.4	29.1, 70.9	29, 96.3	10.2, 48.4	2.8, 60	NE, NE
95% CI[d] for disease control	91.6, 100	73, 99	59, 100	66.4, 97.2	51.8, 99.7	2.5, 100

NE, not estimable
a Independent review facility assessment per Revised Response Criteria for Malignant Lymphoma.
b Investigator assessment per Revised Response Criteria for Malignant Lymphoma.
c Drug administered on Days 1, 8, and 15 of 28 day cycles
d Two-sided 95% exact confidence interval computed using the F distribution method of Collett (1991).

표 A-4. ALCLL환자에서 APA에 따른 임상 반응 비교

	SG035-0004[a] (n=54) On-Study Immunogenicity Status			SG035-0002[b,c] (n=5) On-Study Immunogenicity Status		
	Negative (N=32) n (%)	Transient Positive (N=18) n (%)	Persistent Positive (N=3) n (%)	Negative (N=4) n (%)	Transient Positive (N=1) n (%)	Persistent Positive (N=0) n (%)
Best Clinical Response						
Complete Remission (CR)	16 (50)	11 (61)	2 (67)	3 (75)	1 (100)	0
Partial Remission (PR)	12 (38)	4 (22)	1 (33)	0	0	0
Stable Disease (SD)	1 (3)	1 (6)	0	1 (25)	0	0
Progressive Disease (PD)	2 (6)	1 (6)	0	0	0	0
Histology Ineligible (HI)	1 (3)	1 (6)	0	0	0	0
Not Evaluable (NE)	0	0	0	0	0	0
Objective Response Rate (CR + PR)	28 (88)	15 (83)	3 (100)	3 (75)	1 (100)	0
Disease Control Rate (CR + PR + SD)	29 (91)	16 (89)	3 (100)	4 (100)	1 (100)	0
95% CI[d] for Objective Response	71, 96.5	58.6, 96.4	29.2, 100	19.4, 99.4	2.5, 100	-, -
95% CI[d] for Complete Remission	31.9, 68.1	35.7, 82.7	9.4, 99.2	19.4, 99.4	2.5, 100	-, -
95% CI[d] for Disease Control	75, 98	65.3, 98.6	29.2, 100	39.8, 100	2.5, 100	-, -

a Independent review facility assessment per Revised Response Criteria for Malignant Lymphoma.
b Investigator assessment per Revised Response Criteria for Malignant Lymphoma.
c Drug administered on Days 1, 8, and 15 of 28 day cycles
d Two-sided 95% exact confidence interval computed using the F distribution method of Collett.

표 A-5. 임상 2 상 환자에서 APA에 따른 임상 부작용 요약

		Never Positive (N=96) n(%)	Transiently Positive (N=42) n(%)	Persistently Positive (N=10) n(%)	Total (N=148) n(%)
Any treatment-emergent AE		94 (98)	42 (100)	10 (100)	146 (99)
Max. severity	Grade 1	10 (10)	3 (7)	4 (40)	17 (11)
	Grade 2	22 (23)	23 (55)	2 (20)	47 (32)
	Grade 3	42 (44)	12 (29)	4 (40)	58 (39)
	Grade 4	18 (19)	2 (5)	0	20 (14)
	Grade 5	2 (2)	2 (5)	0	4 (3)
	≥ Grade 3	62 (65)	16 (38)	4 (40)	82 (55)
Treatment-related AE[a]		89 (93)	38 (90)	10 (100)	137 (93)
Discontinued due to AE		21 (22)	6 (14)	2 (20)	29 (20)
SAE		33 (34)	9 (21)	2 (20)	44 (30)
Treatment-related SAE[a]		19 (20)	3 (7)	1 (10)	23 (16)
Death		15 (16)	6 (14)	0	21 (14)
Within 30 days of last dose		13 (14)	4 (10)	0	17 (11)
Post 30 days of last dose		2 (2)	2 (5)	0	4 (3)

N = the number of patients who tested negative for ATA at baseline and had at least one postbaseline ATA assessment.
a Related to treatment with brentuximab vedotin as determined by the investigator.

표 A-6. 임상 2 상 환자에서 APA에 따른 투여 관련 반응

	Never Positive (N=96) n (%)	Transiently Positive (N=42) n (%)	Persistently Positive (N=10) n (%)	Total (N=148) n (%)
Any IRR event	7 (7)	5 (12)	3 (30)	15 (10)
Chills	1 (1)	2 (5)	3 (30)	6 (4)
Dyspnoea	0	1 (2)	3 (30)	4 (3)
Pruritus	1 (1)	1 (2)	2 (20)	4 (3)
Cough	0	3 (7)	0	3 (2)
Nausea	1 (1)	2 (5)	0	3 (2)
Erythema	1 (1)	0	1 (10)	2 (1)
Flushing	0	1 (2)	1 (10)	2 (1)
Pyrexia	1 (1)	0	1 (10)	2 (1)
Rash	2 (2)	0	0	2 (1)
Throat tightness	0	0	2 (20)	2 (1)

Preferred terms are presented if 2 or more patients in any immunogenicity category experienced the event.
N = the number of patients who tested negative for ATA at baseline and had at least one postbaseline ATA assessment.

◆ 사례 2 - Kadcyla (trastuzumab emtansine, Roche)

1. 약리 검토

1.1 요약

1) 서론

: Trastuzumab emtansine (T-DM1, or trastuzumab-MCC-DM1)은 항체 약물 복합체 (ADC)이다. Trastuzumab (Herceptin)은 FDA에서 유방암 치료제로써 허가한 인간화 항-HER2 IgG1 (isotype 1)이다. Trastuzumab emtansine은 항체에 SMCC (succinimidyltrans-4-[maleimidylmethyl] cyclohexane-1-carboxylate)라는 이종이작용성 (hetero-bifunctional) 링커를 통해 DM1이 공유결합 되어있으며, DM1은 미세소관을 억제하는 maytansinod (microtubule-inhibitory maytansinoid)이다. 링커는 항체의 라이신 (lysine)에 평균 3.5개가 연결되어 있으며, 이 개수는 로트 등에 따라 다르다.

Trastuzumab 항체는 Neu, ErbB-2, CD340, p185와 같은 HER2 (인간 epidermal growth factor receptor 2)에 선택적으로 결합한다. HER2는 ERBB2 유전자를 포함하는 EGFR/ErbB (epidermal growth factor receptor) 계열이며, 이 유전자는 HER2의 발현을 증폭시켜 HER2의 과발현을 유도한다. 이 유전

자를 포함하는 체세포 변형은 인간 유방암의 약 20~25%를 차지한다. Trastuzumab이 HER2에 붙으면 HER2의 이합체 형성이 억제되거나 다른 HER 계열 (EGFR, HER3. HER4)과의 이종이합체 형성이 억제되며, 이는 타이로신 키나제의 성장 촉진 신호를 억제하여 HER2 과발현된 유방암의 성장을 늦춘다.

DM1은 튜불린 중합 억제제이다. 이것은 튜불린의 베타 서브유닛에 붙으며, 이 위치는 vinca alkaloid가 붙는 위치와 같다. 하지만 DM1은 vinca alkaloid보다 100배 이상의 세포독성이 있다. T-DM1은 trastuzumab 처럼 HER2에 붙어 세포 안으로 함입된다. 세포내 라이소좀은 세포내로 함입된 T-DM1을 분해하여 DM1을 포함하는 세포독성 이화생성물 (catabolite)을 방출한다. 방출된 이화생성물은 튜불린에 붙어 미세소관망을 파괴하여 세포 분화와 성장을 억제하여 세포 사멸을 유도한다. 또한 암세포의 분열촉진 신호를 억제하는 trastuzumab의 기전이 더해져 임상에서 매우 큰 이득이 있을 것으로 스폰서는 주장한다.

2) 전임상 결과에 대한 논의

: Trastuzumab emtansine (T-DM1)의 HER2, 고 친화성 Fc 감마 세포 표면 수용체 (high-affinity Fc gamma (Fcγ) cell surface receptor) Rla, 그리고 보체 중 하나인 C1q에 대한 결합력은 trastuzumab과 유사하다. 하지만 저 친화성 Fc 감마 세포 표면 수용체 (low-affinity Fcγ cell surface receptor)에 대한 결합력은 T-DM1이 더 낮다.

T-DM1과 trastuzumab의 시험관 내 활성 실험에서 T-DM1은 세포 안으로 함입되어 DM1이 암세포의 세포 사멸을 일으키는 것을 보여주었다. T-DM1은 세포독성을 일으키며, 세포 증식을 억제하고, 효과기 효소인 caspase-3와 capase-7을 활성화시켰다. 이러한 변화는 trastuzumab에서는 관찰되지 않았다 (세포 증식은 억제했으나, 직접적인 세포독성은 관찰되지 않음). 이러한 실험들은 T-DM1이 미세소관을 억제하여 G2/M의 cell 주기 정지를 유발시킨다는 것을 증명한다.

HER2가 발현되어 있고 trastuzumab에 민감한 세포에 T-DM1과 trastuzumab을 첨가하면 AKT 효소의 인산화가 감소한다. T-DM1은 trastuzumab처럼 ADCC (antibody-dependent cell-mediated cytotoxicity)를 매개하는 특성을 가지고 있다. 임상적으로는 아직 증명되지 않았지만 시험관 내에서 trastuzumab 또는 T-DM1의 결합은 세포 표면에서 HER2의 세포외 도메인의 발현 정도를 감소시켰다.

T-DM1은 정맥투여 시 상대적으로 느리게 분포한다. DM1은 느리게 잘려나가고 간에서 매우 빠르게 대사되기에 혈액에서 거의 검출되지 않는다. 임상 투여 용량에서 T-DM1의 DM1이 잘

려져 나가는 제거 반감기는 약 4일이다. 순수 trastuzumab에 대한 반감기는 약 7일이다. 원숭이 실험에서 trastuzumab과 T-DM1에 대한 청소율은 용량이 증가함에 따라 감소했다. 이것은 약물동태학이 비선형인 것을 의미한다. 청소율은 간혈류 속도보다 매우 낮았다. 원숭이에 T-DM1 3 mg/kg 용량을 투여했을 때의 약물동태학은 임상 투여 용량 3.6 mg/kg의 약물동태학적 특성과 같은 특성을 보여주었다. 항체는 혈장에만 국한되어 존재하기에 조직 분포는 혈액 흐름과 같다. T-DM1의 배출 경로는 주로 대변이지만 이러한 배출은 상당히 오랜 기간이 소요된다.

T-DM1의 HER2 수용체에 대한 평형 결합 상수는 약10^{-9} M이다. 인간과 원숭이 조직에 결합하는 항체는 유사한 분포를 갖지만 인간에서 더 결합력이 좋다. T-DM1은 시험관 내 시험에서 세포 사멸을 유발시키지만, trastuzumab은 세포 사멸을 일으키지 않는다. T-DM1은 시험관 내 시험에서 G2/M 세포주기 정지를 일으키지만, trastuzumab은 G0/G1 세포주기 정지를 일으킨다. T-DM1이 일으키는 세포주기 정지는 DM1에 의한 것이다. T-DM1에 의한 세포 성장 억제 IC50는 나노몰 단위이지만, trastuzumab은 이 값보다 휠씬 더 크다.

T-DM1에서 방출된 혈중 DM1은 심장의 느린 정류 흐름 (cardiac slow rectifier current)을 억제하지 않는다. T-DM1은 원숭이의 ECG 변화를 일으키지 않지만, 혈압을 약간 상승시킨다. 임상시험에서 T-DM1으로 치료받은 환자 중 약 5%에서 고혈압이 발생했다. 심장에서 미토콘드리아 기능유지를 위하여 HER2 신호전달은 필수적이다. 이 신호전달 억제는 미토콘드리아 사멸을 일으키며 심장기능을 축소시킨다. 이 독성 때문에 T-DM1의 장기간 치료는 제한된다.

30 mg/kg의 높은 용량의 T-DM1을 반복투여 하거나 임상 용량을 8번 반복투여해도 원숭이는 견뎌냈다. T-DM1은 인간에서보다 원숭이에서 독성이 약했다. 혈소판감소증은 인간과 원숭이 모두에서 발생하였지만 원숭이에서 더 약하게 발생했다. 빈혈증도 역시 원숭이에서 더 약하게 발생했다. 원숭이에서 발생한 단핵구 침윤은 인간에서 발생한 폐렴을 예측할 수 있게 했다. 원숭이에서 증가된 아미노기전이효소와 중심소엽 공포형성은 암 환자에서 발생한 간 독성을 예측할 수 있게 했다. 원숭이에서 혀에 독성 증가가 있었으며, 이것은 임상에서 구내염을 예측할 수 있게 했다. 설사는 원숭이와 임상 환자 모두에서 관찰되었다. 임상 환자에서 말초신경병증은 약 21% 정도 발생했으며, 이 역시 원숭이에서의 결과와 일치한다.

비임상 독성 시험에서 T-DM1은 인간의 성기능에 악영향에 대한 암시를 보여주었다. T-DM1을 단회투여 받은 수컷 랫에서 세정관의 퇴화, 정소 출혈, 정소 무게 증가가 임상 노출 (AUC)의 4배 높은 노출 (AUC)에서 관찰되었다. 암컷 랫에서는 황체 출혈과 괴사가 임상 노출 (AUC)의 4배 높은 노출 (AUC)에서 관찰되었다. 12주 동안 3주마다 T-DM1을 투여 받은 원숭이는 임상 노출 (AUC)

의 7배 높은 노출 (AUC)을 보였으며, 이것은 부고환, 정소, 전립선, 정낭, 자궁의 무게 감소를 유발시켰다. 이러한 변화들은 성성숙 정도에 따라 다양했다. 생식기에 대한 영향도 DM1의 기전에 의해 유추되었다.

임신한 원숭이에 임상 용량 T-DM1을 7번 반복 투여 시, trastuzumab은 태반 장벽을 통과하였고, 이로인해 태아 혈액 (33%)과 양막 (25%)에서 약물이 검출되었다. 그러나 원숭이에서 이러한 trastuzumab의 농도는 부작용과 관련이 없었다. 하지만 trastuzumab은 인간의 태아에 양수과소와 같은 치명적인 독성을 일으키는 물질로서 알려져 있다. DM1은 시험관 내 박테리아 복귀돌연변이시험 (Ames assay)에서 음성이었다. 그러나 DM1은 세포소관 억제제이다. 이것은 랫 골수세포에서 신경핵 형성을 유발시켰다. 이것은 급속히 분화하는 세포 (즉,위장관계,골수 등)에 매우 독성이 있다. 그러므로 DM1의 작용기전과 trastuzumab의 독성에 근거하여 추가 생식/발달 독성 시험은 진행되지 않았다. T-DM1은 태아에 치명적인 독성이 있는 것으로 추정되며, 표지에 기록되었다.

1.2 약물 정보

1) 약물

<u>일반명</u>

: Trastuzumab emtansine

<u>코드명</u>

: T-DM1, Trastuzumab-MCC-DM1, xHER2-DM1, Tmab-MCC-DM1, Herceptin-DM1, Herception-SMCC-DM1, Herceptin-MCC-DM1, Hu Tmab-MCC-DM1, Trastuzumab-SMCC-DM-1PR0132365, RO530420

<u>화학명</u>

: 인간화 mouse monoclonal rhuMab HER2r1 heavy chain-disulfide with 인간화 mouse monoclonal rhuMab HER2light chain, dimer-bisdisulfide in which the 6-amino 군s of an average of 3.5 lysine residues are amidified by 4-({3-[(3-{[(1S)-2-{[(1S,2R,3S,5S,6S,16E,18E,20R,21S)-11-chloro-21-hydroxy-12,20-dimethoxy-2,5,9,16-tetramethyl-8,23-dioxo-4,24-dioxa-9,22-diazatetracyclo[19.3.1.110,14.03,5]hexacosa-10,12,14(26),16,18-pentaen-6-yl]oxy}-1-methyl-2-oxoethyl]methyl-amino}-3-oxopropyl)sulfanyl]-2,5-dioxopyrrolidin-1-yl}methyl)cyclohexylcarbonyl 군s

분자식

$C_{6448}H_{9948}N_{1720}O_{2012}S_{44}$ · $(C_{47}H_{62}ClN_4O_{13}S)_n$(n수 :~ 3.5)

분자량

: 약 148.781 kDa

구조

: Trastuzumab emtansine 은 다음의 3 부분으로 구성된다.

a) 항체 :Trastuzumab

b) 링커 : SMCC(succinimidyltrans-4-[maleimidylmethyl] cyclohexane-1-carboxylate)

c) 약물 : DM1

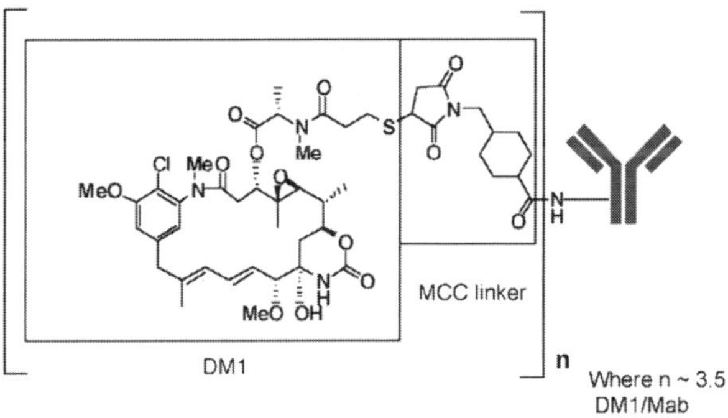

그림 1. Trastuzumab emtansine의 구조

약리학적 분류

: HER2표적 항체, 그리고 미세소관 억제 제제의 중합체

2) 관련 IND/s, NDA/s, DMF/s

: IND 71072

3) 임상 제형

<u>약물 제형</u>

: Kadcyla (Trastuzumab emtansine)는 단일 사용 바이알에 멸균, 흰색 또는 미색의 동결건조 케이크 또는 분말로 제공되며 주사용 멸균수(USP) 8 mL 로 재구성하여 사용된다. 용액은 20 mg/mL Trastuzumab emtansine, 10mM sodium succinate, 6% w/v sucrose, 0.02% w/v polysorbate 20을 포함하게 된다. pH는 약 5.0 이다.

<u>신규 부형제에 대한 의견</u>

: 없음

<u>우려되는 불순물/분해물에 대한 의견</u>

: 없음

4) 제안된 임상 인구 및 투약 요법

<u>제안된 임상 인구</u>

: T-DM1은 trastuzumab과 lapatinib을 투여 받았지만 효과가 미미했던 HER2 양성 전이성 유방암 환자들을 위한 단독 치료제로서 제안되었다. 투여 용량 및 경로는 3주 마다 3.6 mg/kg 투여 용량 정맥 내 투여한다.

비교를 위해 다음 용량의 trastuzumab (Herceptin)이 허가되었다.

a) HER2 과발현 유방암의 보조 치료를 위해 초기 90분 동안 4 mg/kg 투여 용량을 정맥 내 투여 후, 52주 동안 매주 30분 동안 2 mg/kg 투여 용량을 정맥 내 투여한다. 또는 초기 90분 동안 8 mg/kg 투여 용량으로 정맥 내 투여 후, 52주 동안 3주마다 30-90분 동안 6 mg/kg 투여 용량을 정맥 내 투여한다.

b) 전이성 HER2 과발현 유방암에 대해서는 초기 90분 동안 4 mg/kg 투여 용량을 정맥 내 투여하여 후, 52주 동안 2주 마다로 30분 동안 2 mg/kg 투여 용량을 정맥 내 투여한다.

5) 규제 배경

: 2005년 3월 14일, 9월 8일에 진행된 사전 품목허가신청서류 (Pre-BLA) 미팅

2005년 12월 16일 IND 서류 제출

2006년 6월 19일 가속 심사 승인

2007년 12월 19일사전 임상 2상 미팅

2008년 8월 8일 임상 2상 후 미팅

2009년 4월 3일 생식독성은 요구되지 않는다는 FDA의 동의

2010년 3월 23일 사전 BLA 미팅 - 추가적으로 유전독성 요구

2010년 7월 6일 BLA 승인

BLA 철수 및 2012년 7월 재승인

1.3 제출 연구자료

1) 검토된 연구

<u>일차 약리</u>

a) Beige nude 마우스에서 매 3주 요법으로 투여 된 Trastuzumab-MCC-DM1 3 회 투약에 대한 BT474E1의 항암 활성

b) Beige nude 마우스의 BT474EI 이종이식 모델에 대한 Trastuzumab-MCC-DM1 (매주 또는 격주 투여 시)의 항암 활성

c) Tmab-MCC-DM1의 시험관 내 결합 및 활성

d) Nude 마우스에서 Trastuzumab과 DM1에 대한 MMTV-HER2 Fo5의 항암 활성

e) Taconic NCR Nude 마우스에서 GDC-0941과 Trastuzumab-MCC-DM1의 복합 요법에 대한 MDA-MB-361.1의 항암 활성

f) SCID Beige 마우스의 유방에 접종된 KPL-4 종양에 대한 단일 약제 또는 Pertuzumab 및 Trastuzumab-MCC-DM1의 병용효과

g) 표면 플라스몬 공명 (Biacore) ® 기술에 의한 Trastuzumab-MCC-DM1 (T-DM1)과 HER2 ECD의 결합

h) Fc 감마 수용체 결합, 항체의존성 세포매개독성 및 C1q 결합 활성에 대한 Trastuzumab-MCC-DM1 (T-DM1)의 시험관 내 생물학적 특성 규명

i) 유방암 세포 주에서의 Trastuzumab-MCC-DM1의 시험관 내 특성 규명

j) T-DM1 임상 자격 요건에 대한 생존 가능성 / 증식 분석

k) 유방암 과발현 HER2에 대한 Trastuzumab-MCC-DM1의 특이성

안전성 약리

a) 매 3 주 요법으로 투여되는 Trastuzumab-MCCDM1의 3 가지 투여 용량의 MMTV-HER2 Fo5에 대한 항암 활성

b) 마우스에서 매주 투여 시 Trastuzumab-MCC-DM1에 대한 MMTV-HER2 Fo5 종양의 용량-반응 관계를 결정

c) 대조군 항체-MCC-DM1의 MMTV-HER2 Fo5에 대한 항암 활성

Trastuzumab-DM1의 MMTV-HER2 Fo5에 대한 항암 활성에 있어서 HERCEPTIN의 영향

d) LC-MS/MS에 의한 Sprague Dawley 랫의 헤파린 리튬 혈장시료의 정량법 밸리데이션

e) LC-MS/MS에 의한 Cynomolgus 원숭이의 헤파린 리튬 혈장시료의 정량법 밸리데이션

f) Cynomolgus 원숭이의 혈장시료에서 DM1의 정량법 밸리데이션

g) LC-MS/MS에 의한 인간 및 Cynomolgus 원숭이의헤파린 리튬 혈장시료에서의Tmab-MCC-DM1의 안정성 결정

h) 총 Trastuzumab (PRO132365)의 항원 ELISA분석

i) Trastuzumab-MCC-DM1 (PRO132365)의 항원 ELISA 분석

j) Trastuzumab-MCC-DM1 (PRO132365)의 항원 ECLA 분석

k) LC-MS/MS에 의한 인간, Cynomolgus 원숭이 및 Sprague Dawley 랫의헤파린 리튬 혈장시료에서의 Tmab-MCC-DM1의 안정성 결정

약물동태

a) 수컷 랫에서 2.7, 3.6의 약물 대비 항체 비 (DAR)를 갖는 Her (Herceptin)-SMCC-DM1과 Her-MC-MMAE의 약물동태

b) Athymic (nu/nu)마우스에서 Her, Her-MC-vc-PAB-MMAF, Her-MC-MMAF, Her-SMCC-DM1을 정맥 내 투여 후 약물동태

c) 예비 실험에서 내약성을 갖는 Cynomolgus 원숭이에서 Trastuzumab-MCC-DM1 (PRO132365)을 정맥 내 투여 후 약물동태

d) Trastuzumab-MCC-DM1 (PRO132365): Sprague-Dawley 랫에서 용량 범위 연구

e) Trastuzumab-MCC-DM1 (PRO132365): 비종양 Beige nude 마우스에서 용량 범위 연구

f) DM1: 암,컷 Sprague-Dawley 랫에서 용량 범위 연구

g) Athymic nude 마우스에서 DM1의 약물동태

h) 랫에서 Her-MCC-[3H] DM1의 조직 분포

i) 랫에서 [125I]Her, [125I]Her-MCC-DM1의 조직 분포

j) 암컷 Sprague-Dawley랫에서 유리 [3H] DM1의 정맥 내 투여 후 질량균형 및 배설경로

k) 랫에서 Her-SMCC-[3H] DM1의 정맥 내 투여 후 약물동태, 대사,배설

l) 인간, Cynomolgus 원숭이,Sprague-Dawley 랫의 혈장시료에서 DM1의 단백결합

m) 시험관 내 Her-MCC-DM1, Her-MC-vc-PAB-MMAF, Her-MC-MMAF의 혈장 안정성

n) 시험관 내 Her-SMCC-[3H] DM1의 혈장 안정성

o) Sprague-Dawley 랫에서 [3H] DM1, DM1의 정맥 내 투여 후 담즙에서의 방사성 표지 물질 배설 연구

p) 암컷 Sprague-Dawley 랫에서 Her-MCC-DM1, Her-MCC-[3H] DM1의 정맥 내 투여 후 생체 배설 시료에서의 방사성 표지 연구

q) DM1에 의한 인간 간 세포 마이크로솜에서의 사이토크롬 P450의 촉매 활성 억제 연구

r) 랫에서 Her-MCC-[3H] DM1의 정맥 내 투여 후 혈장,담즙,소변에서의 대사체 확인 및 프로파일

s) 랫에서 DM1의 대사체 확인 및 프로파일

t) DM1에 의한 인간 동결건조 간 세포에서의 사이토크롬 P450의 유도 가능성 평가

u) 인간에서 인간 간세포 마이스코롬 및 재조합 사이토크롬 P450에서의 DM1의 표현형 및 대사체 프로파일

v) 인간 MDR1 ABC 수송체에서의 DM1의 시험관 내 상호작용

w) 랫에서 Her-MCC-DM1의 정맥 내 투여 후 혈장,담듭,소변에서의 Lys-MCC-DM1, MCC-DM1 및 DM1의 정량적 평가

x) Sprague-Dawley 랫에서 [3H] DM1, DM1의 정맥 내 투여 후 담즙에서의 방사성 표지 물질 배설 연구

y) Her-MCC-DM1의 약물동태,약물 동력 및 독성학 모델링 및 예측 분석

z) 암컷 Cynomolgus 원숭이, Sprague Dawley 랫에서 Her-MCC-DM1의 약물동태 동등성

<u>독성</u>

a) 인간, Cynomolgus 원숭이의 조직에서 시험관 내 Her-MCC-DM1의 교차반응성 연구

b) Her-MCC-DM1의 용혈 가능성 및 혈액 내 호환성 연구

c) 암컷 Sprague-Dawley 랫에서 Her-SPP-DM1, Her-DM1, 그리고 유리 DM1의 안정성평가

d) 3주 회복기가 있는 Cynomolgus 원숭이에서 Her-MCC-DM1의 단 회 정맥 내 투여 후 독성 연구

e) 3주 회복기가 있는 Sprague-Dawley 랫에서 Her-MCC-DM1, DM1의 단 회 정맥 내 투여 후 독성 연구

f) 3주 회복기가 있는 암컷 Sprague-Dawley 랫에서 Her-MCC-DM1의 단 회 정맥 내 투여 후 용량 범위 연구

g) Her-SMCC-DM1: Cynomolgus 원숭이에서 용량 범위 연구

h) 3 또는 6주 회복기가 있는 Cynomolgus 원숭이에서 3주 마다 Her-MCC-DM1를 총 8번 정맥 내 반복 투여 후 만성 독성 연구

i) 암컷 Sprague-Dawley 랫에서 Her-SMCC-DM1의 정맥 내 반복 투여 후 안정성 평가

j) DM1: 살모넬라-대장균/포유류 마이크로솜 역 돌연변이 확인 실험

k) DM1: 랫의 생체 내 골수 소핵 시험

l) DM1의 인간 배아 신장 세포에서 발현된 hERG 칼륨 채널에 대한 영향 연구

1.4 약리

1) 일차 약리

: Trastuzumab emtansine (T-DM1)은 HER2를 표적으로 한 ADC이며 이는 3가지 구성요소인 1) 항체 영역의 trastuzumab (Herceptin), 2) 항튜불린 제제인 DM1, 3) trastuzumab과 DM1을 공유결합으로 연결하는 SMCC 링커로 이루어져 있다. HER2는 ERBB2 유전자를 포함하는 EGFR/ErbB (epidermal growth factor receptor) 계열이며, 이 유전자는 HER2의 발현을 증폭시켜 HER2의 과발현을 유도한다. 이 유전자를 포함하는 체세포 변형은 인간 유방암의 약 20~25%를 차지한다. Trastuzumab이 HER2에 붙으면 HER2의 이합체 형성이 억제되거나 다른 HER 계열 (EGFR, HER3. HER4)과의 이종이합체 형성이 억제되며, 이는 타이로신 키나아제의 성장 촉진 신호를 억제하여 HER2 과발현된 유방암의 성장을 늦춘다. 생체 내 이종이식 모델 및 생체 외 주요 세포, 세포주를 사용하여 약물동력 연구가 수행되었다.

작용 기전

: Trastuzumab emtansine의 활성은 여러 단계에 기인하며 비 임상 시험에서 확인되었다. HER2의 항암활성은 먼저 선택적으로 HER2 영역에 약물이 결합하고, 이어서 HER2 신호가 조절되어 세포 자멸사 촉진 및 ADCC 면역반응 유도되는 과정으로 설명할 수 있다. 이와 함께 DM1의 세포독성 활성은 1)결합된 약물-HER2 이합체의 내재화, 2)DM1의 종양 내 방출, 3) DM1의 항튜불린 활성으로 설명할 수 있다.

결합 연구

: 결합력 연구를 위해 사용된 약물로는 Trastuzumab-MCC-DM1, rastuzumab, MCC-DM1, Free DM1 등이 있으며, 세포주로는 유방암 세포주로 SK-BR-3, BT-474, MCF7, and MDA-MB-468, 자궁암 세포주로 SK-OV-3, 비소세포폐암 세포주로 Calu-3, 소화기 종양 세포주로 MKN7 및 기타 BT-474-EI 가 사용되었다. 실험과정은 Trastuzumab 및 T-DM1를 희석하여 0.05M HER2 세포외 도메인 (ECD) 이 코팅된 마이크로플레이트에 처리하여 진행되었고, 인간 Fcγ 수용체 (FcγR)에 대한 T-DM 및 trastuzumab 결합력은 ELISA로 평가 되었다. Fcγ 수용체 (FcγR) 종류는 FcγRIa, FcγRI-Ia, FcγRIIb, FcγRIIIa F158, FcγRIIIa V158이 있고, 대조군으로rituximab이 사용되었다.

· 결과

a) HER2 ECD에 대한 T-DM1의 결합력 시험관 내 시험

: 다음의 그림은 독성 시험에 사용된 T-DM1의 결합력을 보여준다. 'Tox Lot'은 12주 동안 3주마다 원숭이에게 반복 투여 실험에 사용된 로트 (lot)이다 (2005 vide infra). 이 약물은 24주 동안 3주마다 원숭이 반복 투여 실험에 사용된 로트는 아니다 (2007).

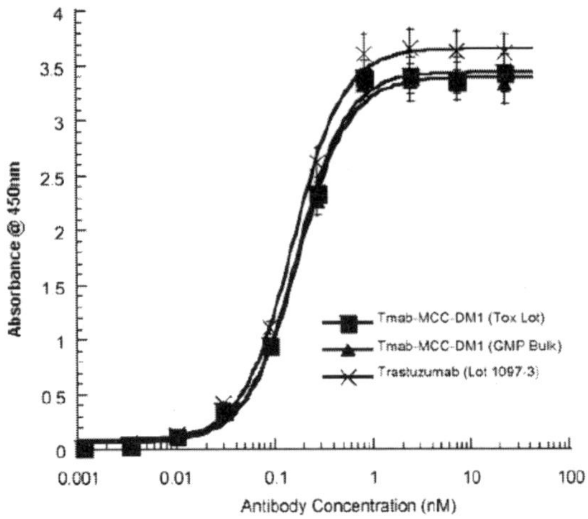

그림 2. T-DM1과 trastuzumab의 HER2 ECD에 대한 결합 곡선

표 1. 각 약물 형태에 따른 해당 로트의 EC50 값

리간드	로트	Ec50(nM)
Trastuzumab-MCC-DM1	Tox로트FIL037D01	0.170
Trastuzumab-MCC-DM1	GMP대량로트L14897	0.174
Trastuzumab	로트1097-3	0.155

이 보고서는 통계적 비교는 제공하지 않으나 이 시험 환경하에서 크게 차이를 보이진 않는다.

b) 비 표적 면역학적 세포 표면 수용기에 대한 결합력

: Gessner et al.는 다양한 면역학적 세포들에 존재하는 세포 표면 수용기인 FcγR에 IgG 분자의 Fc region이 결합하면 항체 의존적 세포 매개 독성 (antibody-dependent cell-mediated cytotoxicity)과 같은 다양한 면역학적 기능을 유발한다고 논증했다. 이러한 세포 독성을 조절하는 효과 세포 (effector cell)에는 과립성 백혈구 (granulocytes), 대식세포 (macrophages), 자연세포독성세포 (natural killer (NK) 세포)가 있다. FcγRII는 2가지 동질형 (isoform)이 존재한다. FcγRIIa는 세포질 도메인을 활성화 시키는 기능을 하며, FcγRIIb는 세포질 도메인을 억제하는 기능을 한다. FcγRII는 158번 아미노산 잔기에 다형 (polymorphism)이 있다. 페닐알라닌 동종이형 (FcγRIIa F158)은 발린 동종이형 (FcγRIIa V158)보다 IgG1에 낮은 친화력을 가진다. FcγRIIa, FcγRIIb, FcγRIIIa에 단량 IgG는 낮은 친

화성을 갖는다. 다량의 IgG는 IIa, IIb, IIIa 수용기에 높은 친화력을 가지며 결합한다. 그러므로 낮은 친화성 수용기 결합력 시험에서는 항체가 시험 전에 가교되어졌다. 이 실험에서 연구자들은 FcγRIa, FcγRIIa, FcγRIIb, FγRIIIa V158, FcγRIIIa F158에 대한 T-DM1 (Reference Lot TMCCDM 105-1)과 trastuzumab (Lot Her401-4)의 결합력을 평가했다. 이것은 trastuzumab의 공유 결합과 T-DM1에서 공유 결합이 같은지를 평가하기 위한 실험이다. 연구자들은 시험 대조군으로써 이러한 수용기들에 대한 rituximab의 결합력을 포함시켰다.

이러한 실험들에서의 EC50 값들은 하기 표와 같다.

표 2. 실험 약물 및 Fcγ 수용체에 따른 EC50 값

Fcγ Receptor	Rituxan Control μg/mL	Trastuzumab μg/mL	Trastuzumab nM	TDM1 μg/mL	TDM1 nM
FcγRIa	0.0049	0.0056	0.038	0.0058	0.039
FcγRIIa	1.3	2.8[a]	19.2	0.8[a]	5.4
FcγRIIb	8.9	ND	ND	ND	ND
FcγRIIIa F158	11.6	ND	ND	1.5	10.1
FcγRIIIa V158	1.4	1.2	8.2	0.3	2.0

ND = not determined; binding curve did not show upper asymptote.
[a] Estimated value; binding curve did not well define an upper asymptote.

FcγRIa에 대한 rituximab, trastuzumab, T-DM1 결합력의 EC50 값은 유사했고 통계적으로 유의해 보이지 않았다. 결합력은 매우 높았다. nM 범위의 이러한 값들은 이 표면 수용기에 대한 매우 큰 결합력을 의미한다. 이것은 원숭이에서 보여진 급성 백혈구 독성에 대한 설명이 될 수 있다 (vide infra).

Type RII와 RIII 수용기에 대한 커브는 상부 점근선을 보여주지 않았지만, 뚜렷한 상부 S 자형 굴곡을 나타내었다. 그러므로 연구자들은 EC50 값을 예측할 수 있었다. Type RII와 RIII 수용기에 대한 trastuzumab과 T-DM1 결합력의 EC50 값들은 μg/mL 범위였다. 이것은 이러한 수용체들에 대한 낮은 친화력을 의미하며, 이것은 이미 예상되었던 결과이다. 이러한 농도는 임상과 연관 시 매우 큰 농도이다. RIIb에 대한 결합력 커브는 투여량에 대해 직선으로 증가했기에 EC50를 예측할 수 없었다. 그럼에도 불구하고 그 값은 10uM 이상이었으며, 이것은 임상적으로 의미가 없다.

Trastuzumab과 T-DM1의 결합력 커브는 대부분의 수용기에서 약간 달랐으나, RIa 수용기에서는 결합력 커브가 매우 유사했다. 각각의 경우에 trastuzumab의 EC50 값들은 T-DM1보다 3배정도 컸다. 이것은 항체와 결합체의 결합력이 다르다는 것을 의미한다. 결합된 DM1은 이러한 수용기에 대한 항체의 결합력을 더 증가시키는 것으로 추정된다.

보체 단백질 C1q와 T-DM1의 결합력을 측정하는 시험에서 연구자들은 T-DM1에 대해 1.4 μg/mL, trastuzuamb에 대해 1.2 μg/mL의 EC50를 측정했다. Rituximab 대조군에 대한 EC50 값은 1.2 μg/mL였다. 이러한 농도들은 임상에서의 농도보다 더 상위 값들이다.

c) HER2 양성 유방암 세포에 대한 T-DM1의 항 증식 활성

: 연구자들은 치료용 항체들이 SK-BR-3, BT-474, MCF7, MDA-MB-468 세포의 성장을 억제하거나 늦추는 능력을 시험관 내 시험으로 평가했다. 사용된 세포들은 세포 표면에 HER2가 발현되어 있는 세포들이다. 다음 그림은 HER2 3+ 세포 (SK-BR-3, BT-474)가 trastuzumab에 매우 민감한 것을 보여주며, MCF7, MDA-MB-468 세포는 HER2 normal과 negative라는 것을 보여준다.

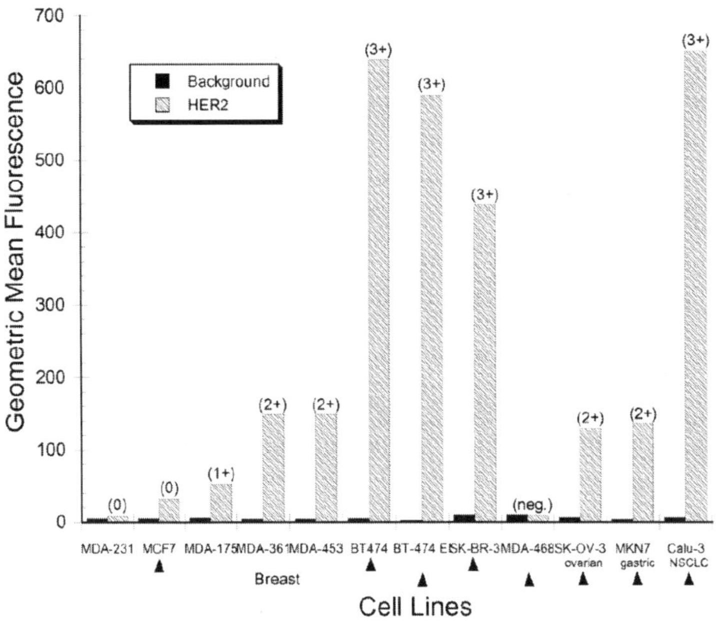

그림 3. 인간 종양 세포 주에서 HER2의 발현

d) 항체 농도에 따른 72시간 세포 생존율 감소 실험

: 실험 결과 HER2가 과발현된 세포들에서 T-DM1의 독성이 더 강하게 작용한다. 본 보고서는 trastuzumab 결과와 다른 세포주들에 대한 결과는 나타내지 않았다. 표는 계산된 EC50 값들

을 보여준다(표3). T-DM1을 각 농도로 처리 후 72시간 후 살아있는 SK-BR-3 HER2 3+ 양성 세포의 감소를 보여준다 (그림 4).

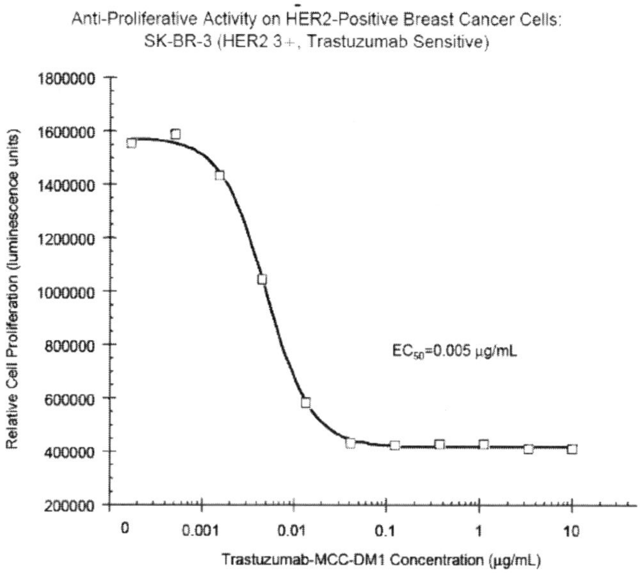

그림 4. 항체 농도에 따른 세포 생존율 감소 실험

표 3. 세포 생존율 감소 실험에서 세포주에 대한 EC50 결과

Cell Line	HER2 sensitivity	EC_{50} μg/mL	Tumor Tissue
SK-BR-3	3+	0.005	Breast
BT-474	3+	0.145	Breast
MCF7	0 (normal)	>5	Breast
MDA-MB-468	Negative	>2	Breast

e) Caspase-3 및7의 활성화에 의해 측정된 세포사멸 유도 실험

: T-DM1의 세포사멸 유도 능력을 SK-BR-3 및 BT-474 세포에서의 caspase-3 및7 활성을 통해 측정하였다. Trastuzumab은 caspase-3 및7 활성을 유도하지 않았고, DM1은 사용된 모든 세포주에서 농도 증가에 따라 caspase-3 및7 활성이 증가했다. SK-BR-3 세포에서의 EC50는 0.028 μg/mL (~0.19 nM)이었으며, BT-474 세포에서의 EC50는 약 2 μg/mL (13 nM)이었다. 실험 결과는 T-DM1이 세포에 내포화된 후 세포사멸을 일으킬 정도의 충분한 세포손상을 일으킨다는 것을 암시한다.

f) HER2 양성 유방암 세포의 세포 주기 진행에 미치는 영향 실험

: T-DM1에서 DM1이 잘려진 후, DM1은 튜불린에 결합하여 미세소관 성장을 억제한다. 세포 주기 G2/M진행을 통한 세포 분화를 위해서 위한 미세소관 성장은 필수적이다. 결과적으로 DM1은 세포분화를 막게 되고 이는 세포사멸로 이어진다. 반면에 trastuzumab은 세포 표면 신호를 억제함으로 세부 분화를 막는다. 이 신호 억제는 세포의 주기 G0/G1 진행을 유지한다. 이 실험은 T-DM1, trastuzumab, DM1 처리 48시간 후 HER2 양성 유방암 세포의 세포 주기 정지에 대한 시험관 내 실험이고, 효과를 측정하기 위하여 유세포분석기를 사용했다. 그림5는 SK-BAR-3 유방암 세포에서의 실험 결과를 보여준다

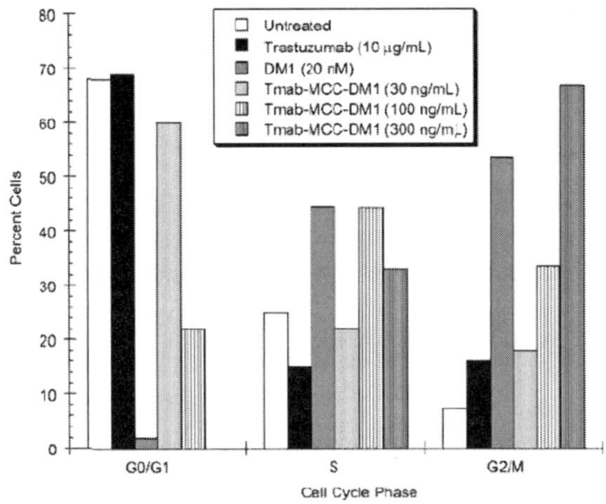

그림 5. SK-BAR-3 세포 주에서 T-DM1, Trastuzumab 및 DM1의 세포 주기별 영향

위 그림은 예상한 결과와 유사한 결과를 보여준다. Trastuzumab 또는 적은 용량의 T-DM1은 G0/G1 주기에 대해 큰 영향이 없었다. 그러나 이 결과는 대조군과 유사했다. 이것은 이러한 약물 처리가 세포 분화에 큰 영향을 미치지 않은 것을 의미한다. DM1만을 처리한 군에서 G0/G1 주기의 세포는 거의 남아있지 않았다. 대부분의 세포들은 S 전이 주기에 있던지 G2/M 주기에서 멈춰있었다. 유사한 결과는 T-DM1의 두 높은 용량에서도 관찰되었다. 특히나 가장 높은 용량의 T-DM1군에서는 G0/G1 주기에서 관찰되는 세포가 존재하지 않았으며 G2/M 전이 주기에서 약 70% 정도가 멈춰있었다.

다음의 표는 위 실험에서 T-DM1의 몰농도를 보여준다 (FW 148781 g/mole, DAR 3.8를 이용하여 계산).

Concentration TDM1			DM-1
ng/ml	ng/L	nM	nM
30	30000	0.20	0.77
100	100000	0.67	2.55
300	300000	2.02	7.66

고 용량 T-DM1 실험에서 계산된 DM1의 농도 값은 유사한 실험에서의 DM1 농도보다 약간 적었지만 차이가 크지 않았다.BT-474 세포에서 HER2는 과발현 되어있으며, 변이된 PI3키아나제도 발현되어 있다. 다음의 그래프는 이 세포주에 다른 종류의 약물을 처리 후 결과를 보여준다. 연구자들은 상세한 통계치는 제공하지 않았다.

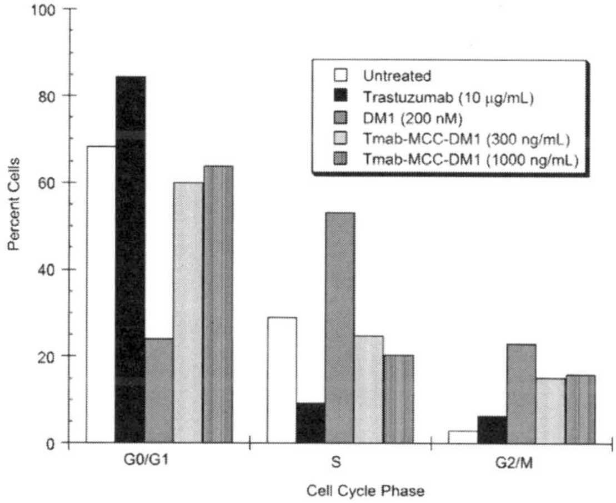

그림 6. BT-474 세포 주에서 T-DM1, Trastuzumab 및 DM1의 세포 주기별 영향

Trastuzumab 처리된 군에서는 G0/G1 주기에서 세포 성장 억제를 보여주었다. 이 세포주에서는 DM1 또는 T-DM1에 대한 민감성은 상대적으로 적었다.

g) Trastuzumab 저항성을 가진 HER2 양성 암세포에 대한 영향 연구

: Trastuzumab 저항성을 가진 HER2 양성 세포주 (Calu-3, SK-OV-3, MKN7, BT-474-EI)에 대한 T-DM1의 증식억제 능력을 측정하였다. Trastuzumab (~10µg/mL)은 세포 성장을 억제하지 못했으며, 모든 세포 주에서 유사한 결과를 보였다 (그림 7).

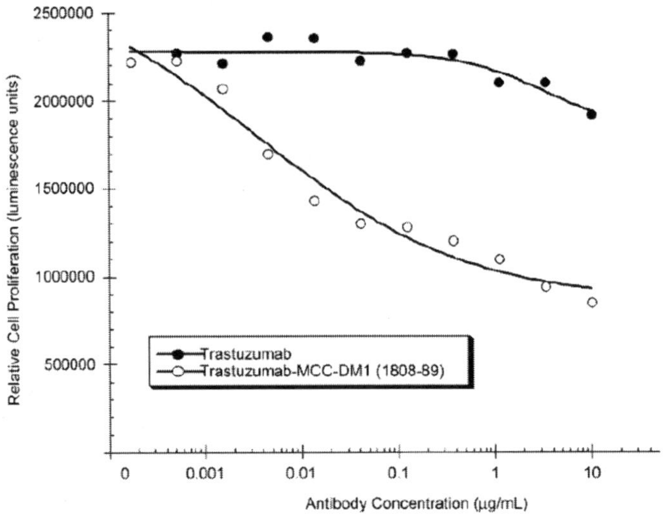

그림 7. T-DM1의 Trastuzumab 저항성을 가진 HER2 세포주에 대한 증식 억제 능력

h) T-DM1의 SK-BR-3 세포에 대한 시간 경과에 따른 영향 연구

: 실험은 T-DM1을 SK-BR-3 세포에서 10, 30, 60 분, 그리고 72시간 동안 배양했다. 배양 후 세포를 씻은 후 배지에서 72시간 동안 세포를 배양했다. 그림 8에서 약물 노출시간 증가는 세포성장 억제를 증가시켰다. 60분 까지의 노출 시간에 대한 효과는 상대적으로 적었지만, 72시간 노출은 다른 노출 시간보다 2배 이상 세포 증식을 억제했다. 모든 배양에서 72시간 노출과 동일한 정도로 세포 성장이 억제되었을 가능성이 있지만, 일단 항체를 씻어 내면 가역적인 결과를 보여준다. 실험 결과만으로는 약물의 지속 효과가 노출시간에 영향을 받는 지는 입증할 수 없다.

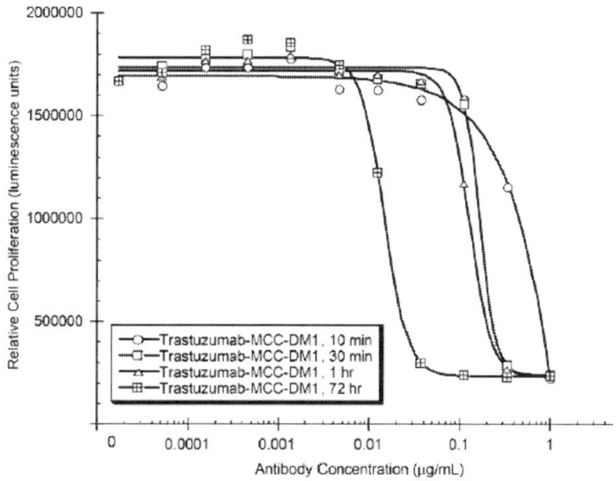

그림 8. T-DM1의 SK-BR-3 세포에서 약물 노출시간에 따른 세포성장 억제 비교

i) BT-474 세포의 시험관 내 효능 시험

: BT-474 세포를 이용하여 T-DM1의 여러 로트에 대한 효능 동등성 시험을 진행하였다. 시험 결과는 허용 기준을 충족시켰으며, 40℃에서 1달 동안 보관된 T-DM1 (toxicology 로트) 시료의 효능이 상당히 감소했다는 것을 보여주었다 (40°C에서 1달 동안 보관된 시료의 감소된 효능은 효능 시험이 안정성 지표라는 것을 보여준다).

j) T-DM1, trastuzumab, 항-IL8-MCC-DM1, Free DM1, Free MCC-DM1의 BT-474 세포에 대한 항 증식 활성 비교 연구

: 실험은 5개의 약물 처리군들에 (T-DM1, trastuzumab, 대조군으로서 항-IL8-MCC-DM1, 유리 DM1, 유리 MCC-DM1) 대해 증식 억제를 비교했다(표 4).

표 4. 5개 약물의 BT-474 세포에 대한 항 증식 활성 비교 연구

EC_{50} Values (ng/mL) for Anti-Proliferative Activity

Molecule	04JUN05 Assay	09SEP05 Assay				Mean	% Activity vs. Trastuzumab-MCC-DM1
		Assay 1	Assay 2	Assay 3	Assay 4		
Trastuzumab-MCC-DM1 EC_{50} (nM) [a]	0.5	0.5	0.4	0.5	0.5	0.5	100.0
Trastuzumab EC_{50} (nM) [a]	1.6	1.9	NT	NT	1.9	1.8	28.2
DM1 Bound (trastuzumab-MCC-DM1) EC_{50} (nM) [b]	NT	1.6	1.5	1.8	1.6	1.6	100.0
DM1 Free EC_{50} (nM)	NT	32.3	32.7	35.4	NT	33.5	4.8
MCC-DM1 Free EC_{50} (nM)	NT	NT	NT	114.2	185.2	149.7	1.1

Notes: EC_{50} values for each assay are the average of two measurements.

[a] Molar concentration of antibody.

[b] Molar concentration of bound DM1 in trastuzumab-MCC-DM1.

k) 유리 DM1 또는 유리 MCC-DM1의 BT-474, SK-BR3 세포에서 항 증식활성 비교연구

: T-DM1은 가수분해되어 유리 DM1 또는 유리 MCC-DM1를 생성하는데, 이는 약물의 보관상태에서 약간의 가수분해가 발생하기 때문이다. 실험은 BT-474, SK-BR3 세포에서 투여 용량 별로 유리 DM1 또는 유리 MCC-DM1의 세포증식 억제를 연구하였다. 2 가지 세포에 대한 실험 결과는 달랐으며, 직접적인 비교는 불가능하다. 그럼에도 불구하고 결과는 MCC-DM1이 DM1보다 덜한 독성을 보인다는 것을 암시한다.

표 5. 유리 DM1 및유리 MCC-DM1의 BT-474, SK-BR3 세포에서 항 증식 활성

Drug	BT-474	SK-BR3
DM1 nM	32	~ 5
MCC-DM1 nM	114	~ 50

<u>표면 플라스몬 공명을 이용하여 HER2 ECD에 대한 T-DM1의 결합력 측정</u>

: 실험에 사용된 T-DM1은 표준 물질로 로트 TMCCDM1208-2 및 HER401-4, 임상 2상에 사용된 로트 B25, 임상 3상에 사용된 로트 B107, B108, 및 B109 와 Bevacizumab 표준 물질로 로트 antiVEGF408-3 및 HER2 ECD로 로트 002 가 사용되었다. 실험 방법으로는 유동 세포에 고정화된 리간드를 표면 플라스몬 공명 (surface plasmon resonance (SPR)법을 이용하여 분석하였고, 대조군은 Bevacizumab이였다. 사용된 기기와 소프트웨어는 Biacore 3000 (GE Healthcare; Piscataway, NJ), Biacore 3000 BIAevaluation Software, version 4.1, assuming 1:1 binding 이다.

· 결과 : 다음의 표는 제조된 모든 T-DM1이 HER2 ECD에 대해 유사한 결합 친화력을 가진다는 것을 보여준다. 제조된 T-DM1 간에 통계적으로 유의한 차이는 없었다.

표 6. SPR 분석을 이용한 T-DM1의 결합력 측정결과

Kinetic Analysis and Binding Affinity of HER2 ECD to Indirectly Bound Ligand Trastuzumab or T-DM1 Lots from SPR Analysis Using a Biacore 3000 Instrument

Analyte	Fitting Model [a]	Ligand	Mean (±SD)	k_a (1/Ms)	k_d (1/s)	K_D (M)	χ^2 (RU^2)
HER2 ECD (n=4)	1:1	trastuzumab	Mean	2.16E+05	2.21E−04	1.01E−09	0.667
			SD	1.94E+04	5.42E−05	1.78E−10	0.165
		T-DM1 Ref. Mat.	Mean	2.19E+05	2.31E−04	1.06E−09	0.704
			SD	1.67E+04	3.38E−05	1.44E−10	0.216
		T-DM1 Lot B25	Mean	1.93E+05	2.44E−04	1.27E−09	0.552
			SD	6.56E+03	7.63E−06	6.85E−11	0.059
		T-DM1 Lot B107	Mean	2.11E+05	2.07E−04	9.86E−10	0.542
			SD	2.46E+04	4.44E−05	2.25E−10	0.158
		T-DM1 Lot B108	Mean	2.06E+05	2.20E−04	1.08E−09	0.642
			SD	1.15E+04	2.90E−05	1.67E−10	0.184
		T-DM1 Lot B109	Mean	2.08E+05	2.13E−04	1.03E−09	0.753
			SD	1.18E+04	4.59E−05	2.58E−10	0.506
		T-DM1 (all lots)	Mean [b]	2.07E+05	2.23E−04	1.08E−09	0.638
			SD [b]	1.62E+04	3.40E−05	1.93E−10	0.255

χ^2=measure of the average squared residual (difference between the experimental data and the fitted curve); ECD=extracellular domain; k_a=association rate constant; k_d=dissociation rate constant; K_D=dissociation equilibrium constant; Ref. Mat.=reference material; RU=response unit; SPR=surface plasmon resonance; T-DM1=trastuzumab-MCC-DM1.

Note: The Biacore 3000 instrument was manufactured by GE Healthcare (Piscataway, NJ).

[a] Fitting model with built-in mass transport limitation correction.

[b] Mean and SD of raw data.

유방암 세포주에 대한T-DM1의 특성에 대한 시험관 내 시험

: 실험에 사용된 약물로는 Trastuzumab-MCC-DM1, Trastuzumab, L-DM1, L-DM1-methyl, MCC-DM1, L-lysine-MCC-DM1, SMCC 이 있고, 사용된 세포주는 MDA-MB-468 Breast cancer (PTEN mutation, HER2 negative), MCF7 (ER positive, HER2 overexpression), BT-474 (HER2 overexpression, ER positive), SK-BR-3 Breast cancer (HER2 overexpression), HCC1954 Breast cancer (HER2 overexpression, ER and PR negative), KPL-4 Breast cancer (HER2 over expression), BT-474EEI (an exogenous estrogen-independent tumorigenic subline of BT-474 developed at Genentech), BT-474-M1 (a tumorigenic subline of the BT-474 breast cancer cell line) 이다. 분석은 유세포 분석법과 ELISA 방법이 사용되었다.

· 결과

a) 유방암 세포주에 대한 T-DM1의 항 증식 활성

: 다음 그래프는 이 실험에서 사용된 여러 세포주들이 HER2 발현 정도가 다르다는 것을보여

준다(그림9). 연구자들은 각각의 세포주에서 trastuzumab과 T-DM1에 의한 정상적인 증식의 감소를 시험관 내 실험으로 평가했다.

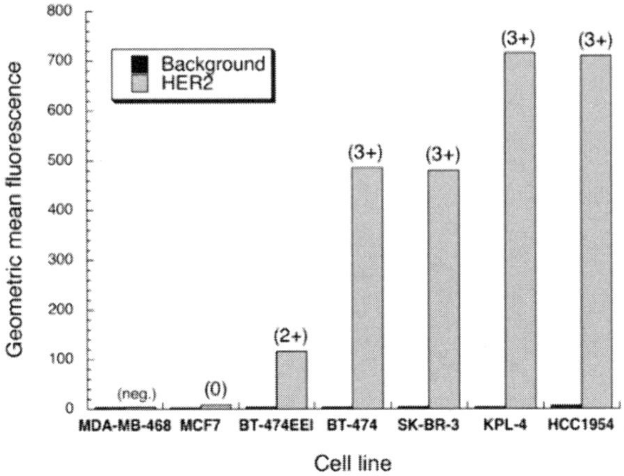

FACS = fluorescence-activated cell sorting.

그림 9. 여러 세포주들에서 HER2 발현정도

다음의 그래프는 결과를 보여주며 여러 세포 주에서 그래프가 유사했다(그림 10).

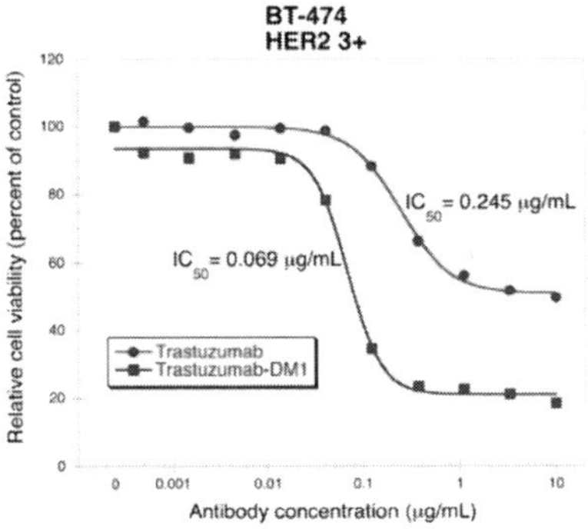

그림10. trastuzumab과 T-DM1에 의한 정상적인 증식의 감소 결과

다음의 표는 시험된 세포주들에 대한 결과들이다(표 7). 이러한 결과들은 왜 trastuzumab이 HER2 과발현되거나 그렇지 않은 세포주에서 세포 증식을 억제하는지에 대한 의문을 남겼다.

표7. 여러 세포주에서 trastuzumab과 T-DM1에 의한 정상적인 증식의 감소

Cell Line	HER2 Expression	IC_{50} TDM1 µg/mL	IC_{50} Trastuzumab µg/mL	IC_{50} TDM1 nM	IC_{50} Trastuzumab nM
BT-474	3+	0.069	0.245	0.46	1.68
SK-BR-3	3+	0.006	0.059	0.04	0.41
KPL-4	3+	0.009	>10	0.06	>70
HCC1954	3+	0.043	>10	0.29	>70
BT-474EE1	2+	0.018	>10	0.12	>70
MCF7	0	>10	>10	>70	>70
MDA-MB-468*	0	2	>10	13.44	>70

* I estimated the value for trastuzumab emtansine from the graph. There were too few data points for the program the investigators were using to calculate an IC_{50} value.

b) T-DM1에 의한 세포 사멸 유도: Caspases 3 및 7의 활성화

: 연구자들은 SK-BR-3, BT-474, 및 KPL-4 유방암 세포에서 약물 처리 48시간 후 caspases 3 및 7의 활성화 측정을 이용하여 T-DM1의 세포사멸 유도를 시험관 내 실험하였다. Caspases는 세포사멸을 절정에 다다르게 하는 효소 반응을 개시한다. Caspases 3 및 7은 각 세포주에서 T-DM1의 투여량 증가에 따라 활성이 증가했다. Trastuzumab은 trastuzumab-sensitive (SK-BR-3 and BT-474) 또는 trastuzumab-resistant (KPL-4) 세포주에서 caspases 3 및 7의 활성을 유도하지 못했다. 이 결과는 trastuzumab에 대한 보고된 세포증식 억제 메커니즘과 일치한다는 것을 의미한다. 실험은 대조군으로써 HER2가 발현되지 않은 세포주를 이용하지 않았다. 다음의 표는 T-DM1이 caspase 활성을 nM 농도 단위에서 유도한 것을 보여준다. trastuzumab은 70 nM보다 큰 농도에서 활성을 유도했다.

표8. 각 세포주에서 T-DM1의 투여량 증가에 따른 caspases 활성정도

Cell Line	HER2 Expression	IC_{50} TDM1 µg/mL	IC_{50} Trastuzumab µg/mL	IC_{50} TDM1 nM	IC_{50} Trastuzumab nM
BT-474	3+	0.761	>10	5.11	>70
SK-BR-3	3+	0.028	>10	0.19	>70
KPL-4	3+	0.016	>10	0.11	>70

c) 세포 생존에 대한 T-DM1과 이화 생성물의 영향

: 연구는 T-DM1 각각의 요소들에 대한 세포 증식 억제를 평가하기 위하여 계획했다. SK-BR-3 세포에 T-DM1, L-DM1, L-DM1-methyl, MCC-DM1, L-lysine-MCC-DM1, SMCC (링커) 또는 unconjugated trastuzumab (농도 0.0005 – 10 nM)을 5일 동안 노출시켰다. L-DM1은 항체에 공유 결합하는 free sulfhydryl (SH) 부분을 포함한다. Sulfhydryl 군은 세포 또는 조직에서 다른 sulfhydryl를 포

함하는 분자 (e.g., glutathione, albumin)와 반응하여 물질의 농도는 변화될 수 있다. 그러므로, 비교를 위하여 SH 군이 methyl-protect된 L-DM1-methyl을 포함시켰다. 연구는 배양된 종양 세포, 이종 이식 종양 및 랫에서의 radiolabeled T-DM1을 사용하여 진행되었다. 연구는 T-DM1이 L-lysine-MCC-DM1과 MCC-DM1으로 이화 분해된다는 것을 보여주었다 (vide infra). 그러므로 실험에 L-lysine-MCC-DM1과 MCC-DM1을 포함시켰다. T-DM1과 unbound DM1 (L-DM1 and L-DM1-methyl) 만이 10 nM 이하 농도에서 세포증식을 상당히 감소시켰다. T-DM1과 L-DM1-methyl의 IC50는 0.02 nM이었다. Unmethylated L-DM1의 IC50는 0.4 nM이었다. Trastuzumab은 1 nM 이상의 농도에서 세포증식 억제 현상을 보였다. 마찬가지로 MCC-DM1은 5와 10 nM에서 독성 현상을 보였다. 이유는 3.6 mg/kg T-DM1 투여 후의 Cmax가 약 87 μg/mL (약 587 nM)이었기 때문이다. 높은 농도에서의 유사한 실험에서 SK-BR-3 세포에 대한 trastuzumab의 IC50는 338nM 보다 컸다.

d) HER2 양성 유방암 세포 주기 진행에 대한 T-DM1의 영향

:이 실험에서 SK-BR-3와 BT-474 유방암 세포주기 진행에 대한 trastuzumab, L-DM1, T-DM1의 영향을 측정하였다. 세포들은 여러 약물에 대해 48시간 동안 노출되었고, 세포주기 단계의 정량을 위해 DNA는 propidium iodide으로 염색되었다. 이전의 실험에서 10 μg/mL (69 nM)의 trastuzumab이 세포주기의 G1 단계 정지 유발이 관찰되었다. 이 실험에서 SK-BR-3 세포는 30, 100, 300 ng/mL (0.2, 0.67, 6.7 nM)의 T-DM1과 배양되었다. BT-474 세포는 300, 1000 ng/mL (2, 6.7 nM)의 T-DM1과 배양되었다. T-DM1의 노출은 두 세포 주에 대해 G2/M 단계를 용량 의존적 증가시켰다. 이것은 약물이 미세소관 기능을 파괴한다는 것을 예측할 수 있게 했다. L-DM1의 노출 (20 nM for SK-BR-3 and 200 nM for BT-474)은 마찬가지로 G2/M 단계를 증가시켰다. 또한 L-DM1의 노출은 S 단계를 증가시켰고, G0/G1 단계는 감소시켰다. 이것은 세포가 S 단계에 머무른다는 것을 의미한다. 이러한 세포 주기 변화는 T-DM1이 노출된 SK-BR-3 세포에서도 관찰되었다. BT-474 세포에서 T-DM1의 주 효과는 G2/M 단계의 증가였다 (G0/G1 or S 단계의 비중은 적게 변함). Trastuzumab-insensitive line (KPL-4)는 T-DM1의 세포주기 영향 시험에 이용되었다. 이 세포 주에서 T-DM1은 G2/M 단계를 용량 의존적으로 증가시켰다. 시험된 T-DM1의 가장 낮은 농도 (25 ng/mL)에서는 세포주기 진행에 어떠한 영향도 없었다. 그럼에도 불구하고 50 ng/mL의 노출은 G1 단계를 감소시켰고, G2/M 단계와 세포사멸을 증가시켰다. 100 또는 200 ng/mL의 T-DM1이 노출된 KPL-4 세포는 세포주기에 상당한 변화가 있었다 (G1 및 S단계 세포의 감소, G2/M단계와 세포사멸의 눈에 띄는 증가). 이러한 결과들은 trastuzumab-insensitive 유방암 세포에서 T-DM1이 G2/M 단계의 세포 주기 정

지와 세포사멸을 유발한다는 것을 보여준다.

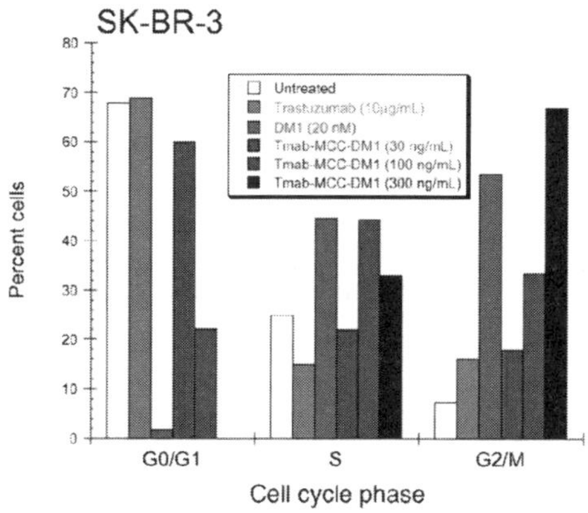

그림11. SK-BR-3 세포 주에서 약물이 세포주기에 미치는 영향

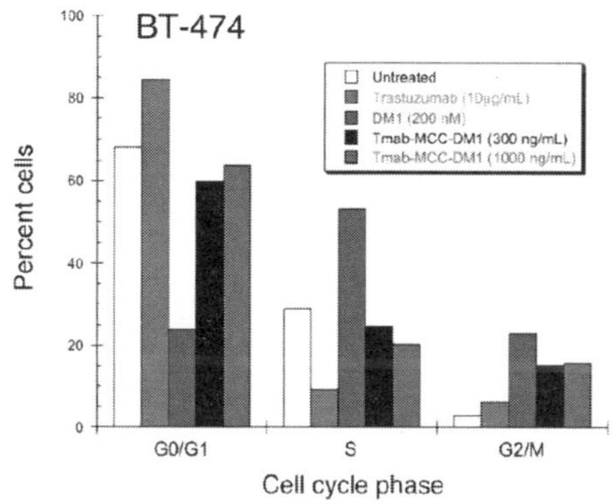

그림12. BT-474 세포 주에서 약물이 세포주기에 미치는 영향

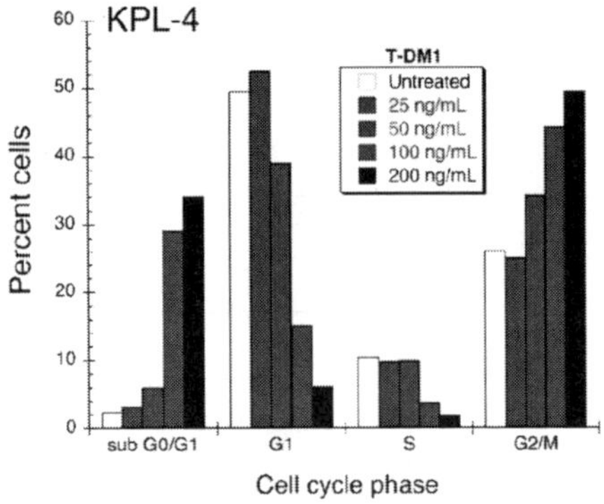

그림13. KPL-4 세포 주에서 약물이 세포주기에 미치는 영향

e) 세포 신호 전달 경로와 세포 주기 생체 지표에 대한 분석

: 이 실험에서 AKT의 인산화에 대한 T-DM1과 trastuzumab의 시험관 내 효과를 비교하였다. BT-474-M1 세포를 2시간 동안 여러 농도의 T-DM1, trastuzumab과 배양시켰다. AKT1의 Ser473의 인산화 (pAKT)는 ELISA로 측정되었다. 다음의 그래프는 항체의 첨가가 AKT 인산화 감소를 유발한 다는 것을 보여준다(그림14). 이 효과는 농도가 증가할수록 증가했다. 두 물질에 대한 인산화 감소는 유사했다. Trastuzumab에 의한 감소가 T-DM1에 의한 감소보다 더 일정했다.

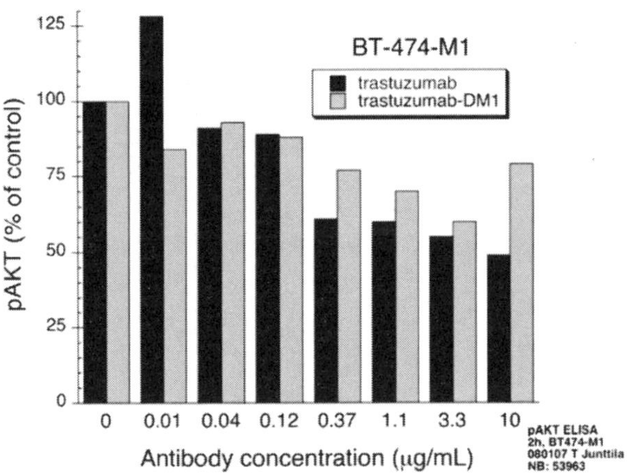

그림14. 항체의 첨가가 AKT 인산화에 미치는 영향

세포에 10 μg/mL (67 nM T-DM1, 69 nM trastuzumab)의 약물처리 시 인산화 감소가 매우 빠르다. 두 물질은 대략 15분의 반감기를 가진다. 다음의 그래프는 급속한 감소가 완전하지 않다는 것을 보여준다. 적어도 30%의 AKT가 60분 후 인산화된 상태로 남아있는다. 1 μg/mL (약 6.7 nM T-DM1, 6.9 nM trastuzumab) 농도에서의 16시간 이상의 지연된 노출은 4시간수준 이하로 인산화를 감소시키지 못했다.

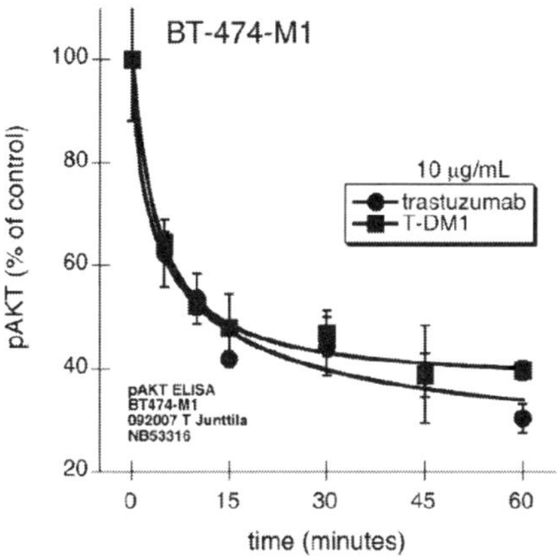

그림15. 10 μg/mL (67 nM T-DM1, 69 nM trastuzumab) 약물 처리 시 인산화에 미치는 영향

T-DM1으로부터 trastuzumab의 효과를 구별하기 위하여 trastuzuamb-insensitive KPL-4 cell을 이용했다. 이것은 세포질의 DM1 노출에 의해 매개되는 효과를 논증한다. KPL-4 세포는 10 nM L-DM1, 10 μg/mL trastuzumab (약 69 nM), 100 ng/mL T-DM1 (약 0.67 nM)에 대해 24, 48시간 동안 노출되었다. 그 후 분리되어 웨스턴 블랏 (western blot) 분석되었다. 다음 그림은 T-DM1과 L-DM1 모두 Ser473 위치에서 AKT의 인산화를 억제한다는 것을 보여준다. 하지만 trastuzumab은 어떠한 효과도 없었다.

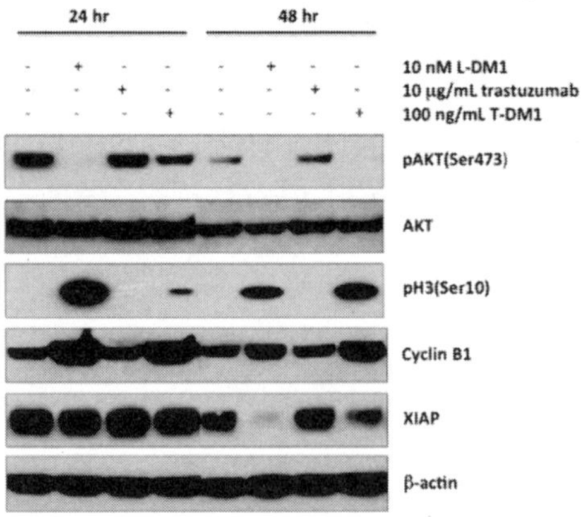

그림16. KPL-4 세포주에서 약물이 인산화에 미치는 영향

pH3 (ser10)은 serine 10에 인산화된 phospho-histone H3이다. XIAP는 세포사멸의 x-linked 억제제이다. 이러한 생체 지표들에 대한 억제 또는 자극 패턴은 DM1에 대한 세포사멸의 시작과 세포 주기 정지의 결과와 일치한다. KPL-4 cell에 DM1 또는 T-DM1을 처리한 실험에서 PARP의 분열이 관찰되었다. 이것은 세포사멸 시작의 지표이다. 그럼에도 불구하고 AKT 인산화 감소는 인산화된 AKT의 유사분열 신호의 피드백 억제를 암시한다. 이 AKT 인산화 억제는 거의 DM1에 의한 튜불린 기능 억제를 따른다. 그렇기에 이것은 T-DM1의 효능과 직결되지는 않는다.

f) HER2 외배엽 제거에 대한 T-DM1의 효능

: T-DM1, trastuzumab, 대조군 항체 (항-IL-8)을 24시간 처리 후 BT-474-M1-conditioned growth media 에서 용해성 HER2-ECD의 양을 측정하여 HER2-ECD 제거 억제에 대한 T-DM1 능력을 평가하였다. HER2-ECD 감소의 최고 억제는 trastuzumab과 T-DM1에 대한 노출에서 관찰되었다 (42% trastuzumab, 43% T-DM1). 항체들에 대한 IC50 값들은 0.30 ± 0.05 μg/mL (약 2 nM), 0.18 ± 0.04 μg/mL (약 1.2 nM)이었다. 배지에서 HER2-ECD의 감소가 처리된 well에서의 세포수 감소 때문이라는 가능성을 배제하기 위하여 살아있는 세포 수는 배지 모음과 병행하여 분석되었다. 24시간에 세포 수는 어떠한 영향도 받지 않았다. 이 결과는 배지에서 HER2 외배엽의 감소는 HER2-ECD 감소 억제 때문이라는 것을 보여준다.

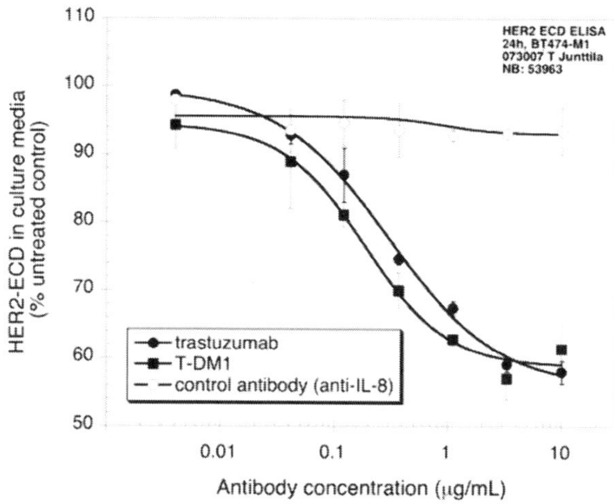

그림17. T-DM1 및 Trastizumab이 HER2-ECD에 미치는 영향

HER2 세포외 도메인의 감소 - 문헌 검토

: "HER2 and shedding and extracellular domain" 표현을 사용하여 MEDLine 검색 결과 10개의 기사가 검색되었다. "HER2 and kinase activity and extracellular domain" 표현은 64개의 참고문헌을 보여주었다. 다음은 이러한 기사들과 기사들에서 인용된 문헌들에 대한 검토다.

J. R. Zabrecky et al.은 SK-BR-3 세포로부터 HER2 세포외 도메인의 분리를 시험관 내 시험으로 첫 번째로 기술하였다. 세포외 도메인의 방출이 종양 형성에 영향을 미칠 수 있으며, 이것에 대한 측정이 암 진단에 유용할 수 있다고 첫 번째로 제안했다.

T. A. Christianson et al.은 웨스턴 블랏 및 도메인 특이적 항체를 이용하여 면역 침전에 의해 95kD로 이동한 NH2 말단이 절단된 HER2 생성물을 확인하였다. 시험관 내 에서 P-ATP와 함께 항원 처리 시, HER2의 절단된 p95 막 단편이 면역 복합체에서 인산화되었다. 이러한 결과들로부터 p95 kinase가 지속적으로 활동한다는 결과를 추론했다. 본래의 HER2도 이 실험 조건에서 kinase 활성을 입증했기 때문이 이것이 반드시 필요한 것은 아니다. 이 논문의 결과는 많은 사람들이 주장한 절단 된 p95 막 단편이 ECD의 절단에 의해 활성화된다는 것과 같은 결과는 아니었다. HER2 수용체는 약 185kD의 분자량으로 세포 외 도메인 단편은 약 105 내지 110 kD이다. 연구진은 두 개의 정상 유방 상피 세포주에는 검출 가능한 p95가 없다고 결론 지었다. HER2가 과발현된 SKOV3 ovarian carcinoma 세포는 불균형적으로 적은 양의 p95를 가졌다. 저자들은 ECD의 분리가 조절 과정이라고 주장한다.

Codony-Servat et al.은 HER2 세포외 도메인의 단백 분해성 절단을 보고했다. 연구는 이 절단이 느리고 48시간 후에 최대 농도에 이른다고 논증하였다. 이 기간 동안 표지된 HER2 분자의 5%만이 ECD를 방출하기 때문에 유도 물질이 없을 때는 비효율적이다. Protein kinase C는 이 과정을 활성화시키지 않았다. 그럼에도 불구하고, protein-tyrosine phosphatase의 일반적 억제제인 pervanadate는 HER2 ECD의 빠른 감소를 유도했다. HER2 ECD의 이러한 감소는 EDTA, TAPI-2, batimastat와 같은 광범위 metalloprotease 억제제에 의해 억제된다. 이 저해를 위한 농도는 비교적 높았다 (>5 uM). 이러한 결과는 지금까지 확인되지 않은 protease가 HER2 절단을 매개한다고 제안했다.

Trastuzumab이 HER2의 세포 외 도메인을 뚫지 못하게 한다는 증거는 M.A. Molina et al.과 그 안의 참고문헌들에서 나왔다. 이 주제에 대한 대부분의 연구자들은 이 연구를 인용했으며, 이것은 T-DM1이 ECD 감소를 예방했다는 것을 보여주는 실험의 기초가 된다. Molina et al.는 matrix metalloprotease 활성화제인 4-aminophenylmercuric acetate (APMA)가 HER2 과발현 유방암 세포에서 ECD 감소를 증가시킨다는 것을 입증했다. APMA-유도된 절단 후 나타나는 HER2 p95 단편은 인산화 되었다. 세포에서 APMA에 의한 HER2의 감소 활성화는 광범위 metalloprotease 억제제인 batimastat에 의해 억제되었다. 이것은 ECD가 metalloproteinase에 의해 절단 될 수 있다는 증거를 제공한다. Trastuzumab은 체외에서 인산화 된 p95의 생성이 감소됨에 따라 기저 및 APMA-유도된 HER2 절단을 억제하였다. HER2 ectodomain의 다른 에피토프에 대한 항체인 2C4는 p95 단편의 형성을 감소시키지 않았다. 또한 이들 연구자들은 24개의 유방암 표본을 분석했으며, 그것들 중 14개에서 인산화된 M(r) 95,000 밴드를 검출 할 수 있었다. 이 실험은 동결 조직 시료를 사용하여 수행되었으며 그 결과는 다양했고, 정량적인 내용은 보고되지 않았다.

P.C.C. Liu et al.은 HER2 단백 분해 효소 활성의 주요 원천을 확인하기 위해 전사 프로파일링, 약리학 및 시험관 내 접근법을 사용했다. 그들은 real-time PCR을 사용하여 HER2 감소 세포주에서 발현된 ADAM (A Disintegrin And Metalloproteinase) family member를 확인했다. 그리고 선택적으로 ADAM10 발현을 억제하는 siRNA는 HER2의 감소를 유도했다.

많은 기사와 검토는 막 결합 HER2 단편이 kinase처럼 활성화 되었다고 지칭한다. 이 논문의 참고문헌인 Huang et al.의 논문은 HER2의 단편은 아니지만 EGFR (HER1)의 절단 된 변이체에서 kinase의 활성을 입증했다. 인간 암에서 빈번하게 발생하는 돌연변이 EGFR 중 하나의 변이체는 exons 2 내지 7을 제거하고 생체 내에서 종양 형성을 증가시키는 게놈 결실로 인해 세포 외 리간드 결합 도메인의 일부가 결여되어 있다. 돌연변이 수용체는 세포 표면에서 발현되고, 리간드 처리에 의해 활성화 된 자연 EGFR과 비교하여 현저히 감소된 인산화가 관찰된다. 저자는 전체 수용체로부터 ECD 절단이 p95 단편에 대한 구성적 활성을 부여함을 유추했다. 하지만 이 가설은 실증적 증가가 없다는 것이 발견되었다.

P.P. Di Fiore et al.은 SV40 프로모터의 제어 하에서 HER2 상보적 DNA가 NIH/3T3 세포에 발현 될 때, 유전자는 HER2 단백질의 검출 가능한 수준의 발현에도 불구하고 형질 전환 활성이 없다는 것을 보여 주었다. 그러나 그 발현이 5-10 배 증가한 것은 강력한 암 유전자인 HER2의 활성화와 관련이 있었다. 연구자들은 이 활성화 메커니즘을 더 밝히지 않았지만 수 많은 후속 저자들은 HER2 kinase 활성의 자동 활성에 의한 것이라고 추론한다. O. Segatto et al.은 HER2의 돌연변이 형태를 생성하여 autokinase 활성을 관찰했다. 이러한 돌연변이에서의 자동 활성화는 발암성 변형을 초래했다.

G. C Ghedini et al.은 암 증식과 trastuzumab에 대한 반응에서 과발현 된 HER2/ECD의 생물학적 효과를 측정했다. 그들은 안정적으로 재조합 HER2-ECD 분자 (rECD)를 방출하기 위해 SKOV3 종양 세포를 형질 감염시켰다. 본래의 HER2/ECD (nECD)와 크기가 동등한 고농도로 방출되는 형질 전환체 (110kDa, rECD)는 대조군보다 상당히 느리게 성장한다. 그리고 그것은 단지 nECD의 기저 수준이다. 트랜스멤브레인 HER2와 HER1은 대조군과 트랜스펙션된 세포에 의해 동등한 수준으로 발현되었지만, 이들 분자와 downstream ERK2와 AKT의 활성은 rECD 형질 감염에서만 유의하게 감소하였다. 표면 플라스몬 공명 분석 결과, rECD와 HER1/2/3의 이종 이량체화가 확인되었다. HER2-ECD는 HER2에 의해 유도된 종양세포의 증식을 현저히 차단했다. 생쥐에서 높은 수준의 rECD는 HER2에 의해 유발된 SKOV3 종양 성장을 현저하게 억제했지만, HER2 음성 종양 세포에서는 억제시키지 못했다. 시험관 내 및 랫에서 trastuzumab은 종양세포에 대한 항체의 rECD 촉진된 축적 때문에 암 성장을 상당히 억제했다. 이러한 발견은 HER2-ECD의 기능에 대한 일반적인 가설과는 정반대이다.

Vazquez-Martin et al.은 HER2의 TK 도메인에서 세포 내로 작용하고 결합하는 이중 HER1/HER2 tyrosine kinase 억제제인 lapatinib이 HER2-ECD의 기저 분비를 현저히 증가시켜 HER2에 의한 암 세포 성장을 억제한다는 것을 보여주었다. Lapatinib 처리는 종양 세포 막에서 HER2 단백질의 불활성 (비 인산화된) 형태의 농도를 현저하게 증가시켰고, HER2 과발현 암 세포의 세포외 환경에 대한 HER2-ECD 감소를 악화시켰다. 이 실험에서 trastuzumab 내성 암세포는 trastuzumab에 민감한 세포와 비교했을 때, 거의 검출할 수 없는 수준의 용해성 HER2 ECD를 함유하고 있었다. Lapatinib 치료는 높은 수준의 기저 HER2-ECD 감소 및 trastuzumab 민감도를 완전히 회복시켰다. Lapatinib 치료 시 발생하는 HER2-ECD 감소의 증가는 lapatinib 내성 HER2 양성 세포에서 완전히 억제되었다. 이러한 결과들은 많은 가설에 반하는 결과이다. 이러한 결과들을 이용하여 Ghedini et al.은 HER2-ECD의 분열은 조절 과정임을 주장했다.

2010년에 미국 FDA는 사람의 암에서 유전자 증폭을 위한 형광 in situ hybridization test (Dako HER2 FISH pharmDx™)를 승인하였다. 이 검사는 위암 환자에서 Herceptin 치료의 적격성을 심사하는데 사용되었다. 이 검사는 종양 시료를 필요로 하는 검사이다. 2000년 FDA는 Oncogene Science / Siemens Healthcare Diagnostics HER2 ECD enzyme-linked immunosorbent assay를 승인했다. 이 분석은 manual microtiter plate assay와 자동 플랫폼 모두를 이용할 수 있다. 상승된 HER2-ECD에 대해 현재 승인된 컷오프는 15 ng/mL 이상이며 건강한 대조군의 약 5%에서 양성 반응을 보인다. R.C. Payne et al.은 순환하는 trastuzumab이 이 검사를 방해하지 않는다는 것을 보여주었다. 그 이유는 시험에 사용된 항체들이 ECD에서 겹치지 않는 다른 에피토프를 인식하기 때문이다. FDA는 여러 가지 다른 검사를 승인했으며, 그러한 검사의 가치와 사용할 검사의 선택은 상당한 논란을 불러 일으켜왔다.

S. Lennon et al.은 4가지 임상 시험에서 6가지 치료 요법을 받은 322명의 환자를 대상으로 ECD를 분석했다. 그들은 296명의 환자군에서 혈청 ECD의 기저 값을 측정하였다. 205명은 (69%) 15 ng/mL 이상의 ECD를 가지고 있다. 그들은 ECD 기저 값과 종양과의 명확한 상관관계를 발견하지 못했다. 병용 요법을 시작한 후 ECD 농도는 암과 치료와는 관계없이 감소하였다. Trastuzumab 단일 요법의 경우 치료 초기와 약물이 효과가 절정인 시기의 ECD 변화 사이의 추세는 차이가 존재했다. 그러나 일치하는 부분이 너무 넓어서 임상적으로 유용한 정보는 아니었다. 질병 진행은 대다수의 환자에서 증가하는 ECD 수치에 의해 잘 예측되지 않았다. 이 저자들은 전반적으로 HER2 양성 진행성 유방암 환자에서 혈청 ECD 수치를 측정하는 임상적 유용성을 제시하지 못했다. 기저 ECD 수준은 임상 결과를 잘 예측하지 못했다. ECD 수준은 치료나 처방에 관계없이 감소했다. 병용치료의 경우, 치료 결과에 관계없이 치료 개시 후 ECD 감소가 발생했다. 대부분의 환자에서 PD는 ECD의 증가 또는 감소와 관계가 없었다. 비슷한 비율의 환자가 PD 전 또는 PD에서 ECD의 증가 또는 감소를 경험했다. 또한 그들은 그 결과들에 기초하여 진행성/전이성 유방암 환자의 경우 trastuzumab 또는 다른 치료 결정을 내리기 위해 혈청 HER2-ECD 수치를 사용할 것을 권장할 수 없다고 결론지었다.

A.F. Leary et al.은 1992년 ~ 2007년 사이에 50명 이상의 유방암 환자의 HER2 상태에 관한 모든 보고서를 검토했다. 그들은 다음과 같은 임상 상황에서 조기 및 진행성 유방암에서 혈청

ECD의 가치와 한계에 초점을 두었다. HER2 종양 조직 상태의 지표; 종양이 HER2를 과발현시키지 않은 암 환자에게서 증가된 수준의 임상적 의미; 예후 지표로서 치료에 대한 반응의 예측인자; 조기 재발을 위한 모니터링 도구로서의 사용. 그들의 분석에 따르면 유방암 여성이 높은 ECD 유병률은 3.1 - 34% 였다. 이 높은 변동성의 일부는 다양한 시험 방법에 기인한 것이지만, 그 결과는 높은 혈청 HER2-ECD가 원발성 유방암에 대한 생체 지표가 아님을 분명하게 한다. 그들은 진단 시 HER2 상태와 높은 혈청 ECD를 상관 시켰을 때, 예측인자로서의 ECD의 민감도는 환자의 16 - 55%로 낮았다. 또한 소수의 HER2 음성 종양이 HER2-ECD를 생성하기도 하였다. 따라서 원발성 종양의 HER2 상태를 확인하기 위하여 HER2-ECD를 사용하는 것을 뒷받침하는 증거가 없었다. 유사하게 전이성 질환을 가진 여성에게 HER2-ECD의 높은 유병률은 23-62%였다. 저자들은 높은 HER2-ECD가 느린 병 치료 속도와 낮은 생존률과는 관계가 있지만 반응률과는 관계가 없다고 하였다. HER2-ECD를 반응 예측인자로 보기보다는 예후가 나쁜 지표로 사용할 수 있다고 하였다. 특정 세포 독성 또는 내분비계 요법의 선택 또는 그와 관련된 치료 결정을 안내할 때 HER2-ECD의 가치를 뒷받침할 테이터는 없었다. 궁극적으로 그들은 문헌 검토를 바탕으로 현재 유방암 환자의 관리를 위해 혈청 HER2-ECD의 사용을 뒷받침하는 증거가 충분치 않다는 결론을 내렸다. 이 결론은 유방암에서의 바이오생체 지표 사용에 관한 2007년 미국 임상종양 학회 지침과 일치한다.

C. Tse and P-J. Lamy는 위에서 인용한 두 가지 임상 검토의 방법론에 반대했다. 그들은 시간에 따른 HER2-ECD의 수준을 그래프로 보여주어 암의 진행의 예측인자로서 유용성을 주장했다. 또한 그들은 예후지표로서 혈청 ECD의 유용성을 밝히기 위한 대규모 전향적 연구를 요청했다.

문헌 검토로부터 유방암의 진행에서의 HER2-ECD의 역할은 분자 수준에선 밝혀지지 않았다. 마찬가지로 ECD 감소는 분명히 세포 표면 protease에 의해 능동적으로 조절되는 과정이다. 일부 증거는 ECD 감소가 ERB2가 증폭되고 HER2가 과발현 될 때 세포가 HER2 downstream 신호를 감소시키는 것이 자연적인 조절 메커니즘이라고 가정하는 것이 합리적일 수 있다고 제안한다. 이것은 현재의 가설 중 일부이며, HER2 배출의 억제가 trastuzumab의 목적과 상반된다고 주장하는 것이다. 분열을 억제하여 분열 촉진 신호를 감소시키는 개념은 HER2 수용체의 절단이 활성화를 야기한다는 개념에 달려 있는데 이는 아직까지는 증거가 없는 상황이다.

Fcγ 수용기 결합, 항체 의존적 세포 중개 세포독성 (ADCC) 및 C1q 결합 활성에 대한 T-DM1의 시험관 내 생물학적 특성

: 사용된 약물은 T-DM1 표준품 및 Trastuzumab 대조 물질이 있다. 사용된 세포주는 BT-474가 HER2 과발현된 유방암 세포가 주로 사용되었고, PBMCs 가 인간 말초혈액 단핵세포(Human peripheral blood mononuclear cells)로 사용되었다. 분석 시 연구자들은 BT-474 cells에 calcein AM을 첨가했다. 이 염료는 세포를 투과하여 녹색 형광성 calcein으로 변하는데, 세포 배지 상층액으로 녹색 형광성 calcein의 방출은 세포 용해의 증거이며, fluorescent plate reader로 측정될 수 있다. T-DM1과 trastuzumab은 다른 제공자로부터 받은 PBMC를 사용한여 3개의 독립된 실험에서 분석되었다. ADCC에 대한 %는 항체 농도에 따른 그래프로 그려졌다. 자료는 항체 농도에 반비례하여 그려졌다. 자료는 four-매개변수 model에 맞추어졌다. 각각의 실험에서 연구자들은 PBMC의 없는 환경에서 4개의 다른 항체에 의한 세포 용해를 측정하였다.

결과: 다음의 표는 항체와 PBMC 모두를 가지고 진행된 실험의 결과이다. 연구자들은 결과에 대한 통계적 분석은 하지 않았다. T-DM1과 trastuzumab에 대해 Student's t-test가 진행되었다. Trastuzumab의 평균은 13.5이며, T-DM1의 평균은 9.13 이였다 (p=0.355). 분석은 trastuzuamb과 T-DM1 간에 차이가 없다는 것을 보여주었다. 자료는 ADCC의 %로서 나타내어졌다. 재료 및 방법 부분에 이러한 %가 자연 용해와 항체 의존적 세포독성에 대한 값이 계산되었다고 언급되어 있다. 자발적 용해는 antibody는 있지만 PBMC는 없는 well에서 보이는 세포 파괴이다. 항체 비의존적 세포독성은 PBMC는 있지만 항체가 없는 well에서 보이는 세포 파괴이다. 이 보고서는 자발적 용해와 항체 비의존적 세포독성에 대한 값은 포함되지 않았다. 그래서 T-DM1 메커니즘에서 ADCC의 상대적 중요성에 관한 정보는 포함되지 않았다. TE Kute et al.은 trastuzumab 또는 T-DM1이 결합된 PBMC와 BT-474 사이의 상호작용에 대한 연구를 더 자세히 진행했다. 항체만이 존재하는 실험에서 연구자들은 정확한 수치의 자료는 보여주지 않았고 그래프로 결과를 보여주었다. 그래프는 항체가 단독으로 유방암 세포의 완전성에 영향을 미치지 않았음을 보여준다. 연구자들은 DM1의 세포독성을 설명하기엔 배양 기간이 너무 짧다고 가정하였고, 이에 대한 가능성은 크다.

표 9. ADCC분석에서 T-DM1 및 Trastuzumab의 활성정도

Sample	EC_{50} (ng/mL)				
	Test 1	Test 2	Test 3	Range	
Trastuzumab	20.5	11.2	8.69	8.69	20.5
T-DM1 Reference Material	13.2	6.39	7.81	6.39	13.2
T-DM1 Qual. Lot B107	17.7	9.17	7.65	7.65	17.7
T-DM1 Qual. Lot B108	14.3	6.56	9.62	6.56	14.3
T-DM1 Qual. Lot B109	18.8	10.2	8.58	8.58	18.8
T-DM1 Phase II Lot	19.6	8.84	6.99	6.99	19.6
Sample	Relative Activity [a]				
	Test 1	Test 2	Test 3	Range	
Trastuzumab	0.644	0.571	0.899	0.571	0.899
T-DM1 Reference Material	1.00	1.00	1.00	1.00	1.00
T-DM1 Qual. Lot B107	0.746	0.697	1.02	0.697	1.02
T-DM1 Qual. Lot B108	0.923	0.974	0.812	0.812	0.974
T-DM1 Qual. Lot B109	0.702	0.626	0.910	0.626	0.910
T-DM1 Phase II Lot	0.673	0.723	1.12	0.673	1.12

ADCC = antibody-dependent cell-mediated cytotoxicity; EC_{50} = concentration of test antibody at which 50% of its maximal binding activity is observed; Qual = qualification; T-DM1 = trastuzumab-MCC-DM1.

[a] Relative Activity = EC_{50} T-DM1 reference/EC_{50} sample.

2) 안전성 약리

인간 배아 신장 세포에서 발현된 복제 hERG 칼륨 채널에 대한 DM1의 영향

: 사용된 약물은 DM1으로 hERG 세포에서 실험이 진행되었다. 실제 투여 용량은 2.6, 8.8, and 29.5 uM 과 0.35, 0.61 and 1.90 uM 이었고, 양성 대조군으로 Terfenadine이 사용되었다.

· 결과: 대조군은 hERG 칼륨 전류를 0.6±0.3% 억제했다. DM1은 2.6 uM에서 0.3±0.6%, 8.8 uM에서 1.0±0.5%, 29.5 uM에서 2.5±0.4% 억제했다. 같은 환경에서 양성 대조군 (60 nM terfenadine)은 hERG 칼륨 전류를 82.0±3.0% 억제했다. hERG 칼륨 전류에 대한 DM1의 억제 효과 IC20과 IC50은 측정되지 않았다. 그 이유는 매우 높은 농도에서 (29.5 uM) hERG 억제가 단지 2.5%이었기 때문이다. 그러므로 IC20과 IC50은 29.5 uM보다 크다. DM1은 생리학적 관련 농도에서 심장 지속 정류기 전류를 억제하지 않는다.

3주 휴식기를 가진 암컷 원숭이에 단회 정맥 투여 T-DM1 (PRO132365)의 심혈관 안정성 약리학 연구

: 사용된 약물은 Tmab-MCC-DM1로 2.6~4.2kg의 암컷 원숭이에서 실험하였다. 아래 표는 투여량에 대한 정보를 보여준다. 투여계획은 단회 IV 및 복대 정맥투여로 혈액은 약물 투여 전에

혈청 농도를 측정하기 위해 채혈되었고 약물 투여 후 2일과 22일째에 채혈되었다. 심장 효소 검사를 위해 혈액은 troponins I/T와 creatine kinase (CK) Isoenzyme을 측정하기 위해 약물 투여 전에 채혈되었고 투여 후 2일과 22일째에 채혈되었다. 센서 (심전파 측정)는 약물 투여 3주 전에 복부에 수술하여 이식되었다. 기저 ECG와 혈압기록은 약물 투여 전에 이루어졌다. 심전도와 혈압 측정은 약물 투여 후 첫날에는 적어도 60분 동안 측정되었다. 이어서 약물투여 후 8시간 이후에 측정되었고, 24시간 이후부터는 10분 동안만 측정되었다. ECG 및 혈압 측정은 3, 4, 5, 8, 15, 22일에 거의 같은 시간에 최소 10분 간격으로 기록되었다. 양적 평가에는 RR 간격, QT 및 속도 조절된 QTcf (Friderica)가 포함되었다. 혈압 측정에는 심장 박동과 수축기, 이완기, 평균 동맥 및 맥박 압력 (수축기-이완기)이 포함된다. 흉강 내압 측정에는 호흡 수 및 호흡 깊이 등의 정성 평가가 포함되었다.

표 10. T-DM1의 암컷 원숭이 단회 정맥 투여시 투여량

Group	Test Article	Number of Animals Female	Dose Tmab-MCC-DM1[a] (mg/kg)	Dose DM1[b] (μg/m2)	Concentration (mg/mL)
1 (control)	Vehicle	4	0	0	0
2 (low)	Tmab-MCC-DM1	4	3	612	0.5
3 (mid)	Tmab-MCC-DM1	4	10	2040	1.67
4 (high)	Tmab-MCC-DM1	4	30	6120	5

a Dose expressed as mg total Tmab-MCC-DM1/kg body weight; the dose volume was 6 mL/kg.

b Dose expressed as DM1 (μg/m^2) estimated as follows: [Dose Level (mg/kg Tmab-MCC-DM1) x 12 x 0.017 (fraction of DM1 to trastuzumab in Tmab-MCC-DM1c) x 1000]. The conversion factor of 12 is taken from US Department of Health and Human Services Food and Drug Administration, CDER/CBER, Guidance for Industry and Reviewers: Estimating the Safe Starting Dose in Clinical Trials for Therapeutics in Adult Healthy Volunteers, December 2002.

c The fraction of DM1 to trastuzumab in Tmab-MCC-DM1 is determined using the molecular weights (MW) of DM1 (MW 738) and trastuzumab (MW 145167), and the measured drug/Antibody ratio (DAR) 3.4 and is calculated as follows: (MW DM1 x DAR)/MW trastuzumab).

· 결과

a) 약물 분석: 기록지에 표시됨

b) 동물 사망: 없음

c) 임상적 관찰: 독성학적 변화 없음

d) 체중: 독성학적 변화 없음

e) ECG: 독성학적 변화 없음

f) 항체 분석: 음성

g) Troponin 독성학적 변화 없음

h) 독성동태학: 아래 표는 이 실험이 T-DM1과 총 항체량에 대한 상당한 노출이 있었다는 것

을 보여준다.

표 11. 투여 용량에 따른 1일, 22일 째의 T-DM1과 총 항체량의 농도

	TDM1 µg/mL		Total Tras µg/mL	
Dose mg/kg	Day 1	Day 22	Day 1	Day 22
0	BLQ	BLQ	BLQ	BLQ
3	33.7	0.133	38.4	1.36
10	136	2.59	142	17.7
30	323	17.8	332	90.9

i) 혈압: 다음 그래프는 대동맥 수축기 혈압이 1 ~ 22일 동안 고 용량군에서 지속적으로 상승하는 것을 보여준다. 대조군과의 차이는 ANOVA에 의한 유의성에 미치지 못했지만 고 용량 군에서의 혈압 지속은 약물관련 가능성이 있음을 시사한다. 확장기에서 저,고 용량군의 혈압 또한 대조군보다 약간 높아지지만 그 효과는 통계적으로 유의하지 않았다. 평균 동맥압도 약간 상승했다. 맥박과 심박수는 큰 가변성 때문에 일관된 패턴을 보이지 않았다 (통계적으로 유의하지 않음).

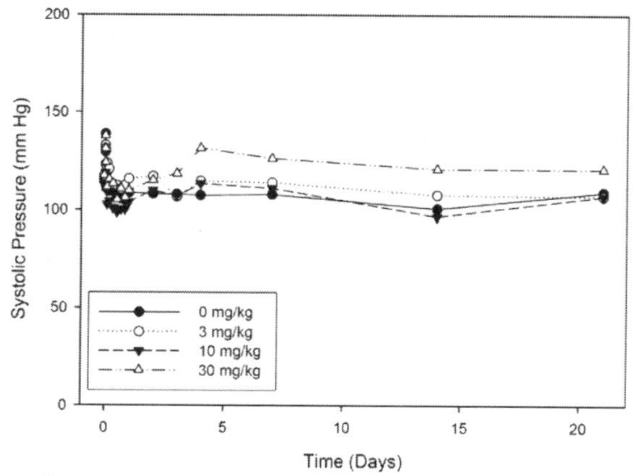

Note: No statistically significant differences at p ≤ 0.05

그림 18. 약물 투여 후 시간에 따른 동맥 수축기 혈압

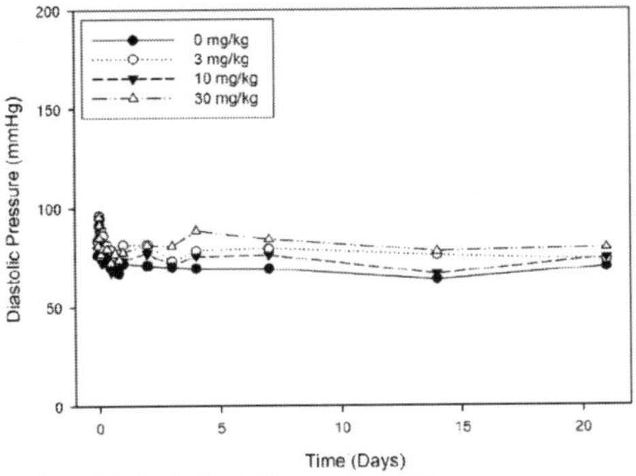

Note: No statistically significant differences at p ≤ 0.05

그림 19. 약물 투여 후 시간에 따른 동맥 이완기 혈압

j) 호흡: 아래 그림은 투여 후 1 일째 고 용량군의 호흡률이 대조군과 다른 투여 용량 군보다 높음을 보여준다. 이 차이는 유의한 차이에 도달하지 않았지만, 약물관 관련되어 있다고 추정된다. 이 효과는 1일에서 22일 사이에는 나타나지 않았다.

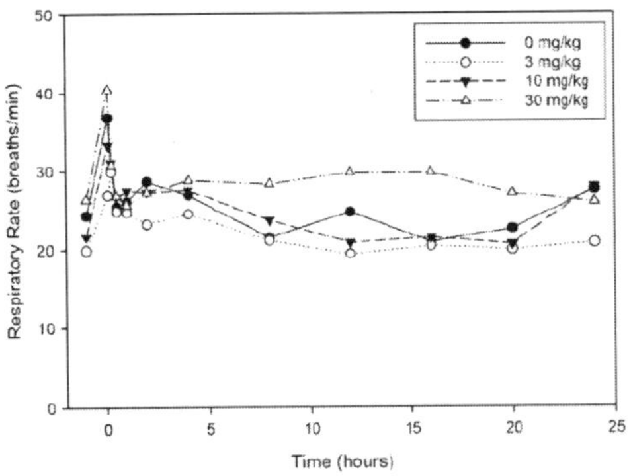

Note: No statistically significant differences at p ≤ 0.05

그림 20. 약물 투여 후 1일 째에 시간에 따른 호흡률변화

<u>인간 및 원숭이 조직을 이용한 T-DM1의 시험관 내 교차 반응성</u>

: 사용된 약물은 Trastuzumab-SMCC-DM1로 인간 및 원숭이의 다양한 장기 조직 및 세포 주로부터 조직이 채집되었다. 분석 시 조직 시료의 T-DM1에 mouse 항-DM1 secondary antibody가 결합 후 biotinylated 항-mouse IgG tertiary antibody가 결합되었다. 결합된 항체는 streptavidin-biotin-horseradish peroxidase complex (ABC)/3-3'diaminobenzidine HCl (DAB) reaction에 의

해 검출되었다. 투여 용량은 1 / 10 μg/mL 이였고, 양성 대조군으로 두 가지 세포주 (MDA-231 (aka MDA-MB-231), MDA-175 (aka MDA-MB 175-VII))가 HER2 단백질 발현에 대해 양성임을 확인한 후 사용되었다. 음성 대조군은 Antibody human IgG1로 MDA-468 (aka MDA-MB-468) cells이 HER2 단백질 발현에 음성임을 확인했다. 연구자들은 현미경 하에서 개별 조직과 trastuzumab 결합 반응의 정도를 결정하기 위해 다음의 등급을 사용했다.

표 12. Grading scale

Staining Intensity		Staining Distribution	
0 or Blank	No labeled cells	0 or Blank	No labeled cells
1 or +	Light stain	1 or +	Occasional cells
2 or ++	Light-medium stain	2 or ++	Small number of cells
3 or +++	Moderate	3 or +++	Medium number of cells
4 or ++++	Dark or Strong stain	4 or ++++	Large number of cells
NA	Not applicable or Not available	NA	Not applicable or Not available
Staining Pattern	Cytoplasmic or Membranous or both		

· 결과: 양성 대조군에서 MDA-231 세포는 사람과 원숭이의 HER2 수용체 발현 조직만큼 HER2 단백질 수용체를 발현한다. MDA-175 세포는 낮은 수준에서도 HER2 수용체를 과발현한다. 두 세포주에 대한 세포막에 T-DM1의 특이적 결합은 T-DM1 1, 10 μg/mL농도에서 검출되었다. 두 세포주에서 양성 염색세포의 %는 두 농도에서 모두 100%였다. 염색 강도는 MDA-231에선 2~3+, MDA-175에선 4+였다.

a) 인간 조직:아래 표는 T-DM1이 인간 조직에 결합한 빈도를 요약한다. 굵은 빨간색들은 원숭이보다 인간에서 결합 빈도가 크다는 것을 보여준다.

표13. T-DM1이 인간 조직에 결합한 빈도

Human Tissues	Epithelial		Spindle		Glial		Mononuclear	
	1.0 μg/mL	10.0 μg/mL	1.0 μg/mL	10.0 μg/mL	1.0 μg/mL	10.0 μg/mL	1.0 μg/mL	10.0 μg/mL
Adrenal	-	-	2/3	3/3	-	-	-	-
Bladder	3/3	3/3	3/3	3/3	-	-	-	-
Blood	-	-	-	-	-	-	-	-
Bone Marrow	-	-	-	-	-	-	-	-
Breast	3/3	3/3	-	1/3	-	-	-	-
Cerebellum	-	-	3/3	3/3	3/3	3/3	-	-
Cerebral Cortex	-	-	3/3	3/3	3/3	3/3	-	-
Colon	3/3	3/3	3/3	3/3	-	-	-	-
Endothelium	-	-	3/3	3/3	-	-	-	-
Eye	3/3	3/3	3/3	3/3	-	-	-	-
Fallopian Tube	3/3	3/3	3/3	3/3	-	-	-	-
GI tract	3/3	3/3	3/3	2/3	-	-	-	-
Heart	-	-	3/3	3/3	-	-	-	-
Kidney	3/3	3/3	3/3	3/3	-	-	-	-
Liver	3/3	3/3	3/3	3/3	-	-	-	-
Lung	3/3	3/3	2/3	3/3	-	-	-	-
Lymph Node	-	-	2/2	2/3	-	-	2/2	3/3
Ovary	3/3	3/3	1/3	3/3	-	-	-	-
Pancreas	3/3	3/3	3/3	3/3	-	-	-	-
Parathyroid	1/1	-	-	-	-	-	-	-
Pituitary	3/3	3/3	3/3	3/3	3/3	3/3	-	-
Placenta	-	-	-	-	-	-	-	-
Prostate	3/3	3/3	3/3	3/3	-	-	-	-
Skin	3/3	3/3	3/3	3/3	-	-	-	-
Spinal Cord	-	-	3/3	3/3	3/3	3/3	-	-
Spleen	-	-	3/3	3/3	-	-	3/3	3/3
Striated Muscle	-	-	3/3	3/3	-	-	-	-
Testes	2/3	1/3	3/3	3/3	-	-	-	-
Thymus	2/3	2/3	3/3	3/3	-	-	-	-
Thyroid	3/3	3/3	3/3	3/3	-	-	-	-
Tonsil	3/3	3/3	2/3	3/3	-	-	-	2/3
Ureter	3/3	3/3	2/3	2/3	-	-	-	-
Uterus (cervix)	3/3	3/3	3/3	3/3	-	-	-	-
Uterus (endometrium)	3/3	3/3	3/3	3/3	-	-	-	1/3

태반, 혈액 및 골수를 제외한 모든 인간 조직에서 1.0 및 10.0 g/mL의 T-DM1 특이적 결합을 확인했다. 결합은 부갑상선에 매주 발생했고, 역설적으로 낮은 복용량에서만 발생했다. 1, 1 μg/mL에서의 T-DM1 결합의 염색 강도 및 특성은 10.0 μg/mL에서의 결과와 유사했지만, 강도가 약간 적었고, 높은 농도에서의 막 염색은 약간 더 광범위했다.

인간 조직에서 T-DM1은 세포 유형에 따라 과립 막과 세포질 및 세포질의 요소에 모두 결합했다. 상피 세포에서의 결합은 일차적으로 막에서 일어나는 반면 발견된 spindle 세포는 Schwann 세포로 추정되며 주로 세포질에 존재한다. 아교 및 단핵세포는 막과 세포질 모두에서 염색되었다. 일반적으로 상피세포와 아교세포의 염색은 spindle 세포 염색보다 강도가 더 컸다. 요로 방관과 요관, 유선, 대장 (점막 상피), 난관 (점막 상피), 안구 (결막), 갑상선 (여포 상피), 신장, 소장 (점막 상피 세포), 외이도 췌장 (덕트 상피 세포), 폐 (기관지 상피 세포), 난소 상피 세포 (표면 상피 세포), 전립선 세포 (선상 세포, 상피 세포), 간장 세포 (간세포, 상피 세포) 피부 (표피, 모낭, 아포크린 및 피지 샘), 흉선 (상피), 편도선 (점막 상피), 자궁 경부 상피 (자궁 점막 상피) 및 자궁 (점막 및 선상 세포)에서 양성 염색 상피 세포가 확인되었다. 일반적으로 관과 아포크린 선 상피는 가장 강한 강도로 염색되었다. 편평 상피는 가장 적은 강도로 염색되었다. 기저 및 측부 세포 표면은 정점 세포 표면보다 더 강하게 염색되었다. 여러 조직에서의 염색은 신경 spindle 세포 (Schwann 세포로 추정), 혈관 주위 spindle과 세포질에서 관찰되었다. 부신, 요로 방광, 결장, 위장관, 심장, 소뇌, 대뇌 피질, 신장, 간, 폐, 난소, 췌장, 뇌하수체, 림프절, 전립선, 피부 지지 결합 조직 기질에서 양성 염색체 spindle 세포가 확인되었다. 양성 spindle 세포는 말초 신경 덩어리와 신경절과 밀접하게 관련이 있으며, 신경절과 상피 세포에 존재한다. 양성 염색 세포는 소뇌, 대뇌 피질, 뇌하수체 선 (신경 파열) 및 척수 (백색 및 회색질)에서 동정되었다. 간에서 담관 염색 이외에도 산발성 간세포 염색이 3명중 1명에서 확인되었다. 림프절 (수질), 비장 (적색 펄프) 및 편도선에서 무작위로 분포된 적은 수의 단핵구는 양성으로 염색되었다. 형태학적으로 이 세포들은 림프구와 대식세포와 닮았다. 그러나 추가적인 염색의 도움 없이는 최종 확인이 불가능 했다. T-DM1 (1.0 μg/mL) 결합은 골수의 말초 혈액 및 조혈 세포 과립구 (호중구로 추정)의 하위 집합에서 확인되었다. 태반에서 trophoblasts, mesenchymal 세포와 decidua는 중간 정도의 어두운 염색이 되었다. 방광, 결장, 난관, 위장관 내막 및 심장 (혈관 평활근 세포)의 평활근은 희미하게 (1+) 양성이었고, 유방은 10.0 μg/mL에서 양성이었고, 1.0 μg/mL에서는 음성이었다. 심근세포는 희미한 (1+) 양성 막 및 삽입된 디스크 염색을 보였다. 인간 심근 세포에서의 염색은 1 μg/mL에서 3 개체 중 1 개체로 제한되었고, 10 μg/mL에서는 3 개체 중 2 개체로 제한되었다. 이 산발성 세포 염색의 중요성은 발생의 무작위성 및 두 결합 농도에서의 염색 실패로 인해 불확실한 것으로 간주되었다. 유막 (뇌), 상피 (중피) 및 위장관 표면 (중피)에서 T-DM1 (10.0 μg/mL)이 결합되었다고 추가 확인되었다.

b) 원숭이 조직:아래 표는 원숭이에서의 항체 결합의 빈도를 보여준다.

표 14. T-DM1이 원숭이 조직에 결합한 빈도

Cynomolgus Tissues	Epithelial		Spindle		Glial		Mononuclear	
	1.0 µg/mL	10.0 µg/mL	1.0 µg/mL	10.0 µg/mL	1.0 µg/mL	10.0 µg/mL	1.0 µg/mL	10.0 µg/mL
Adrenal	-	-	3/3	3/3	-	-	-	-
Bladder	3/3	3/3	-	3/3	-	-	-	-
Blood	-	-	-	-	-	-	-	-
Bone Marrow	-	-	-	-	-	-	-	-
Breast	3/3	3/3	3/3	3/3	-	-	-	-
Cerebellum	-	-	-	3/3	2/3	3/3	-	-
Cerebral Cortex	-	-	-	3/3	3/3	3/3	-	-
Colon	-	3/3	-	3/3	-	-	-	-
Endothelium	-	-	-	-	-	-	-	-
Eye	-	1/3	-	-	-	1/3	-	-
Fallopian Tube	3/3	3/3	-	-	-	-	-	-
GI tract	1/3	3/3	3/3	3/3	-	-	-	-
Heart	-	-	-	-	-	-	-	-
Kidney	2/3	2/3	-	1/3	-	-	-	-
Liver	2/3	2/3	-	-	-	-	-	-
Lung	2/3	3/3	-	-	-	-	-	-
Lymph Node	-	-	-	-	-	-	2/3	2/3
Ovary	3/3	1/3	-	-	-	-	-	2/3
Pancreas	3/3	2/3	-	2/3	-	-	-	-
Parathyroid	-	-	-	-	-	-	-	-
Pituitary	-	-	-	3/3	3/3	3/3	-	-
Placenta	-	-	-	-	-	-	-	-
Prostate	3/3	3/3	-	-	-	-	-	-
Skin	3/3	3/3	-	1/3	-	-	-	-
Spinal Cord	-	-	-	-	3/3	3/3		
Spleen	-	-	-	-	-	-	3/3	3/3
Striated Muscle	-	-	1/3	1/3	-	-	-	-
Testes	-	-	-	2/3	-	-	-	-
Thymus	3/3	3/3	-	-	-	-	-	-
Thyroid	-	2/3	-	-	-	-	-	-
Tonsil	3/3	3/3	-	-	-	-	-	-
Ureter	3/3	3/3	-	1/3	-	-	-	-
Uterus (cervix)	-	3/3	-	-	-	-	-	-
Uterus (endometrium)	-	1/3	-	-	-	-	-	-

원숭이 조직에서 T-DM1 결합 세포 분포는 강도와 위치가 일부 조직에서 달랐다. 결합은 인간과 비슷하게 되었다. 어떤 경우에는 저용량보다 높은 용량에서 더 자주 염색되었지만 염색 강도는 모든 양성 염색 세포 유형에서 두 농도 모두 비슷했다. 요로 방관과 요관, 유선, 대장 (점막 상피), 난관 (점막 상피), 안구 (결막), 갑상선 (여포 상피), 신장, 소장 (점막 상피 세포), 외이도 췌장 (덕트 상피 세포), 폐 (기관지 상피 세포), 난소 상피 세포 (표면 상피 세포), 전립선 세포 (선상 세포, 상피 세포), 간장 세포 (간세포, 상피 세포) 피부 (표피, 모낭, 아포크린 및 피지 샘), 흉선 (상피), 편도선 (점막 상피), 자궁 경부 상피 (자궁 점막 상피) 및 자궁 (점막 및 선상 세포)에서 양성 염색 상피 세포가 확인되었다. 일반적으로 관과 아포크린 선 상피는 가장 강한 강도로 염색되었다. 편평 상피는 가장 적은 강도로 염색되었다. 기저 및 측부 세포 표면은 정점 세포 표면보다 더 강하게 염색되었다. 여러 조직에서 신경 spindle 세포는 세포질 염색이 보였다.

방광, 유방, 결장, 위장관, 소뇌, 대뇌 피질, 신장, 췌장, 뇌하수체, 피부 지지 결합 조직 기질에서 말초 신경 번들 및 신경절과 밀접하게 관련된 양성 염색체 spindle 세포가 확인되었다. 양성 염색 세포는 소뇌 대뇌 피질, 뇌하수체, 척수 및 시신경에서 동정되었다. 림프절, 비장, 편도선 및 폐에 무작위로 분포된 단핵 세포/대식세포는 양성으로 염색되었다. T-DM1이 결합된 골수 내 조혈 모세포의 일부도 동정되었다. 태반에서 간엽세포는 강한 염색을 보였다.

c) 인간 IgG1 kappa를 이용한 인간 및 원숭이 조직의 동형 조절 염색

:비 특이적 바탕염색은 여러 조직 절편에서 발생했다. 이것은 대식세포, 호중구, 적혈구, 다양한 선 분비물, 혈관 내 단백질, 세포 내외 세포 색소, 결합 조직, 점액, 간세포, 쿠퍼 세포, 부신 피질 상피 및 신장 피질 관상피를 포함한다. 염색의 분포, 특성 및 빈도가 T-DM1과 인간 IgG1k 항체 처리군에서 같을 때 세포 유형 배경에서 이 염색을 고려했다.

d) 항CD31 (PECAM-1) Antibody를 이용한 인간 및 원숭이 조직 시료의 검증

: 항 CD31 결합 조직 시료에서 대조군 세포주의 항CD31 결합은 MDA-231, MDA-175, MDA-468 세포주에서 관찰되지 않았다. 이러한 세포주는 CD31 항원을 발현한다고 알려져 있지 않다. 인간 조직에서 항 CD31 결합은 내피 세포 또는 거핵구의 특이적인 염색이 검사 된 모든 조직에서 발생하였고, 이는 조직의 면역 조직 화학적 타당성을 증명한다. 원숭이 조직에서 항 CD31 결합은 내피 세포 또는 거핵구의 특이적인 염색이 검사된 모든 조직에서 발생하였고, 이는 조직의 면역조직 화학적 타당성을 증명한다.

T-DM1 (PR0132365)의 용혈 가능성 및 혈액 호환성

: 사용된 약물은 trastuzumab-MCC-DM1로 실험은 원숭이 3마리와 인간 1명에서 실험되었다. 약물농도는 1.25, 2.5, 및 5 mg/mL이고, 제형은 10 mM succinate, 100 mg/mL trehalose, 0.1% polysorbate 20, pH 5.0)로 양성 대조군은 Saponin 1%가 사용되었다. 배양은 25°C에서 29분 동안 진행되었다.

- 결과: 약물은 원숭이 또는 인간의 혈액에서 용혈을 일으키지 않았고, 원숭이 및 인간 혈청 및 혈장에서의 호환성이 있다.

1.5 약물동태 및 흡수, 분포, 대사, 배설 관련 특성

1)분포

혈장 단백질 결합 시험관 내 연구

: 사용된 약물은 DM1으로 랫, 원숭이 및 인간에서 실험하였다. 약물 농도는 각 혈장 시료에 1000,100 및 20ng/mL 으로 semi-micro chamber equilibrium dialysis system 을 이용하여 분석되었다.

· 결과: 다음의 표는 원숭이 또는 인간에서보다 랫의 혈장에서 DM1이 가장 단백 결합이 높다는 것을 보여준다. 원숭이와 인간의 값은 유사하다.

표 15. 랫, 원숭이, 인간에서 DM1의 혈장 단백 결합

Species	Nominal Concentration (ng/mL)	% Bound (Mean±SD)[a]	Species % Bound (Mean±SD)[b]
Sprague-Dawley rat	20	97.5±0.0399	97.1±0.430
	100	97.2±0.243	
	1000	96.6±0.0671	
Cynomolgus monkey	20	92.2±1.10	91.5±1.03
	100	91.9±0.753	
	1000	90.5±0.325	
Human	20	93.2±0.815	92.5±0.824
	100	91.8±0.702	
	1000	92.5±0.203	

[a] Mean and standard deviation values were based on n=3.

[b] Mean and standard deviation values were based on n=9 and represent the % Bound of DM1 for the species.

2) 대사

동결 건조 인간 간세포를 이용한 DM1의 CYP450 유도 가능성 측정

: 사용된 약물은 DM1으로 냉동 보관된 인간 간세포에서 실험하였다. 각 실험기질은 아래 표에 나와있다(표16). 배양은 각 well에 신선한 배지와 DM1 및 유도제를 넣어 진행하였고, 분석은 HPLC를 이용하였다.

표 16. CYP450 유도 실험에 사용된 기질

Cytochrome P450	Substrate	Product	Inducer (control)
1A2	phenacetin	acetaminophen	omeprazole
2B6	bupropion	hydroxybupropion	phenobarbital
3A4 and 3A5	testosterone	6β-hydroxytestosterone	rifampicin

· 결과: 세포는 실험이 진행되는 동안 계속 생존했다. DM1은 CYP 1A2, 2B6, 3A4, 3A5를 유도하지 않았다. 즉, DM1이 1000nM 농도 까지 PXR, CAR, AhR과 상호작용하지 않을 것을 의미한다.

DM1에 의한 인간 간 마이크로솜의 CYP450 활성 억제 시험

사용된 약물은 DM1으로 인간 간 마이크로좀에서 실험하였다. DM1의 농도는 0, 1.4, 4.1, 14, 41, 136, 407 or 678 nM 및 1.0, 3.0, 10, 30, 100, 300 or 500 ng/Ml 이였다. 대사 활성 시스템은 NADPH-generating system (1.3 mM NADP+, 3.3 mM glucose-6-phosphate, 0.4 U/mL glucose-6-phosphate dehydrogenase, 3.3 mM, magnesium chloride) 을 이용하였다. 시험 기질과 양성 대조군은 아래 표에 나와있다. 분석은 LCMS를 이용하였다.

표 17. CYP450 활성 억제 시험에 사용된 기질

P450 Isoform	Substrate	Substrate Concentration μM	Metabolite	Internal standard (mass transition)	HLM Concentration mg/mL	Incubation Time Minutes
Cytochrome P450 1A2	Phenacetin	40	Acetamidophenol	Acetamidophenol-[13C215N]	0.2	10
Cytochrome P450 2B6	Bupropion	80	OH-Bupropion	OH-Bupropion-[D6]	0.1	5
Cytochrome P450 2C8	Amodiaquine	1.5	Desethylamodiaquine	Desethylamodiaquine-[D3])	0.02	5
Cytochrome P450 2C9	Diclofenac	5	4΄-OH Diclofenac	4΄-OH Diclofenac-[13C6]	0.05	5
Cytochrome P450 2C19	(S)-Mephenytoin	40	4΄-OH S-Mephenytoin	4΄-OH S-Mephenytoin-[D3]	0.3	10
Cytochrome P450 2D6	Dextromethorphan	5	Dextrorphan	Dextrorphan-[D3]	0.1	5
Cytochrome P450 3A4	Midazolam	3	1΄-OH Midazolam	1΄-OH Midazolam-[13C3]	0.02	5
Cytochrome P450 3A4	Testosterone	50	6ß-OH Testosterone	6ß-OH Testosterone-[D7]	0.05	10

표 18. CYP450 활성 억제 시험에 사용된 양성 대조군

	Reversible Inhibitors (IC_{50})		Time dependent inhibitors (IC50 Shift)	
P450 Isoform	Positive Control	Acceptable range IC_{50} value (μM)	Positive Control	Acceptable range IC_{50} value[1] (μM)
Cytochrome P450 1A2	7,8-Benzoflavone	0.0020 – 0.040	NA	NA
Cytochrome P450 2B6	Ketoconazole	0.60 – 9.0	NA	NA
Cytochrome P450 2C8	Montelukast	0.0050 – 0.090	NA	NA
Cytochrome P450 2C9	Sulfaphenazole	0.10 – 2.5	NA	NA
Cytochrome P450 2C19	S-Benzylnirvanol	0.10 – 1.6	NA	NA
Cytochrome P450 2D6	Quinidine	0.015 – 0.25	NA	NA
Cytochrome P450 3A4 Testosterone	Ketoconazole	0.0050 – 0.10	NA	NA
Cytochrome P450 3A4 Midazolam	Ketoconazole	0.0050 – 0.10	Azamulin	0.0010 – 0.010

· 결과: 아래 표는 이 실험의 결과를 보여준다.

표 19. 인간 간 마이크로솜의 CYP450 활성 억제 시험결과

P450 Isoform	DM-1			Positive Control			
	Reversible IC_{50}		Time-Dependence IC_{50}	Inhibitor	Reversible IC_{50} (μM)	Time-Dependence IC_{50} (μM)	
	(nM)	(ng/mL)	30 min			Inhibitor	30 min
CYP1A2	>678	>500	--	7,8-Benzoflavone	0.015	--	--
CYP2B6	>678	>500	--	Ketoconazole	3.0	--	--
CYP2C8	>678	>500	--	Montelukast	0.040	--	--
CYP2C9	>678	>500	--	Sulfaphenazole	0.50	--	--
CYP2C19	>678	>500	--	S-Benzylnirvanol	0.58	--	--
CYP2D6	>678	>500	--	Quinidine	0.080	--	--
CYP3A4 (M)	>678	>500	155 nM (114 ng/mL)	Ketoconazole	0.028	Azamulin	0.0029
CYP3A4 (T)	>678	>500	--	Ketoconazole	0.025	--	--

NADPH생성 조건 하에서 DM1은 시험된 최고 농도 (678 nM, 500ng/mL)에서 CYP450 1A2, 2B6, 2C8, 2C9, 2C19, 2D6, 3A4의 활성을 50%보다 덜 억제했다. NADPH 존재 하에서 인간 liver 마이크로솜과 DM1을 30분동안 배양한 것은 CYP450 3A4의 억제를 유발하였고, 그것에 대한 IC50 값은 155 nM (114 ng/mL)였다. 이러한 결과들은 DM1이 시험된 농도에서 가역 억제를 유발시키지 않는 것을 암시한다. 하지만 시간 의존적 억제제일 수는 있다.

<u>T-DM1 (3H)의 IV 투여 후 랫의 혈장, 담즙, 소변에서의 대사체 프로파일</u>

: 사용된 약물은 Trastuzumab-MCC-[3H]-DM1 및 Trastuzumab-MCC-DM1이고, 사용된 동물은 SD 랫이였다. 채혈은 경정맥 삽관을 통해 약물 투여 후 15분, 24시간, 120시간, 168시간에 이뤄졌고, 소변은 약물 투여 전에 채집 후 약물 투여 후 0-4, 4-8, 8-24, 24-34, 34-48, 48-58, 58-72, 72-82, 82-96, 96-106, 106-120, 120-130, 130-144, 144-154, 154-168 시간에 이뤄졌다. 대변 채집은 소변과 같은 일정으로 진행하였고, 담즙 시료는 약물 투여 전에 채집 후 약물 투여 후 0-1, 1-2, 2-3, 3-4, 4-5, 5-6, 7-8, 8-24, 24-34, 34-48, 48-58, 58-72, 72-82, 82-96, 96-106, 106-120, 120-130, 130-144, 144-154, 154-168 시간에 이뤄졌다. 분석은 LC/MS/MS를 이용하였다.

· 결과

a) 혈장

: DM1은 자유 sulfhydryl 군을 가진다. 그러므로 T-DM1으로부터 방출된 DM1은 이합체를 이루거나 다른 thiol을 포함하는 분자와 반응할 수 있다. 연구자들은 환원제인 tris(2-carboxyethyl) phosphine (TCEP)을 첨가하여 disulfide 형성을 방지했다. 하지만 대부분의 방사능 (95% 이상)이 단백질에 결합되어 있다는 것을 보여주었다 (Study 09-1060). 연구자들은 TCEP이 있는 환경과 없는 환경에서 ACN을 이용하여 약물을 추출했다. 혈장 방사능의 5% 이하가 ACN에 용해 가능한 부분에 존재했다. TCEP이 없는 환경의 ACN 용해 가능한 부분에서 LC/MS/MS는 DM1을 검출할 수 없었다. 단지 M18 피크만이 존재했다. M18은 M17과 동시에 검출되었다. TCEP이 존재하는 환경에서 M17, M18, M16이 검출되었다. M16은 DM1이었고 전체 혈장 방사능 AUC의 0.3% 였다. TCEP이 존재하는 환경과 없는 환경에서 M17과 M18은 전체 혈장 방사능 AUC의 1.7 ~ 3.8% 였다. 연구자들은 M17을 tritiated water라고 밝혔고, M18은 밝히지 못했다. Lys-MCC-DM1, MCC-DM1는 검출되지 않았다.

b) 담즙

:랫은 144시간동안 전체 T-DM1중 47.6%를 담즙으로 배설했다 (study 09-1060). 6마리 랫에서의 시료들은 합쳐져 radio-profiling 되었다 (0-48시간, 48-144시간). 합쳐진 시료는 TCEP이 존재하거나 존재하지 않는 환경에서 처리되었고 원심분리되었다. TCEP이 없는 환경에서 상층액은 5개의 대사체 피크가 보였다. 2개의 피크는 Lys-MCCDM1의 이성질체였다 (투여된 용량의 21.5%). 2개의 피크는 MCC-DM1의 이성질체였다 (투여된 용량의 4.6%). Tritiated water는 투여된 용량의 3.3%를 차지했다. TCEP이 존재하는 환경에서 DM1은 투여된 용량의 약 1%를 차지했다. 이것은 대부분의 DM1이 disulfide bond conjμgate를 형성함을 암시한다. 그 외에 다른 요소들은 투여된 용량의 1%를 초과하지 않았다. 대사체 프로파일은 MCC-DM1인 48-144시간보다 0-48시간에 더 많이 배출된다는 것의 차이 이외에는 0-48시간 시료와 48-144시간 시료가 유사함을 보여주었다. 남은 방사능 18.5%는 다양한 피크들로 구성되었고 투여된 용량의 5% 미만이었다. 연구자들은 이러한 피크들을 밝히지 않았다.

c) 소변

:랫은 투여된 방사능 용량의 7.7%를 소변으로 제거했다 (Genentech study 09-10601). 6마리 랫에서 시료는 합쳐져 radio-profiling 되었다 (0-48시간, 48-144시간). 합쳐진 시료는 TCEP이 존재하거나 존재하지 않는 환경에서 처리되었고 원심분리되었다. 소변에서는 담즙과 같은 이화생성물이 검출되었다. TCEP이 없는 환경에서 Lys-MCC-DM1의 2개의 이성질체가 투여된 용량의 2.2%를 차지하였고, MCC-DM1의 2개의 이성질체가 투여된 용량의 0.2%를 차지했다. Tritiated water는

2.4%를 차지했다. TCEP이 존재하는 환경에서 DM1은 투여된 용량의 약 1%를 차지했다. 1%보다 크게 검출된 다른 요소들은 없었다. 대사체 프로파일은 MCC-DM1인 48-144시간보다 0-48시간에 더 많이 배출된다는 것의 차이 이외에는 0-48시간 시료와 48-144시간 시료가 유사함을 보여주었다. 연구는 다음의 두 DM1 이화생성물을 밝혔다.

Catabolites M12 and M13 (Lys-MCC-DM1)

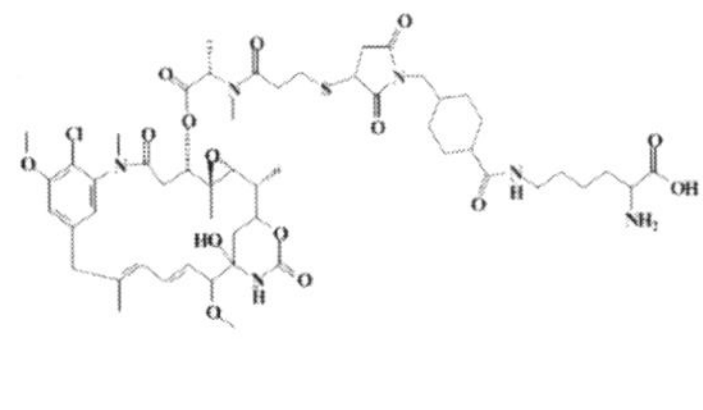

Catabolites M14 and M15 (MCC-DM1)

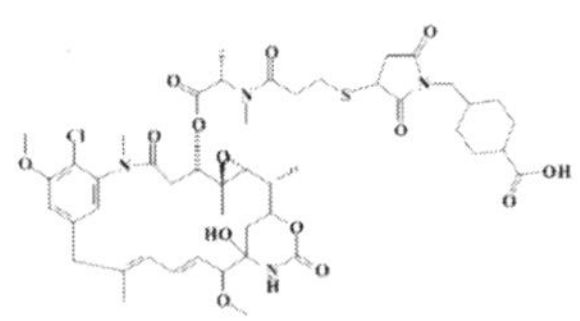

M16 = DM1

그림 21. 실험조건에서 생성된 이화생성물

T-DM1 (3H)의 시험관 내 혈장 안정성 시험

: 사용된 약물은 Trastuzumab-MCC-[3H] DM1 이고 약물의 항체 대 약물 비율(DAR)은 3.43이었다. 약물 농도는 50μg/mL이고 인간, 원숭이, 랫 혈장에서 실험되었다. 1% TFA/ACN방법으로 침전하였으며 37℃도에서 4일동안 배양하였고, SE-HPLC방법을 이용하여 분석하였다.

· 결과: 액체섬광계수기는 전체 방사능이 4일동안 변하지 않는 것을 보여주었다. 다음의 그래프는 인간 혈장에서 대부분의 방사능이 침전된 단백질에 존재하고 시간이 지남에 따라 감소한다는 것을 보여준다(그림22).0시간에서는 ACN-soluble 방사능이 인간 혈장에서 7.95±0.05, 원숭이 혈장에서 8.2±0.2, 쥐 혈장에서 8.1±0.5이었다. 96시간 까지 ACN-soluble 방사능은 인간 혈장에서 18.4±3.2, 원숭이 혈장에서 21.8±0.3, 쥐 혈장에서 21.3±1.3이었다. 다음의 그래프는 시간이 지남에 따라 T-DM1 농도가 감소함을 보여준다.항체 총량에 대한 ADC의 %는 0시간에서 104±1 (인간 혈장), 104±22 (원숭이 혈장), 93±1 (쥐 혈장)이었다. 96

시간 후에 항체 총량에 대한 ADC의 %는 54 ± 1 (인간 혈장), 49 ± 1 (원숭이 혈장), 34 ± 2 (쥐 혈장) 이었다. SE-HPLC 분석은 T-DM1 (3H)과 함께 이동된 방사능 피크들이 ELISA와 유사하게 감소한다는 것을 보여주었다. 고/저 분자량을 가지는 방사성 물질들의 증가가 모든 종에서의 시험관내 혈장 배양에서 관찰되었다. 결론적으로 T-DM1 (3H)는 37oC, 인간, 원숭이, 쥐 혈장에서 시간이 지남에 따라 감소한다. 연구자들은 혈장에서 DM1의 가수분해가 1차 속도 과정이라는 가정하에 Microsoft Excel Solver 모듈을 사용하여 침전물의 방사능 양에 대한 그림23의 자료를 one exponential decay model에 맞추었다. 다음의 그래프는 절편이 예상보다는 낮지만 자료가 이 모델에 잘 맞는다는 것을 보여준다(그림24). 이 모델로 계산된 T-DM1으로부터 DM1의 가수분해에 대한 반감기는 인간 혈장에서 약 585시간이었다. 그림24는 원숭이에서의 반감기도 인간과 유사할 것이라는 것을 암시한다.

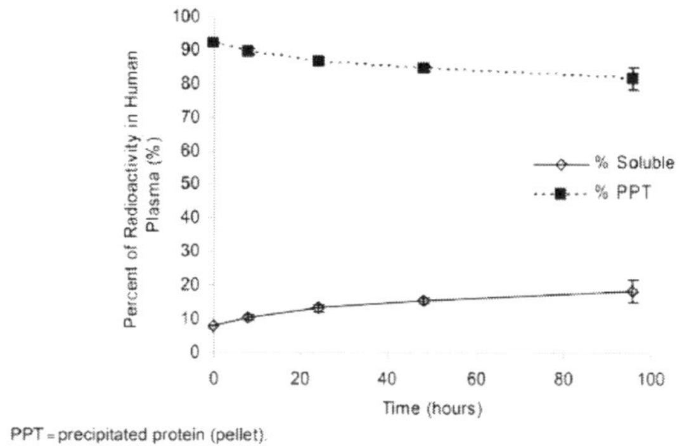

그림 22. 인간 혈장에서 시간에 따른 액체섬광계수기 결과

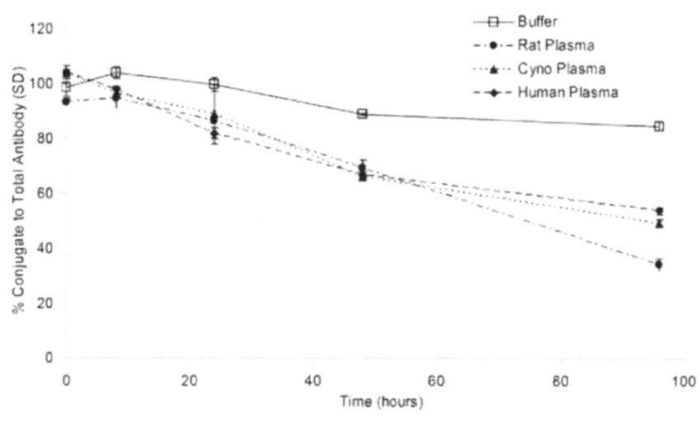

그림 23. 시간에 따른 항체 총량에 대한 ADC의 %

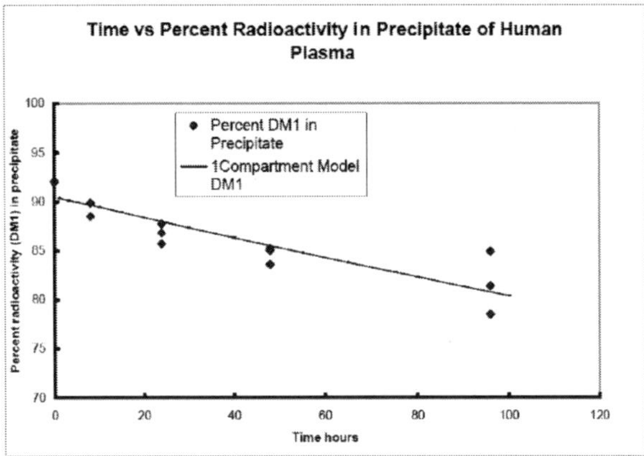

그림 24. 시간에 따른 침전물에서의 방사물질의 양

3) 제거

랫에서의 herceptin(125I)과 T-DM1 (125I)의 조직 분포

: 사용된 약물은 125I-허셉틴 및 125I-허셉틴-MCC-DM1 이고, 정맥 내 단회 투여로 진행되었다. 투여 후 1,4,7 및 14일에 방사물질 양을 측정하기 위해 랫을 희생시켰다.

· 결과: 혈장 단백질을 침전시키기 위한 trichloroacetic acid 첨가는 4, 7, 14일 시료에서 방사능의 100%가 침전물과 관련이 있다는 것을 보여주었다. 1일 시료에서 방사능의 85%는 침전물과 관련이 있다는 것을 보여주었고, 이것은 이 시간 때에 완벽한 분포가 이루어지지 않았다는 것을 보여주었다. 투여 제형은 투여 전 14일 동안 보관되었다.그림25, 26은 항체가 혈액 흐름을 타고 어느 주요 장기에 분포하는지를 보여준다. 보고서는 방사능 값에 대한 실측치는 제공하지 않았다. 보고서는 투여 후 1일에 최고 방사능 수치는 blood에서 관찰되었다고 말한다. 그 다음으로 폐, 간, 신장, 심장, 골수, 이자 순으로 분포한다고 말한다. 뇌에는 방사능이 전혀 검출되지 않았다. 방사능은 4일 동안 특정 장기에 축적되는 것처럼 보이지 않았다. 하지만 혈장에서 감소하는 속도보다는 낮은 속도로 감소했다.

Quantitative Whole Body Autoradiography of [^{125}I] Herceptin and [^{125}I] Herceptin-MCC-DM1 in normal rats

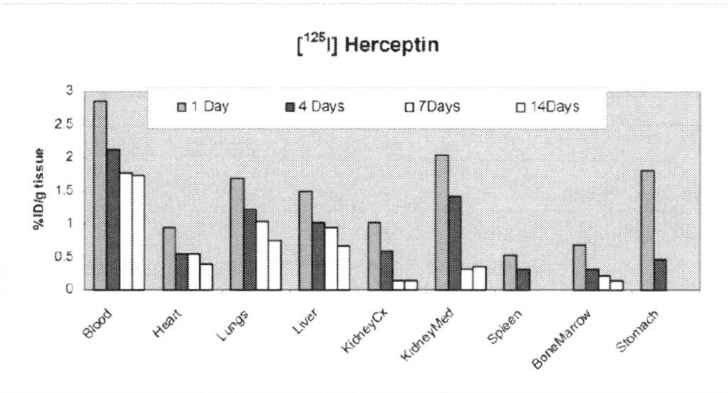

그림 25. 랫에서 125I-herceptin의 측정결과

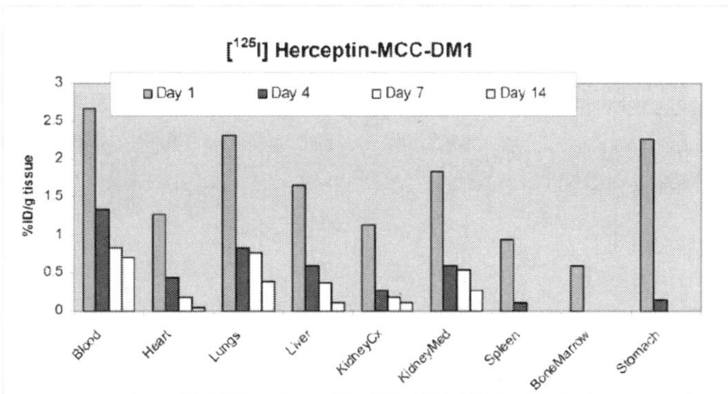

Quantitation of concentration of radioactivity in tissues and blood (from heart pool) was performed with [^{125}I] radioactive standards and MCID software (Imaging Research Inc., version 7). The concentration of radioactivity per gram of tissue was converted to the percent of the injected dose per gram of tissue (%ID/g). Data is expressed as the mean values of two animals per time point in each group.

그림 26. 랫에서 125I-herceptin-MCC-DM1의 측정결과

암컷랫에 T-DM1의 정맥 투여 후 혈장과 배설물에서의 방사능 측정

: 사용된 약물은 Trastuzumab-MCC-[3H]-DM1 및 Trastuzumab-MCC-DM1으로 항체 대 약물 비율(DAR)은 3.4 였다. 실험은 SD 랫에서 진행되었고, 실험 계획은 아래 표와 같다(표20). 투여 제형은 PBS이고 채혈은 1, 2 군에서는 꼬리정맥, 3, 4 군에서는 삽관된 경정맥을 통해 투여 후 15분, 24시간, 120시간, 168시간에 이뤄졌다. 소변 및 대변은 약물 투여 전과 약물 투여 후 0-4, 4-8, 8-24, 24-34, 34-48, 48-58, 58-72, 72-82, 82-96, 96-106, 106-120, 120-130, 130-144, 144-154, 154-168

시간에 채집되었다. 담즙은 1, 3군의 랫들에서 진행되었으며 분석은 HPLC법을 이용하였다. 그림 27은 DM1에 치환된 방사성 물질의 위치를 나타낸다.

표 20. 정맥 투여 후 혈장과 배설물에서의 방사능 측정 실험 계획

Group	No./Sex	Route	Non-Cannulated or Bile Duct–Cannulated Rat	Dose Level T-[^{3}H]-DM1 (mg/kg)	Dose Level T-DM1 (mg/kg)	Dose Volume (mL)
1[a]	6/F	IV	Non-Cannulated	10	—	0.8
2[a]	6/F	IV	Non-Cannulated	—	10	0.8
3[b]	6/F	IV	Bile Duct–Cannulated	10	—	0.8
4[b]	6/F	IV	Bile Duct–Cannulated	—	10	0.8

IV = intravenous; T = trastuzumab.

[a] Blood, urine, and feces were collected from these rats, which were housed in metabolism cages.

[b] Blood, bile, and feces were collected from these rats, which were housed in metabolism cages.

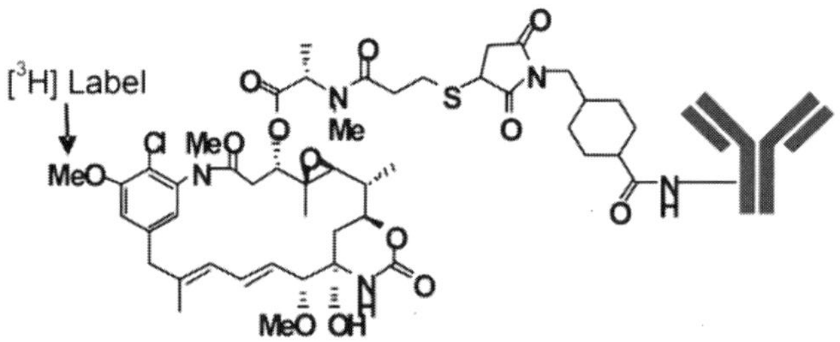

그림 27. DM1에 치환된 방사성 물질의 위치

· 결과

a) 혈액

: 혈장에서 시간-농도 그래프는 다른 연구결과와 유사하였다. 혈장에서 시간 별 대부분의 방사능은 아세톤 추출물과 관련이 있었다. HPLC 분석 시 trastuzumab-MCC-[3H]-DM1과 같은 머무름 시간에 나온 피크 하나만이 관찰되었다. 이것은 추출물 부분의 대부분의 방사능결과와 일치하는 결과로 free DM1이든지 대사체가 혈중에 거의 없다는 것을 암시한다. 그 이유는 이 물질들은 매우 느리게 가수분해되어 매우 빠르게 제거되기 때문이다. 가수분해는 속도 결정 단계이다 (vide infra). Pellet에서의 방사능 양은 투여된 용량의 3% 이하였다. T-DM1은 적혈구에 결합률이 매우 낮다.

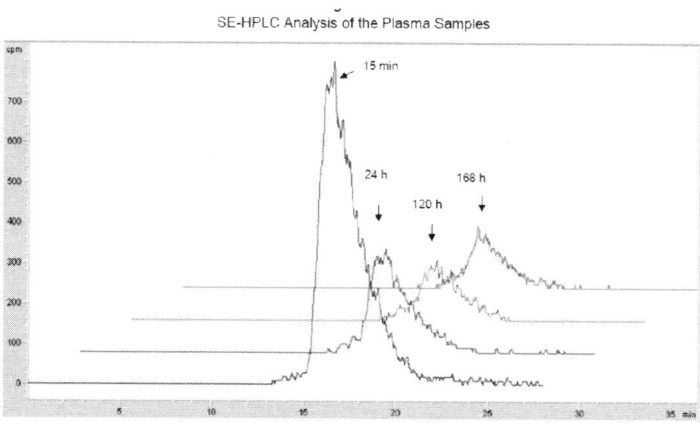

그림 28. 혈장에서 시간별 SE-HPLC 분석 결과

b) 삽관된 랫으로부터 담즙과 대변

: 그림29는 담즙과 대변에서의 방사능 축적 및 제거율을 보여준다. 담즙에서의 방사능은 약물 투여 후 몇 시간 안에 측정되었으며, 점점 증가했다. 연구 7일 째 투여된 약물의 50.9±4.2%가 담즙으로 제거되었다. 대변에서는 적은 양의 방사능이 검출되었으며, 그 값은 투여된 약물의 4.7±1.7%였다. 방사능 물질의 위장관계로의 직접 제거 비율은 매우 적었다.

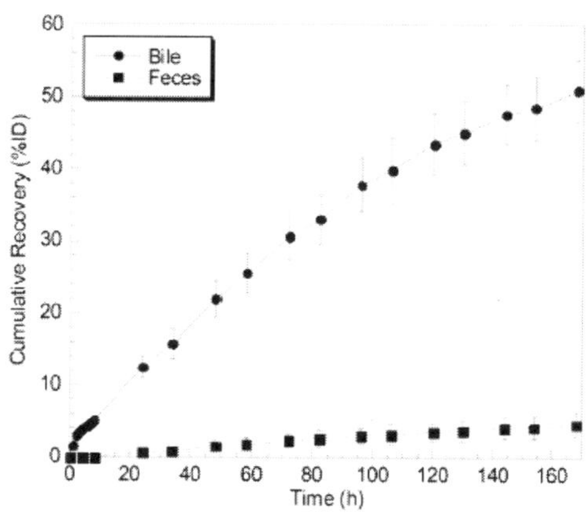

그림 29. 삽관된 랫에서 담즙과 대변의 축적률 결과

담즙과 대변에서의 대부분의 방사능은 아세톤 추출물과 관련 있었다. 담즙에서 용해성 방사능 %는 모든 시료에서 97.0±1.46~99.5±0.1%였다. HPLC에 의해 trastuzumab-MCC-[3H]-DM1은 담즙에서 검출되지 않았고 몇몇의 저분자량 피크가 검출되었다. 몇몇의 피크는 free DM1과 같은 머무름 시간에서 검출되었다. 대변에서 용해성 방사능 %는 모든 시료에서 74.4±3.4~79.3±3.7%였는데 이러한 값들은 낮은 수치를 보여주는데 이유는 대변에서 담즙보다 더 약물을 추출하기 어렵기 때문이다.

c) 삽관되지 않은 랫으로부터 대변과 소변

:그림30은 축적 방사능 회수율을 보여준다. 최종적으로 담즙에서 총 방사능의 50.9±4.2%가 회수되었고, 대변에서 49.6±5.7%가 회수되었다. 그림31은 삽관되지 않은 쥐에서 대부분의 약물이 대변을 통해 배설된다는 것을 보여준다. 삽관되지 않은 쥐의 소변에서 회수된 방사능 총량은 투여된 약물의 8.2±2.8%였다. 이 중 98±1%가 잘 녹는 추출물에서 회수되었다. 연구자들은 랫사체에서의 총 방사능 양은 측정하지 않았다. 나머지 방사능 물질은 168시간 동안 랫의 체내에 있을 가능성이 높다.

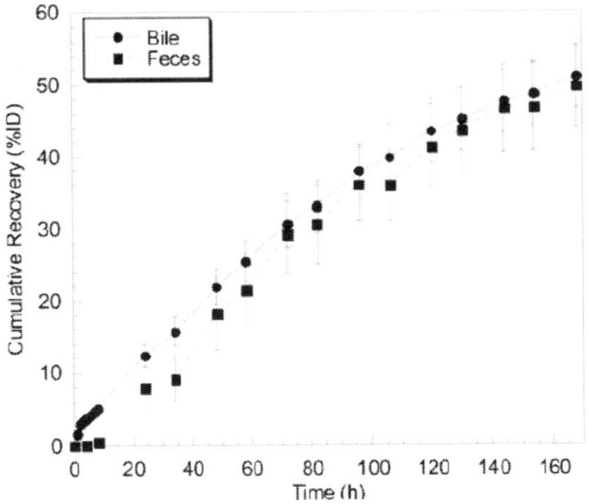

그림 30. 삽관되지 않은 랫에서 담즙과 대변의 축적률 결과

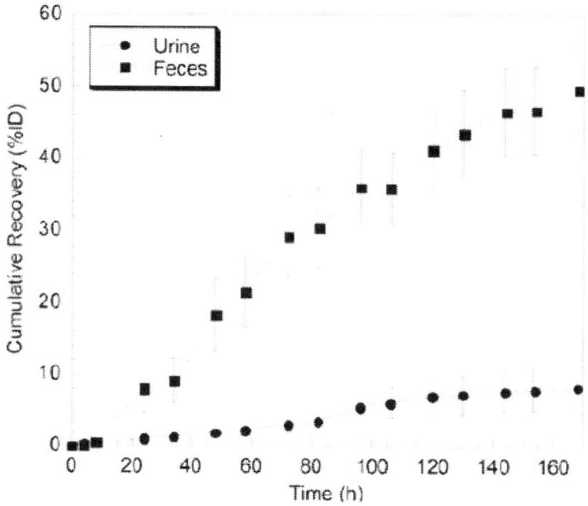

그림 31. 삽관되지 않은 랫에서 소변과 대변의 축적률 결과

4) 독성 동태

인간에서의 대사체 프로파일과 재조합 CYP450 및 인간 간 마이크로솜에서 DM1의 표현형 연구

: 사용된 약물은 DM1으로 사용된 조직은 인간 간 마이크로좀(HLM)과 재조합 CYP450 (rCYP1A2, rCYP2A6, rCYP2B6, rCYP2C8, rCYP2C9, rCYP2C18, rCYP2C19, rCYP2D6, rCYP2E1, rCYP3A4, rCYP3A5, rCYP4A 11) 이다. 대조군으로 HLM은 1uM DM1을 포함하여 NADPH reduction-regeneration system 존재/무존재 하에 배양되었다. 각각의 반응은 3개의 군에서 진행되었다. 반응은 DM1 첨가에 의해 시작되었으며 ACN을 첨가하여 멈추어 졌다. 저해제 실험에서 저해제는 마이크로솜 시스템 제조 시에 첨가되었으며 저해제는 DM1 첨가되어 반응이 시작되기 5 또는 15분 전에 첨가되었다. 반응은 60분 동안 진행되었으며 시료는 LC/MS/MS로 분석되었다. 시험 저해제로 다음의 표는 CYP 450 동질효소와 효소별 특이적 저해제를 보여준다. 배양 시 40 pmol/mL rCYP는 1mM NADPH와 5분 동안 37oC에서 배양되었다. 각각의 반응은 3개의 군으로 진행되었으며 반응은 1 uM DM1이 첨가되어 시작되었다. 시료들은 0분과 60분 후에 채집했고 ACN이 첨가로 반응을 멈추었다. 내부 표준물질로서 7.5 nM의 maytansine이 사용되었다. 분석법으로는 LC/MS/MS을 이용하였다.

표 21. CYP 450 이종효소와 효소별 특이적 저해제

Targeted cytochrome P450 Isoenzyme	Chemical Inhibitor	Concentration of Inhibitor (μM)
1A2	Furafylline [a]	10
2A6	tranylcypromine	1
2B6/2C19	Ticlopidine	10
2C8/2C9	Quercetin	10
2C9	Sulfaphenazole	10
2D6	Quinidine	1
3A4/5	Ketoconazole	1
3A4/5	troleandomycin [a]	20
All Cytochromes P450	1-aminobenzotriazole [a]	1000

· 결과: 다음의 표는 HLM 관련 실험에 대한 결과를 보여준다. NADPH를 포함하는 대조군에서 HLM은 DM1의 73%를 대사시켰다. NADPH가 존재하지 않는 환경에서 HLM은 DM1을 27% 대사시켰다. 대부분의 DM1 간 대사는 NADPH 의존적이다. 1-aminobenzotriazole는 인간 CYP 450 대사의 대부분을 억제하는데 1-aminobenzotriazole 존재하는 환경에서 마이크로솜은 DM1을 29% 대사시켰다. 이는 NADPH 없는 조건에서 발생한 대사의 정도와 같다. 즉 대부분의 CYP450가 DM1 간대사를 매개함을 알 수 있다. Ketoconazole과 troleando-mycin을 제외한 모든 저해제는 CYP 450 대사 억제를 실패했다. 실패한 대사 억제 상황에서의 DM1의 대사 정도는 NADPH가 존재하는 대조군 결과와 유사했다. 반대로 ketoconazole과 troleandomycin은 DM1 대사를 눈에 띄게 억제했다. 이는 CYP 450 3A4 또는 3A5 또는 둘 모두 DM1의 간대사에 영향이 있다는 것을 보여준다.

표 22. DM1의 HLM 실험 결과

Targeted Cytochrome P450 Isoform	Chemical Inhibitor	Percentage of DM1 Remaining [a]	SD	Percentage of DM1 metabolized
Control	none with NADPH	27	3	73
Control	none without NADPH	82	16	18
All	1-aminobenzotriazole [b]	81	10	19
1A2	Furafylline [c]	25	3	75
2A6	tranylcypromine	25	5	75
2B6/2C19	Ticlopidine	26	3	74
2C8/2C9	Quercetin	28	6	72
2C9	Sulfaphenazole	25	5	75
2D6	Quinidine	22	7	78
3A4/5	Ketoconazole	76	17	24
3A4/5	troleandomycin [c]	84	9	16

다음의 표는 인간 재조합 CYP 450 효소의 실험결과를 보여준다. 이러한 실험들은 HLM 결과와 유사했으며 DM1은 대부분 CYP 450 3A4와 3A5에 의해 대사되었다. 그리고 2C9과 2E1에 의해서도 약간 대사되었다.

다음 그림은 연구자들이 밝힌 대사체를 보여준다. Thioethyl 군이 가장 취약한 부분이다(그림 32). Sulfonation 대사체인 M3와 M2는 상당히 수용성으로 대부분 소변으로 쉽게 제거되었다. M7 대사체는 DM1보다 약간 독성이 있었으며 덜 수용성이다.

표 23. DM1의 인간 재조합 CYO450 실험 결과

Recombinant human Cytochrome P450 Isoenzyme	Percentage of DM1 remaining	SD	Percentage of DM1 metabolized
1A2	86	6	14
2A6	104	11	0
2B6	112	22	0
2C8	93	8	7
2C9	76	4	24
2C18	102	17	0
2C19	99	4	1
2D6	92	12	8
2E1	81	4	19
3A4	22	4	78
3A5	54	5	46
4A11	99	N = 1	1

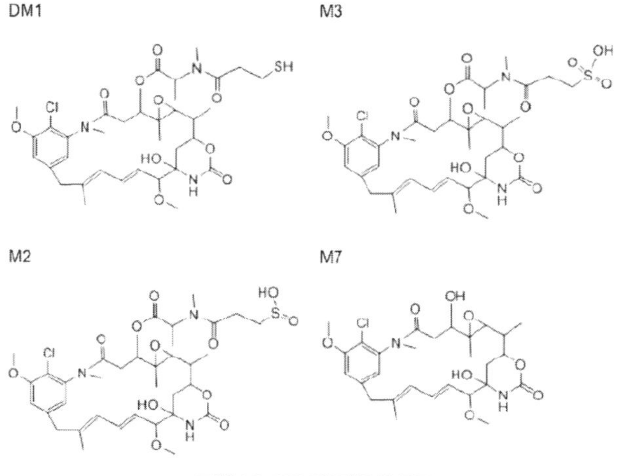

그림 32. DM1의 대사체 구조

인간 MDR1 (ABCB1/P-gp) ABC (Efflux) 수송체와 DM1의 시험관 내 상호작용 연구

: 사용된 약물은 DM1 및 3H-DM1이다. 연구는 DM1이 MDCKII-DMR1 세포에서 human efflux transporter MDR1의 억제제 또는 기질일지를 평가하고 DM1의 MDR1 (p-glycoprotein)과 상호작용을 측정하는 실험이다. 결과는 DM1이 MDR1 막 수송체에 대한 기질이라는 것을 보여주었다. 그러나 다른 기질들의 수송을 억제하는 것으로 보이진 않았다.

· 결과: 연구 결과 DM1이 MDR1 막 수송체에 대한 기질이라는 것을 보여주었다. 그러나 다른 기질들의 수송을 억제하는 것으로 보이진 않았다.

암컷cynomolgus 원숭이에서 T-DM1의 약물동태학 동등성 시험

: 사용된 약물은 서로 다른 로트에서 생성한 Trastuzumab-MCC-DM1이고 암컷 원숭이로 실험을 진행하였다.투여량은 10 mg/kg으로 군당 13마리에 단회 투여로 정맥 내 투여하거나 대퇴정맥 내 투여하였다. 임상신호는 2주에 한번 측정하였고 항체분석은 43일에 하였고 독성동태를 위한 채혈은 약물 투여 전과 투여 후 5 분, 6, 12, 24 시간, 48, 72, 120, 168, 336, 504, 672, 840, 1008 시간 후에 진행하였다.분석법은 ELISA (총 trastuzumab, T-DM1)와 LC/MS/MS (DM1) 법을 이용하였다.

· 결과: 실험은 두 로트의 각 T-DM1에 대한 PK 동등성을 평가하기 위해 실험을 진행했다. 투여 약물 분석 시 1 군에 투여된 약물의 농도는 이론 값의 107%였고, 2 군에 투여된 약물의 농도는 이론 값의 99.7%였다. 동물 사망은 없었으며 임상적으로 독성학적 신호 및 증상은 없었다. 항체 분석 시 2 군에서 13마리의 원숭이 중 한마리의 원숭이에서 T-DM1에 대한 항체가 생성되었고 1 군에서는 항체가 생성되지 않았다.체중 및 음식 섭취 면에서 독성학적 변화는 없었으며 독성동태학 분석과 관련하여 다음의 표는 독성학적 변수를 보여주며 결과는 WinNonlin professional NCA 분석을 통해 계산되었다.

표 24. WinNolin NCA를 통해 계산된 독성학적 변수

Mean (±SD) Non-Compartmental Pharmacokinetic Parameters for DM1 (n=13/group)

Group No.	Test Material	Lot No.	$t_{1/2}$ (day)	C_{max} (ng/mL)	AUC_{last} (ng•day/mL)	CL (mL/day/kg)	V_{ss} (mL/kg)
1	Trastuzumab-MCC-DM1 (b) (4)	FIL037F01	2.14±0.498	16.1±3.01	8.43±±1.68	1030000±187000	2700000±505000
2	Trastuzumab-MCC-DM1 (b) (4)	07p12-01-001	1.92±0.385	12.8±1.81	6.03±1.49	1370000±202000	3410000±737000

Mean (±SD) Non-Compartmental Pharmacokinetic Parameters for Total Trastuzumab (n=13/group)

Group No.	Test Material	Lot No.	$t_{1/2}$ (day)	C_{max} (ng/mL)	AUC_{last} (ng•day/mL)	CL (mL/day/kg)	V_{ss} (mL/kg)
1	Trastuzumab-MCC-DM1 (b) (4)	FIL037F01	6.85±1.96	281000±27600	1340000±371000	8.26±3.73	74.3±4.22
2	Trastuzumab-MCC-DM1 (b) (4)	07p12-01-001	8.26±1.73	248000±26000	990000±177000	10.3±2.66	103±8.44

다음의 세 개의 그래프는 T-DM1, 총 trastuzumab, DM1에 대한 혈중 농도 변화를 보여준다.

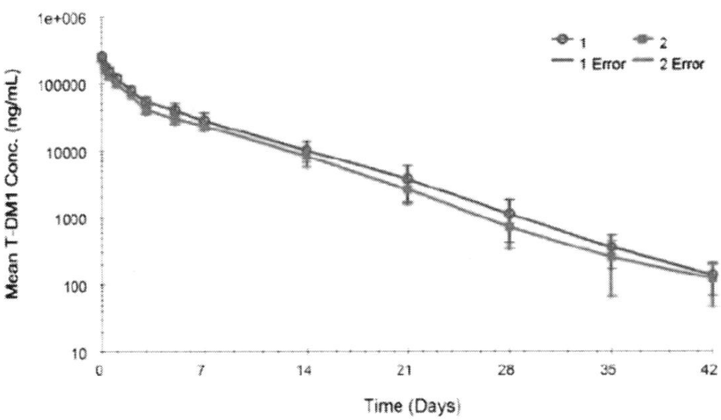

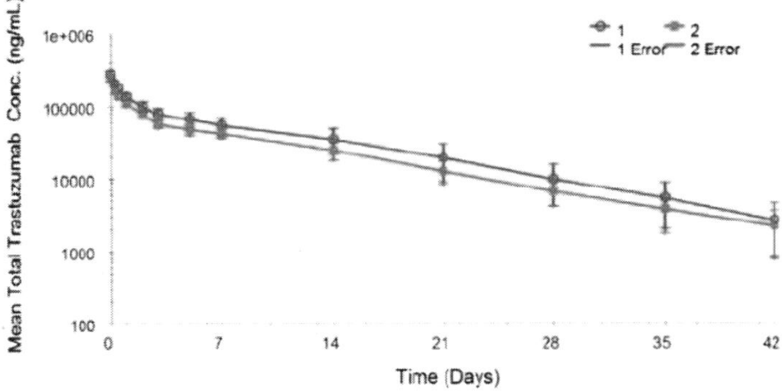

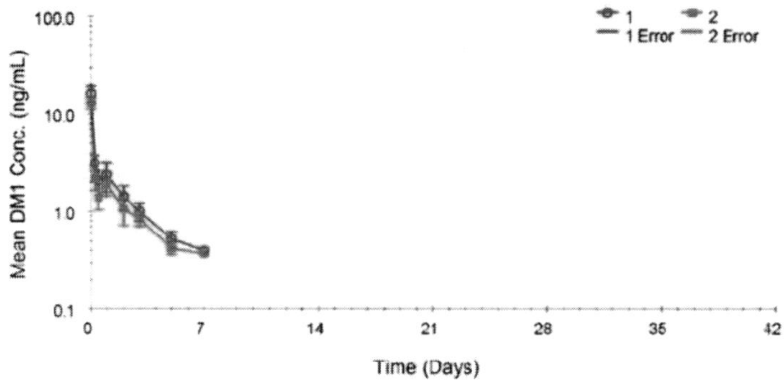

그림 33. T-DM1, 총 trastuzumab, DM1에 대한 혈중 농도 변화

다음의 표는 생물학적 동등성에 대한 통계적 비교를 보여준다.

표 25. 생물학적 동등성에 대한 통계적 비교

AUC_{last} Geometric Means and Ratio of Individual Animal Data (n = 13/group) for T-DM1

Group	Test Material	(b) (4)	Lot No	AUC_{last} (day • ng/mL) Mean ± SD	Geometric Mean	95% LCL	95% UCL	Geometric Mean Ratio (CI) [a]
1	Trastuzumab-MCC-DM1		FIL037F01	701000 ± 134000	687000	601000	786000	
2	Trastuzumab-MCC-DM1		07p12-01-001	575000 ± 74400	570000	523000	620000	0.830 (0.732, 0.940)

AUC_{last} = area under the curve from time 0 to the time of last measurable concentration; CI = 90% confidence interval; LCL = lower confidence limit; UCL = upper confidence limit.

[a] The ratio of geometric means and confidence interval for AUC_{last} comparing Group 2 with Group 1.

C_{max} Geometric Means and Ratio of Individual Animal Data (n = 13/group) for T-DM1

Group	Test Material	(b) (4)	Lot No.	C_{max} (ng/mL) Mean ± SD	Geometric Mean	95% LCL	95% UCL	Geometric Mean Ratio (CI) [a]
1	Trastuzumab-MCC-DM1		FIL037F01	253000 ± 28500	251000	234000	269000	
2	Trastuzumab-MCC-DM1		07p12-01-001	241000 ± 28300	239000	223000	257000	0.952 (0.880, 1.03)

C_{max} = maximal concentration from time 0 to the time of last measurable concentration; CI = 90% confidence interval; LCL = lower confidence limit; UCL = upper confidence limit.

[a] The ratio of geometric means and confidence interval for C_{max} comparing Group 2 with Group 1.

표는 Cmax의 기하 평균이 9.05이며 90% 신뢰구간이 0.88 ~ 1.03인 것을 보여준다. 연구자들은 결과가 CI가 1을 포함하기 때문에 생물학적 동등성 기준을 충족한다고 기술했다. 또한 표는 AUClast의 기하 평균이 0.830이며 17% 정도 차이가 있으며, 신뢰구간이 0.732 ~ 0.940인 것을 보여준다. 연구자들은 결과가 CI가 1을 포함하지 않기 때문에 생물학적 동등성 기준을 충족하지 못했다고 기술했다. 위의 시간-농도 그래프에서 1 군의 농도는 2 군보다 지속적으로 컸다. 이것은 두 군간에 AUC 차이를 발생시켰다. 이 결과에 영향을 미친 요소는 적어도 두 가지가 있다. 첫째는1 군에서 측정된 투여 약물 농도는 이론 값의 107%이고2 군에서 측정된 투여 약물 농도는 이론 값의 99.7%인 점이다. 둘째로, 2 군의 한 원숭이 (number 104904)가 T-DM1에 대해 항체를 생성한 점이다. 이 원숭이에서의 혈중 T-DM1 농도는 지속적으로 가장 낮았으며 이 원숭이는 분석에서 제외되지 않았다. 이러한 두 요소들은 새로운 제형에 영향을 미쳐 생물학적 동등성 시험을 실패하게 했다. 그럼에도 불구하고 이러한 요소들은 두 제형에 관해 큰 영향을 미치지 않았고 초기 약물 제품은 두 번째 제품보다 더 생물학적으로 좋은 결과를 보였다.

<u>예비 내약성 확인을 위한 원숭이에게 단회 정맥 주사 후 T-DM1의 약물학적 동태학 평가</u>

: 사용된 약물은 Trastuzumab-SMCC-DM1 이고 실험은 3.5~5.5kg의 원숭이 수컷 7마리 암컷 7마리에서 진행되었다.다음 표는 용량 군, 용량, 용량 및 N을 보여준다. 투여 경로는 정맥 내 주사하였고 임상 관찰은 하루에 두 번 시행하였다. 채혈 및 임상 화학실험은 약물 투여 전과 투여 후 2, 4, 6, 8, 12, 15, 19, 22, 25, 29, 43, 57, 71일에 시행하였다. 독성동태학 실험은 위 채혈 시점과 동일하게 진행하였고 투여 용량에 따란 다른 model을 사용했다. 항체 분석은 ECLA로 측정되었으며 약물 투여 전 혈청 시료와 약물 투여 후 76일 시료를 분석하였다.

표 26. 예비 내약성 실험에서 원숭에 투여된 용량

Treatment Group	Dose Group	Nominal mg/kg	Nominal Dose ug/m^2 ug/kg	Conc. (mg/mL) mg/mL	Dose Volume (mL/kg) mL/kg	Number of Females	Males
1	Control	0	0	0	6	1	1
3*	LD	0.3	72.4	0.05	6	2	2
2*	MD	3	724	0.5	6	2	2
4	HD	30.0	7240	5.0	6	2	2

· 결과: 투여제형 분석 시 T-DM1의 농도는 5.1 mg/mL 이었으며, pH 5.0, DAR 3.4였다. 또한 98% monomer였으며, endotoxin은 0.04EU/mg 미만이었다. 임상 및 체중 관찰 시 독성학적 변화는 없었다. 독성동태결과는 다음과 같다(표27,28).

표 27.2, 4 군에서 독성동태 결과

Parameter	Total Trastuzumab Group 2 (3.0 mg/kg)	Total Trastuzumab Group 4 (30 mg/kg)	Trastuzumab-MCC-DM1 Group 2 (3.0 mg/kg)	Trastuzumab-MCC-DM1 Group 4 (30 mg/kg)
$AUC_{0\text{-}inf}$ (μg/mL·day)	302±18.2	6940±1760	180±15.0	3110±506
CL (mL/kg/day)	9.77±0.584	4.66±1.37	16.5±1.53	10.1±1.77
C_{max} (μg/mL)	73.5±3.53	833±36.5	74.2±4.31	795±76.0
V_1 (mL/kg)	40.2±2.28	36.9±1.64	39.8±2.64	38.8±3.71
V_{ss} (mL/kg)	90.6±13.1	74.5±3.06	60.7±8.51	68.6±1.32
MRT (days)	9.27±1.18	16.9±4.82	3.67±0.199	6.96±1.21
$t_{1/2,\alpha}$ (days)	0.506±0.136	0.456±0.0636	0.557±0.175	0.498±0.0379
$t_{1/2,\beta}$ (days)	4.45±0.0899	12.2±3.47	2.96±0.093	5.30±0.905
$t_{1/2,\gamma}$ (days)	15.9±2.75	ND	ND	ND
$t_{1/2,\,effective}$ (days)	6.42±0.820	11.7±3.34	2.54±0.138	4.82±0.838

$AUC_{0\text{-}inf}$ = area under the curve from zero to infinity; CL = clearance; C_{max} = maximum observed concentration; ND = not determined; MRT = mean residence time; $t_{1/2,\alpha}$ = half-life of the α phase; $t_{1/2,\beta}$ = half-life of the β phase; $t_{1/2,\gamma}$ = half-life of the γ phase; $t_{1/2,\,effective}$ = effective half-life; V_1 = volume of the central compartment; V_{ss} = volume of distribution at steady state.

표 28.3 군에서 독성동태 결과

Mean (±SD) Total Trastuzumab and Trastuzumab-MCC-DM1 PK Parameters following IV Administration of Trastuzumab-MCC-DM1 (Group 3; 0.3 mg/kg)

Parameter	Total Trastuzumab	Trastuzumab-MCC-DM1
$AUC_{0\text{-}inf}$ (μg/mL·day)	11.0±3.71	7.53±2.52
CL (mL/kg/day)	27.7±11.0	40.4±16.1
C_{max} (μg/mL)	8.10±1.71	7.36±1.43
V_1 (mL/kg)	35.2±7.96	38.5±7.56
V_{ss} (mL/kg)	66.7±12.7	44.2±10.8
MRT (days)	2.60±0.843	1.14±0.165
$t_{1/2,\,terminal}$ (days)	4.88±2.03	0.916±0.174

$AUC_{0\text{-}inf}$ = area under the curve from zero to infinity; CL = clearance; C_{max} = maximum observed concentration; MRT = mean residence time; V_1 = volume of the central compartment; V_{ss} = volume of distribution at steady state; $t_{1/2,\lambda z}$ = terminal half-life.

1.6 일반독성

1) 단 회 투여 독성

<u>3주 회복 기간을 가진 원숭이에서 T-DM1의 단회 정맥 투여 후 독성 시험</u>

: 사용된 약물은 Tmab-MCC-DM1이고 DAR은 3.4였다. 실험에는 수컷 및 암컷 원숭이가 사용

되었다. 다음 표는 약물 투여 군을 보여준다(표29). 투여 경로는 정맥 내 투여 및 대퇴정맥 투여하였고 임상신호는 하루에 두번 관찰하였다. 혈액학 및 임상 화학실험은 3,8,15,22일에 시행하였고 뇨분석 및 부검은 3,22일에 시행하였다. 독성동태분석은 약물 투여 전, 약물 투여 후 1, 5분, 3, 4, 8, 15, 22일에 ELISA와 LC/MS/MS분석법으로 시행하였다.

표 29. 3주 회복 기 가진 원숭이에서 단회 정맥 투여 독성 시험에서 약물 투여 군

Group	Total No. of Animals M/F	Dose Level Tmab-MCC-DM1 (mg/kg)[a]	Dose Level Tmab-MCC-DM1 (μg/m2)[b]	Dose Concentration[c] (mg/mL)	Terminal Necropsy (Day 3) No. Euthanized M/F	Recovery Necropsy (Day 22) No. Euthanized M/F
1 (Vehicle)	6/6	0	0	0	3/3	3/3
2 (Low)	6/6	3	612	0.50	3/3	3/3
3 (Mid)	6/6	10	2040	1.67	3/3	3/3
4 (High)	6/6	30	6120	5.00	3/3	3/3

a Dose expressed as mg total Tmab-MCC-DM1/kg body weight.

b Dose of Tmab-MCC-DM1 expressed as dose of DM1 ($\mu g/m^2$), calculated as follows: [Dose Level (mg/kg Tmab-MCC-DM1) x 12 x 0.017 (fraction of DM1 to trastuzumab in Tmab-MCC-DM1) x 1000]. The conversion factor of 12 is taken from U.S. Department of Health and Human Services Food and Drug Administration, CDER/CBER, Guidance for Industry and reviewers: Estimating the Safe Starting Dose in Clinical Trials for Therapeutics in Adult Healthy Volunteers, December 2002. The fraction of DM1 to trastuzumab in Tmab-MCC-DM1 is determined using the molecular weights (MW) of DM1 (MW 738) and trastuzumab (MW 145167), and the measured drug/Antibody ratio (DAR) 3.4, and is calculated as follows: (MW DM1 x DAR)/MW trastuzumab).

c The dose volume was 6.0 mL/kg for all groups.

· 결과

a) 동물 사망: 없었음

b) 임상 신호:독성학적 변화 없었음.

c) 체중: 다음 두 개의 그래프는 시간에 따른 체중 변화를 보여준다(그림34, 그림35). 실험 초기에 모든 원숭이에서 체중이 감소하였다. 실험 과정 초기 스트레스 때문으로 예상되며 중간 용량의 수컷 결과가 음성 대조군과 경향이 같다는 것을 제외하고는 결과는 약물 투여가 일반적으로 동물의 체중 증가를 억제한다는 것을 암시한다. 수컷에서 최고는 약 15% 체중 감소, 암컷에서 최고는 약 10% 체중 감소이다. 이 효과는 적지만, 독성학적으로 유의한 효과다. 연구자들은 약물 투여가 음식섭취에는 영향을 주지 않았다고 언급했다.

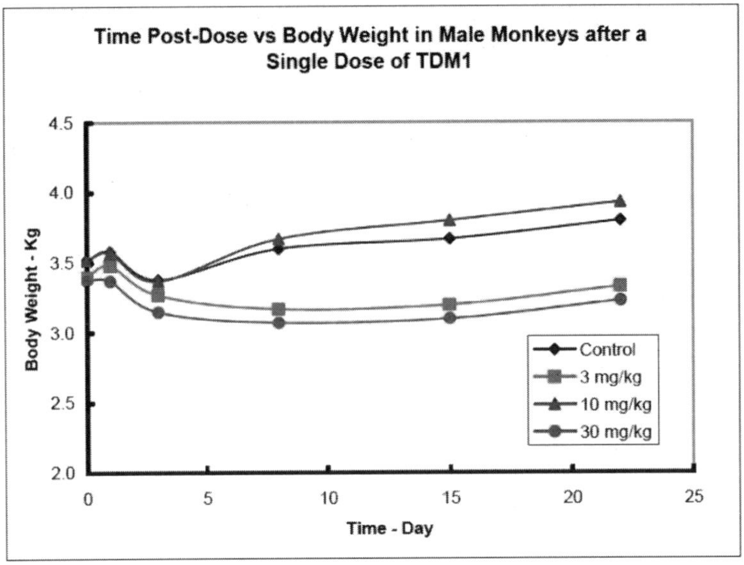

그림 34. 수컷 원숭이 정맥 내 단 회 투여 후 체중 변화

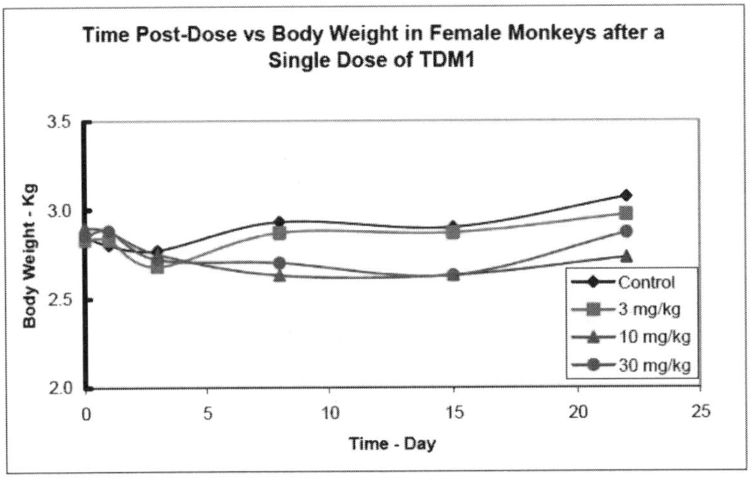

그림 35. 암컷 원숭이 정맥 내 단 회 투여 후 체중 변화

d) 항체 분석:음성.

e) 혈액학

: 22일째에 망상 적혈구 보상 증가와 함께 경미한 빈혈이 관찰되었다.고용량 투여 군에서 통

계적으로는 유의하지 않은 혈소판 감소가 관찰되었고, 회복되는 중인 것이 관찰되었다. 3일째에 호중구가 증가하고 고용량 수컷 군에서는 약 30% 미만이 증가하였으며, 통계적으로 유의치 않았다. 고용량 암컷 군에서는 3배 더 호중구가 증가하였으며, 통계적으로 유의했다. 단핵 벽혈구가 2배 증가했고,다른 경미한 변화는 통계적으로 유의한 수치까지 도달한 것들이 있었지만, 독성학적으로 유의하진 않았다.

f) 임상화학:다음의 표는 독성학적으로 유의한 임상 화학 변화를 보여준다(표30).

표 30. 원숭이에서 단회 정맥 투여 후 임상화학 결과

Parameter	Day	Control	3 mg/kg	10 mg/kg	30 mg/kg	Recovery day 22
Male Albumin	3	4.6	0.0%	-4.3%	**-13.0%**	
Male Albumin	15	4.5	-2.2%	-4.4%	-20.0%	Remained low
Male AGR	3	1.3	7.7%	0.0%	**-15.4%**	
Male AGR	15	1.2	8.3%	0.0%	-25.0%	Partial recovery
Female Cholesterol	3	151	-16.6%	-15.9%	**-21.2%**	
Female Cholesterol	22	144	-13.2%	-10.4%	-22.2%	Remained low
Male Triglycerides	3	33	36.4%	42.4%	**57.6%**	Recovered
Male AST	3	48	35.4%	**81.3%**	**268.8%**	
Male AST	8	46	-10.9%	60.9%	**391.3%**	Recovered
Female AST	3	40	22.5%	97.5%	**215.0%**	
Female AST	8	51	-17.6%	33.3%	**360.8%**	Recovered
Male ALT	3	49	12.2%	38.8%	44.9%	Recovered
Female ALT	3	52	23.1%	19.2%	26.9%	Recovered
Male ALP	3	490	19.8%	**62.4%**	**64.9%**	Recovered
Female ALP	3	206	13.6%	85.4%	**131.6%**	Recovered
Male GGT	3	57	24.6%	68.4%	36.8%	Recovered

g) 장기 무게: 3일째에 약물 3mg/kg 용량으로 투여받은 암컷 원숭이의 뇌와 갑상선 절대적 무게가 대조군 대비 감소하였다. 전체 체중 대비 간무게의 %는 30 mg/kg용량으로 투여받은 암컷 원숭이에서 대조군과 비교 시 증가하였다. 이러한 변화는 통계적으로 유의한 수치에 도달하지 않았다. 그러나 암컷 원숭이 중 한 마리에서 뇌에 극미의 염증이 관찰되었다.

h) 육안 병리학:주사 부위 상처

i) 조직 병리학:다음의 표는 3일째 해부된 원숭이의 독성학적으로 유의한 극미의 독성을 보여준다(표31).

표 31. 원숭이에서 단회 정맥 투여 후 조직 병리학 결과

Terminal Necropsy N = 3 per sex	Male Control	Male 3 mg/kg	Male 10 mg/kg	Male 30 mg/kg	Female Control	Female 3 mg/kg	Female 10 mg/kg	Female 30 mg/kg
Brain								
Ependymal Inflamma ion						1		
Lung								
Hemorrhage						1		
Inflamma ion, Chronic			1	1				
Kidney								
Infiltrate, Lymphohistiocy ic, Bilateral			1	2	1			
Inflammation, Chronic, Unilateral				1				
Infiltrate, Lymphohistiocy ic, Unilateral		1						
Regeneration, Tubular, Unilateral								1
Infiltrate, Lymphoplasmacy ic, Bilateral			1					
Regeneration, Tubular, Medullary, Bilateral		1	1					
Mineralization, Papilla, Bilateral		1						
Mineralization, Medulla, Bilateral		1						
Liver								
Arrested mitoses in metaphase with hyperplasia, Kupffer cells			2	3		1	2	3
Hypertrophy, Kupffer Cell			3	3		1	2	3
Lipidosis, Tension		1						
Heart								
Infiltrate, Lymphohistiocy ic		2	2	1				
Spleen								
Arrested mitoses in metaphase			2	3			1	3
Fibrosis, Capsular		1	1					
Mesenteric lymph node								
Histocy ic Infiltra ion		2	2	2	2	3	3	3
Mammary Gland								
Increased (Arrested) Mitosis, Epidermis (Basal Layers)								3

Recoverey Necropsy, N = 3	Male Control	Male 3 mg/kg	Male 10 mg/kg	Male 30 mg/kg	Female Control	Female 3 mg/kg	Female 10 mg/kg	Female 30 mg/kg
Kidney								
Infiltrate, Lymphohistiocy ic, Bilateral		2				1	1	
Infiltrate, Lymphohistiocy ic, Unilateral	1						1	1
Liver								
Infiltrate, Lymphohis iocytic	1	1	3	2	1		2	2
Heart								
Lymphohistocytic infiltrate	1			1		1		1

j) 독성 동태학: 다음의 표는 NCA로 측정된 총 trastuzumab과 T-DM1의 독성 동태학 변수를 보여준다(표32).

표 32. 원숭이에서 단회 정맥 투여 후 독성 동태 결과

Mean (±SD) Total Trastuzumab Non-Compartmental TK Parameter Estimates following IV Administration of Trastuzumab-MCC-DM1 in Cynomolgus Monkeys

	Group 2 (3 mg/kg)		Group 3 (10 mg/kg)		Group 4 (30 mg/kg)	
Parameter	Males	Females	Males	Females	Males	Females
AUC_{0-inf} (μg • day/mL)	301±25.0	325±33.4	1630±145	1430±231	5340±1070	5580±1140
AUC_{ALL} (μg • day/mL)	292±22.5	313±28.8	1360±88.9	1250±155	4020±378	4370±842
C_0 (μg/mL)	88.0±9.55	81.9±3.42	280±13.7	253±23.1	743±71.2	697±59.9
CL (mL/day/kg)	10.1±0.841	9.39±0.915	6.06±0.524	6.98±1.05	5.67±1.29	5.43±1.24
V_0 (mL/kg)	34.7±4.00	37.1±1.51	35.2±1.74	39.1±3.53	39.8±3.98	42.3±3.81
V_{ss} (mL/kg)	52.9±2.70	53.3±3.00	67.2±4.60	67.7±3.85	78.5±7.25	72.6±13.3
MRT (days)	5.24±0.319	5.71±0.630	11.1±1.14	9.81±1.22	14.4±4.00	13.4±0.620
$t_{1/2,\ terminal}$ (days)	4.39±0.328	4.58±0.410	8.53±1.08	7.40±0.960	10.9±3.29	9.91±0.240

AUC_{0-inf} = area under the serum concentration–time curve from Time = 0 to infinity; AUC_{ALL} = area under the curve from the time of dosing to the time of the last observation; C_0 = concentration at Time = 0 following an IV dose; CL = clearance; MRT = mean residence time; $t_{1/2,\ terminal}$ ($t_{1/2,\ \lambda}$) = terminal half-life; V_0 = volume of the central compartment; V_{ss} = volume of distribution at steady state.

Note: n = 3 for summary statistics because of interim necropsies.

Mean (±SD) Trastuzumab-MCC-DM1 Non-Compartmental TK Parameter Estimates following IV Administration of Trastuzumab-MCC-DM1 in Cynomolgus Monkeys

	Group 2 (3 mg/kg)		Group 3 (10 mg/kg)		Group 4 (30 mg/kg)	
Parameter	Males	Females	Males	Females	Males	Females
AUC_{0-inf} (μg • day/mL)	194±19.0	203±19.2	918±68.6	844±121	2770±296	3090±693
AUC_{ALL} (μg • day/mL)	193±18.8	202±18.8	890±62.7	826±111	2640±226	2910±626
C_0 (μg/mL)	84.4±11.2	75.1±4.92	278±16.8	257±36.2	784±66.3	680±66.8
CL (mL/day/kg)	15.7±1.59	15.0±1.36	10.8±0.772	11.8±1.59	10.7±1.21	9.86±2.38
V_0 (mL/kg)	36.4±5.05	40.5±2.62	35.5±2.07	38.7±5.10	37.7±3.33	43.5±4.44
V_{ss} (mL/kg)	47.8±4.99	51.2±2.75	57.8±4.21	58.1±4.36	64.5±1.89	66.3±10.5
MRT (days)	3.03±0.0588	3.42±0.344	5.39±0.374	4.95±0.425	6.10±0.794	6.81±0.562
$t_{1/2,\ terminal}$ (days)	2.53±0.106	2.68±0.205	4.40±0.491	3.86±0.452	4.90±1.09	5.44±0.200

AUC_{0-inf} = area under the serum concentration–time curve from Time = 0 to infinity; AUC_{ALL} = area under the curve from the time of dosing to the time of the last observation; C_0 = concentration at Time = 0 following an IV dose; CL = clearance; MRT = mean residence time; $t_{1/2,\ terminal}$ ($t_{1/2,\ \lambda}$) = terminal half-life; V_0 = volume of the central compartment; V_{ss} = volume of distribution at steady state.

Note: n = 3 for summary statistics due to interim necropsies.

k) 투여 용량이 증가함에 따라 청소율은 감소했다. 결과는 일차속도 제거 과정이 아니라는 것을 암시한다. 그래프는 총 trastuzumab과 T-DM1의 노출도가 용량에 따라 직선적으로 증가한다는 것을 보여준다 ($r2>0.99$)(그림36). 그러나 정확하게 용량에 비례하지는 않는다. 암컷과 수컷의 노출도 차이는 적지만 암컷에서 약간 크다.

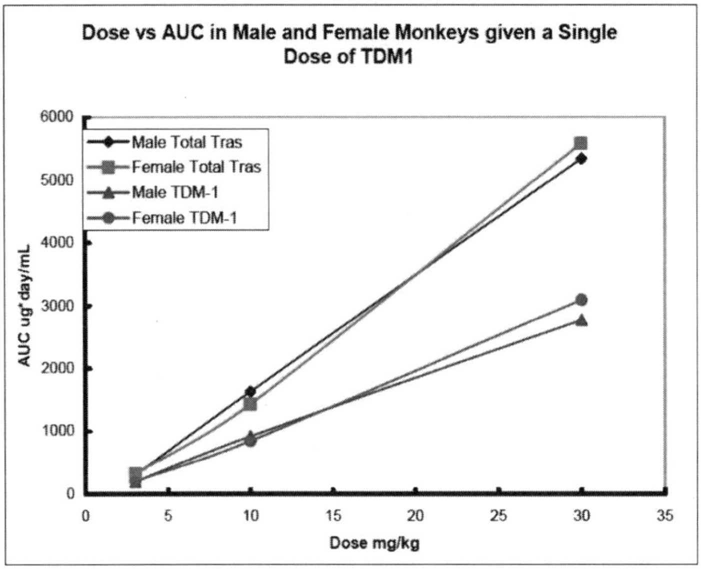

그림 36. 원숭이 정맥 내 단회 투여 후 투여 용량에 따른 약물 노출량 (AUC)의변화

l) DM1의 가수분해는 약물 제거의 율속 단계다. 중, 고 용량 투여 군에서 DM1의 농도가 측정되었으나 저 용량 투여 군에서는 5분 후에 모두 최저 검출 한계 이하 농도였다. DM1 제거에 대한 모델링은 할 수 없었다.

<u>3주 회복 기간을 갖는 원숭이에 5~7%의 유리 DM1을 포함하는 T-DM1의 단회 정맥 내 투여 후 독성 연구</u>

: 사용된 약물은 Tmab-MCC-DM1및 Free maytansinoid 으로 수컷 및 암컷 원숭이로 실험하였다. 투여 경로는 정맥 내 주사하였으며 임상 신호는 하루에 두번 측정하였다. 혈액학 및 임상 화학 실험은 3, 8, 15, 22일에 시행하였고 부검은 3, 22일에 시행하였다. 독성 동태는 약물 투여 전과 약물 투여 후 1,5분, 3, 4, 8, 15, 22일에 측정하였다.

표33. 단회 정맥 투여 (5~7%의 유리 DM1을 갖는 T-DM1)독성 시험 시 약물 투여 군 정보

Group	Total No. Animals Male (M)	Female (F)	Dose Level Tmab-MCC-DM1 mg/kg[a] (μg/m²)[b,c]	Dose Concentration[d] (mg/mL)	Terminal Necropsy (Day 3) No. euthanized M/F	Recovery Necropsy (Day 22) No. euthanized M/F
1 (Vehicle)	6	6	0 (0)	0	3/3	3/3
2 (Low)	6	6	3 (612)	0.50	3/3	3/3
3 (Mid)	6	6	10 (2040)	1.67	3/3	3/3
4 (High)	6	6	30 (6120)	5.00	3/3	3/3

a Dose expressed as mg total Tmab-MCC-DM1/kg body weight.

b Dose of Tmab-MCC-DM1 expressed as dose of DM1 (μg/m²), calculated as follows: [Dose Level (mg/kg) Tmab-MCC-DM1 x 12 x 0.017 (fraction of DM1 to trastuzumab in Tmab-MCC-DM1[c]) x 1000]. The conversion factor of 12 is taken from U.S. Department of Health and Human Services Food and Drug Administration, CDER/CBER, Guidance for Industry and reviewers: Estimating the Safe Starting Dose in Clinical Trials for Therapeutics in Adult Healthy Volunteers, December 2002.

c The fraction of DM1 to trastuzumab in Tmab-MCC-DM1 was determined using the molecular weights (MW) of DM1 (MW 738) and trastuzumab (MW 145167), and the measured drug/antibody ratio (DAR) 3.4, and was calculated as follows: (MW DM1 x DAR)/(MW trastuzumab).

d The dose volume was 6.0 mL/kg for all groups.

· 결과

a) 동물 사망: 없었음

b) 임상 신호:독성학적 변화 없었음.

c) 체중: 7일째에 30mg/kg T-DM1이 투여된 암컷 군에서 평균 체중이 1일째보다 0.2 kg 적었다. 이 값은 대조군에서보다 0.4 kg 적은 값이다.

d) 항체: T-DM1에 대한 항체 생성되지 않음.

e) 혈액학:다음의 표는 T-DM1 단회 투여가 약간의 빈혈과 백혈구 변수가 약간 증가, 염증을 유발시켰다는 것을 보여준다.

표 34. 단회 정맥 투여(5~7%의 유리 DM1을 갖는 T-DM1)독성 시험 시 혈액학 결과

Parameter	Day	Control	3 mg/kg	10 mg/kg	30 mg/kg
Male RBC	22	5.44	-2.6%	2.8%	-4.0%
Female RBC	22	5.26	1.5%	-4.8%	-7.4%
Male Reticulocyte	3	91.1	-11.6%	-9.1%	-26.1%
Female Reticulocyte	3	83.3	-22.2%	19.3%	-39.1%
Male % Reticulocyte	3	1.6	0.0%	-6.3%	-18.8%
Female % Reticulocyte	3	1.6	-25.0%	18.8%	-37.5%
Male Platelets	3	473	-3.8%	-27.5%	-18.6%
Female Platelets	3	410	6.8%	7.8%	-9.5%
Male WBC	3	11.88	-4.2%	39.3%	28.5%
Female WBC	3	11.04	12.4%	81.2%	50.8%
Male Neutrophils	3	7.43	-7.3%	49.1%	62.3%
Female Neutrophils	3	6.59	15.3%	116.4%	99.8%
Male Monocytes	3	0.3	33.3%	163.3%	3.3%
Female Monocytes	3	0.28	53.6%	307.1%	64.3%
Male Eosinophils	3	0.09	-33.3%	188.9%	88.9%
Female Eosinophils	3	0.1	0.0%	220.0%	30.0%
Male Basophils	3	0.03	0.0%	66.7%	-33.3%
Female Basophils	3	0.03	0.0%	66.7%	0.0%
Male Leukocytes	3	0.06	-16.7%	66.7%	-33.3%
Female Leukocytes	3	0.04	50.0%	300.0%	50.0%

f) 임상 화학 : 다음의 표는 T-DM1의 단회 투여가 약간의 가역적 간 손상을 일으켰거나, 알라닌 아미노기전이효소의 증가가 없으므로 일반적인 조직 손상을 일으켰다고 볼 수 있다.

표 35. 단회 정맥 내 투여 (5~7%의 유리 DM1을 갖는 T-DM1)독성 시험 시 임상 화학 결과

	Day	Control	3 mg/kg	10 mg/kg	30 mg/kg
Male AST	3	81	-23.5%	-8.6%	65.4%
Male AST	8	40	12.5%	42.5%	387.5%
Male AST	22	42	4.8%	0.0%	57.1%
Female AST	3	45	6.7%	57.8%	171.1%
Female AST	8	48	12.5%	27.1%	170.8%
Female AST	24	48	-18.8%	-10.4%	2.1%
Male ALT	3	41	29.3%	56.1%	73.2%
Male ALT	22				Normal
Female ALT	3	69	-8.7%	-1.4%	63.8%
Female ALT	22				Normal
Male ALP	3	527	-7.0%	3.0%	33.2%
Male ALP	22				Normal
Female ALP	45	226	69.0%	64.6%	123.0%
Female ALP	45				Normal

g) 장기 무게:독성학적 변화 없음.

h) 육안 병리학:독성학적 변화 없음.

i) 조직 병리학:다음의 표는 독성학적으로 유의한 변화를 보여준다.

표 36. 단회 정맥 내 투여(5~7%의 유리 DM1을 갖는 T-DM1)독성 시험 시 3일 째에 조직 병리학 결과

	Male				Female			
Terminal Necropsy N = 3 per sex	Control	3 mg/kg	10 mg/kg	30 mg/kg	Control	3 mg/kg	10 mg/kg	30 mg/kg
Brain								
Arrested mitoses, choroid plexus				1				1
Lung								
Inflammation, Acute				1				
Infiltrate, Lymphocytes			1				1	
Infiltrate, Macrophages, Alveolus			1	1			2	
Inflammation, Chronic-Active								
Pigment, Parasitic	3	3	3	2	2	3	3	3
Kidney								
arrested in mitoses during metaphase, cortical tubule - epithelial cells and interstitial cells				2				3
Liver								
Arrested mitoses in metaphase with hyperplasia, Kupffer cells		3	3	3		1	3	2
Infiltrate, Lymphocytes/Macrophages		2	1	1	2	1	2	2
Mineralization							1	
Pigment							1	
Heart								
Arrested mitoses in metaphase, interstitial histiocytic cells				1				
Spleen								
Arrested mitoses in metaphase, histiocytic cells in red pulp				3				3
Mesenteric Lymph Node								
Edema				1				1
Skin								
Acute inflammatory exudate								
Arrested mitoses in metaphase, basal epithelium			1	3				3
Arrested mitoses in metaphase, histiocytes			1					1
Edema								
Infiltrate, Lymphocytes/Macrophages					1	1		
Uterus								
Arrested mitoses in metaphase, histiocytic cells in the endometrium								2

j) 독성동태학:독성동태학 연구는 총 trastuzumab, DM1, T-DM1의 농도를 측정했다. 다음의 표는 총 trastuzumab과 T-DM1의 독성동태학 변수 값들을 보여준다. 투여 용량이 증가함에 따라 청소율은 감소했다. 제거 반감기도 함께 증가했다. 청소율은 간 혈류 속도 대비 상당히 작았다. 부피는 항체가 거의 혈장에만 존재한다는 것을 암시한다

표 37. 단회 정맥 내 투여(5~7%의 DM1과 T-DM1)독성 시험 시 독성동태 결과

Mean (±SD) Total Trastuzumab Non-Compartmental TK Parameter Estimates following IV Administration of Trastuzumab-MCC-DM1 in Cynomolgus Monkeys

Parameter	Group 2 (3 mg/kg)		Group 3 (10 mg/kg)		Group 4 (30 mg/kg)	
	Males	Females	Males	Females	Males	Females
AUC_{inf} (day•μg/mL)	245±18.7	237±29.9	1300±185	1300±143	5970±288	5970±848
AUC_{all} (day•μg/mL)	236±17.0	230±27.8	1140±125	1180±103	4350±53.0	4390±409
C_0 (μg/mL)	72.3±6.10	75.3±8.41	258±17.8	269±27.1	703±29.4	724±65.1
CL (mL/day/kg)	12.1±0.765	12.6±1.44	7.75±1.09	7.51±0.771	4.76±0.252	4.81±0.617
V_0 (mL/kg)	41.2±3.72	39.5±3.73	38.5±2.26	36.3±3.24	40.5±1.83	39.4±3.67
V_{ss} (mL/kg)	68.6±3.05	65.6±6.16	71.7±2.07	63.8±2.07	75.6±2.63	73.7±4.03
MRT (days)	5.68±0.397	5.22±0.277	9.36±1.27	8.55±0.866	15.9±1.35	15.5±1.79
$t_{1/2,terminal}$ (days)	4.61±0.216	4.32±0.294	7.10±0.932	6.44±0.687	11.8±1.27	11.6±1.27

AUC_{inf} = area under the serum concentration–time curve extrapolated to infinity; AUC_{all} = area under the curve from the time of dosing to the time of the last observation; C_0 = concentration at time = 0 following an IV dose; CL = clearance; MRT = mean residence time; $t_{1/2,terminal}$ = terminal half-life; V_0 = volume of distribution of the central compartment; V_{ss} = volume of distribution at steady state.

Note: n = 3 for summary statistics because of interim necropsies.

Mean (±SD) Trastuzumab-MCC-DM1 Non-Compartmental TK Parameter Estimates following IV Administration of Trastuzumab-MCC-DM1 in Cynomolgus Monkeys

Parameter	Group 2 (3 mg/kg)		Group 3 (10 mg/kg)		Group 4 (30 mg/kg)	
	Males	Females	Males	Females	Males	Females
AUC_{inf} (day•μg/mL)	156±11.0	154±21.6	752±91.6	810±67.7	2950±29.2	3000±253
AUC_{all} (day•μg/mL)	156±10.9	153±21.4	740±87.0	800±65.4	2790±47.0	2850±228
C_0 (μg/mL)	71.4±5.87	70.2±9.16	265±34.9	287±19.0	738±38.6	735±41.6
CL (mL/day/kg)	19.0±1.07	19.5±2.40	13.3±1.57	12.0±0.879	9.63±0.0321	9.49±0.734
V_0 (mL/kg)	41.6±3.66	42.5±4.76	37.8±4.39	34.0±1.89	38.5±1.78	38.7±2.44
V_{ss} (mL/kg)	57.8±3.43	56.0±4.49	61.2±4.35	52.3±3.12	63.6±1.77	61.5±2.64
MRT (days)	3.05±0.245	2.89±0.149	4.62±0.378	4.36±0.264	6.61±0.166	6.49±0.263
$t_{1/2,terminal}$ (days)	2.54±0.108	2.44±0.179	3.55±0.309	3.44±0.181	5.20±0.299	5.06±0.214

AUC_{inf} = area under the serum concentration–time curve extrapolated to infinity; AUC_{all} = area under the curve from the time of dosing to the time of the last observation; C_0 = concentration at time = 0 following an IV dose; CL = clearance; MRT = mean residence time; $t_{1/2,terminal}$ = terminal half-life; V_0 = volume of the central compartment; V_{ss} = volume of distribution at steady state.

Note: n = 3 for summary statistics because of interim necropsies.

k) 다음의 그래프는 노출도가 용량에 따라 직선적으로 증가한다는 것을 보여준다. 암컷과 수컷의 노출도 차이는 없다. 노출도가 직선적으로 증가하는 반면에, 용량 의존적으로 증가하는 것보다 더 증가했다. 투여 용량으로 평균화한 AUC의 기울기는 4.1 (총 trastuzumab, r2=0.97, 수컷), 1.6 (T-DM1, r2=0.93, 수컷) 이었다.

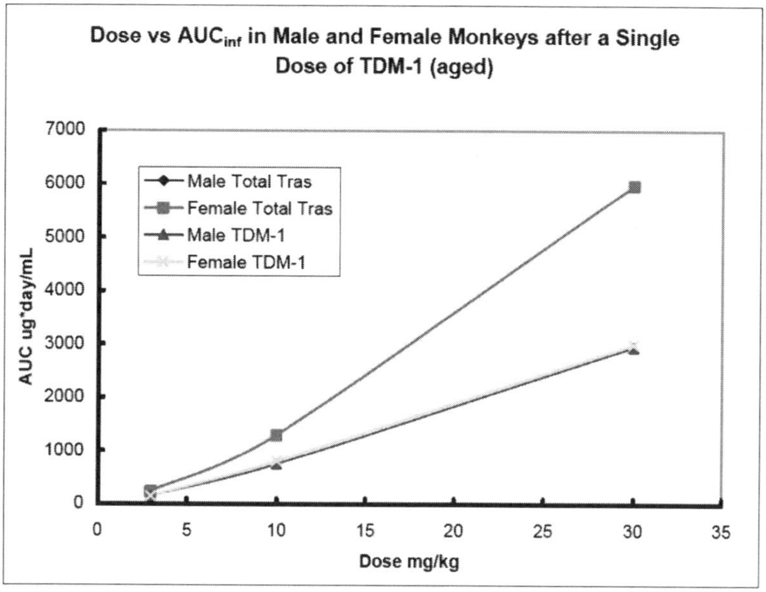

그림 37. 단회 정맥 투여5~7%의 유리 DM1을 갖는 T-DM1)시험 시 투여량 별 AUC 변화

2) 반복 투여 독성

T-DM1: 원숭이에서 투여 용량 범위 확인 연구

: 사용된 약물은 Trastuzumab-MCC-DM1과 유리 Maytansinoid이며 수컷 및 암컷 원숭이에서 진행되었다. 다음 표는 투여 군 정보를 나타낸다. 투여 경로는 정맥 내 투여와 대퇴 정맥을 이용하였고 투여 부피는 14~26mL 였다.

표 38. 반복 투여독성 시험 시 약물 투여 군 정보

Treatment Group	Dosing Days	Dose of DM1 ug/m^2	Dose DM1 mg/kg
1	1, 22	0	0.000
2	1, 22	4900	0.408
3	22	7400	0.617

· 결과

: 본 non-GLP 연구는 원숭이를 이용한 전임상 연구였다. 투여 용량은 DM1의 μg/m2를 기준으로 하였으며 이유는 다른 원숭이를 이용한 전임상 연구와의 연관성을 고려했기 때문이다. 모든 실험동물은 연구기간 동안 모두 생존했고, 특정한 임상 신호가 없었다.

2 군의 원숭이에서 투여 후 첫 주 동안 식욕부진이 관찰되었다. 하지만 10일째에 회복되었다. 마찬가지로 음식 소진은 3 군에서도 상당히 감소했다. 하지만 곧 회복되었고 체중 감소도 동반하였다.

다른 연구처럼 백혈구 수치의 일시적 감소가 있었다. 약물 투여는 독성학적으로 상당한 AST 증가를 유발했다. ALH와 LDH는 증가했지만 극명하게 증가하지는 않았다.

T-DM1의 혈장 청소율은 7.5 mL/kg/min이었고, 중심구획의 부피는 대략적으로 혈장 부피였다. 분포 반감기는 대략 0.5일 이었고, 최종 제거 반감기는 대략 5.5 일이었다.

이 연구에서 약물 관련된 장기 무게 변화는 관찰되지 않았다. 부검 결과 암컷 2 군에서 황색골수가 관찰되었다. 이 결과에 대한 미세한 상관관계는 없었다. 암컷 2 군의 폐에 분산된 점상이 관찰되었고, 이 조직은 현미경으로 검사하지 않았다. 간 실질의 유사 분열 세포와 세포 사멸 세포 수는 약간의 증가를 보였다. 모든 군의 원숭이에서 미시적 골수이상은 관찰되지 않았다. 이 연구는 이후의 GLP 연구에서 보이지 않은 독성을 입증하지 못했다.

<u>3주 또는 6주 휴약기를 가진 원숭이에 T-DM1의 3주 당 1회, 총 4회 반복 정맥 투여 독성 연구</u>

: 사용된 약물은 Trastuzumab-MCC-DM1과 Free Maytansinoid이며 수컷 및 암컷 원숭이에서 진행되었다.다음 표는 투여 군 정보를 나타낸다. 투여 경로는 정맥 내 투여와 대퇴 정맥을 이용하였고 투여는 1, 22, 43, 64일에 실시하였다. 임상 신호는 하루에 두번 관찰하였고 신체 검사는 3, 9주 째 약물 투여 전에 시행하였다. ECG검사와 심장 박동 수는 2, 8, 12, 15 주에 약물투여 전 마취상태로 측정하였으며 측정 수치로는 심장 박동 수, PR, QRS, QT, QTc, RR interval 가 있었다. 혈액학 실험은 투여 전과 3일, 22일 투여 전과 24일, 43일 투여 전과 45일, 64일 투여 전과 66. 85. 95. 106일에 시행되었으며 임상 화학 실험도 동일한 계획으로 진행되었다.독성동태는 약물 투여 전과 5분, 6, 10, 24, 72, 144시간, 22, 43, 64, 65, 67, 69, 71, 78, 85, 94, 106일에 ELISA 방법으로 분석하였다.

표 39. 총 4회 반복 투여독성 시험 시 약물 투여 군 정보

Group	Number of Animals[a] Male	Female	Dose Level Tmab-MCC-DM1[b] (mg/kg)	Dose Level Tmab-MCC-DM1[c] (μg/m²)	Dose Concentration[b] (mg/mL)
1 (Vehicle)	7	7	0	0	0
2 (Low)	7	7	3	612	0.50
3 (Mid)	7	7	10	2040	1.67
4 (High)	7	7	30	6120	5.00

a Animals (7/sex/group) were administered 4 successive doses spaced 3-weeks apart; necropsies were done on Day 66 (terminal, 3/sex/group), Day 85 (first recovery, 2/sex/group), and Day 106 (second recovery, 2/sex/group).

b Dose expressed as mg total Tmab-MCC-DM1/kg body weight; the dose volume was 6 mL/kg.

c Dose expressed as dose of DM-1 (μg /m²) estimated as follows: [Dose Level (mg/kg Tmab-MCC-DM1) x 12 x 0.017 (fraction of DM1 to trastuzumab in Tmab-MCC-DM1) x 1000]. The conversion factor of 12 is taken from U.S. Department of Health and Human Services Food and Drug Administration, CDER/CBER, Guidance for Industry and Reviewers: Estimating the Safe Starting Dose in Clinical Trials for Therapeutics in Adult Healthy Volunteers, December 2002. The fraction of DM1 to trastuzumab in Tmab-MCC-DM1 was determined using the molecular weights (MW) of DM1 (MW 738) and trastuzumab (MW 145167), and the measured drug/Antibody ratio (DAR) 3.4, and is calculated as follows: (MW DM1 x DAR)/MW trastuzumab).

· 결과

a) 투여 제형 분석:이론 농도의 96.2 ~ 100% 사이

b) 동물 사망:없었음

c) 임상 신호:독성학적 변화 없었음.

d) 체중:독성학적 변화 없었음.

e) 신체 검사:독성학적 변화 없었음.

f) 음식:독성학적 변화 없었음.

g) 안과:독성학적 변화 없었음.

h) ECG: 독성학적 변화 없었음.

i) 혈액 응고:APTT (<25%)와 fibrinogen (암컷 ~50%)이 약간 증가

j) 임상 화학:백혈구 %는 leucocyte를 제외하고는 거의 변하지 않았다. Leucocyte는 약간 증가했다.

표 40. 총 4회 반복 투여독성 시험 시 임상 화학 결과

	Day	Control	3 mg/kg	10 mg/kg	30 mg/kg	Day of Maximum Effect	Recovery HD day 106
Male AST	3	43	62.8%	**81.4%**	**255.8%**		
Male AST	24	37	83.8%	**113.5%**	**405.4%**		
Male AST	45	48	106.3%	106.3%	**414.6%**		
Male AST	64	41	31.7%	17.1%	**107.3%**	45	Recovery day 106
Female AST	3	41	75.6%	139.0%	**385.4%**		
Female AST	24	37	48.6%	**162.2%**	**416.2%**		
Female AST	45	37	56.8%	191.9%	**618.9%**		
Female AST	64	34	17.6%	58.8%	**170.6%**	45	Recovery day 106
Male ALT	45	40	60.0%	72.5%	112.5%	85	Remained elevated
Female ALT	3	45	86.7%	113.3%	**275.6%**		
Female ALT	24	41	58.5%	92.7%	**168.3%**		
Female ALT	45	38	76.3%	152.6%	**205.3%**		
Female ALT	64	35	80.0%	80.0%	148.6%	45	Remained elevated
Male GGT	45	71	15.5%	-5.6%	-1.4%		
Female GGT	45	58	12.1%	0.0%	**67.2%**	45	Remained elevated
Male Albumin	3	4.5	-2.2%	-6.7%	**-8.9%**		
Male Albumin	24	4.3	-2.3%	-4.7%	**-11.6%**		
Male Albumin	45	4.4	-6.8%	-4.5%	**-13.6%**		
Male Albumiin	64	4.4	-2.3%	-6.8%	**-13.6%**	66	Signs of recovery
Female Albumin	24	4.3	0.0%	-4.7%	**-4.7%**		
Female Albumin	45	4.4	-4.5%	-9.1%	**-9.1%**		
Female Albumin	64	4.2	-2.4%	-4.8%	**-4.8%**	66	Signs of recovery
Male Globulin	24	3	6.7%	**16.7%**	**23.3%**		
Male Globulin	45	3.5	2.9%	**14.3%**	**25.7%**	45	Recovered
Male Globulin	64	3.2	9.4%	**15.6%**	**31.3%**		
Female Globulin	24	3.2	15.6%	**21.9%**	**21.9%**		
Female Globulin	45	3.8	10.5%	**15.8%**	**23.7%**	45	Recovered
Female Globulin	64	3.3	12.1%	**21.2%**	**27.3%**		
Male A/G Ratio	24	1.4	-8.4%	**-18.3%**	**-28.3%**		
Male A/G Ratio	45	1.3	-9.4%	-16.5%	**-31.3%**		
Male A/G Ratio	64	1.4	-10.6%	**-19.4%**	**-34.2%**	66	Partially recovered
Female A/G Ratio	24	1.3	-13.5%	**-21.8%**	**-21.8%**		
Female A/G Ratio	45	1.2	-13.6%	**-21.5%**	**-26.5%**		
Female A/G Ratio	64	1.3	-12.9%	**-21.4%**	**-25.2%**	85	Partially recovered
Male Triglycerides	24	22.0	63.6%	63.6%	**109.1%**		
Male Triglycerides	45	26.0	65.4%	**46.2%**	**73.1%**	45	Recovered
Female Triglycerides	24	39.0	-7.7%	**-12.8%**	**43.6%**	24	Recovered
Female Triglycerides	45	40.0	-12.5%	**-17.5%**	**30.0%**		

	Day	Control	3 mg/kg	10 mg/kg	30 mg/kg	Day of Maximum Effect	Recovery day 106
Male RBC	43	5.65	-6.0%	0.5%	-5.8%		
Male RBC	64	5.75	-0.9%	0.9%	-7.1%	66	Partial recovery
Female RBC	43	5.36	-0.6%	-4.7%	-7.6%		
Female RBC	64	5.36	0.2%	-2.1%	-8.6%	66	Partial recovery
Male Hbg	43	13.8	-5.8%	-2.2%	-8.0%		
Male Hbg	64	13.8	0.7%	-1.4%	-8.0%	66	Recovered
Female Hbg	43	13	-0.8%	-2.3%	-8.5%		
Female Hbg	64	12.7	0.0%	0.0%	-9.4%	66	Recovered
Male Hct	Dose related trend to slightly lower values					66	Recovered
Female Hct	43	41.9	-1.2%	-3.3%	-8.6%		
Female Hct	64	41.1	-1.2%	-1.2%	-8.3%	66	Recovered
Male Reticulocyte	43	62.9	1.0%	-3.8%	37.7%		
Male Reticulocyte	64	42.5	-8.5%	27.1%	76.9%	85	Partial recovery
Female Reticulocyte	43	59	-6.4%	-1.7%	41.9%		
Female Reticulocyte	64	48	-9.8%	-12.1%	56.0%	85	Recovered
Male % Reticulocyte	Dose and time related statistically significant increase					85	Recovered
Female % Reticulocyte	Dose and time related statistically significant increase					85	Recovered
Female Platelets	43	417	18.9%	-1.4%	7.4%		
Female Platelets	64	458	13.5%	-11.1%	-7.2%	66	Recovered
Male WBC	64	9.37	5.8%	23.4%	28.7%		Elevated NSS
Female WBC	64	13.89	-18.9%	-12.3%	28.6%		Elevated NSS
Female WBC	85	11.68	-26.5%	-9.2%	49.5%	85	Elevated NSS
Male Neutrophils	3	4.05	38.8%	69.6%	84.4%		
Male Neutrophils	24	3.79	-6.9%	49.6%	103.7%	24	rebound decrease
Female Neutrophils	3	3.72	79.8%	95.7%	129.3%		
Female Neutrophils	24	3.16	57.9%	112.7%	190.2%	24	Recovered
Female Neutrophils	45	4.62	13.6%	22.1%	104.8%		
Male Lymphocytes	22	4.65	24.1%	67.7%	80.4%		
Male Lymphocytes	43	4.88	26.6%	55.5%	74.4%	106	Elevated NSS Control values were high throughout the study, these changes are probably not toxicologically significant
Female Lymphocytes	3	6.99	-35.1%	-41.1%	-37.1%		
Female Lymphocytes	24	8.99	-33.1%	-32.9%	-31.8%		
Female Lymphocytes	43	8.06	-25.8%	-29.8%	8.7%		
Female Lymphocytes	45	9.81	-34.4%	-25.7%	-31.3%		
Female Lymphocytes	64	8.13	-32.2%	-26.0%	13.5%		Recovered
Male Monocytes	Small elevations (<2X) not consistantly dose dependant						
Female Monocytes	43	0.48	-6.2%	-18.8%	139.6%		
Female Monocytes	64	0.45	-8.9%	-11.1%	166.7%	85	Recovered
Male Basophils	Small elevations (<2X) dose dependant					64	Remained elevated
Female Basophils	Small elevations dose dependant					85	Remained elevated
Male Leukocytes	22	0.04	50.0%	50.0%	125.0%		
Male Leukocytes	43	0.04	50.0%	75.0%	75.0%		
Male Leukocytes	64	0.05	20.0%	40.0%	120.0%	64	Remained elevated
Female Leukocytes	43	0.09	-44.4%	-33.3%	66.7%		
Female Leukocytes	64	0.1	-50.0%	-40.0%	80.0%	64	Remained elevated

k) 장기 무게 : 다음의 각각 표는 첫 번째 부검 시 장기 무게 및,이러한 장기 무게의 체중 대비 %,그리고 장기 무게의 뇌 무게 대비 %를 보여준다.

표 41. 총 4회 반복 투여독성 시험 시 장기 무게 결과

	Control	3 mg/kg	10 mg/kg	30 mg/kg	First Recovery HD	Second Recovery HD
Male Body Weight	2833	4.7%	-7.1%	-2.3%	Normal	Normal
Male Spleen	3.896	0.0%	-5.3%	56.6%	Increased	Remained elevated
Male Thymus	2.964	-4.2%	-31.2%	-44.1%	Remained decreased	Remained decreased
Male Salivary Gland	2.57	-7.7%	-24.6%	-22.7%	Remained decreased	Normal
Epididymis	1.021	7.5%	-2.2%	-25.1%	Signs of recovery	Normal
Prostate	0.624	14.3%	-1.4%	-34.8%	Signs of recovery	Normal
Testes	2.615	25.2%	-45.5%	-43.3%	Signs of recovery	Increased 2X+ over controls
Seminal Vesicles	1.074	47.0%	-6.1%	-43.0%	Remained decreased	Increased
Male Liver/Gall Bladder	50.059	10.6%	-3.1%	19.2%	Remained elevated	Remained elevated
Female Body Weight	2933	-9.1%	-12.5%	-9.1%	Normal	Normal
Female Spleen	4.757	-21.5%	1.3%	8.6%	Increased	Normal
Female Thymus	4.02	-42.4%	-63.7%	-70.1%	Remained decreased	Normal
Female Thyroid/Parathyroid	0.431	-26.2%	-17.2%	-36.2%	N = 1 decreased	Normal
Female Salivary Gland	2.029	-18.6%	-1.9%	-17.1%	Normal	Normal
Female Liver/Gall Bladder	57.663	-17.9%	-10.7%	-11.3%	Normal	Normal
Uterus	5.882	-12.2%	20.9%	-30.0%	Remained decreased	Remained decreased

	Control	3 mg/kg	10 mg/kg	30 mg/kg
Male Body Weight	2833	4.7%	-7.1%	-2.3%
Male Spleen	0.14%	0.13%	0.14%	0.22%
Male Thymus	0.10%	0.10%	0.08%	0.06%
Male Salivary Gland	0.09%	0.08%	0.07%	0.07%
Epididymis	0.04%	0.04%	0.04%	0.03%
Prostate	0.02%	0.02%	0.02%	0.01%
Testes	0.09%	0.11%	0.05%	0.05%
Seminal Vesicles	0.04%	0.05%	0.04%	0.02%
Male Liver/Gall Bladder	1.77%	1.87%	1.84%	2.16%
Female Body Weight	2933	-9.1%	-12.5%	-9.1%
Female Spleen	0.16%	0.14%	0.19%	0.19%
Female Thymus	0.14%	0.09%	0.06%	0.05%
Female Thyroid/Parathyroid	0.01%	0.01%	0.01%	0.01%
Female Salivary Gland	0.07%	0.06%	0.08%	0.06%
Female Liver/Gall Bladder	1.97%	1.78%	2.01%	1.92%
Uterus	0.20%	0.19%	0.28%	0.15%

	Control	3 mg/kg	10 mg/kg	30 mg/kg
Male Brain Weight	62.6	3.5%	4.8%	8.6%
Male Spleen	6.22%	6.01%	5.62%	8.97%
Male Thymus	4.73%	4.38%	3.11%	2.44%
Male Salivary Gland	4.11%	3.66%	2.95%	2.92%
Epididymis	1.63%	1.69%	1.52%	1.13%
Prostate	1.00%	1.10%	0.94%	0.60%
Testes	4.18%	5.05%	2.17%	2.18%
Seminal Vesicles	1.72%	2.44%	1.54%	0.90%
Male Liver/Gall Bladder	79.97%	85.45%	73.92%	87.75%
Female Brain Weight	64.3	-10.7%	-11.0%	-4.5%
Female Spleen	7.40%	6.51%	8.42%	8.41%
Female Thymus	6.25%	4.04%	2.55%	1.96%
Female Thyroid/Parathyroid	0.67%	0.55%	0.62%	0.45%
Female Salivary Gland	3.16%	2.88%	3.48%	2.74%
Female Liver/Gall Bladder	89.68%	82.51%	90.00%	83.27%
Uterus	9.15%	9.00%	12.44%	6.70%

l) 육안 병리학:14마리 중 3마리가 간 조직의 색이 변했다.

m) 조직병리학:

표 42. 총 4회 반복 투여독성 시험 시 조직 병리학 결과

	Male				Female			
Terminal Necropsy N = 3 per sex	Control	3 mg/kg	10 mg/kg	30 mg/kg	Control	3 mg/kg	10 mg/kg	30 mg/kg
Spinal cord								
Axonal Degeneration, Dorsal Funiculus			3	3				3
Sciatic Nerve								
Axonal Degeneration			2	3			1	3
Hypertrophy/Hyperplasia, Schwan Cells				3				3
Infiltrate, Neutrophils				1				
Lung								
Infiltrate, Mononuclear Cell, Interstitium			1	2			1	
Kidney								
Infiltrate, Mononuclear Cell	3	3	2	2	2	3	1	2
Cast(s), Proteinaceous	1		1					
Mitoses/Arrested Metaphase, Tubular Epithelial Cells				3				3
Mineralization, Tubular		1			1		1	1
Degeneration, Glomerulus, Focal								1
Liver								
Vacuolation, Centrilobular		1	2	3				
Multinucleated Hepatocytes			1	3				2
Pigment Deposition, Hepatocytes			1					
Hypertrophy, Kupffer Cells		2	3	3		2	3	3
Mitoses/Arrested Metaphase, Kupffer Cells		2	3	3		2	3	3
Increased Sinusoidal Leukocytes		0	3	3			1	2
Vacuolation, Periportal					1			
Microgranuloma(s)					1			1
Angiectasis								1
Tongue								
Inflammation, Neutrophilic	1							
Infiltrate, Mononuclear Cell	1	1	2	3	2	1	2	2
Mitosis/Arrested Metaphase, Basal Epithelium		3	3	3		3	3	3
Spleen								
Increased Cellularity, Red Pulp		1		2			1	1
Lymphoid Depletion, Follicular Center				2				1
Hypertrophy, Reticuloendothelial Cells		1	2	3				3
Mitoses/Arrested Metaphase, Reticuloendothelial Cells		1	3	3			1	3
Pigment Deposition						1	1	
Thymus								
Lymphoid Depletion		1	2	3	1	2	3	3
Mesenteric Lymph node								
Lymphoid Depletion		1		2				
Esophagus								
Infiltrate, Mononuclear Cell		1	1	1				1
Skin								
Mitosis/Arrested Metaphase, Basal Epithelium		3	3	3		3	3	3

	Male				Female			
First Recovery Necropsy N = 2 per sex	Control	3 mg/kg	10 mg/kg	30 mg/kg	Control	3 mg/kg	10 mg/kg	30 mg/kg
Spinal cord								
Axonal Degeneration, Dorsal Funiculus			2	2			1	2
Sciatic Nerve								
Axonal Degeneration			1	2				2
Hypertrophy/Hyperplasia, Schwan Cells				2				2
Infiltrate, Neutrophils			1					
Infiltrate, Mononuclear Cell	1	1						
Lung								
Infiltrate, Mononuclear Cell, Interstitium		1	1	1				1
Alveolar Macrophages				1				
Liver								
Multinucleated Hepatocytes								1
Hypertrophy, Kupffer Cells								2
Mitoses/Arrested Metaphase, Kupffer Cells								2
Increased Sinusoidal Leukocytes				1				1
Microgranuloma(s)		1	1	2			2	
Angiectasis				1				
Infiltrate, Histiocytic	1							
F brosis, Focal				1				
Hyperplasia, Bile Ducts		1						
Infiltrate, Neutrophilic				1				
Tongue								
Infiltrate, Mononuclear Cell	2	1	1	2	1			
Mitosis/Arrested Metaphase, Basal Epithelium				2			1	2
Thymus								
Lymphoid depletion	1	1	1	2	2	2	2	2

	Male				Female			
Second Recovery Necropsy N = 2 per sex	Control	3 mg/kg	10 mg/kg	30 mg/kg	Control	3 mg/kg	10 mg/kg	30 mg/kg
Spinal Cord								
Axonal Degeneration, Dorsal Funiculus			1	2			1	2
Sciatic Nerve								
Axonal Degeneration			1	2			1	2
Hypertrophy/Hyperplasia, Schwan Cells				2				2
Liver								
Multinucleated Hepatocytes				1				
Microgranuloma(s)		2		2		1	2	2
Infiltrate, Neutrophilic		1		1		1		
Pigment Deposition				2				
Tongue								
Mitosis/Arrested Metaphase, Basal Epithelium				2				1
Infiltrate, Mixed Cell							1	

n) 독성동태학:다음의 그래프는 고용량 투여 군 (30 mg/kg, 수컷)에서 시간에 따른 총 trastuzumab과 T-DM1의 농도 변화를 보여준다. 총 trastuzumab과 T-DM1의 그래프는 급속한 alpha phase를 보여준다. 이것은 대부분의 항체가 표적과 비 표적에 결합한다는 것을 논증한다. 마지막 투여 후 그래프는 느린 제거 반감기를 보여준다. 항체는 거의 축적되지 않았으며 그래프는 청소율이 시간이 지남에 따라 약간 증가하는 것을 보여준다.

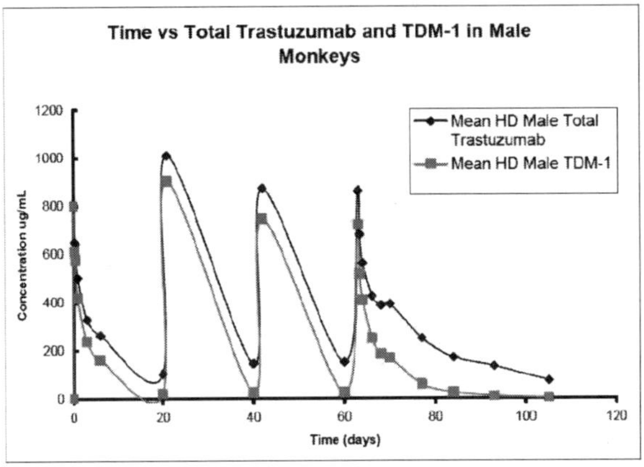

그림 38. 총 4회 반복 투여독성 시험 시시간에 따른 약물(총 trastuzumab및 T-DM1)의 농도 변화

그래프는 총 trastuzumab의 농도가 T-DM1 농도보다 계속 크다는 것을 보여준다. 다음의 그래프는 총 trastuzumab과 intact T-DM1의 농도 차이를 보여준다(그림39). 60일까지는 차이가 약간씩 증가한다. 이것은 두 항체는 긴 반감기를 반감기를 가지며, T-DM1은 점점 가수분해되기 때문이다. 60일 이후 10일 동안은 차이가 급격하게 증가한다. 이것은 T-DM1이 급격하게 가수분해 된다는 것을 암시한다. 마지막에는 총 trastuzumab의 농도가 74 μg/mL이고, T-DM1은 1.6 μg/mL였다. 이것은 대부분의 T-DM1이 가수분해 되었다는 것을 의미한다.

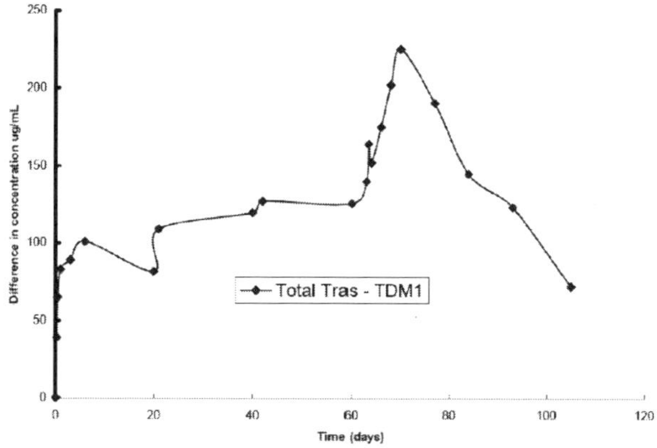

그림 39. 총 4회 반복 투여독성 시험 시 시간에 따른 약물 총 trastuzumab과 intact T-DM1의 농도 차이 결과

WinNonlin을 이용하여 결과를 2-구획 모델 (정맥 내 투여, 1차 감소, macro constant)에 맞추었다. 그래프는 축적이 보이지 않았으며 다음의 두 표는 총 trastuzumab과 T-DM1의 결과를 보여준다.

아래 표에서 중심 구획에서의 부피는 작았고, 체중의 4%였다. 이는 항체가 거의 혈장에만 분포한다는 것을 의미한다. 청소율은 낮았고 증가하는 투여량과 함께 감소했다. 이것은 반감기가 투여량 증가와 함께 증가한다는 것과 같은 의미이다. 이것은 속도 제한 과정인 제거가 1차 속도가 아니라는 것을 암시한다 (결합 장소에서 DM1을 방출, 항체의 파괴, 또는 DM1의 절단). 인간에서의 임상과 가장 관련 있는 투여 량에서의 제거 반감기는 약 7일이었다.

표 43. 총 4회 반복 투여독성 시험 시 총 trastuzumab독성동태 결과

Groups 2, 3, and 4: Mean (±SD) Total Trastuzumab TK Secondary Parameter Estimates following IV Administration of 3, 10, and 30 mg/kg of Trastuzumab-MCC-DM1 in Cynomolgus Monkeys

	Group 2 (3 mg/kg)		Group 3 (10 mg/kg)		Group 4 (30 mg/kg)	
Parameter	Males	Females	Males	Females	Males	Females
AUC_{0-inf} (μg•day/mL)	316±42.7	338±41.4	1760±351	1990±269	6570±1920	7670±697
C_{max} (μg/mL)	79.9±7.83	78.9±3.79	264±27.6	263±23.6	800±72.2	784±57.5
CL (mL/day/kg)	9.59±1.18	8.85±1.01	5.81±1.27	4.97±0.571	4.95±2.00	3.88±0.336
V_1 (mL/kg)	37.7±3.62	37.5±1.73	37.6±3.84	37.4±3.07	37.0±3.24	37.9±2.91
V_{ss} (mL/kg)	70.8±12.3	70.2±6.01	75.5±8.61	82.2±16.5	69.7±4.80	76.5±6.57
MRT (days)	7.40±1.06	7.98±0.551	13.6±3.31	16.6 ±3.27	15.6±4.65	19.9±2.58
$t_{1/2, \alpha}$ (days)	1.11±0.612	1.02±0.742	0.658±0.158	0.628±0.330	0.519±0.117	0.715±0.192
$t_{1/2, \beta}$ (days)	6.98±1.48	7.13±1.78	10.2±2.33	12.6±3.08	11.3±3.30	14.6±1.85
$t_{1/2, effective}$ (days)	5.13±0.735	5.53±0.381	9.43±2.29	11.5±2.27	10.8±3.23	13.8±1.79

AUC_{0-inf} = area under the serum concentration–time curve from Time = 0 to infinity; CL = clearance; C_{max} = concentration at Time = 0 following an IV dose; MRT = mean residence time; $t_{1/2, effective}$ ($t_{1/2, eff}$) = effective half-life; $t_{1/2, \alpha}$ = half-life of the alpha phase (ln(2)/α); $t_{1/2, \beta}$ = half-life of the beta phase (ln(2)/β); V_{ss} = volume of distribution at steady state; V_1 = volume of the central compartment.

아래 표에서 분포 용적 부피는 작았고, 이것은 항체가 거의 혈장에만 분포한다는 것을 의미한다. 분포 반감기는 매우 일정했고, 낮은 용량 투여된 수컷을 제외하고는 편차가 적다는 것을 보여준다. 이것은 일정 비율의 약물이 몇몇의 장소에 상대적으로 빠르게 결합한다는 암시한다. 일정한 부피와 분포 반감기는 결합 장소가 고용량에서도 포화되지 않는다는 것을 보여준다. T-DM1의 분포 반감기는 총 trastuzumab의 분포 반감기보다 작았다. 이것은 T-DM1의 더한 결합 또는 DM1의 상당한 초기 절단을 암시한다. 후자가 더 있음직한 가설이다. 제거 반감기와 MRT는 증가하는 용량과 함께 증가했다. 이것은 속도 제한 단계인 제거가 일차속도가 아니라는 것을 의미한다. 또한 T-DM1 제거는 항체 파괴에 의해 발생하는 것이 아니고 DM1이 가수분해되어 일어난다는 것을 함축한다.

표 44. 총 4회 반복 투여독성 시험 시 T-DM1독성동태 결과

Groups 2, 3, and 4: Mean (±SD) Trastuzumab-MCC-DM1 TK Secondary Parameter Estimates following IV Administration of 3, 10, and 30 mg/kg of Trastuzumab-MCC-DM1 in Cynomolgus Monkeys

	Group 2 (3 mg/kg)		Group 3 (10 mg/kg)		Group 4 (30 mg/kg)	
Parameter	Males	Females	Males	Females	Males	Females
AUC_{0-inf} (μg • day/mL)	189±26.5	195±19.8	871±107	930±125	2900±552	3150±162
C_{max} (μg/mL)	75.7±6.51	78.0±3.16	266±31.8	265±20.7	787±76.9	776±39.9
CL (mL/day/kg)	16.1±2.15	15.3±1.52	11.5±1.34	10.7±1.31	10.5±2.33	9.39±0.561
V_1 (mL/kg)	39.8±3.45	38.0±1.40	37.5±4.41	37.1±2.71	37.7±3.59	38.2±2.22
V_{ss} (mL/kg)	56.5±10.0	58.4±3.74	61.6±6.55	63.7±9.43	68.1±4.71	70.0±4.74
MRT (days)	3.51±0.329	3.84±0.167	5.43±0.738	5.96±0.424	6.68±1.16	7.45±0.325
$t_{1/2,\alpha}$ (days)	0.856±0.564	0.397±0.168	0.515±0.112	0.494±0.129	0.412±0.0775	0.472±0.0705
$t_{1/2,\beta}$ (days)	3.13±0.414	2.94±0.161	4.20±0.465	4.61±0.421	5.04±0.862	5.65±0.241
$t_{1/2,effective}$ (days)	2.43±0.228	2.66±0.116	3.76±0.511	4.13±0.294	4.63±0.804	5.16±0.225

AUC_{0-inf} = area under the serum concentration–time curve from Time = 0 to infinity; CL = clearance; C_{max} = concentration at Time = 0 following an IV dose; MRT = mean residence time; $t_{1/2,effective}$ ($t_{1/2,eff}$) = effective half-life; $t_{1/2,\alpha}$ = half-life of the alpha phase (ln(2)/α); $t_{1/2,\beta}$ = half-life of the beta phase (ln(2)/β); V_{ss} = volume of distribution at steady state; V_1 = volume of the central compartment.

다음의 그래프는 총 trastuzumab과 T-DM1의 노출도가 증가하는 용량과 함께 직선적으로 증가한다는 것을 보여준다 (r2=0.84; 총 trastuzumab, male). 그러나 용량 비례적 증가보다 더 증가한다 (slope of dose vs dose normalized AUC = 3.7 for 총 trastuzumab in male). AUC는 총 trastuzumab과 T-DM1 모두에서 암컷에서 수컷보다 높다.

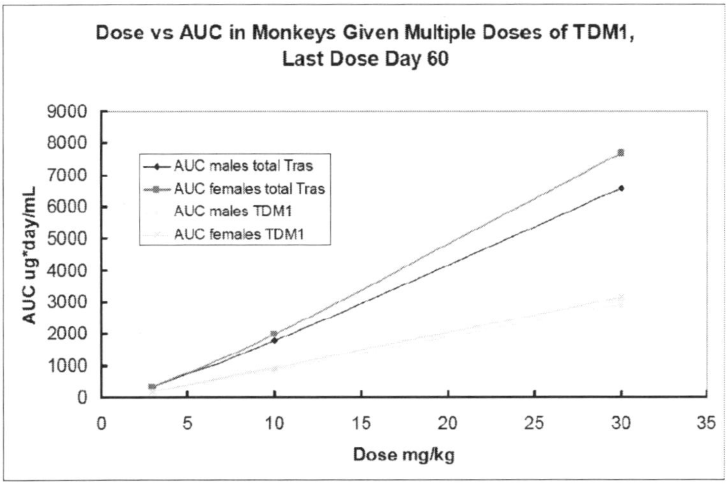

그림 40. 총 4회 반복 투여독성 시험 시 투여 용량에 따른 약물노출량(AUC)의변화

ADC로부터 DM1이 가수 분해되었을 때, DM1은 매우 빠르게 제거되어 거의 검출되지 않는다. 그렇기에 연구자들은 DM1에 대해 model을 맞추지 않았다. DM1의 제거 역학은 가수분해 단계가 속도 제한 단계이다. 연구자들은 다른 방법을 이용하여 세 다른 투여군에서의 DM1 노출도를 측정했다. 이유는 저용량 군에서 농도가 LLOQ 이하였기 때문이고 다음 표는 그 결과를 보여준다.

표 45. 총 4회 반복 투여독성 시험 시 DM1농도 측정 결과

Group 2: Mean (±SD) DM1 Plasma Exposure Parameters following IV Administration of Trastuzumab-MCC-DM1 in Cynomolgus Monkeys

Parameter	Group 2 (3 mg/kg)	
	Males	Females
AUC_{ALL} (day • ng/mL); Dose 1	1.66±0.557	1.76±0.581
AUC_{ALL} (day • ng/mL); Dose 4	3.25±2.26	3.17±1.46
C_{max} (ng/mL); Dose 1	5.95±0.770	5.85±1.13
C_{max} (ng/mL); Dose 2	6.98±1.03	6.72±1.23
C_{max} (ng/mL); Dose 3	8.04±0.574	7.09±1.01
C_{max} (ng/mL); Dose 4	7.02±0.957	7.53±1.46

AUC_{ALL} = area under the curve from the time of dosing to the time of the last observation;
C_{max} = maximum observable concentration

Groups 3 and 4: Mean (±SD) DM1 Plasma Exposure Parameters following IV Administration of Trastuzumab-MCC-DM1 in Cynomolgus Monkeys

Parameter	Group 3 (10 mg/kg)				Group 4 (30 mg/kg)			
	Terminal Males	Recovery Males	Terminal Females	Recovery Females	Terminal Males	Recovery Males	Terminal Females	Recovery Females
AUC_{0-1} (day • ng/mL)	7.65±1.06	NA	6.92±0.477	NA	30.4±4.22	NA	20.7±0.226	NA
AUC_{63-64} (day • ng/mL)	9.53±2.68	NA	8.58±0.262	NA	40.5±9.80	NA	25.1±3.98	NA
AUC_{0-6} (day • ng/mL)	NA	19.8±4.50	NA	19.8±4.60	NA	53.7±14.2	NA	65.1±9.66
AUC_{63-69} (day • ng/mL)	NA	23.7±4.85	NA	22.5±4.55	NA	69.4±21.3	NA	92.8±6.80
C_{max} (ng/mL); Dose 1	21.9±1.90	20.8±2.41	19.6±1.00	22.5±2.99	74.6±9.27	61.8±0.755	58.6±2.12	66.0±4.78
C_{max} (ng/mL); Dose 2	23.6±10.1	24.8±5.49	24.2±3.39	27.9±5.52	81.8±9.82	64.5±8.65	65.1±10.5	70.1±6.24
C_{max} (ng/mL); Dose 3	25.1±3.99	26.3±5.06	23.6±3.88	25.9±4.23	86.1±11.1	69.0±8.91	66.1±4.70	67.0±24.4
C_{max} (ng/mL); Dose 4	23.6±2.15	23.4±2.99	23.4±1.10	24.4±2.30	76.8±7.55	75.9±11.3	59.7±4.77	76.1±7.85

AUC_{0-1} = partial area under the curve from time zero to 1 day post-dose; AUC_{63-64} = partial area under the curve from 63 days to 64 days post-dose; AUC_{0-6} = partial area under the curve from time zero to 6 days post-dose; AUC_{63-69} = partial area under the curve from 63 days to 69 days post-dose; C_{max} = maximum observable concentration; NA = not applicable

6주 휴약기를 가진 원숭이에 T-DM1의 3주 당 1회, 총 8회 반복 정맥 투여 만성 독성 연구

: 사용된 약물은 Trastuzumab-MCC-DM1 및 Antibody 약물Conjμgate Vehicle로 투여량 0, 1, 3, 10 mg/kg로 3주에 한 번 정맥 내 투여하였다. 2.3~3.8kg의 Cynomolgus 원숭이로 실험하였으며 연구 계획서의 해석에 큰 영향을 줄 수 있는 편차는 없었다.주요 연구 결과로는 연구 기간 중 발생된 초기 죽음이 없었고 간은 증가된 ALT, AST와 간에서의 조직병리학 소견을 근거로 표적 장기로 생각되었다. 회복하는 동안 Axon degeneration 발생 하였고 전립선과 정낭에서 유사 분열 이상 소견을 보였다. 비장, 흉선, 누선, 갑상선은 표적기관이었고 독성 동태학적 수치에서 암컷과 수컷간 결과는 유사했다. 3 mg/kg 이상의 투여 용량에서 T-DM1과 trastuzumab의 축적 현상이 관찰되었다.

· 결과

a) 동물 사망: 매일 2 번관찰하였으며연구 기간 내에 사망은 관찰되지 않음.

b) 임상 신호: 매일 2 번 관찰하였으며 케이지 사이드 관찰은 1일 1회 또는 상세한 관찰은 매주 1회 4 hrs. post-dosing on dosing 일s

Observations Dose (mg/kg) Sex N Main (Rec)	0		1		3		10	
	M 6 (3)	F 6 (3)	M 6 (3)	F 6 (3)	M 6 (3)	F 6 (3)	M 6 (3)	F 6 (3)
Vomitus, containing food			1		1	1	2	1
No food consumption					1	4	1	1
Low food consumption	6	5	6 (2)	5 (2)	6 (2)	6 (2)	5 (2)	6 (2)
Thin appearance				1		2		1
Liquid feces	3	4	1	2 (1)	2 (1)	5 (1)	3	4 (1)
Mucoid feces		1	1	1		1	(1)	1
Nonformed feces	5	5	4	5 (1)	6 (1)	6 (1)	5 (1)	6 (1)

c) 체중: 투여 전과 투여 후 1주일에 한번씩 측정,투여 기간 동안 투여군 중 대조군과의 체중 차이는 없었다. 회복 기간 동안 대조군과 처치군 수컷간에 최대 20% 차이가 있었다. 이 차이는 회복 기간 동안 모든 복용량의 처치 군 수컷에서 낮은 음식 섭취량의 관찰과 상관관계가 있었지만, 그 차이는 주로 처치 군 동물에 비해 대조군 동물에 더 무거운 수컷을 포함시켰기 때문인 것으로 판단되었다. 회복기간 동안 모든 선량 수준의 처치 군에서 낮은 음식 섭취가 관찰되었지만 암컷의 체중에는 유의한 차이가 없었다.

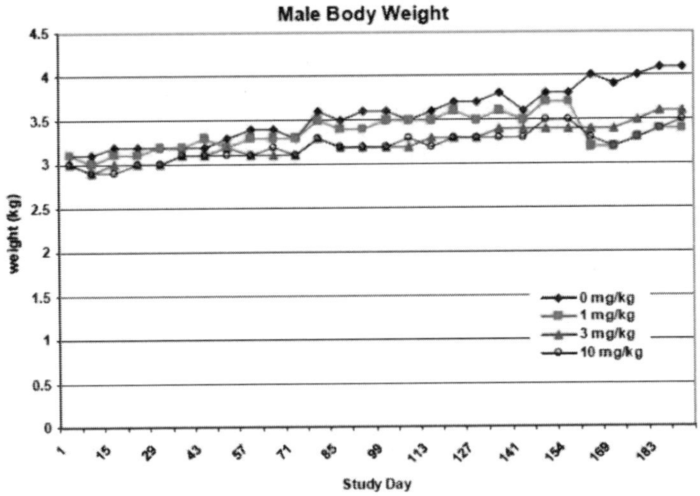

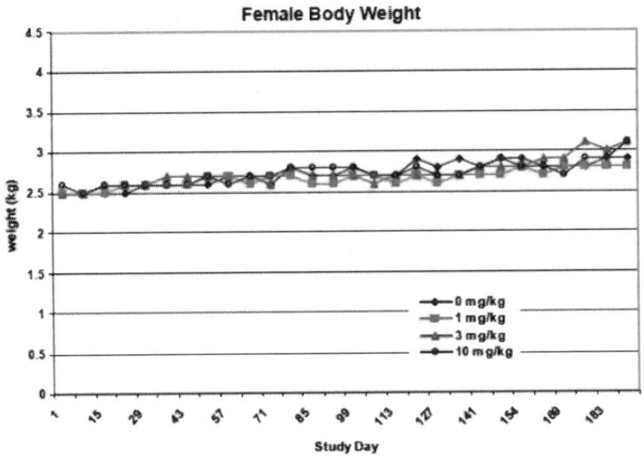

그림 41. 총 8회 반복 투여독성 시험 시 시간에 따른 체중 변화

d) 음식 섭취: 매일 정량섭취 관찰되었음.

e) 안과: 투여 전 21일 째에, 투여 후 14, 149, 184일 째에 관찰하였으며 특정 변화 관찰되지 않음.

f) 신경학적 검사: 투여 전 15일 째에, 투여 후 8, 154, 189일 째에 관찰하였으며 특정 변화 관찰되지 않음.

g) ECG: 투여 전 20, 8일 째에, 투여 후 9, 79, 153, 188일 째에 관찰하였으며 연구 기간 동안 호흡률, 체온, 산소 포화도는 유의한 변화가 없었고 ECG와 혈압 측정은 마취 된 동물에서 실

시되었다. 혈압 또는 심전도 매개 변수 (QTc prolongation)은 연구 기간 동안 모든 용량에서 유의한 변화가 없었으나, 연구를 통해 마지막 투여 후 최소 일주일 후에 측정하였기 때문에 즉각적인 효과에 대한 영향은 관찰되지 않았을 수 있다.

h) 혈액학: 투여 전 2 번, 투여 후 4, 8, 22, 43, 64, 85, 106, 127, 151, 155, 169, 190일에 실시, RBC, 헤마토크릿, 헤모글로빈 수치는 대조군을 포함한 모든 군에서 투약 후 8일째에 완만하고 일시적으로 감소했다. 이것은 투여 제형 때문이었다. 이 감소 (~10%)는 고농도 군 동물에서 더 적었다. 유사하게, 모든 처치군에서 4일과 8일째에 망상 적혈구 수의 증가 (~ 50 – 80%)가 관찰되었다. 이러한 경향은 최종 투여 후 4일 및 8일에 관찰되었지만 망상 적혈구 반응은 덜 강력했다. 10 mg/kg 투여 후 4 내지 8일에서 혈소판이 ~30% 감소했다. 암컷과 수컷 모두 고용량 투여군에서 투여 4~8일 후 (1, 8 주기s) 단핵구, 호산구 및 LUC가 일시적으로 증가했고 이것은 염증이 일어났다는 것을 의미한다.

i) 임상 화학: 투여 전 2 번, 투여 후 4, 8, 22, 43, 64, 85, 106, 127, 151, 155, 169, 190일에 실시,총단백질과 글로블린의 경미한 증가가 고용량 군의 수컷과 암컷에서 명백하게 나타났다. 이러한 증가는 만성 염증 반응을 의미한다. AST의 증가는 암수컷 모두 모든 투여량 군에서 나타났으며 투여 다음주에 높게 나타났다. 수컷에서는 약물 투여 후 CK가 증가했다. 이러한 증가는 간 또는 근육/심장 독성을 나타낼 수 있다는 것을 의미한다. 마지막으로 투약 일주일 후 고용량 투여 군의 암수컷에서 콜레스테롤이 약간 증가했다.

표 46. 총 8회 반복 투여독성 시험 시 임상 화학 결과

% Change from Control

Sex		Males				Females			
Dose (mg/kg) N Main (Rec)		0 6 (3)	1 6 (3)	3 6 (3)	10 6 (3)	0 6 (3)	1 6 (3)	3 6 (3)	10 6 (3)
Parameter	Study Day								
TP	4	6.8		↑12%	↑15%	7			↑14%
	8	7.6				7.6			
	22	7.7			↑10%	7.8			
	85	7.4				7.4			
	R151	7.2			↑10%	7			↑10%
	R190	7.5				7.6			↑10%
GLOB	4	2.4		↑17%	↑29%	2.6			↑23%
	8	2.7			↑22%	2.8			↑21%
	22	2.8			↑25%	2.9			↑14%
	85	2.9			↑21%	2.9			↑17%
	R151	2.7			↑30%	2.8			↑21%
	R190	3.1			↑16%	3.3			
CHOL	4	142		↑14%	↑14%	139			↑27%
	8	149			↑16%	141			↑21%
	22	152	↓13%			152		↓11%	
	85	152	↓20%			139			
	R151	139				133			↑20%
	R190	142				161	↓22%	↓17%	↓27%
AST	4	39		↑79%	↑182%	44	↑27%	↑39%	↑156%
	8	44		↑34%	↑75%	52		↑12%	↑42%
	22	39			↑21%	43			
	85	40			↑33%	44			
	R151	69	↑42%	↑128%	↑216%	65		↑58%	↑155%
	R190	37			↑51%	38			
CK	4	220			↑126%	395	↑62%		
	8	368				595			
	22	198				457	↓39%	↓53%	↓53%
	85	234		↑76%	↑105%	413	↓39%	↓39%	↓56%
	R151	1164			↑267%	1142			↑127%
	R190	185	↑35%		↑101%	323	↓32%	↓47%	↑91%

j) 뇨분석:뇨분석은 회복 기간 동안에만 수행되었으며 모든 회복 동물이 포함된 것은 아니다. 용량 군 간에는 소변량에 약간의 차이가 있었지만 큰 차이는 없었다. 뇨 pH는 6.5~8.5 범위였다. 다른 변수를 기록되지 않았다.

k) 육안 병리학:

표 47. 총 8회 반복 투여독성 시험 시 육안 병리학 결과

Macroscopic Observations

Sex		Males				Females			
Dose (mg/kg)		0	1	3	10	0	1	3	10
N Main (Rec)		3 (3)	3 (3)	3 (3)	3 (3)	3 (3)	3 (3)	3 (3)	3 (3)
Liver	Discolored				1				1
Ovary	Cyst								1
IV Site (R)	Discolored		1		1 (1)		1	1	2
	Thickened	1							
Lung	Adhesion		(1)				1	(1)	(1)
Cecum	Discolored							(1)	(1)
	Raised Area								(1)

l) 장기 무게

표 48. 총 8회 반복 투여독성 시험 시 장기 무게 결과

Table 1: Change in Absolute Organ Weights (% Change from Control)

Sex		Males			Females		
Dose (mg/kg)		1	3	10	1	3	10
N Main (Rec)		3 (3)	3 (3)	3 (3)	3 (3)	3 (3)	3 (3)
Organ							
Body	Main	↑12.5%	↓13.5%	↓2%	↓5%	↓11.4%	↓6.3%
	Rec	↓19.7%	↓12%	↓16.2%	↓3%	↑8%	↑5%
Spleen	Main			↑52%			↑27%
	Rec	↓36%%	↓42%	↓35%		↑54%	↑196%
Liver	Main			↑12%			↑42%
	Rec					↑20%	↑17%
Thymus	Main		↑22%	↑20%			↑45%
	Rec		↓41%	↑31%			
Mandibular	Main		↓32%	↓21%	↓29%	↓26%	↓36%
Sal. Gland	Rec	↓22%	↓37%	↓9%	↑6%	↑3%	↓11%
Ovary	Main						↑47%
	Rec						
Kidney	Main						
	Rec						↑25%

m) 조직병리학

표 49. 총 8회 반복 투여독성 시험 시 조직 병리학 결과

Microscopic Observations

Sex		Males				Females			
Dose (mg/kg)		0	1	3	10	0	1	3	10
N Main (Rec)		3 (3)	3 (3)	3 (3)	3 (3)	3 (3)	3 (3)	3 (3)	3 (3)
Bone, Femur	Erosion/ulceration, articular cartilage, focal			1 (1)		1		1	1

Sex		Males				Females			
Dose (mg/kg)		0	1	3	10	0	1	3	10
N Main (Rec)		3 (3)	3 (3)	3 (3)	3 (3)	3 (3)	3 (3)	3 (3)	3 (3)
	Fibrosis, articular surface			1	(1)	1		1	1
	Hypertrophy,								
	chondrocytes/			(1)		1			
	lacunae, art. surface								
Bone	Fat atrophy							1	
Marrow	Hypocellular				1				
Spinal Cord	Axonal Swelling							(1)	
	Mineralization							(1)	
Nerve,	Axon Degeneration								
Sciatic	Min/Slight		(1)		(1)				
	Marked			(1)					
	Hemorrhage/edema,		(1)	(1)		(1)			
	perineur			(1)					
	Hemorrhage, intraneur								
Pituitary	Cyst	1	(1)		(1)	(1)	1 (1)		
	Mineralization				1		(1)		
	Infiltrate, lymph			1					
Thyroid	Exfoliated cells, follicle		1 (1)	(2)	1	(2)	2 (1)	(1)	
	Mineralization			1					
Lung	Metaplasia, Sq. cell,		1						
	bronchi		(2)	(1)			1 (1)	1 (2)	1
	Fibrosis, pleural/subpleural			(1)					
	Fibrosis, interstitial								(1)
	Inflamm, chronic								
Liver	Mitotic figs., Kupffer cells				1				2
	Hypertrophy, Kupffer/endo.				1				3 (1)
	Hepatocyte vacuolation				2			2	
	Atrophy, focal/multifocal				1				1 (1)
	Degen/necrosis,						1		
	hepatocyte	(1)							1
	Fibrosis			1					
	Ito cell hyper-trophy/plasia				1			1	(1)
	Pigment, Kupffer cell								
Gallbladdder	Mitotic Figures, epith↑		1	1					(1)
Kidney	Glomerulopathy	1 (1)			(1)				(1)
	Tubule dilation		(1)	2	1		2 (1)	1 (2)	(2)
	Glomerulosclerosis/Perigl.								
	Fibrosis			1	1	(1)			
	Tubule Atrophy				1		1		
	Fibrosis				1				
	Dilatation, blood vessels								1
Stomach, GI	Erosion/Ulceration		1					1	
	Amyloid							1	
Duodenum	Parasite								1
Colon	Inflamm., granulomatous				1		1		
	Hemorrhage/congestion			1 (1)	(1)			1	(1)
	Parasitic granuloma								(1)

Sex		Males				Females			
Dose (mg/kg)		0	1	3	10	0	1	3	10
N Main (Rec)		3 (3)	3 (3)	3 (3)	3 (3)	3 (3)	3 (3)	3 (3)	3 (3)
	Axonal degen (mod.)	2	2	(1)	1 (2)		2 (1)	2 (1)	3 (2)
	Hemorrhage, acute	2		1	1 (1)	1	1	1	2
	Fibrosis	2	1	(1)	1	1 (1)	1		1 (1)
	Infiltrate lymph/mac		(1)	(1)	2 (1)	(2)	1	2 (1)	2
	Acanthosis/hyperkeratosis				1				
	Hypertrophy, endot, saph						1		
	vein								
	Thrombus							(1)	1
	Disruption, saphenous vein				1				
	wall				(1)				
	Edema				(1)				
	Hypertrophy, sebaceous gl								
	Vaculitis, neutrophilic								

All findings were recorded as minimal or slight with the noted exceptions in the lacrimal gland, sciatic nerve, and injection site.

특수 검진:

-항 약물 항체 (ATA): 1 mg/kg 투여 군에서는 12마리 중 3마리에서, 3 mg/kg 투여 군에서는 0마리에서, 10 mg/kg 투여 군에서는 12마리 중 1마리에서 항 약물 항체가 검출되었다. 10 mg/kg 투여 군의 양성 결과는 회복될 때까지는 보이지 않았다. 이들 항체 양성 동물의 존재는 독성 동태 시험 결과의 유의한 영향을 미치지 않는 것으로 나타났다. 제형만 투여된 군의 동물 한마리에서도 양성 결과가 관찰되었다.

-골수 검사 (Bone Marrow Micronucleus Assay): T-DM1의 생체 내 clastogenic activity에 대한 평가를 위해 마지막 투여 7일 후 부검하여 모든 실험동물로부터 골수 검사를 준비했다. 이 분석은 독성동태학 분석이 약물의 최종 투여 후 7일 동안 약물의 골수 노출을 확신했기에 유효했다. 양성 반응인 대조군은 연구에 포함되지 않았다. 조직병리학적 증거는 골수 독성이 적으면서 T-DM1이 골수에 노출되는 것을 의심스럽게 만들었다. T-DM1 처리한 수컷 및 암컷 동물의 골수에서 정상 염색된 적혈구에 대한 다색성 적혈구의 비율이 약간 감소하여 골수 독성이 있음을 시사한다. 소핵화된 세포의 전체 수는 적었지만, 수컷 대조군에 비해 수컷과 암컷 모든 처리 군에서 증가했다. 이 분석 결과는 결정적이지 않다.

독성동태학:용량 의존적 및 용량 비례하여 노출도가 증가했다. 3 mg/kg 이상의 용량에서 항체와 intact 약물 축적의 증거가 관찰되었다. DM1의 축적의 증거는 없었고, 이것은 동물에서의 노출과 항체로부터의 해리 속도가 steady state임을 시사한다.

표 50. 총 8회 반복 투여독성 시험 시 독성동태 결과

TK parameter	Cycle	1 mg/kg	3 mg/kg	10 mg/kg
T-DM1				
C_{max} (μg/mL)	1	21.9±2.03	71.7±5.4	190±37
	4	26.8±2.76	77.3±9.17	267±27.8
	8	28.3±5.85	90.3±9.79	257±41.9
$t_{1/2}$ (day)	1	1.93±0.139	2.54±0.251	4.71±0.527
	4	2.72±1.03	3.74±0.384	5.3±0.36
	8	1.82±0.561	3.03±.441	4.55±1.23
AUC (day*μg/mL)	1	33.4±3.44	149±20.3	646±83.6
	4	35.2±4.9	183±29.5	874±128
	8	39.8±8.62	212±36.7	973±145
CL (mL/day/kg)	1	30.3±3.38	20.4±2.77	15±2.12
	4	28.8±4.26	16.6±2.78	11±1.77
	8	26.4±6.84	14.5±2.79	9.94±1.61
V (mL/kg)	1	66.6±7.29	68.5±3.78	94.3±11.2
	4	66.7±8.98	72.7±8.38	75.8±8.3
	8	55.4±6.46	57.6±5.83	65.6±11
Trastusumab				
C_{max} (μg/mL)	1	21.3±1.68	68.2±4.89	187±32.2
	4	26.9±2.63	76.3±8.63	267±30.4
	8	29.4±3.95	84.4±9.16	330±48.2
$t_{1/2}$ (day)	1	2.89±.365	3.83±.497	7.61±1.17
	4	4.57±1.73	6.6±1.07	10±1.64
	8	2.88±1.19	5.06±1.36	9.42±2.7
AUC (day*μg/mL)	1	41.3±4.77	193±28.5	903±111
	4	48.1±8.12	279±54.7	1670±269
	8	52.1±13.5	319±75.9	1870±370
CL (mL/day/kg)	1	24.4±3.08	15.6±2.44	9.62±1.49
	4	20.7±4.13	10.1±2.23	4.78±1.15
	8	20.4±6.4	9.4±2.63	4.45±1.5
V (mL/kg)	1	81.8±8.6	77.7±4.75	100±12.6
	4	87±15.6	83.7±11.2	66.3±7.35
	8	64.2±8.97	61.9±6.47	56.1±9.55
DM1				
C_{max} (ng/mL)	1	1.56±.221	3.64±.452	13±3.88
	4	1.64±.853	4.35±.0.93	13.3±2.76
	8	1.86±1.22	3.45±0.534	11.2±1.94
$t_{1/2}$ (day)	1	.524	.518±.208	2.05±.447
	4	.34	1.45±3.08	2.32±.0853
	8	0.201±0.0172	1.03±1.27	3.52±1.28
AUC (day*ng/mL)	1	.886	1.21±.254	7.57±1.78
	4	.647	2.45±4.11	7.37±1.8
	8	0.399±0.0426	1.92±1.91	12.1±4.73

1.7 유전독성

1) 시험관 내 세균성 역 돌연변이 실험 (Ames test)

<u>DM1: 살모넬라-대장균/포유류 마이크로솜 역 돌연변이 확인 실험</u>

a) 주요 연구 결과: 음성

b) 연구 방법

· 약물- DM1

· 사용된 계통- Salmonella typhimurium-TA98, TA100, TA1535, and TA1537, Escherichia coli-WP2uvrA

· 실험 농도: 50, 160, 500, 1600, and 5000 μg/plate±S9

· 음성대조군: DMSO

· 양성대조군:

표 51. 세균성 역 돌연변이 실험에서 사용된 양성대조군

Control Article	Strain	S9?
Benzo[a]pyrene	TA98	+
2-aminoanthracene	TA100 TA1535 TA1537 WP2*uvr*A	+ + + +
2-nitrofluorene	TA98	-
Sodium azide	TA100 TA1535	- -
ICR-191	TA1537	-
4-nitroquinoline-N-oxide	WP2*uvr*A	-

· 제형: DM1 in DMSO

· 배양 시간: 플레이트 (용량 범위에 대해 2 회 또는 확인 시험을 위해 3 회)를 52 ± 4 시간 동안 배양

c) 연구 타당성

· 음성 대조군 결과(아래 표 참고).

표 52. 세균성 역 돌연변이 실험에서 사용된 음성대조군

Characteristic Number of Spontaneous Revertants

Strain	Range
TA98	8 - 60
TA100	60 - 240
TA1535	4 - 45
TA1537	2 - 25
WP2*uvr*A	5 - 40

· 연구 타당성을 입증하기 위해 음성 대조군 배양 플레이트에서 상기 범위 내 돌연변이 수가 관찰 되어야 함.

d) 결과: 본 연구의 조건 하에 DM1의 존재 유무에 상관 없이 시험 균주의 역 돌변연이 콜로니를 유발하지 않았다.

Without S9

	Strain	Compound	Dose level (µg/plate)	Mean revertants per plate	SD	Ratio treated/ vehicle
	TA98	DM1	5000	12.0	3.0	0.9
			1600	8.3	2.3	0.7
			500	9.7	2.1	0.8
			160	13.7	5.0	1.1
			50.0	7.7	3.2	0.6
		Dimethyl Sulfoxide		12.7	3.8	
	TA100	DM1	5000	80.3	1.5	1.1
			1600	70.3	12.0	1.0
			500	63.7	2.3	0.9
			160	69.7	4.2	1.0
			50.0	86.0	22.7	1.2
		Dimethyl Sulfoxide		70.3	8.5	
	TA1535	DM1	5000	12.3	3.2	0.9
			1600	12.0	4.4	0.9
			500	13.3	5.0	1.0
			160	10.7	1.5	0.8
			50.0	12.7	2.5	1.0
		Dimethyl Sulfoxide		13.3	5.5	
	TA1537	DM1	5000	2.7	2.9	0.5
			1600	3.3	1.2	0.7
			500	4.0	0.0	0.8
			160	3.7	1.2	0.7
			50.0	5.3	1.5	1.1
		Dimethyl Sulfoxide		5.0	0.0	
	WP2*uvr*A	DM1	5000	5.7	2.9	0.4
			1600	14.0	1.7	0.9
			500	10.7	2.1	0.7
			160	13.7	3.5	0.9
			50.0	10.3	1.5	0.7
		Dimethyl Sulfoxide		15.0	12.1	
Positive Controls	TA98	2NF	1.0	189.7	30.2	15.0
	TA100	SA	2.0	1084.0	32.7	15.4
	TA1535	SA	2.0	711.7	70.1	53.4
	TA1537	ICR	2.0	183.7	4.0	36.7
	WP2*uvr*A	4NQO	1.0	673.0	69.9	44.9

With S9

	Strain	Compound	Dose level (µg/plate)	Mean revertants per plate	SD	Ratio treated/ vehicle
	TA98	DM1	5000	22.0	8.9	1.1
			1600	25.0	4.6	1.2
			500	15.7	2.5	0.8
			160	19.7	4.2	1.0
			50.0	20.0	2.6	1.0
		Dimethyl Sulfoxide		20.3	8.1	
	TA100	DM1	5000	85.0	4.0	1.0
			1600	87.3	4.9	1.0
			500	78.7	6.1	0.9
			160	81.3	17.2	1.0
			50.0	76.7	5.7	0.9
		Dimethyl Sulfoxide		85.0	0.0	
	TA1535	DM1	5000	8.7	2.5	0.9
			1600	13.0	6.2	1.3
			500	11.0	2.6	1.1
			160	8.0	1.7	0.8
			50.0	8.3	2.1	0.8
		Dimethyl Sulfoxide		10.0	5.3	
	TA1537	DM1	5000	5.0	1.0	0.6
			1600	3.0	1.0	0.3
			500	6.0	2.0	0.7
			160	6.0	1.7	0.7
			50.0	5.7	2.5	0.7
		Dimethyl Sulfoxide		8.7	2.1	
	WP2*uvr*A	DM1	5000	15.3	3.5	0.9
			1600	13.0	3.0	0.8
			500	10.7	2.1	0.7
			160	16.3	5.9	1.0
			50.0	11.7	0.6	0.7
		Dimethyl Sulfoxide		16.3	1.2	
Positive Controls	TA98	BP	2.5	404.3	13.6	19.9
	TA100	2AA	2.5	1832.3	137.0	21.6
	TA1535	2AA	2.5	193.3	30.4	19.3
	TA1537	2AA	2.5	101.7	5.0	11.7
	WP2*uvr*A	2AA	25.0	410.0	51.0	25.1

2) 생체 내 설치류의 염색체 손상유발 실험 (소핵 실험)

랫의 생체 내 골수 소핵 실험

a) 주요 연구 결과: DM1은 본 연구 조건에서 유전독성에 양성을 나타냈다.

b) 연구 방법

· 약물: DM1

· 사용된 종: SD 랫 10 주령, 무게 311 ~ 393 g,

· 투여 군당 마리수: 5마리

· 투여 용량: 투여 후 24, 48 시간 후에 죽임.

표 53. 랫의 생체 내 골수 소핵 실험에서 투여 용량

Test compound	Dose mg/kg	Dose μg/m²	N at 24 hours	N at 48 hours
Positive control	60	-	5	
Vehicle	0	0	5	5
DM1	0.01	60	5	
DM1	0.05	300	5	
DM1	0.1	600	5	5
DM1	0.2	1200	5	5

· 투여경로: 경구 투여

· 투여 계획: 단회 투여

· 음성 대조군: 0.5% DMA, 1 mM EDTA

· 양성 대조군: Cyclophosphamide

· 골수 채집 계획: 약물 투여 후 24, 48 시간 후 채집

c) 분석: 각 랫에 대한 2000개의 다색성 적혈구 당 소핵화 된 다색성 적혈구 확인. PNE:NCE 비율은 동물당 최소 500개의 적혈구를 확인하면서 관찰된 PCE 및 NCE 수를 확인하여 결정.

d) 결과: 연구 보고서의 다음 표는 PCE와 NCE 비율이 크게 증가한 것을 보여주며, 명확하고 의미있는 용량 반응이 있다. 소핵화 된 PCE의 증가는 양성 대조군에 의한 것보다 높았다. 고농도 투여량은 48 시간 시점에서 중요한 골수 독성을 유발했다. 양성 대조군 결과를 통해 실험은 검증되었다. 따라서 DM1은 염색체이상 유발물질 (clastogen)이다.

표 54. 랫의 생체 내 골수 소핵 실험결과

Study No.: 8220198
Test Article: $N^{2'}$-deacetyl-$N^{2'}$-(3-mercapto-1-oxopropyl) maytansine (DM1)
Initiation of Dosing: 05 May 2010 Species/Strain: Rat/Sprague-Dawley

Treatment	Dose[a]	Harvest Time	% Micronucleated PCEs Mean ± SD Male	Ratio PCE:NCE Mean ± SD Male
Controls				
Vehicle	VC 4 mL/kg	24	0.03 ± 0.04	0.94 ± 0.10
		48	0.05 ± 0.04	0.79 ± 0.11
Positive	CP 60 mg/kg	24	1.13 ± 0.44*	0.80 ± 0.08**
Test Article	0.01 mg/kg	24	0.05 ± 0.04	0.87 ± 0.16
	0.05 mg/kg	24	0.62 ± 0.34*	0.78 ± 0.12**
	0.1 mg/kg	24	1.13 ± 0.40*	0.51 ± 0.08***
	0.1 mg/kg	48	1.76 ± 0.72*	0.25 ± 0.03***
	0.2 mg/kg	24	0.72 ± 0.69*	0.52 ± 0.07***
	0.2 mg/kg	48	-- ± --[b]	-- --[b]

* Significantly greater than the corresponding vehicle control, $p \leq 0.01$.
** Significantly less than the corresponding vehicle control, $p \leq 0.05$.
*** Significantly less than the corresponding vehicle control, $p \leq 0.01$.
VC= Trastuzumab Drug Conjugate Vehicle with 0.5% DMA, 1mM EDTA
CP = Cyclophosphamide
PCE = Polychromatic erythrocyte
NCE = Normochromatic erythrocyte
[a] Dose DM1 expressed as mg/kg
[b] Four of the five animals had a PCE to NCE ratio less than 20% of the vehicle control value; this group was not used for calculation of group means or for statistical evaluation

1.8 발암성

: 발암성 연구는 필요로 하지 않기 때문에 수행하지 않았다.

1.9 생식독성 및 발생독성

1) 생식력 및 초기 배아 발달

: ICH S9에 따라 암 질환 환자를 치료하는 약물은 생식력 및 초기 배아 발달 연구가 필요로 하지 않기 때문에 수행하지 않았다.

2) 배아 태아 발달

: Dr Anne Pilaro이 trastuzumab (Herceptin)의 생식 독성 연구를 검토했다. Trastuzumab은 임상적으로 생식 독성을 일으킨다고 알려져 있고, DM1의 작용기전은 trastuzumab보다 더 유전독성 등이 있기에 FDA는 본 연구가 T-DM1의 승인을 뒷받침하기에 충분할 것으로 동의했다. 이는

ICH S9과 일치한다. 임신 중에 사용 된 항암제에 대한 검토에서 O. Mir et al.은 Herceptin으로 치료받은 여섯 명의 임산부 3명이 무양수증을 경험했다고 보고했다.

Cynomolgus 원숭이 정맥 내 투여 후 태아 발달 연구

: 투여 군당 12마리의 임신한 원숭이가 기관 생성의 중요한 시기 (임신 20일에서 50일 사이)에 trastuzumab을 정맥 내 투여받았다. 이 연구에서 시험된 trastuzumab 투여 용량은 음성 대조군 (GN1450 vehicle, composition not specified)의 1, 5, 25 mg/kg 투여 용량이다. 약물은 임신 후 20, 21, 22, 23, 27, 30, 34, 41, 44, 47, 50일 째에 투여 되었다. 원숭이는 독성, 독성동태 프로파일 및 면역원성에 대한 임상적 및 실험실 징후에 대해 추적 조사되었다. 임신 100일 후 새끼는 어미에 의해 파생되어 골격 및 연조직 기형뿐만 아니라 혈청 및 양수액에서 trastuzumab 및 항-trastuzumab 항체 수치를 평가받았다.

일반적으로 trastuzumab 치료는 임신한실험동물에 충분한 내약성이 있고, 모체 독성의 증거는 발견되지 않았었다. 조기 사망은 연구 기간 동안 총 6마리에서 발생했으며, 대조군을 포함한 모든 복용 군에서 발생했다. 동물 #3037 및 #4210 (1 mg/kg 투여용량군)과 #208 (25 mg/kg 투여 용량군)에서 자연 유산에 이어 각각 2, 10 및 35일 째에 사망이 발생했다. 동물 #3115 (음성 대조군) 및 #3257 (1 mg/kg 투여 용량군)에 대한 조기 사망은 자연 유산과 관련이 없었다. 모든 경우 사망 전 명백한 독성의 임상 징후는 없었다. 그러나 부검에서 세균 감염의 조직학적 증거가 피부병변 및 내장에 존재했으며, β-hemolytic Streptococcus, Staphylococcus sp., Pasteurella 감염으로 잠정적으로 확인되었다. 대조군을 포함한 모든 투여 용량군의 동물에서 초기 사망률 및 감염의 존재를 감안할 때 이러한 결과는 trastuzumab 치료와 무관한 것으로 판단된다.

자연 유산은 2/12의 대조군 (17%), 5/12의 저용량 투여군(42%), 3/12의 5 mg/kg 용량 투여군 (25%), 4/12의 25 mg/kg용량 투여군 (33%)에서 발생했다. 자연 유산의 발생률 (p = 0.8973, Chi square)은 대조군과 trastuzumab 투여군 간에 통계적으로 유의한 차이가 없었다. 또한 이 연구에서 낙태 발생률은 이전에 이 실험 장소에 있던 대조군들에서 발생한 낙태 발생률 범위 (88/492 또는 18%, 총 43개의 태아 독성 연구에서 0-50%의 자연 유산) 내에서 발생했다.

살아있는 태아는 대조 군0 마리, 1 mg/kg/일투여 용량군 7마리, 5 mg/kg/일투여 용량 군 9마리, 25 mg/kg/일투여 용량군 8마리에서 얻었다. 모든 trastuzumab 투여군에서 태아의 시험 측정값 (체질, 태반 및 장기 무게, 용두: 둔부 길이)은 정상 원숭이의 측정 값 내에 있었다. Trastuzumab으로 처리 한 어미의 자손들에서는 심한 골격 및 연조직 기형이 발생하지 않았다.

독성 동태학적 평가에 따르면 trastuzumab은 투여 첫 주에 급속히 증가하여 시험 기간이 끝날 때까지 정상 상태에 도달되어 있었다. 연구 과정에서 trastuzumab 혈장 최저 농도의 평균값은 용량 의존적이었으며, 대략 선형 증가를 나타내었다. 또한 이 trastuzumab 혈장 최저 농도의 평균값은 1 mg/kg/dose 투여군에서 #6292를 제외한 모든 실험동물에서 투약기간 동안 유지되었다. 이 동물은 이미 항 약물 항체를 가지고 있었으며, 연구 중 어느 시점에서도 검출 가능한 혈청 trastuzumab이 없었다 (아래 참조). Trastuzuamb 혈장 최저 농도의 평균값은 스폰서의 최종 연구보고서에서 추출한 아래 표 에 제시되어 있다.

표 55. Trastuzuamb 혈장 최저 농도의 평균값

Parameter	Group 1 Control (n = 0 - 12)	Group 2 1 mg/kg (n = 6 - 10)[a]	Group 3 5 mg/kg (n = 10 - 12)	Group 4 25 mg/kg (n = 8 - 10)[b]
Trough Concentrations (mcg/mL)[c]:				
Maximum	0.000[d]	46.1 (9.22)	349 (87.0)	1637 (474)
Minimum	0.000	27.8 (5.14)	205 (35.8)	938 (268)
Average	0.000	35.6 (6.04)	259 (50.4)	1261 (341)
Half-life (days)[e]	–[f]	7.09 (0.86)	7.72 (1.07)	10.1 (1.91)

a Concentrations from group 2 animal no. 6292 (all 'lts') were excluded from this table due to antibody reaction.

b Day 48 and 55 concentrations from group 4 animal no. 5462 were excluded from this table due to apparent misdosing. Half-life could not be calculated for this animal due to early removal from the study.

c Troughs concentrations reported here were from samples collected during the dosing phase of the study over Days 27 through 48.

d All concentrations for group 1 were 'lts' (less than the lowest standard on the standard curve, ie. less than 0.078 mcg/mL) and were therefore assigned a value of zero by convention. No standard deviation was calculated for this reason. Concentrations from animals no. 2914 and 8070 were excluded from this table due to apparent misdosing.

e Half-life was calculated over Days 55 through 100 by linear regression on the natural log of concentrations vs. time.

f No half-life was calculated for group 1 since all concentrations were 'lts'.

태아에서 trastuzumab의 태반 전이와 이에 따른 태아 노출이 발견되었다. 아래 표 2는 임신 100일 후 제왕 절개 시점에서 모든 투약 군의 태아 혈청에서 trastuzumab이 검출되었다는 것을 보여주며, 5 또는 25 mg/kg 투여된 원숭이에 대해서는 양수에서도 trastuzumab이 검출되었다. 태아 검체에서의 trastuzumab 농도는 약물 투여량이 증가함에 따라 증가했다. 약물 농도는 태아 혈청에서 어미 혈청 농도의 10 ~ 19%, 태아 양수에서 어미 혈청 농도의 3 ~ 4%가 관찰되었다. 이 결과는 아래의 표에 요약되어 있다.

표 56. 태아 검체에서의 trastuzumab 농도

Parameter	Group 1 Control (n = 0 - 9)	Group 2 1 mg/kg (n = 2 - 6)[a]	Group 3 5 mg/kg (n = 9)	Group 4 25 mg/kg (n = 8)[b]
Concentrations (mcg/mL):				
Maternal Serum	0.000[c]	0.325 (0.255)	3.70 (1.22)	59.9 (41.3)
Fetal Serum	0.000	0.049 (0.077)	0.679 (0.210)	14.8 (23.2)
Amniotic Fluid	0.000	0.000[d]	0.155 (0.082)	1.50 (0.851)
Concentration Ratios:				
Fetal / Maternal Serum	–[e]	0.100 (0.137)	0.188 (0.044)	0.171 (0.178)
Amniotic Fluid / Maternal Serum	–	0.000	0.039 (0.019)	0.028 (0.009)
Amniotic Fluid / Fetal Serum	–	0.000	0.214 (0.113)	0.291 (0.214)

a Concentrations from group 2 animal no. 6292 (all 'lts') were excluded from this table due to antibody reaction.

b Day 100 samples could not be obtained from all animals in each group because some animals were previously removed from study due to spontaneous abortion or death.

c All concentrations for group 1 were 'lts' (less than the lowest standard on the standard curve, ie. less than 0.078 mcg/mL) and were therefore assigned a value of zero by convention. No standard deviation was calculated for this reason. Concentrations from animals no. 2914 and 6070 were excluded from this table due to apparent misdosing.

d No standard deviation was calculated since all concentrations were 'lts'.

e No ratios could be calculated since both concentrations were 'lts'.

한 쌍을 제외하고 임신 100일 후에 어미 또는 태아 중에서 trastuzumab이 검출되지 않았다. 원숭이 #6292와 그 태아 #6292f는 총 결합 항체에 대한 ELISA 분석과 BT-474 중화 생물 검정에서 항-trastuzumab 항체에 대해 양성 결과가 나왔다. 임신 후 20, 50일 후에 어미의 항체 역가 수치는 각각 3.2와 3.4 흡광도 단위 (AU)였다. 임신 후 100일 후에는 어미와 태아에서 각각 약 2.7, 2.4 AU의 항체 역가가 관찰되었다. 항-trastuzumab은 trastuzumab 치료 전부터 존재했기 때문에 이러한 결과는 기존의 상호 교차 반응을 나타내었으며, trastuzumab에 대한 반응과는 관련이 없다.

제 2 및 제 3분기 동안 trastuzumab 치료를 받은 임산부에서 양수과소증 또는 감소된 양수가 관찰된 것으로 표시되었다. 이 발견은 원숭이 발육 독성 시험에서 관찰되지 않았다. 그러나 인간의 결과가 이용 가능하기 때문에 Herceptin은 임신 카테고리 D로 분류되었다.

trastuzumab이 인간 노출량의 25배까지 trastuzumab 치료와 관련된 산모 또는 태아 독성이 없다고 표지에 보고한다. 직접적인 mg/kg 기준으로 동물 연구에서 시험된 trastuzumab의 투여량은 권고된 인간 투여량 2 mg/kg보다 12.5 배 더 높았다. 그러나 현재의 발달 독성 연구 및 생식능력 연구에서 trastuzumab은 매주 2회 투여되었다. 그러므로 노출한계에 관한 라벨 표시는 비임상 연구에 의해 뒷받침된다. 결론적으로 이 연구 결과는 trastuzuamb에 대한 개정된 PLR 형식 라벨의 기형 유발 효과 섹션, 임신 카테고리에 보고된 결과를 뒷받침 한다.

Cynomolgus 원숭이 태아의 후기 임신 중 독성, 태반 전이 및 유즙 분비 연구

: 연구에서 두 군 (n = 8 / 군)은 임신 후반부 대략 GD120부터 GD150 (1 군) 또는 산전 후 (PPD) 28일 (2 군)까지 trastuzumab을 정맥 내 투여받았다. 모든 실험동물들은 GD120에서 GD123까지 매일 25 mg/kg 투여 용량의 trastuzumab을 정맥 내 투여 받았고, 나머지 투여 기간 동안은 매주 1회 투여 받았다. 어미 원숭이는 독성, 독성 동태 프로파일 및 면역원성에 대한 임상적 및 실험실 징후에 대해 추적 조사되었다. 1 군 동물의 경우 GD150의 제왕 절개로 임신을 종결 시켰고, 2군의 암컷은 PPD29까지 자연스럽게 임신하여 간호사에게 양육을 허용했다. 이때 PPD29 동물은 원래 키우던 곳으로 돌아갔다.

모체 혈액을 사전 연구 한 후 혈청 trastuzumab 수준을 측정하기 위해 매주 투여하기 전에 시료를 채혈했다. 혈청 항-trastuzumab 항체 수치를 평가하기 위해 모든 실험동물에 대해 전 처치 후 모체 혈액을 채혈했다. 제 1 군의 동물에 대한 제왕 절개 당시 GD150에서 양수, 모체 혈액 및 태아 제대 정맥혈을 얻었다. 모체 및 유아 혈액 및 모체 모유 시료는 PPD28 2 군의 동물로부터 얻었다.

Trastuzumab 치료는 임신 동물에 잘 견뎌졌으며, 모체 독성에 대한 증거가 없었다. 치료 된 모체의 체중, 체중 증가, 임상 화학 및 요 검사 프로필은 정상 범위 내에 있었다. 연구 중에 3 건의 분만/사산이 있었다. 2 군의 동물 #1791은 GD163에서 분만을 시작했고, 태아를 분만하는 데 어려움이 있었으며, 인간적 이유로 안락사를 받았다. 두 번째 2 군 원숭이 (동물 #3376)도 성공적으로 분만하지 못했다. 태아는 GD176의 제왕 절개로 제거되었지만 모체는 생존했다. 1 군 원숭이 (동물 #5383)는 GD131에서 사산했다.

살아있는 태아는 GD150의 1 군에서 7/8 마리 동물로부터 제왕 절개에 의해 제거되었고, 독성의 증거에 대해 형태 학적으로 평가되었다. 태아 체형 측정, 태아 체형이나 장기 무게, 또는 태반 무게에서 trastuzumab과 관련된 변화는 발견되지 않았다. 이 군에서 치료 관련 외부, 내장 또는 골격 변이는 없었으며 태아 기형도 관찰되지 않았다. 흉부 심장부 또는 위 벽에 출혈을 포함한 내장 변화는 5/7 마리에서 관찰되었고, post-artifact를 나타낼 가능성이 크다. 이 군의 6/7 마리에서 척추골, sternebra 및 / 또는 carpal과 tarsal bone의 골화를 포함한 경미한 골격 변이가 관찰되다. 이러한 결과는 정상적인 발달 변화로 간주되며 trastuzumab 치료와 관련이 없다.

2 군에서는 살아있는 유아가 6/8 마리의 어미로 성공적으로 분만되었다. Trastuzumab 치료가 영아 체중에 미치는 영향은 연구실의 과거 통제 자료와 비교할 때 아무런 효과가 없었다. 2 군의 원숭이 #9536은 수유를 할 수 없었다. 이 유아는 다른 수유중인 암컷에게서 육성되었다. PPD11

에서 PPD28까지, 꼬리의 기저부와 머리 뒤쪽의 원형 탈모가 이 유아에게서 보고되었다. 이 군의 영아에서 보고 된 다른 독성 임상 징후는 없었다.

ELISA 분석을 사용한 연구 결과 GD150의 태아 또는 PPD28의 영아에서 항-trastuzumab 항체가 검출되지 않았다. 그러나 스폰서는 최종 연구 보고서에서 혈액 시료에서 검출 가능한 trastuzumab이 항 약물 항체의 검출을 방해 할 수 있기 때문에 이 연구에서 부정적인 발견의 해석이 제한 될 수 있다고 보고했다.

모체 노출은 25 mg/kg 용량의 trastuzumab 치료를 받은 두 임신부 군간에 유사했다. GD127의 초기 값과 GD150 (1군)과 GD169 (2군)의 최종 값 사이에 약간의 (약 40-60%) 혈청 trastuzumab 축적이 관찰되었다. 분만 후, trastuzumab 수치는 혈청에 PPD28까지 여전히 측정 가능했으며, 임신 기간 동안 관찰 된 수준과 거의 유사했다 (자료는 표시되지 않음). 각 군 (+ S.D.)에 대한 평균값은 최종 연구 보고서에서 추출한 아래 표에 제시되어있다.

표 57. 혈청 trastuzumab 축적 결과

Day of Gestation	Group 1 Cesarean Section (n = 7 - 8) [a]	Group 2 Live Birth (n = 1 - 8)
Predose	0.00 [b]	0.00
120	0.00	0.00
127	1035 (201)	1065 (206)
134	1019 (355)	1220 (265)
141	938 (250)	1439 (348)
148	1746 (1029)	1327 (261)
150 ± 1	1487 (839)	– [c]
155	– [c]	1513 (399)
162	– [c]	1589 (473)
163	– [c]	1572 [d]
169	– [c]	1409 (42.0)
176	– [c]	906 [d]

a Each group contained eight animals, but for some time points samples were available from less than all eight animals.

b For predose and Day 120 samples all concentrations were 'lts' (less than the lowest standard on the standard curve, ie. less than 0.078 mcg/mL); they were therefore assigned a value of zero by convention and no standard deviation was calculated.

c No sample scheduled to be drawn at this time point for this group.

d Only one animal sampled at this time point; therefore no standard deviation was calculated.

태아에서 trastuzumab의 태반 전이와 이에 따른 태아 노출이 또한 발견되었다. 아래 표 4는 스폰서의 최종 연구 보고서에서 GD150에 대한 제왕 절개시 25 mg/kg 용량으로 투여 된 원숭이의 혈청 및 양수에서 trastuzumab이 검출 가능한 수준으로 존재 함을 보여준다. 태아 혈액 및 양수 내 trastuzumab 수준은 GD150 모체 혈청에 존재하는 수준의 약 33% 및 25%였으며, 양수 내 trastuzumab 수준은 태아 혈청의 82 %였다. 이 결과는 아래의 표 4에 요약되어 있다.

25 mg/kg 용량으로 투여된 군에서 trastuzumab의 태반 이전은 분만된 새끼에서 관찰되었다. 신생아에서 혈청 trastuzumab 수치의 평균값은 출산 시점 어미의 약 19%였다. 또한 수유중인 6 마리 중 5 마리의 모체 젖에서 수유부의 혈청 농도 약 0.3%, 신생아 혈청 수준의 1% 미만의 평균값을 갖는 낮은 농도의 trastuzumab이 검출되었다. 이 결과는 스폰서의 최종 연구 보고서 표 4에 나와 있다.

표 58. 25 mg/kg 용량으로 투여된 군에서 혈청 trastuzumab 수치의 평균값

Parameter	Group 1 Cesarean Section Day 150 ± 1 (n = 7)[a]	Group 2 Live Birth Day 28 Post-Partum (n = 4 - 5)[a]
Concentrations (mcg/mL):		
Maternal Serum[b]	1487 (839)	1544 (862)
Fetal Serum[c]	411 (74.8)	–[e]
Amniotic Fluid[c]	305 (191)	–[e]
Maternal Milk[d]	–[e]	2.73 (1.12)
Neonate Serum[d]	–[e]	376 (213)
Concentration Ratios:		
Fetal / Maternal Serum	0.325 (0.110)	–[e]
Amniotic Fluid / Maternal Serum	0.249 (0.196)	–[e]
Amniotic Fluid / Fetal Serum	0.818 (0.571)	–[e]
Maternal Milk / Maternal Serum	–[e]	0.00280 (0.00269)
Neonate Serum / Maternal Serum	–[e]	0.191 (0.0695)
Maternal Milk / Neonate Serum	–[e]	0.00898 (0.00295)
Neonate Serum / Maternal Milk	–[e]	122 (42.3)

a Each group contained eight animals, but for some time points samples were available from less than all eight animals. For Group 1 animal no. 5383 did not produce a viable fetus; for Group 2 animals no. 1791 and 3376 did not produce a live birth. For Group 2 maternal milk concentration for animal no. 9536 was excluded, and neonate serum concentrations from the neonates of animals no. 8039 and 9536 were excluded. See exclusion listing 3-1 for details.

b Maternal serum reported here was collected on Day 150 ± 1 of gestation for Group 1 and on Day 28 post-partum for Group 2.

c Fetal serum and Amniotic fluid were collected on Day 150 ± 1 of gestation for Group 1; no fetus sampling scheduled for Group 2.

d Maternal milk and neonate serum were collected on Day 28 post-partum for Group 2; no live births scheduled for Group 1 and therefore no maternal milk or neonate serum were collected.

e No sample(s) scheduled to be collected for this group.

요약하면 임신 한 원숭이에 매주 trastuzumab 정맥 주사는 모체, 태아 또는 신생아 독성을 유발하지 않았다. Trastuzumab의 태반 전이가 관찰되었는데, 태아 혈청 수준은 모체 혈액에 존재하는 수준의 1/3 정도였다. 비록 우유를 통해 자손에게 전이 된 양을 결정할 수는 없지만 유즙에서도 trastuzumab이 존재했다.

결론적으로 이 연구의 결과는 trastuzumab (Herceptin)에 대한 수정 된 PLR 형식 라벨의 섹션, 기형 유발 효과 및 섹션, 수유부 섹션에서 보고 된 결과를 뒷받침한다.

암컷 원숭이에 정맥 투여 후 생리 주기 연구 (생식 능력 평가)

: Trastuzumab 치료가 여성 호르몬 수치와 생리주기 지속에 미치는 영향을 cynomolgus monkeys에서 평가했다. 한 군당 6마리의 동물에 vehicle (GN1450 vehicle, 조성은 명시하지 않음), 1, 5 및 25 mg/kg 용량의 trastuzumab을 3번의 월경주기 동안 투여하였다. 투여는 첫 주기에 4일 동안 투여하고, 그 이후에는 2주에 한번 투여했다. 치료를 시작하기 전에 각 동물에 대해 세 가지 사항을 모니터링하고, 치료 완료 후 한 번의 회복주기 동안 모니터링했다. 프로게스테론, 17-에스트라다이올 및 황체 형성 호르몬 측정을 위한 혈청 시료는 3, 4, 5, 6, 7 주기의 1, 4, 7, 10, 11, 12, 13, 14, 15, 18, 21, 24, 27일에 취해졌다. 혈청 trastuzumab 수치의 독성 동태학적 평가를 위한 시료는 전 처치, 치료주기 동안 매월, 회복 기간의 두 번째 주에 한 번 취해졌다.

Trastuzumab 치료가 독성, 체중, 음식의 임상 증상에 미치는 영향은 없었다. Trastuzumab 치료는 월경 주기 길이, 호르몬 수치에 어떠한 영향도 미치지 않았다. 독성 동태학적 평가에서 trastuzumab의 노출도는 3번의 치료 주기 동안 일정하게 유지되었으며 64일과 98일 사이에 감소했다. 4일째 표본 추출 결과 1, 5 및 25 mg/kg 투여된 군에서 평균 trastuzumab 혈청 농도는 38, 205 및 1137 mcg/ml였다. 64일째 약간의 평균 혈청 농도 상승이 관찰되었다. 그리고 농도는 마지막 회복 사이클동안 감소했다. ELISA 결과 어떠한 항-trastuzumab 항체도 관찰되지 않았다.

결론적으로, 이 연구의 결과는 암컷 생식능력 (월경 주기 기간, 성 호르몬 수치)에 trastuzumab 치료의 부작용이 없음을 보여준다. 이때의 주간 투여 용량은 인간에게 권고된 용량 2 mg/kg/week 보다 25배 이상 높은 용량 이었다. 이 자료는 스폰서가 작성한 라벨 표시를 뒷받침한다. (PLR 형식의 레이블 인 "생식 능력 이상")

PLR 표시의 경우, 남성 및 여성 생식 관련 요소의 평가관련 자료가 포함되어야 한다. 스폰서는 남성 생식력 (즉, 정자 수, 생존력, 운동성, 고환 및 부고환 조직 병리학)의 측정에 관한 정보를 제공하도록 요청 받았다. 스폰서는 trastuzumab 치료 후 남성 생식 능력 관련 요소가 평가되지 않았음을 확인했고,Trastuzumab에 대한 허가 표시에는 여성에서 주로 발생하는 진행성 유방암이 남성에서 보고되는 경우도 있다고 명시되어있다.

2. 임상 약리 및 생물 약제 검토

2.1 요약

: Trastuzumab emtansine (T-DM1, xxx-trastuzumab emtansine)은 HER2를 표적으로 하는 항체 약물 중합체 (ADC)이다. 제안된 적응증을 뒷받침하기 위해 임상 3상 시험에서 3.6 mg/kg 투여 용량 T-DM1을 3주에 1회 (3주 간격) 30분에 걸쳐 정맥 내 투여하여 수행되었다.

1) 권고사항

: 임상 약리 부서가 품목허가신청서류 (BLA)를 검토하였으며 제안된 용량과 적응증을 뒷받침하기 위해 제출된 임상 약리 자료를 확인했다.

2) 임상 약리 및 생물 약제 발견의 개요

: Trastuzumab emtansine (T-DM1) 은 trastuzumab으로 구성된 HER2를 표적으로 하는 항체 약물 중합체 (ADC)로서, 인간화된 항-HER2 IgG1 단일클론 항체, 메이탄신 (maytansine) 유래의 항-미세소관제인 emtansine (DM1) 및 DM1과 트라스투주맙 (trastuzumab)의 접합에 사용되는 링커 분자인 SMCC을 포함한다.

작용기전: T-DM1의 작용 기전은 다단계 과정으로 구성된다. T-DM1은 HER2에 결합하여 수용체 매개 내재화가 되어 DM1의 세포 내 방출 및 세포 사멸을 초래한다.

효능: 제안된 적응증은 trastuzumab 및 taxane으로 이전 치료를 받은 HER2 양성 전이성 유방암이다. 임상 3상 (randomized (1:1), open-label, active-control trial)에서 3.6 mg/kg T-DM1을 3주에 1회 (3주 간격) 30분에 걸쳐 정맥 내 투여 하였다. T-DM1 군에서 전체 생존기간 (OS)과 무 진행 생존율 (PFS)은 활성 대조군 (lapatinib + capecitabine)에 비해 유의하게 길었다.

약물동태: T-DM1, 총 항체 및 DM의 약물동태학에 대한 자료는 임상 1, 2, 3상시험에서 얻을 수 있었다. 집단 약물동태학 분석은 T-DM1 청소율 및 말단 제거 반감기를 각각 0.68 L/일 및 약 4일로 추정하였다. T-DM1 또는 DM1의 약물동태학에 대한 간 손상의 영향은 밝혀지지 않았고 시험관 내 연구에 따르면 T-DM1의 세포독성 약물인 DM1은 주로 CYP3A4에 의해 대사된다.

노출-반응: T-DM1 노출의 증가가 더 나은 효능 (OS, PFS 및 객관적 반응률 (ORR))과 관련이 있음을 입증했다. 안전성에 대한 노출-반응 관계에서 간독성이 악화됨을 확인하였으나, 혈소판감소증에 대한 유의한 노출-반응 관계는 확인되지 않았다.

면역원성: 사용 된 면역원성 평가에서 T-DM1에 대한 양성 항-약물 항체 (ATA)의 전체 발생률은 5.3%로 관찰되었다. ATA 표본채취 시 환자 혈청에서 T-DM1의 존재는 항-KADCYLA 항체를 검출하는 이 분석의 능력을 방해할 수 있고 결과적으로 자료는 항-T-DM1 항체의 실제 발생률을 정확하게 반영할 수 없을 수 있다. 또한, 항-T-DM1 항체의 중화 활성은 평가되지 않았다.

QT: 제안된 T-DM1 투약 요법에서 평균 QT 간격 (즉, 20 ms 초과)의 큰 변화는 검출되지 않았다.

2.2 질문에 근거한 검토

1) 일반적 특성

임상 약리 및 생물 약제 검토와 관련하여 의약품의 화학적, 물리화학적 특성 및 의약품 제제의 주요 특징은 무엇인가?

: Trastuzumab emtansine (T-DM1)은 HER2를 표적으로 하는 항체 약물 접합체 (ADC)로 다음 세 가지 부분으로 구성되어있다.

a) 항체: Trastuzumab, 인간화된 항-HER2 IgG1 이소 타입 단클론 항체

b) 링커: SMCC

c) 약물: DM1, 메이 탄신 (Maytansine)에서 유도된 항-미세소관 제제인 Emtansine

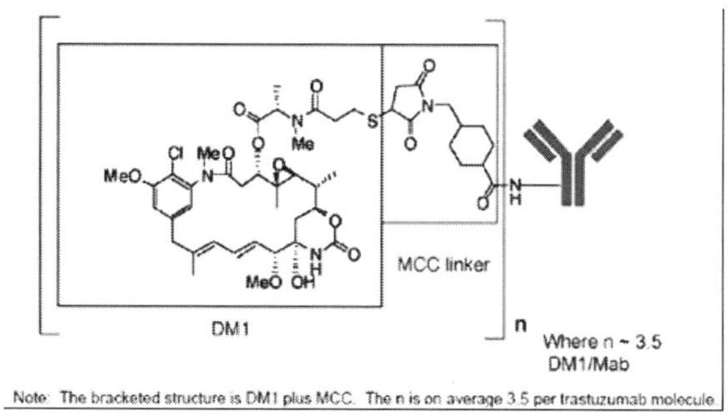

그림 1. T-DM1의 구조

평균 약물 대 항체 비율(DAR)는 3.5 (범위: 0-8)이다. DM1의 분자량 (MW)은 737.5 Da이고, T-DM1의 분자량은 ~148,781 Da이다. T-DM1은 100 mg과 160 mg의 일회용 바이알로 제공되는 무균의 방부제가 없는 흰색에서 미색의 동결 건조 케이크이다. T-DM1 의약품 (DP)을 20 mg/mL를 함유하는 용액을 제조하기 위해 주사용 멸균용수로 재구성하고, 재구성된 T-DM1 DP는 눈에 보이는 미립자 물질이 없는 투명한 무색의 용액이다. 각 바이알은 T-DM1과 첨가물인 sodium succinate, sodium hydroxide, sucrose 및 polysorbate 20을 함유하고 있다. 재구성된 제품의 pH는 5.0이다.

제안된 적응증 및 작용 기전은 무엇인가?

: T-DM1의 작용 기전은 다단계 과정이다. T-DM1은 HER2 세포 외 도메인 (ECD)은 HER2 수용체의 신호 전달을 억제하고, HER2를 과발현하는 인간 유방암 세포에서 항체 의존성 세포매개 세포 독성을 매개한다. HER2에 결합하면, T-DM1은 수용체 매개 내재화 및 이후의 리소좀 분해를 겪고, DM1- 함유 세포 독성 catabolites의 세포 내 방출을 초래한다. 튜불린에 대한 DM1 결합은 세포주기를 멈추고 세포 사멸을 유도하여 세포의 미세소관 망을 파괴한다. 제안된 적응증은 trastuzumab과 taxane으로 치료받았던HER2 양성 전이성 유방암 환자이다.

제안된 투여 용량 및 투여 경로는 무엇인가?

: T-DM1은 3주마다 3.6 mg/kg 투여용량으로 30분 간 정맥 내 투여한다.

2) 일반 임상 약리학

투약 또는 청구를 뒷받침하는 임상 약리 및 연구의 설계 특징은 무엇인가?

: BLA 신청을 지원하기 위한 T-DM1 사용 임상 시험에 대한 요약은 표1에 나와있다.

표 1. BLA 신청을 위한 T-DM1의 완료된 임상 연구 요약

Study Number	Study Design	Primary Objectives	No of Subjects	Treatment Regimen
TDM3569g	Open-label, phase 1 study of T-DM1 in patients with HER2-positive MBC	Safety and tolerability (incidence of DLTs), PK	52	Three-weekly dosing: 0.3, 0.6, 1.2, 2.4, 3.6, 4.8 mg/kg IV Weekly dosing: 1.2, 1.6, 2.0, 2.4, 2.9 mg/kg IV
TDM4258g	Open-label, single-arm, phase 2 study of T-DM1 in patients who have progressed while receiving HER2-directed therapy	Safety, efficacy (ORR, PFS, DoR), PK	112	3.6 mg/kg IV q3w until PD or unacceptable toxicity
TDM4374g	Open-label, single-arm, phase 2 study of T-DM1 in patients with HER2-positive MBC	Safety, efficacy (ORR, PFS, DoR), PK	110	3.6 mg/kg IV q3w until PD or unacceptable toxicity
TDM4450g / BO21976	Open-label, randomized, 2-arm, phase 2 study to evaluate efficacy and safety of T-DM1 vs. trastuzumab and docetaxel	Efficacy (PFS, ORR, DoR, CBR), Safety	137	Arm A: T-DM1 3.6 mg/kg IV q3w Arm B: trastuzumab 8 mg/kg IV (loading dose) then 6 mg/kg IV + docetaxel 75 or 100 mg/m^2 IV q3w
TDM4688g	Open-label, single-arm, phase 2 study of T-DM1 in patients with HER2-positive LABC or MBC. Patients with early progression may then receive pertuzumab with T-DM1	Effect of T-DM1 on corrected QT interval, Safety and tolerability, Efficacy (ORR, PFS, DoR, CBR)	51	T-DM1 (as single agent or combined with pertuzumab): 3.6 mg/kg IV q3w Pertuzumab: 840 mg/kg IV (loading dose) then 420 mg/kg IV q3w
Study Number	Study Design	Primary Objectives	No of Subjects	Treatment Regimen
TDM4370g / BO21977	Open-label, randomized, 2-arm, phase 3 study of T-DM1 vs. capecitabine + lapatinib in patients with HER2-positive LABC or MBC	Efficacy (PFS, OS, ORR, DoR), Safety	991	Arm A: T-DM1 3.6 mg/kg IV q3w Arm B: Lapatinib 1250 mg/day po qd and capecitabine 1000 mg/m^2 po bid on days 1–14 of a 21-day cycle

a) 등록임상시험: HER2 유방암 환자에서 T-DM 1의 효능 및 안전성을 뒷받침하기 위해 임상 3상 시험을 실시했다. 임상시험은 Trastuzumab 및 taxane 치료를 받았던 HER2 양성 전이성 유방암 환자(환자 수 = 951 명) 에서 임상 3상 무작위 및 다기관 연구였다. 치료 군 A는 T-DM1 3.6 mg/kg 투여 용량으로 정맥 내 투여 3주 간격 단독 요법, 치료 군 B는 21 일주기의 1-14 일에 매일

Lapatinib 1250 mg/일경구 내 투여 및 일 2회 capecitabine 1000 mg/m2경구 내 투여받았다. 연구의 공동 1차 유효성 평가변수는 독립 검토위원회 (IRC)의 종양반응평가 및 전체 생존기간 (OS)에 근거한 무진행생존 (PFS)이었다. 추가 목표는 PFS (연구자의 종양 반응 평가에 기초), 객관적반응률 (ORR), 반응지속기간 및 증상 진행시간이다. 스폰서가 보고한 주요 결과는 다음과 같다:

· PFS 결과: T-DM1 9.6 mo; cap/lap 6.7 mo

- HR 0.650 [95% Cl (0.55, 0.77); 1 -sided p <0.0001]

· OS 결과: T-DM1 30.9 mo; cap/lap 25.1 mo

- HR 0.682 [95% Cl (0.548, 0.849); 1-sided p <0.0006]

b) 임상약리연구: T-DM1의 약물 동력학 자료는 표 1에 열거 된 임상 1, 2, 3상 시험에서 얻을 수 있었다. 임상 시험에서는 HER2 양성 전이성 유방암 환자가 등록되었고 임상 약리 프로그램은 전통적 방법과 모집단 방법을 사용하여 3 가지 분석물의 약물동태학을 특성화했다.

· ADC: T-DM1 ADC

· TAb: 총 항체량 (접합+비접합 trastuzumab)

· DM1: 방출된 저 분자 세포독성 약물

<u>반응종점을 선택하는 기준은 무엇이며 임상 약리 및 연구에서 어떻게 측정 되는가?</u>

: BLA 신청을 지원하기 위해 사용 된 임상 시험의 주요 효능 목표는 무 진행 생존율 (PFS)과 전체 생존기간 (OS)이었다.

<u>혈장(또는 다른 생물학적 유체)에서의 활성 성분이 약물동태 매개변수와 노출 반응 관계를 평가하기 위해 적절하게 확인되고 측정 되는가?</u>

: 그렇다. T-DM1의 약물동태를 확인 하기 위해 ADC, DM1 및 Tab를 측정 하였다. ADC와 Tab은 enzyme-linked immunosorbant assays (ELISA)에 의해 혈청에서 측정되었다. DM1은 액체 크로마토 그래피 및 질량 분석 (LC-MS / MS)에 의해 혈장에서 측정되었다.

<u>노출-반응</u>

a) 효능에 대한 노출-반응 관계(용량반응, 농도-반응)의 특성은 무엇인가? 관계가 있다면, 바람직한 약리학적 반응 또는 임상 종점의 발현 및 종료 시간을 나타내어라.

: 노출이 적은 환자는 투여량의 증가로 이익을 얻을 수 있다. 기준 위험 요소를 고려한 노출-반응 분석에 따르면 T-DM1 노출 증가는 2차 목표인 객관적 반응률 (ORR) 과 마찬가지로 전체 생존기간 (OS)과 무 진행 생존율 (PFS) 측면에서 더 나은 효능과 관련이 있음을 입증했다.

- 전체 생존기간(OS, Overall survival): OS는 T-DM1에 3.6 mg/kg 투여 용량으로 정맥 내 투여를 3주 간격을 투여한 임상 3상 시험의 주된 효능 목표였다. 집단 약물동태학 결과에서 68.2%의 환자 (N = 334/490)에서 21 일째 혈장 최저 농도를 예측했다. Kaplan-Meier 생존 분석은 Cmin,C1D21(<1.29, 1.29-1.99, 1.99-2.75 및 >2.75 pg/mL)의 사 분위 또는 중간 값에 따라분류된 환자들을 대상으로 수행되었으며, 결과는 그림 2에 나와있다. 생존율의 유의한 차이는 Cmin,C1D21(log rank test P<0.0001)의 사 분위에 따라 분류된 환자군에서 관찰되었다. 가장 낮은 사 분위 농도의 환자에서 생존 기간 중앙값 [95% 신뢰구간]은 15.3 개월 [5.6-10.1 개월]로, 라파티닙 + 카페시타빈 치료 환자의 생존 기간 중앙값보다 8개월 짧았다. 이들 사 분위가 50%의 생존 확률을 넘지 않았기 때문에 다른 사 분위 내의 혈장 최저 농도를 가진 환자의 중앙 생존율은 예측할 수 없었다.

Figure 2. Kaplan-Meier curve of overall survival (OS) for the T-DM1 arm (N=490) by quartiles (Panel A) or median (Panel B) of $C_{min, C1D21}$ and for the active control arm (N=488) of the study TDM4370g/BO21977.
The numbers in the right figure shows the median survival with 95% confidence interval.

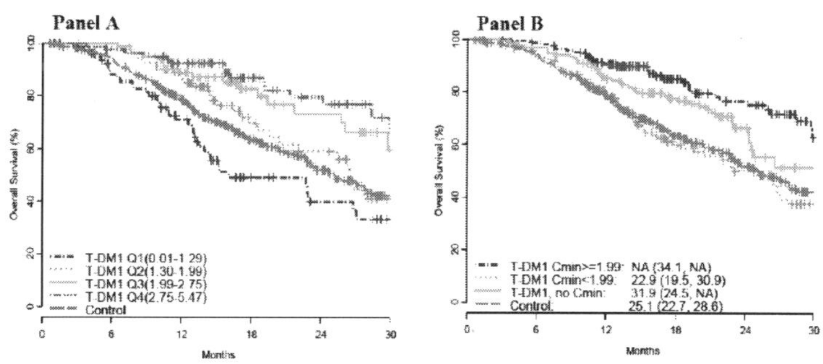

그림 2. T-DM1 투여 군에서 OS에 대한 Kaplan-Meier 곡선

표 2는 각 사 분위 군과 대조군 간의 위험 인자 분포 비교를 보여준다. 사 분위의 기준에서 주요 공변량을 비교하면 사 분위 1과 사 분위 2가 높은 HER2 ECD 항원 농도, 더 나쁜 ECOG 점수, 더 많은 측정 가능한 질병, 더 많은 내장 질환 및 더 높은 종양을 가지는 특징이 있다 (표 2). 이것은 낮은 T-DM1 노출과 함께 Q1과 Q2 내에서 낮은 효능의 원인일 수 있다.

표 2. T-DM1 투여 군에서 위험인자 분포 비교

Table 2. Summary of covariates and exposure for patients per quartile of predicted T-DM1 trough concentration on Day 21 in Cycle 1 ($C_{min,C1D21}$).
Standard of care (SOC) is the lapatinib plus capecitabine.

Parameter	SOC	TDM1	Q1	Q2	Q3	Q4
N	488	490	84	83	83	84
PK Patient (Yes/No)	0/488	307/183	76/8	74/9	77/6	79/5
Age (yr)	53 [11]	52 [11]	53 [10]	53 [13]	51 [10]	51 [11]
Weight (kg)	71 [19]	69 [14]	67 [15]	70 [16]	69 [12]	71 [13]
Race (White/Asian/Other)	367/85/36	355/92/43	58/18/8	48/24/11	62/16/5	65/10/9
HER2 ECD (ng/mL)	60 [121]	86 [248]	227 [517]	63 [90]	33 [50]	38 [56]
ECOG (0/1)	308/172	248/159	43/41	51/32	55/28	61/23
Prior Chemo (<=1/>1/NA)	18/404/66	15/409/66	4/71/9	3/74/6	2/70/11	1/66/17
Liver metastasis (Yes/No)	190/292	207/280	49/34	35/47	23/60	36/48
Measurable Disease (Yes/No)	386/102	392/98	75/9	72/1	52/31	64/20
Visceral Disease (Yes/No)	328/160	329/161	63/21	59/24	45/38	49/35
Tumor burden (cm)	14.77 [12.24]	14.54 [10.93]	19.75 [12.35]	14.57 [9.66]	15 [10]	10.47 [10.31]
Albumin (g/L)		41.3 [4.32]	39.79 [4.91]	41.12 [4.19]	41 [4]	42.13 [3.83]
Trastuzumab baseline (ug/mL)		10.79 [19.31]	4.8 [8.64]	8.04 [14.4]	8 [14]	19.29 [25.37]
AST (U/L)		28.76 [14.55]	36.17 [20.98]	28.94 [12.62]	25.1 [9.84]	24.73 [8.33]

콕스 회귀 분석 (Cox regression analysis)결과 생존 상태에 대한 4 가지 중요한 위험 요소:

기저 HER2 ECD (>=median, < median)

- ECOG 수행 상태 (>=1 vs. 0)
- 측정 가능 질병 (Yes vs. No)
- 암 크기 (>= median, < median).

$C_{min,C1D21}$대비대조군의 각 사 분위에 대한 위험 비 (HR)는 다음과 같은 기준 공변량에 의해 조정된 Cox 비례 위험 모델을 사용하여 추정되었다:

- ECOG (0 vs. 1)
- 질환 부위 수 (< 3 vs. >3)
- 이전 anthrocycline 사용 경험 (yes vs. no)
- 이전 trastuzumab 치료 경험 (yes vs. no)
- 내장 질병 (yes vs. no)
- 측정 가능 질병 (yes vs. no)
- 암 크기
- HER2 내재 항원

위험인자는 T-DM1 노출이 증가함에 따라 감소했다 (표 3). 그러나 Cmin,C1D21의 가장 낮은 사 분위에서도 활성 대조군 (capecitabine + lapatinib)과 유사한 OS를 보여 주었다는 것은 주목할 만 하다.

표 3. 각 사분위 분류에서 위험인자 비교

Table 3. Hazard ratio (HR) for each of $C_{min,C1D21}$ quartiles vs. the active control arm (capecitabine + lapatinib) after adjusting baseline covariates including ECOG, number of disease sites, prior anthracycline use, prior transtuzumab treatment, visceral disease, measurable disease, HER2 ECD and tumor burden.

Efficacy Endpoint		HR (95% CI)	P-value
PFS	TDM1 Q1 vs. Control	0.82 (0.57, 1.16)	0.25
	TDM1 Q2 vs. Control	0.73 (0.52, 1.02)	0.066
	TDM1 Q3 vs. Control	0.57 (0.39, 0.83)	0.0032
	TDM1 Q4 vs. Control	0.36 (0.24, 0.53)	< 0.0001
OS	TDM1 Q1 vs. Control	0.97 (0.65, 1.46)	0.89
	TDM1 Q2 vs. Control	0.68 (0.44, 1.05)	0.080
	TDM1 Q3 vs. Control	0.40 (0.22, 0.72)	0.0024
	TDM1 Q4 vs. Control	0.35 (0.20, 0.63)	0.0005

무병 생존기간(PFS, Progression free survival): 위에서 설명한 OS 분석과 마찬가지로, 임상시험에서 또 다른 효능 목표인 PFS에 대한 Kaplan-Meier 생존 분석이 혈장 최저 농도의 사 분위 또는 중간 값에 따라 분류되어 수행되었다. 그 결과는 그림 3에 나와있다. 사 분위로 나누어 진 환자군에서 생존율의 유의한 차이가 관찰되었다. 가장 낮은 사 분위의 환자에 대한 생존 기간 중앙값 [95 % 신뢰구간]은 6.7개월이었고 [5.6~10.1 개월], 다른 사 분위의 환자의 중간 생존 기간보다 3.2개월 짧았다. 중앙값보다 낮은 농도의 환자에 대한 생존 기간 중앙값 [95 % 신뢰구간] 은 6.8 개월 (5.7~9.7개월)이었으며, 이는 다른 사 분위의 농도를 가진 환자의 생존 기간 중앙값보다 5.6개월 짧았다. 그러나 PFS의 차이는 낮은 농도에 기인한 것이 아니라 이 하위 집단의 복잡한 위험 요인에 기인한다. Kaplan-Meier 분석에서 분류인자로서 정상 상태 혈장 최저 농도 사용 시 유사한 경향이 관찰되었다.

Figure 3. Kaplan-Meier curve of PFS for the T-DM1 arm (N=490) by quartiles (Panel A) or median (Panel B) of $C_{min, C1D21}$ and for the active control arm (N=488) of the trial TDM4370g. The numbers in the right figure shows the median survival with 95% confidence interval.

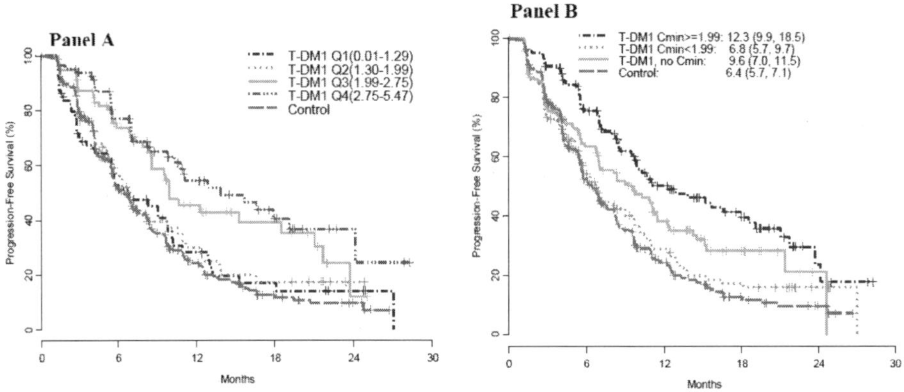

그림 3. T-DM1 투여 군에서 PFS에 대한 Kaplan-Meier 곡선

PFS의 위험 요인은 노출 증가에 따라 감소했다 (표 2). 그러나 가장 낮은 사 분위에서 활성 치료 군인 라파티닙 + 카페시타빈 치료와 비슷한 수준의 PFS를 보였다는 것은 주목할 만한 결과이다.

- 객관적 반응률 (ORR, Objective Response Rate): ORR은 임상시험에서 2차 유효성 평가 변수였다. T-DM1의 Cmin,C1D21은 객관적 반응률과 유의한 상관 관계를 보였으며, 높은 노출은 더 나은 반응률과 관련이 있음을 보여준다 (그림 4). Emax 모델을 사용하여 Cmin,C1D21와 ORR 사이에 중요한 로지스틱 회귀 관계가 확인되었다. Emax 로지스틱 회귀 모델은 자료를 잘 설명하는 모델이였다 (그림 4). 객관적 반응률은 노출과 함께 증가한다. 이 모델을 바탕으로 평균 Cmin 1.98 pg/mL에 대한 전형적인 반응률은 47% (95% 신뢰구간: 40% - 54%)이다. EC50은 ~1.5 pg/mL로 추정된다. 이 ORR 분석은 OS와 PFS와 같은 경향을 보여줌으로써 중요한 노출-반응 관계에 대한 근거를 제공한다.

Figure 4. The logistic regression analysis between ORR and T-DM1 $C_{min,C1D21}$ using an E_{max} model.
Solid black squares represent the proportion of responders grouped by quantiles of T-DM1 Cmin,C1D21 and plotted at the median for the groups. Solid blue square represents the response treated with active control (lapatinib plus capecitabine). Centered curves and shaded area represent predicted values and 95% of model predicted response probability, respectively.

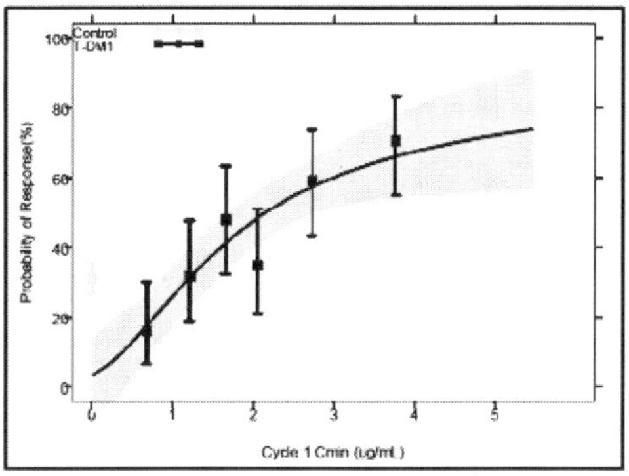

그림 4. ORR과 T-DM1의 Cmin,C1D21상관관계 분석 결과

전체적으로, 유효성에 대한 노출-반응 분석은 T-DM1 노출이 높을수록 OS 또는 PFS 개선이 더 커짐을 나타낸다. 또한, Emax 모델의 로지스틱 회귀 분석을 사용하여 T-DM1 노출 (Cmin,C1D21)이 객관적 반응률 (ORR, P<0.01)과 유의한 관련이 있는 것을 확인하였다.

b) 안전에 대한 노출 - 반응 관계(용량 반응, 농도 - 반응)의 특성은 무엇인가? 관계가 있다면, 바람직하지 않은 약리학적 반응 또는 임상 종점의 발현 및 종료 시간을 나타내어라.

: 안전성에 대한 노출-반응 관계는 3등급 또는 3등급 이상의 간독성 (그림 5, 패널 A)에 대한 역 상관관계를 확인했지만 혈소판 감소증에 대한 유의한 노출-반응 관계는 확인되지 않았다 (그림 5, 패널 B). Cmin,C1D21 자료는 임상 3상 시험에서 334명의 환자를 포함하여 673명의 환자에 대해 이용될 수 있었다. 낮은 노출 (<Cmin,C1D21) 환자에서의 3등급 또는 그 이상의 부작용 (3 등급 이상) 발생률이 높은 노출 (중간 Cmin,C1D21) 환자보다 약간 높았다. 복용량 조절 (복용 중단, 복용량 중단, 복용량 감소 포함)은 Cmin,C1D21의 사 분위에 걸쳐 유사했다. 대조군과 비교하여, T-DM1 치료 환자는 3 등급 이상의 AE 발생률이 낮고 투여량 조절 비율이 낮았다.

· 개인 독성 (Individual toxicities): 용량 조절을 필요로하는 가장 일반적인 부작용들은 임상 3상 시험 또는 BLA에서 행한 모든 시험에서 혈소판 감소증과 간독성 (AST/ALT 증가)이었다. 이러

한 독성에 대한 노출 변수로서 CminC1D21를 사용한 로지스틱 회귀 모델을 사용한 노출-반응 분석이 수행되었다. Cmin은 간 독성 (그림 5, 패널 A)에 역 상관관계를 나타냈지만 혈소판 감소 (그림 5, 패널 B)에는 어떠한 경향도 없었다.

Figure 5. The relationship between Cmin, C1D21 and the incidence of ≥ Grade 3 hepatotoxicity (HPT) (Panel A) or thrombocytopenia (TCP) (Panel B) using logistic regression model.
Solid black symbols represent the observed proportion of patients experiencing ≥ Grade 3 AE in each quartile of $C_{min,C1D21}$. The vertical black bars represent the 95% confidence interval. The solid red line and shaded area represent the predicted mean and 95% confidence interval for the probability of ≥ grade 3 AE. The exposure range in each quartile of $C_{min,C1D21}$ is denoted by the horizontal black line along with the number of patients with AE/total number of patients in each quartile.

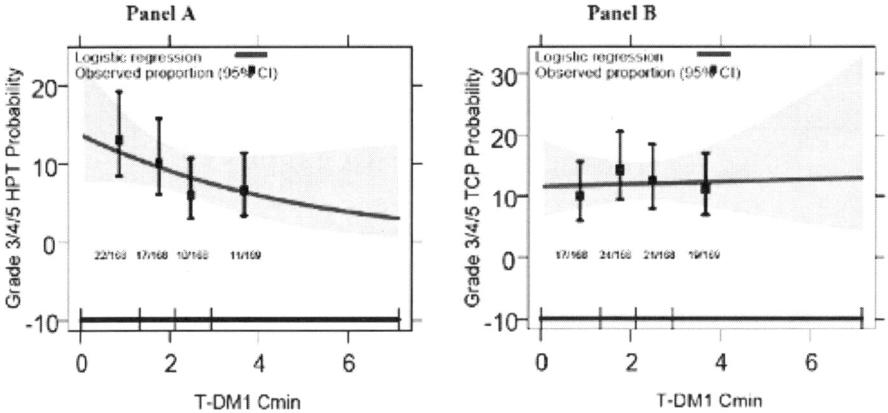

그림 5. CminC1D21과 독성과의 상관관계

3등급의 부작용: 높은 노출이 3등급 부작용 발생률과 관련이 있는지를 평가하기 위해 노출 변수로 CminC1D21를 사용하는 노출-반응 분석이 수행되었다. 노출이 많은 환자 (Q3 및 Q4)보다는 노출이 적은 환자 (Q1 및 Q2)에서 3등급 독성의 발생률이 약간 높았다 (그림 6). 이에 대한 설명은 나쁜 예후인자를 가진 환자에게서 부작용이 일어날 가능성이 더 높다는 것이다. 대조군의 3등급 독성의 발생률은 T-DM1 군보다 높았다.

Figure 6. Incidence of Grade 3+ AEs in patients in trial TDM4370g (n=334) or in T-DM1 treated patients (n=673) with $C_{min, C1D21}$ available.

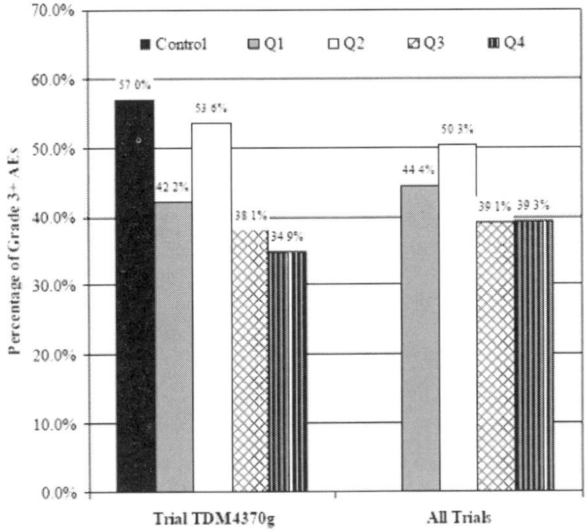

그림 6. T-DM1 노출과 3등급 독성 발생률의 관계

· 용량 조절: 임상시험에서 실제 용량 조절은 T-DM1 Cmin,C1D21에 의해 분류되어, 더 높은 용량 조절 (용량 차단, 조기 중단, 용량 감소)이 더 높은 노출과 관련이 있는지가 평가되었다. 결과는 실제 용량 조절이 T-DM1 노출의 사 분위에 걸쳐 유사함을 보여주었다 (그림 7). 용량 조절은 T-DM1보다 있는 활성 대조군에서 더 자주 발생했다.

Figure 7. Dose adjustments including dose interruption, premature stop, or dose reduction in patients in the trial TDM4370g.

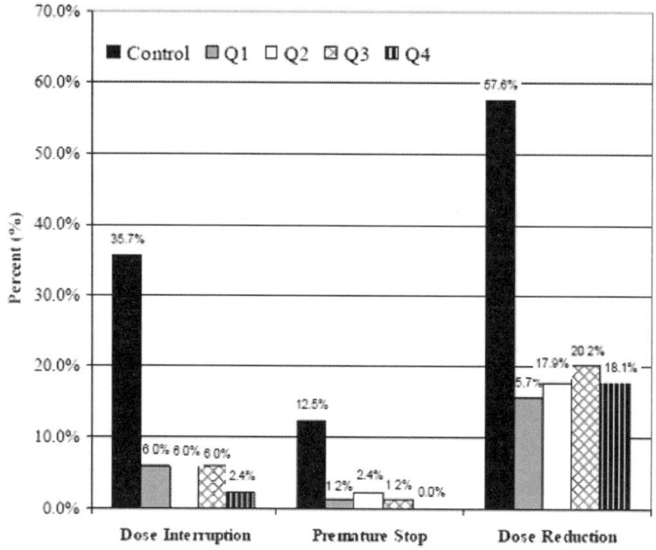

그림 7. T-DM1 노출과약물 용량 조절의 관계

c) 이 약물은 QT / QTc 간격을 연장하는가?

: 임상시험은 HER2 양성 전이성 유방암 환자 51 명을 대상으로 QTc에 대한 약물의 다회 투여 효과를 평가한 연구였다. 12-lead ECGs는 3회 측정되었으며 다음의 시기에 측정되었다: 스크리닝 (-21일에서 -3일 사이); 1주기 1일: 투여 전 30분 및 15분, 투여 후 15분 및 60분; 1주기 8일 및 3주기 1일: 투여 전 15분 및 투여 후 15분 및 60분. 3.6 mg/kg의 용량으로 3주마다 정맥 내투여 후에 평균 QTc 간격 (즉,> 20ms)에서 큰 변화가 보이지 않았다. 기저치로부터 평균 QTc 변화에 대한 90% CI의 최대 상한선은 3주기 1일에 투여 후 60분에서 관찰된 7.73ms였다. 자세한 내용은 학제 간 검토 팀 메모에서 확인할 수 있다.

d) 스폰서가 약물 투여 용량 및 요법을 용량-농도-반응 사이의 알려진 관계와 일치하도록 선택하였나? 그리고 미해결된 투여 용량 또는 투여 경로 관련한 문제가 있는가?

: 다음은 T-DM1 3.6 mg/kg IV 3주 간격 투약 요법에 대한 근거이다.

· 최대 내약 용량 (MTD)은 임상 1상 시험에서 3.6 mg/kg IV 3주 간격으로 결정되었다.

· 안전성 및 효능은 임상 2상 시험 및 임상 3 상 시험에서 입증되었다. 체중에 근거한 3주마

다 3.6 mg/kg 투여가 수용 가능한 것으로 생각된다.

· 기저 체중은 T-DM1 정상 상태 AUC 및 Cmax에 영향을 미치는 유의한 공변량으로 확인되었다. 아래 그림은 약물동태학 매개 변수의 개인간 무작위 효과 (그림 8)와 체중 기반 투약 요법을 사용하는 환자에서 예측 된 T-DM1 노출에 체중의 영향에 대한 공변량 평가를 보여준다 (그림 9).

· 파워 함수를 이용한 검토어의 모델을 토대로, T-DM1 CL 및 Vd에 대한 체중 효과의 지수 값은 각각 0.490과 0.596으로 추정되었다.

· T-DM1 MTD는 체중에 근거한 투약을 기반으로 설정되었고, 이 투약법이 실제 임상 시험에 사용되었다는 것을 고려하면 현재의 체중에 근거한 T-DM1 투약은 수용 가능하다.

Figure 8. Plots of CL vs. body weight (left) and V_c vs. body weight (right).

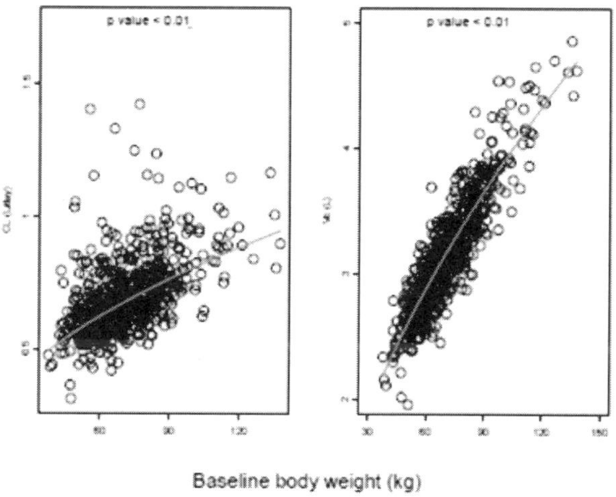

그림 8. 약물동태 변수의 개인간 무작위 효과

Figure 9. Cycle 1 T-DM1 Cmin vs. body weight.
The plot indicates that body weight based dosing is appropriate since random scatter of exposures across the body weight range is observed.

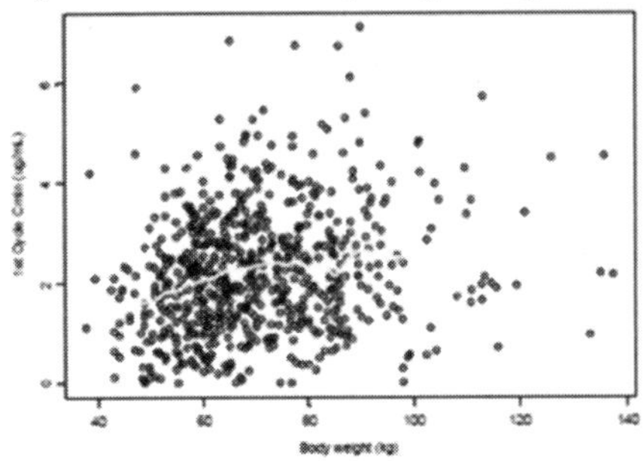

그림 9. T-DM1 노출에 체중의 영향에 대한 공변량 평가예측

약물 및 주요 대사 산물의 약물동태학적 특성

: 3주 마다 T-DM1을 3.6 mg/kg 투여 용량으로 투여 후 NCA를 통해 약물동태학을 평가하였다. 집단약물동태학 분석 또한 수행되었고, 중심 구획으로부터의 1차 제거를 갖는 선형 2-구획 모델은 ADC 농도-시간 프로파일을 적절하게 설명하였다. ADC, TAb 및 DM1에 대한 약물동태 매개변수가 별도로 제시되었다. 그림 10과 그림 11은 T-DM1 3.6 mg/kg 투여 후 농도-시간 프로파일을 나타낸다.

Figure 10. Phase 2 trial TDM4450g mean (SD) serum T-DM1, serum TAb, and plasma DM1 concentration vs. time profiles following T-DM1 3.6 mg/kg IV q3w.

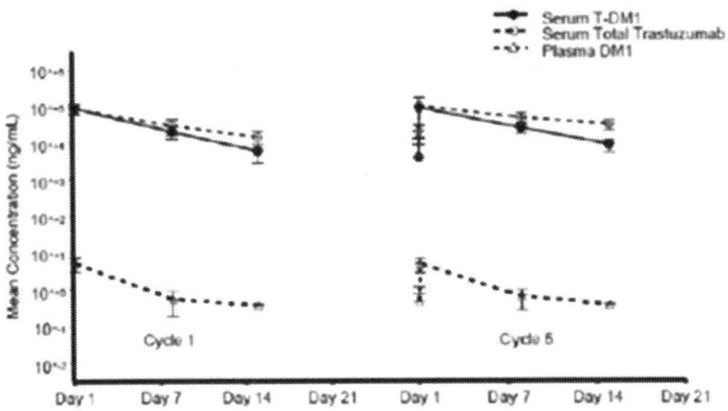

그림10. 임상 2상에서 T-DM1 3.6 mg/kg 투여 후 농도-시간 프로파일

Figure 11. Phase 1 trial TDM3569g mean serum T-DM1 and plasma DM1 molar mass concentration (nM) vs. time profiles following a single dose of T-DM1 3.6 mg/kg IV q3w.

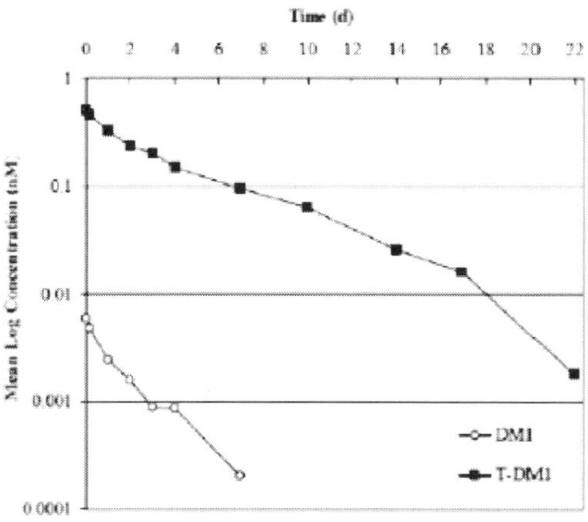

그림11. 임상 1상에서 T-DM1 3.6 mg/kg 투여 후 농도-시간 프로파일

a) 단 회 또는 반복 투여 용량 약물동태 매개변수는 무엇인가?

· ADC: ADC의 최대 농도는 대략 약물 투여가 끝나는 시점에 관찰되었다 (그림 10 및 11). 집단약물동태학 분석에 기초하여, ADC의 청소율은 0.676 L/일이고 반감기는 ~4일이었다. 축적은 3주 간격 용량 요법으로는 관찰되지 않았다 (표 5, 그림 10).

표 4. 임상 1상에서 초 회 투여 시 ADC의 약물동태 매개변수

Table 4. Phase 1 trial TDM3569g mean (SD) T-DM1 PK parameters following the first dose of T-DM1 q3w.

		T-DM1 Mean (SD) PK Paramters				
Dose (mg/kg)	**N**	**Cmax (μg/mL)**	**AUCinf (μg*d/mL)**	**t½ (d)**	**CL (mL/d/kg)**	**Vd (mL/kg)**
0.3	3	9.6 (1.7)	14.5 (3.4)	1.3 (0.2)	21.1 (4.5)	35.7 (7.5)
0.6	1	13.3 (-)	24.5 (-)	1.3 (-)	24.5 (-)	43.8 (-)
1.2	1	20.3 (-)	42.9 (-)	1.3 (-)	27.8 (-)	51.8 (-)
2.4	1	76.3 (-)	330 (-)	2.2 (-)	7.2 (-)	30.7 (-)
3.6	15	76.2 (19.1)	300 (66)	3.1 (0.7)	12.7 (3.6)	58.4 (12.4)
4.8	3	130.3 (7.8)	673.00 (12.17)	4.1 (0.7)	7.1 (0.1)	41.2 (6.2)
Cycle 1 PK Sampling scheme: 0, 0.5, 4, 24, 48, 72 hrs post-dose, and Day 7, 10, 14, and 18 post-dose, and Cycle 2 predose.						

표 5. T-DM1 3.6 mg/kg 투여 단회 및 다회 투여 후 약물동태 매개변수

Table 5. Mean (SD) T-DM1 PK parameters following single and multiple doses of T-DM1 3.6 mg/kg q3w.

			T-DM1 Mean (SD) PK Paramters				
Study Number	**Cycle**	**N**	**Cmax (μg/mL)**	**AUC* (μg*d/mL)**	**t½ (d)**	**CL (mL/d/kg)**	**Vd (mL/kg)**
TDM3569g	1	15	76.2 (19.1)	300 (66)	3.1 (0.7)	12.7 (3.6)	58.4 (12.4)
TDM4258g	1	101	80.9 (20.7)	457 (129)	3.5 (0.7)	8.5 (2.7)	28.4 (12.9)
	4	69	68.9 (21.8)	461 (136)	4.4 (1.7)	8.4 (4.3)	45.2 (43.0)
TDM4374g	1	105	79.5 (21.1)	486 (141)	4.0 (1.0)	8.0 (3.0)	31.2 (10.9)
	4	82	78.3 (25.6)	456 (162)	4.3 (0.8)	7.3 (2.5)	39.3 (32.8)
TDM4450g / BO21976	1	62	84.2 (30.6)	495 (158)	3.5 (0.7)	8.2 (4.0)	30.2 (21.3)
	5	39	79.1 (23.7)	473 (141)	4.2 (0.6)	6.7 (1.6)	33.6 (12.4)
TDM4688g	1	51	75.6 (21.9)	431 (126)	4.0 (0.9)	9.2 (3.0)	41.2 (24.5)
	3	47	80.7 (18.1)	475 (150)	4.5 (0.9)	7.9 (3.3)	43.6 (40.7)
TDM4370g /	1	292	83.4 (16.5)	489 (122)	3.7 (0.9)	7.8 (2.2)	29.5 (14.6)
BO21977	4	257	85.0 (33.4)	475 (127)	4.2 (0.7)	7.1 (1.9)	33.3 (11.4)
*AUC = AUCinf for Cycle 1 and AUC =AUC to last sampling time for Cycles 3, 4, or 5.							

· 총 항체량 (Tab): TAb는 T-DM1 (표 6, 7)과 비교하여 더 큰 노출 및 더 긴 반감기를 나타내었고, ADC와 유사한 약물동태학 프로파일을 보였다 (그림 10). 3주 간격 투약 후 Tab의 축적은 거의 없었다 (표 7, 그림 10). 임상 시험에 등록한 환자들은 trastuzumab 치료를 투여 받았다. 임상 시험에서 이 점을 입증하기 위한 검사로 T-DM1 3.6mg/kg 정맥 내 투여하기 전에 trastuzumab 검사 시 15명의 환자 중 11명에서 trastuzumab이 검출되었다. 3.6 mg/kg T-DM1 투여 전 trastuzumab의 C0 값은 Cmax의 0-66% 사이인 0 - 73 μg/mL였다 (표 7). T-DM1 투여 전 혈중의 trastuzumab 존재는 T-DM1 약물동태학에 대해 통계적으로 유의한 공변량으로 확인되었다. 안전성 및 효능은 임상 2상 시험 및 임상 3 상 시험에서 입증되었다. 체중에 근거한 3주마다 3.6 mg/kg 투여가 수용 가능한 것으로 생각된다.

표 6. 초 회 투여 시 Tab의 약물동태 매개변수

Table 6. Phase 1 trial TDM3569g mean (SD) TAb PK parameters following the first dose of T-DM1 q3w.

		TAb Mean (SD) PK Paramters				
Dose (mg/kg)	**N**	**Cmax (μg/mL)**	**AUCinf (μg*d/mL)**	**t½ (d)**	**CL (mL/d/kg)**	**Vd (mL/kg)**
0.3	3	26.2 (30.0)	234 (371)	4.8 (3.2)	10.1 (8.4)	32.2 (23.2)
0.6	1	18.0 (-)	105 (-)	8.1 (-)	5.7 (-)	51.1 (-)
1.2	1	25.1 (-)	61 (-)	1.8 (-)	19.7 (-)	43.7 (-)
2.4	1	61.3 (-)	412 (-)	5.2 (-)	5.7 (-)	44.0 (-)
3.6	15	110.4 (40.3)	1144 (857)	9.1 (4.9)	4.9 (3.2)	50.7 (19.7)
4.8	3	164.7 (18.0)	1993 (838)	8.9 (2.1)	2.72 (1.2)	32.8 (4.5)
Cycle 1 PK Sampling scheme: 0, 0.5, 4, 24, 48, 72 hrs post-dose, and Day 7, 10, 14, and 18 post-dose, and Cycle 2 predose.						

표 7. T-DM1 3.6 mg/kg 단회 및 다회 투여 시 Tab의 약물동태 매개변수

Table 7. Mean (SD) TAb PK parameters following single and multiple doses of T-DM1 3.6 mg/kg q3w.

				TAb Mean (SD) PK Paramters				
Trial Number	**Cycle**	**N**	**C0 range† (μg/mL)**	**Cmax (μg/mL)**	**AUC* (μg*d/mL)**	**t½ (d)**	**CL (mL/d/kg)**	**Vd (mL/kg)**
TDM3569g	1	15	0 - 72.9	110.4 (40.3)	1144 (857)	9.1 (4.9)	4.9 (3.2)	50.7 (19.7)
TDM4258g	1	101	0 - 66.9	88.0 (30..2)	1040 (1030)	9.2 (10.9)	5.6 (6.3)	46.5 (58.4)
	5	69	-	85.7 (24.7)	888 (294)	11.2 (6.3)	3.5 (2.2)	46.1 (19.9)
TDM4374g	1	105	0 - 122	89.9 (31.3)	1150 (852)	9.4 (4.9)	4.6 (2.6)	43.2 (16.3)
	4	82	-	89.2 (29.1)	700 (280)	10.0 (4.8)	3.3 (1.7)	39.6 (13.3)
TDM4450g / BO21976	1	60	0 - 27.3	83.3 (20.5)	700 (260)	5.8 (2.0)	6.2 (4.3)	38.6 (11.8)
	5	38	-	108 (71.0)	788 (323)	8.3 (2.1)	3.1 (0.9)	34.8 (10.5)
TDM4688g	1	51	0 - 148	95.9 (32.3)	1420 (1390)	10.3 (6.8)	4.2 (2.4)	41.9 (16.2)
	3	47	-	98.6 (26.1)	958 (394)	12.0 (6.2)	3.1 (1.7)	43.7 (15.4)
TDM4370g / BO21977	1	291	0 - 124	86.3 (20.1)	816 (422)	7.8 (4.0)	5.4 (2.3)	45.2 (15.6)
	4	556	-	87.4 (30.7)	604 (166)	6.9 (2.2)	4.7 (1.9)	41.4 (14.5)

†C0 represents the pre-dose (baseline) TAb concentration range.
-, not applicable.
* AUC = AUCinf for Cycle 1 and AUC =AUC to last sampling time for Cycles 3, 4, or 5.

DM1: T-DM1 3.6 mg/kg 투여 후, 첫 번째 투여 후 표본 추출 시간 (투여 후 0.5 시간)에서 혈장 DM1 농도를 측정 할 수 있었지만, 대다수의 환자에서 7, 14 및 22 표본 추출 시간에서는 측정 할 수 없었다. 예를 들어, TDM4370g 임상 시험에서 투여 후 7일째에는 1/3의 환자 만이 DM1 농도가 검출되었고, 투여 후 14일째에는 270명의 환자 중 1명만이 측정 가능한 DM1 농도를 보였다. 다회 투여 후에 DM1의 축적은 검출되지 않았다. 그림 10은 T-DM1 3.6 mg/kg 투여 후 DM1에 대한 농도-시간 프로파일의 대표적인 예이다. 또한, 분자량을 고려하고 T-DM1과 DM1 모두의 몰 질량 약물 농도를 비교 할 때, DM1 농도는 T-DM1 농도보다 ~2 log 적었다 (그림 11).

표8. 초회 투여 후 DM1약물동태 매개변수

Table 8. Phase 1 trial TDM3569g mean (SD) DM1 PK parameters following the first dose of T-DM1 q3w.

		DM1 Mean (SD) PK Paramters			
Dose (mg/kg)	**N**	**Cmax (ng/mL)**	**AUCinf (ng*d/mL)**	**CL (mL/d/kg)**	**Vd (mL/kg)**
0.3	3	0 (0)	-	-	-

		DM1 Mean (SD) PK Paramters			
Dose (mg/kg)	**N**	**Cmax (ng/mL)**	**AUCinf (ng*d/mL)**	**CL (mL/d/kg)**	**Vd (mL/kg)**
0.6	1	0.74 (-)	-	-	-
1.2	1	0.89 (-)	-	-	-
2.4	1	3.41 (-)	6.64 (-)	-	-
3.6	15	4.57 (1.33)	9.11 (5.21)	-	-
4.8	3	5.66 (0.94)	16.03 (8.26)	-	-
Cycle 1 PK Sampling scheme: 0, 0.5, 4, 24, 48, 72 hrs post-dose, and Day 7, 10, 14, and 18 post-dose, and Cycle 2 predose.					

표 9. T-DM1 3.6 mg/kg 단회 및 다회 투여 시 DM1의 약물동태 매개변수

Table 9. Mean (SD) DM1 PK parameters following single and multiple doses of T-DM1 3.6 mg/kg q3w.

			Mean (SD)	
Study Number	**Cycle**	**N**	**Cmax (ng/mL)**	**AUCinf (ng*d/mL)**
TDM3569g	1	15	4.57 (1.33)	9.11 (5.21)
TDM4258g	1	105	5.35 (2.03)	-
	4	83	5.89 (2.23)	-
TDM4374g	1	104	5.36 (2.56)	-
	4	81	5.07 (1.92)	-
TDM4450g / BO21976	1	63	5.11 (2.34)	-
	5	50	4.71 (2.25)	-
TDM4688g	1	51	5.42 (1.62)	-
	3	47	5.46 (1.87)	-
TDM4370g / BO21977	1	287	4.61 (1.61)	-
	4	267	5.13 (4.09)	-
-, not reportable due to limited/sparse sampling				

b) 건강한 지원자의 약물동태 및 주요 대사 산물은 환자의 약물동태와 어떻게 비교 되는가?

: 해당사항 없음. T-DM1은 안전 프로파일로 인해 건강한 지원자에게 투여되지 않았다.

c) 약물 흡수의 특징은 무엇인가?

: 해당사항 없음. T-DM1은 정맥 내 투여로 인해 약물 흡수에 대한 연구는 수행하지 않았다.

d) 약물 분포의 특징은 무엇인가?

혈장 단백 결합- 인간 혈장에서 단백질에 대한 DM1의 평균 결합은 93 %였다.

· 혈장 단백 결합- 인간 혈장에서 단백질에 대한 DM1의 결합 평균 값은 93 %였다.

· 조직 분포: 집단 약물동태학 분석에 따르면, 3.6 mg/kg T-DM1 정맥 내 투여 후, 중심구획에서의 분포용적은 3.13 (3.08, 3.18)L이며, 이는 T-DM1이 주로 혈관계에 제한되어 존재함을 암시한다. 방사성 표지된 T-DM1에 대한 조직분포 연구는 인간에서 수행되지 않았다. 생물학적 제제에 대한 인간 조직분포 연구는 필수적이지 않다. 그러나 Sprague-Dawley 랫에서 T-DM1의 조직 분포 연구는 혈장 구획에서 총 방사능이 가장 높다는 것을 보여주었다.

· 운반체 단백질: DM1은 시험관 내 실험에서 P-gp에 대한 기질이며 억제제가 아니었다. 다른 수송 단백질에 대한 연구는 수행되지 않았다.

e) 약물분포의 질량균형 연구는 간 또는 신장을 주요 제거 경로로 제안하는가?

: 특정 작용기전을 통해 제거되는 투여 용량의 비율을 결정하기 위해 인간에서의 방사성이 표지된 T-DM1을 이용한 질량균형 연구는 수행되지 않았다. 일반적으로 단일클론항체와 같은 생물학적 제제는 다른 단백질로 재활용되는 아미노산으로 분해되는 단백질이기 때문에 질량균형 연구는 수행되지 않는다. 그러나 120시간에서 대변과 소변의 누적 방사능 회수가 각각 126 ± 29.8%와 4.88 ± 2.36%인 연구결과를 보이는 랫의 [3H]-DM1에 대한 질량균형 연구가 수행되었다. [3H]-T-DM1을 이용한랫 연구에서도 비슷한 결과가 관찰되었다.

f) 약물 대사의 특징은 무엇인가?

: 시험관 내 인간 간 마이크로솜(HLM)에 대한 연구에 따르면 DM1은 CYP3A4/5에 의한 대사를 받으며, 3가지 대사 산물 (M2, M3 및 M7)이 검출되었다. 표 10은 CYP 억제제의 존재유무 하에 HLM과 함께 배양한 후 남은 DM1의 상대 백분율을 요약한 것이다. 참고로, 인간 재조합 CYP 결과는

0분 (100%)과 비교하여 rCYP3A4 및 rCYP3A5를 함유하는 배양액에 남아있는 DM1의 비율이 각각 21.7% 및 54.5%로 감소하여 HLM 연구의 결과와 유사한 것을 보여주었다.

표10. HLM에서 배양 후 DM1의 상대적 존재 비

Table 10. Relative Percent of DM1 (± SD) Remaining after 60-Minute Incubation with HLMs in the Presence of CYP Inhibitors Compared with No Inhibitors.

CYP Inhibitor	Assay Condition	Inhibitor (μM)	Relative Percentage of DM1 Remaining[a]
NA	+N	NA	26.8±3.37
NA	−N	NA	82.6±16.1
All	+N+ABT[b]	1000	81.2±10.2
1A2	+N+furafylline[b]	10	25.7±2.78
2A6	+N+TCP	1	24.8±4.61
2B6/2C19	+N+ticlopidine	10	26.5±2.68
2C8	+N+quercetin	10	27.9±6.23
2C9	+N+sulfaphenazole	10	24.6±5.19
2D6	+N+quinidine	1	22.0±6.80
3A4/5	+N+ketoconazole	1	76.5±17.1
3A4/5	+N+TAO[b]	20	84.2±8.99

+N=plus NADPH, −N=without NADPH; ABT=1-aminobenzotriazole; CYP=cytochrome P450; HLM=human liver microsome; NA=not applicable; TAO=troleandomycin; TCP=tranylcypromine

[a] Percentages (n=3; ±SD) were calculated by setting the amount present at time 0 minutes at 100%.

[b] ABT, furafylline, and TAO were pre-incubated for 15 minutes.

인간 혈장에서, T-DM1 이화 산물인 MCC-DM1, Lys-MCC-DM1 및 DM1은 낮은 수준에서 검출되었다. 연구 기간 동안 최대 농도는 각각 122, 6.38 및 9.72 ng/mL였다. 주목할 것은, 이 이화 산물은 비임상 시험에서 이전에 확인되었다. 아래의 그림 12는 [3H]-T-DM1의 제안된 이화 대사 경로를 묘사한 것이다.

Figure 12. Proposed catabolic pathways of Tmab-MCC-[^{3}H]DM1..

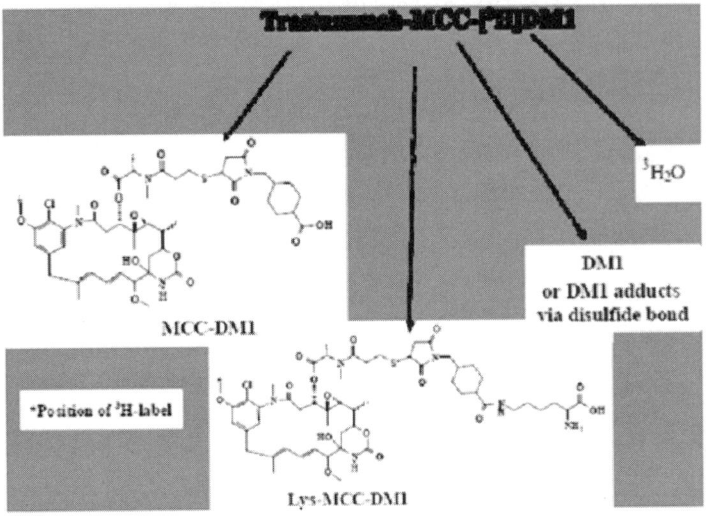

그림12. 제안된 3H-T-DM1의 이화 경로

T-DM1의 부분 또는 ADC 자체에 대한 대사 연구는 수행되지 않았다. 대사 연구는 일반적으로 다른 단백질로 재활용되는 아미노산으로 분해되는 항체에 대해서는 수행되지 않는다.

g) 약물 배설의 특징은 무엇인가?

· 약물제거: 랫에서 [3H]-DM1에 대한 질량균형 연구 결과 120 시간 동안의 대변과 소변에서의 누적 방사능 회수율은 각각 126 ± 29.8 %와 4.88 ± 2.36 %이었다. 따라서 랫에서 DM1의 주요 배설 경로는 대변이었다.

· 청소율: 집단 약물동태학 분석에 근거하여, T-DM1을 3.6 mg/kg 투여 용량으로 정맥 내 투여 후, 평균 (95% 신뢰구간) 청소율은 0.676 (0.661, 0.691) L/d였다.

· 분포 용적: 집단 약물동태학 분석에 근거하여, T-DM1을 3.6 mg/kg 투여 용량으로 정맥 내 투여 후, 평균 (95% 신뢰구간) 중심구획 분포 용적은 3.13 (3.08, 3.18) L였다.

· 반감기: 집단 약물동태학 분석에 따르면, T-DM1을 3.6 mg/kg 투여 용량으로 정맥 내 투여 후, 반감기는 ~4일이었다.

h) 약물동태학 매개변수를 기반으로 투여량-농도 관계에 근거한 선형 또는 비선형 정도는 어떤가?

: 임상 1상 시험에서 0.3, 0.6, 1.2, 2.4, 3.6 및 4.8 mg/kg 3주 간격 정맥 내 투여와 1.2, 1.6, 2.0, 2.4 및 2.9 mg/kg 격주 정맥 내 투여를 평가하였다. T-DM1의 약물동태학 노출량 (Cmax 및 AUC)은 용량의존적으로 증가하였다. 임상 1상 자료를 토대로, 3주 간격 투약 요법의 경우, T-DM1 약물동태학 노출량 증가는 3.6 - 4.8 mg/kg 투여 용량범위 내에서 용량의존적인 값 보다 더 큰 것으로 나타났다. 선형성의 평가는 3주 간격으로 투여한 연구에서 대부분 작은 시료 크기에 의해 제한된다 (표 4).

유방암 환자의 5번째 임상 시험에서 수집된 자료의 집단 약물동태학 분석을 바탕으로, 중앙 구획으로부터 1 차 제거된 선형 2 구획 모델은 ADC 농도-시간 프로파일을 적절하게 설명하였다. 대부분의 T-DM1 투여량은 3.6 - 4.8 mg/kg 범위였다. 0.3, 0.6 및 1.2 mg/kg 3주 간격의 저용량을 투여받은 환자는 소수였다. 그 소수 환자들에 대한 약물 제거 추정치는 보다 빠른 약물 제거를 보여준다. 그러나, 비선형적 제거를 사용한 집단 약물동태학 분석에서 모델은 관측 된 자료의 적합도를 향상시키지 못했다.

3주 간격 코호트에 대한 단회 투약 결과 AUCinf자료를 사용하여, T-DM1의 각 구성 요소들의 투여량 비례 정도를 시험하기 위해 지수 모델을 적용했다 (그림 13 패널 A-C).

· T-DM1의 90% 신뢰 구간 (1.17, 1.45)의 AUCinf에 대해 지수 모델의 기울기는 1.31이다 (그림 13, 패널 A).

· TAb의 90% 신뢰 구간 (0.78, 1.59)의 AUCinf에 대해 지수 모델의 기울기는 1.18이다 (그림 13, 패널 B).

· DM1의 90% 신뢰 구간 (-0.33, 3.09)의 AUCinf에 대해 지수 모델의 기울기는 1.38이다 (그림 13, 패널 C).

Figure 13. Single dose log AUCinf (ng*h/mL) vs. log of dose (mg) in the dose proportionality Study TDM3569 in the dose range of 0.3 to 4.8 mg/kg q3w.
The shaded area represents the 90% confidence interval of the slope. Panel A: T-DM1; Panel B: TAb; Panel C: DM1.

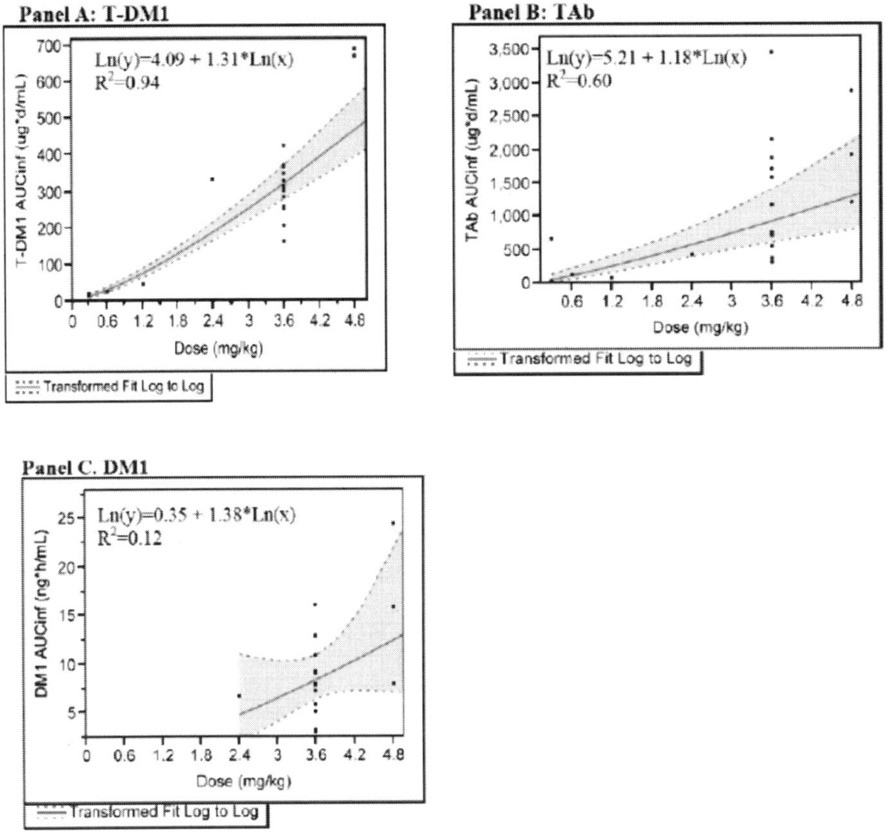

그림13. 3주 간격 코호트에 대한 단회 투약 결과

3주 간격 코호트 연구에서 저용량 (<1.2 mg/kg) T-DM1을 투여한 군의청소율은 2.4-4.8 mg/kg 사이의 용량에서의 CL보다 약 2 배 더 큰 것으로 관찰되었다 (표 11). 그러나, 이와 같은 CL 변화 경향은 매주 약물을 투여한 코호트 연구에서는 관찰되지 않았다. 작은 표본 크기 (n=1)로 인해 3.6 mg/kg 3주 간격연구보다 낮은 투여량에 대한 선형성 결론을 내릴 수 없다.

Table 11. Summary statistics for single dose T-DM1 CL (mL/d/kg) for the q3w and qw dose cohorts.

Dose (mg/kg)	N	Mean (SD) CL (mL/d/kg)
	q3w Cohorts	
0.3	3	21.1 (4.5)
0.6	1	24.5
1.2	1	27.8
2.4	1	7.16
3.6	15	12.7 (3.6)
4.8	3	7.1 (0.1)
	qw Cohorts	
1.2	3	15.9 (2.4)
1.6	3	13.0 (3.4)
2.0	3	11.8 (2.4)
2.4	16	13.1 (4.1)
2.9	3	14.0 (2.6)

전반적으로 선형성 평가는 표 4 및 그림 13에서 볼 수 있듯이 대부분의 투여량 수준에서 작은 표본 크기에 의해 제한된다.

i) 약물동태학 매개변수는 다회 투약 후 시간에 따라 어떻게 변하는가?

: 집단약물동태학 모델링에 근거하여 유의한 공변량을 보정한 후, 임상 시험 지원자 및 환자들의 청소율과 중심구획 분포용적의개체 간 변동성은 각각 19.1%와 11.7%였다.

3) 내재적 요인

생체 내 및/또는 반응에 영향을 미치는 내재적 요인(나이, 성별, 인종, 체중, 신장, 질병, 유전적 다형성, 임신 및 장기 기능 장애)과 유효성 또는 안전성에 대한 노출의 차이가 미치는 영향은 무엇인가?

: T-DM1 약물동태학에 대한 연령, 인종, 성별, 체중, 신장, 유전 다형 또는 장기 손상의 영향을 평가하기위한 공식적인 연구는 수행되지 않았다. 집단약물동태학 분석은 T-DM1의 약물동태학에 대한 RJECIST, 알부민, HER2 ECD 농도, 기본 trastuzumab 농도, AST, 체중 및 표적 병변의 크기의 영향을 평가했다. 다음이 통계적으로 유의한 공변량으로 밝혀졌다: RECIST, 알부민, HER2 ECD, basal trastuzumab 농도, AST, 체중 및 표적 병변의 크기. T-DM1 약물동태학에 대한 공변량 효과 요약은 그림 14에 나와있다.

Figure 14. Effect of covariates on T-DM1 steady state exposure.

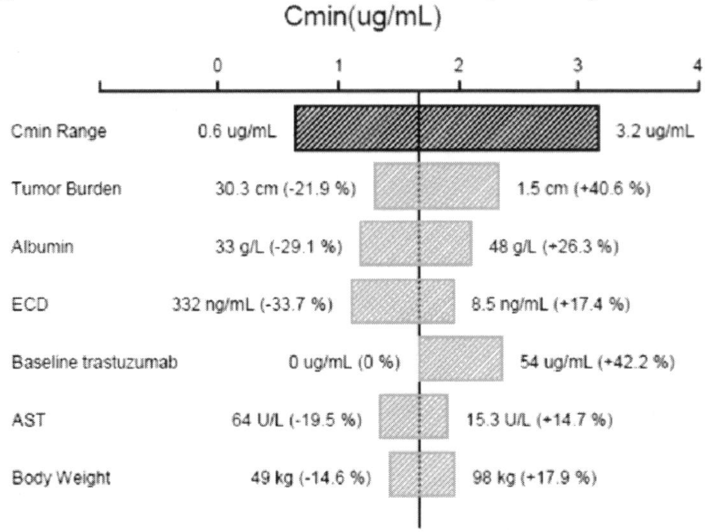

See Appendix 4.1 for more information.

그림14. 정상상태의 T-DM1 노출 시 공변량 효과

노출-반응 관계와 다양성 및 연구 다양한 군인 건강한 자원 봉사자, 환자군 그리고 특정 집단에 대해 알려진 것에 근거하여, 이들 군 각각에 대해 투여 요법 조정이 있다면 어떤 것이 권장되는가? 투여량 조절이 노출-반응 관계에 근거하지 않는다면, 권고의 대체 근거는 무엇인가?

: T-DM1 노출에 대해 통계적으로 유의한 공변량의 영향 정도는 투여량 조절이 필요하지 않음을 나타내었다.

a) 소아 환자: T-DM1의 안전성과 효능은 소아 환자에서 확립되지 않았다. 유방암은 어린이에게서 보기 드물다.

b) 체중: 체중은 약물동태에 영향을 미치지 않았다.

c) 나이: 나이는 약물동태에 영향을 미치지 않았다.

d) 인종: 인종은 약물동태에 영향을 미치지 않았다.

e) 신장 장애: 경도 및 중등도의 신부전증은 T-DM1의 약물동태학 또는 안전성에 영향을 미치지 않는 것처럼 보이므로 경증 또는 중등도의 신부전증 환자의 용량 조절이 필요하지 않을 수 있다. 자료가 불충분하여 중증 또는 말기 신부전 환자에게는 용량 조절도 권고 될 수 없다.T-DM1 노출에 대한 신장 손상의 영향을 평가하기 위해 신장 기능 이상 환자들에 대한

시험을 실시하지 않았다. 집단 약물동태학 분석에 기초하여, 기본 신장 기능 (Cockroft-Gault 방정식을 사용하여 추정된 크레아티닌 청소율)은 1주기 또는 6주기에서 T-DM1의 Cmin에 유의한 영향을 미치지 않았다 (그림 15). 정상 신장 기능을 가진 364명의 환자 (CrCL> 90 mL/min), 254명의 경미한 신장 손상이 있는 환자 (CrCL 60 - 89 mL/min), 53명의 중증의 신장 손상이 있는 환자 (CrCL 30 - 59 mL/min), 1명의 심한 신장 손상이 있는 환자 (CrCL 15 - 29 mL/min)를 대상으로 시험이 진행되었다.

· 약물동태학: 약물동태학 매개변수의 개인 간 무작위 효과에 대한 혈청 크레아티닌 청소율의 영향에 대한 공변량 평가 및 신장손상 환자에 대해 예측된 예상 T-DM1 노출에 근거하여 경증 또는 중등도의 손상된 신장 기능이 T-DM1 노출에 큰 영향을 주지 않았다 (그림 15). 심한 신장 손상 환자 및 말기 신질환 환자에 대해서는 결론을 내릴 수 없다. 평가는 심한 신장 손상 환자 1 명으로 제한되어 있기 때문이다. DM-1의 약물동태학 시료는 대부분의 환자에서 AUC를 보여줄 정도의 노출이 없었기에, DM-1의 약물동태학에 대한 신장 기능의 영향은 제출된 자료를 토대로 평가할 수 없었다.

Figure 15. Plots of renal function vs. Cycle 1 (Panel A) and Cycle 6 (Panel B) C_{min} for TDM1.

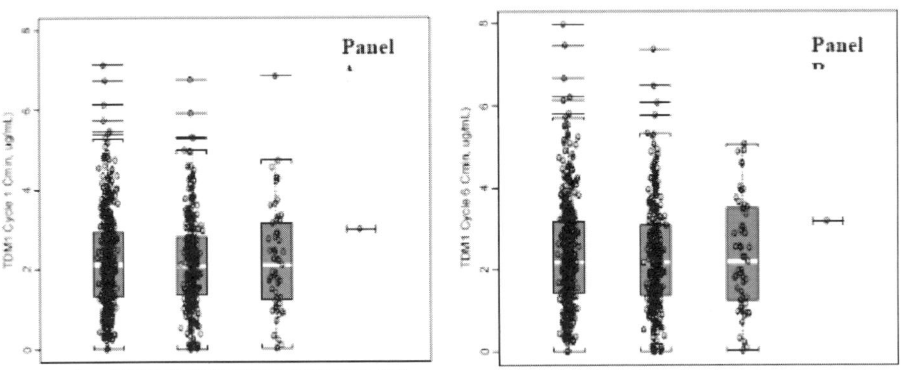

그림15. 신질환 환자에서 T-DM1 투여 후 신장기능 측정 결과

· 안전성: 신장기능 장애에 대한 안전성 분석 결과, 신장 손상은 등급 3등급의 독성 또는 용량 조절에 영향을 주지 않는다고 밝혀졌다. 표 12의 자료는 임상 3상 시험 및 모든 임상 시험을 종합한 것이다.

표12. 신질환 환자에서 약물 투여 후 3등급의 독성 발생률

Table 12. Incidence of Grade 3 and above (G3+) AEs) and dose adjustments in patients with various degrees of renal function.

Renal Function Category	Trial TDM4379g			
	Total # Patients per group	Grade 3+ AEs (%)	Total # Patients per group	Dose Adjustments* (%)
Normal (CrCL ≥ 90 mL/min)	169	37.9	169	24.9
Mild (CrCL 60 – 89 mL/ min)	122	51.6	122	23.0
Moderate (CrCL 30 – 59 mL/min)	17	23.5	17	0
Severe (CrCL < 30 mL/min)	1	100	0	0

*Dose adjustments include: dose interruption, discontinuation, or reduction. Also, dose adjustment information was missing in some patients.

Renal Function Category	All Trials			
	Total # Patients per group	Grade 3+ AEs (%)	Total # Patients per group	Dose Adjustments* %
Normal (CrCL ≥ 90 mL/min)	324	40.1	279	30.5
Mild (CrCL 60 – 89 mL/ min)	233	52.8	202	27.7
Moderate (CrCL 30 – 59 mL/min)	42	47.6	34	17.7
Severe (CrCL < 30 mL/min)	3	66.7	1	0

*Dose adjustments include: dose interruption, discontinuation, or reduction. Also, dose adjustment information was missing in some patients.

See Appendix 4.1 for more information

f) 간 장애

: T-DM1 노출에 대한 경증 및 중등도의 간 장애의 영향을 평가하기 위한 전담 임상 시험을 실시했다. 유의할 점은 AST가 T-DM1 제거 (2.3.1 절 참조)의 중요한 요소로 확인되었지만 T-DM1 Cmin에 미치는 영향의 크기가 20% 미만이라는 점이다. 연구는 충분한 간 장애 환자를 포함하지 않았기에 AST 값 범위의 의미 있는 결론을 이끌어 낼 수 없었다. 그러므로, T-DM1 약물동태학에 대한 간 장애 영향은 집단 약물동태학 분석으로부터 결정될 수 없었다.

g) 임신, 수유기에 약물 적용에 대한 정보는 무엇인가?

: 임산부과 수유부에게 T-DM1의 안전성과 효능은 입증되지 않았다.

면역원성

a) 기존에 존재한 항체를 포함하여 항 약물 항체 (APA)의 형성 속도 및 빈도, 비율, 치료 중 또는 치료 후 항 약물 항체 (APA) 형성 속도, 시간 프로파일 및 표본 추출 일정의 적절성은 무엇인가?

: 환자들은 모든 임상 연구에서 T-DM1에 대한 APA 검사를 받았다. 검사에서 양성 반응을 보인 혈청 시료는 추가 분석이 진행되어 양성 반응에 대한 확인이 이루어졌다. 확인된 양성 시료를 연속 희석하여 APA 반응에 대한 역가를 측정하였다. 항-ADC 항체의 중화 작용은 평가되지 않았다. 시험 TDM3569g, TDM4258g 및 TDM4374g에서, APA 양성 환자는 투여 전 음성/투여 후 양성 반응을 보이는 환자로 정의되었다. 시험 TDM4688g, TDM4450g 및 TDM4370g에서, APA 양성 환자는 기저치의 APA 상태와 무관하게 투여 후 양성 반응을 보이는 환자로 정의되었다. 임상 시험에서 면역원성 표본 추출 일정은 적절했다.

다음은 샘플링 시간을 보여준다:

- TDM3569g (qwk 및 q3wk 용량 코호트): 기저치 (1주기 투여 전), 그 이후의 모든 주기 (투여 전, 투여 후 1일) 및 후속 방문.
- TDM4258g 및 TDM4374g: 기저치 (1주기 투여 전), 2, 3, 4 주기 (투여 전, 투여 후 1일) 및 후속 방문.
- TDM4450g: 기저치 (1주기 투여 전), 3, 5 주기 (투여 전, 투여 후 1일), 후속 방문.
- TDM4688g: 기저치 (1주기 투여 전) 및 3 주기 (투여 전, 투여 후 1 일).
- TDM4370g: 2, 3, 4 주기 (투여 전, 투여 후 1 일) 및 후속 방문.

TDM3569g 및 TDM4258 임상 시험의 경우, 기저 상태에서의 APA는 양성 APA 비율로 변화되지 않았고, TDM4374g에서는 약간 차이가 있었다. 따라서 각 시험의 전체 면역원성률은 기저 상태에 상관없이 치료 후 어느 시점에서 양성 APA 반응을 보인 환자의 자료를 사용하여 계산되었다.

APA 표본 추출 시점에서 환자의 혈청에 ADC가 있으면 항체가 항-ADC 항체를 검출 할 수 있는 능력을 방해 할 수 있다. 결과적으로, 검사 결과는 항-ADC 항체 발생의 실제 발생률을 정확하게 반영하지 못할 수 있다.

표 13. TDM3569g, TDM4258g, TDM4374g, TDM4688g, TDM4450g, TDM4370g연구에서 면역원성 빈도

Table 13. Summary of the total number of APA evaluable and APA positive patients for each trial.

Study Number	Study Phase	Number of Patients with Evaluable ATA Result [a]	Number of Patients with Positive ATA Response [b,c]
TDM3569g [c]	I	48	1
TDM4258g [c]	II	108	8
TDM4374g [d]	II	108	6
TDM4688g	II	47	0
TDM4450g/BO21976	II	65	9
TDM4370g/BO21977	III	460	20
Total		836	44 (5.3%)

ATA = anti-therapeutic antibody.

[a] Number of patients with at least one post-dose (post–trastuzumab emtansine treatment) ATA timepoint available for analysis.

[b] Number of patients with at least one post-dose timepoint with confirmed positive response after trastuzumab emtansine treatment.

[c] At the time of the clinical study report publication of the studies TDM3569g, TDM4258g, and TDM4374g, the ATA positive patients were defined as those with pre-dose (baseline) negative samples and post-dose positive samples.

[d] For TDM4374g, the rate reported in this integrated table with the new conservative interpretation differs from the value reported in the CSR. The reported immunogenicity rate in the clinical study report was calculated with 5 of 108 ATA positive patients, as 1 other patient was excluded from the rate due to a positive baseline sample.

b) 면역원성이 치료용 단백질의 약물동태 및/또는 약물 동력에 영향을 미치는가?

: T-DM1 약물동태학에 대한 면역원성의 영향은 평가할 수 없었다.

c) 항 약물 항체 (APA)는 중화 작용을 하는가?

: APA가 양성인 것으로 확인된 시료는 중화 항체의 존재 여부를 테스트하지 않았다. 항-ADC 항체의 중화 작용은 평가되지 않았다.

d) 항 약물 항체 (APA)가 임상 효능에 미치는 영향은 무엇인가?

:면역원성이 T-DM1 효능에 미치는 영향은 임상 3 상 TDM4370g 시험에서 평가되었다. 표 13에 나와 있듯이 TDM4370g 시험에서 면역 원성 발생률은 4.3% (460명의 평가 가능한 환자 중 20명)이었다. 분석 결과 ITT 집단 (5.6개월 대 9.6개월)에 비해 APA 양성인 20명에서 PFS가 70% 낮았으며, 객관적 반응률 (ORR)은 38.9% vs 43.6%로 비슷했다. 사망자는 8명이었고, 평균 OS [95% CI]는 26.8개월 [13.4개월, NE]이었다. APA 양성 환자의 PFS 및 OS에 대한 부정적인 경향이 있는 반면, APA 양성 환자의 수가 적고 면역원성 분석법과 관련된 불확실성으로 인해 임상 효능에 미치는 APA의 영향은 제한적이다.

e) 항 약물 항체 (APA) 가 임상 안전에 미치는 영향은 무엇인가? (예: 투여 관련 반응, 과민반응, 내인성 물질에 대한 교차반응성 등)

: APA가 임상 안전에 미치는 영향은 T-DM1 치료 후 APA 발생률이 낮고, 면역원성 분석과 관련한 불확실성으로 인해 제한적이다.

4) 외부 요인

외부요인(약물, 한방 제품, 다이어트, 흡연 및 음주)이 복용-노출 및/또는 반응에 영향을 미치고, 반응에 대한 노출의 차이가 미치는 영향은 무엇인가?

: 임상 시험에서 평가되지 않았다.

약물-약물 상호작용

a) 생체 내 약물-약물 상호작용을 예상할 수 있는 시험관 내 근거가 있는가?

: 자세한 내용은 아래 내용 참조

b) 약물이 CYP 효소의 기질인가?

: 몇 가지 시험관 내 비 GLP 연구가 DM1 대사를 특성화하기 위해 수행되었다. 인간 간 마이크로솜 (HLM)에서 DM1의 시험관 내 대사는 CYP3A4/5에 의해 진행되었으며, 3가지 대사 산물 (M2, M3, 및 M7)이 검출되었다.

c) 약물이 CYP 효소의 억제제 및/또는 유도제인가?

: DM1 (농도 <1000 nM (737.5 ng/mL))은 배양된 사람 간세포에서 CYP 1A2, 2B6 또는 3A4/5를 유도하지 않았다. DM1 (< 678 nM (500 ng/mL))은 HLM에서 CYP 1A2, 2B6, 2C8, 2C9, 2C19, 2D6 또는 3A4를 억제하지 않았다. 그러나 0.5시간 동안 HLM에서 DM1의 사전 배양은 CYP 3A4 (midazolam 1'hydroxylase) 활성 (IC50 = 155 nM (114 ng/mL))의 억제를 유발하였으며, 이는 DM1이 CYP3A4의 시간 의존적 억제제일거라는 것을 암시한다.

d) 약물이 P-gp 수송 과정의 기질 그리고/ 또는 억제제인가?

: DM1은 시험관 내에서 P-gp 기질이며, 억제제가 아니었다.

e) 중요한 대사/수송체 경로가 있는가?

: 수송 단백질에 대한 연구는 수행되지 않았다.

f) 다른 약물 (예: 종양학에서 병용요법)의 병용 투여를 명시하고 있는가? 그렇다면 이 약물들 간의 상호작용 가능성을 평가한 것인가?

: 그렇지 않다. 제안된 투약 요법은 단일요법으로 T-DM1을 사용하는 것과 관련이 있다.

g) 표적 환자 집단에게 투여될 다른 병용 의약품은 무엇인가?

: 없다. T-DM1의 현재 제안된 사용은 단일요법으로 사용된다. 부작용으로 인한 증상을 완화시키기 위해 추가 약을 병용할 수 있다.

h) 병용 약물 투여 시 노출 단독 그리고/ 또는 노출-반응 관계가 다르다는 생체 내 약물-약물 상호작용 연구가 있는가?

: 관련 약물-약물 상호작용 연구는 수행되지 않았다. DM1은 주로 CYP3A4에 의해 대사된다. 따라서 강력한 CYP3A4 억제제를 T-DM과 함께 투여하면 DM1 노출과 독성이 증가할 가능성이 있다. 주목할 것은, ADC 노출은 CYP3A4 억제제에 의해 영향을 받을 것으로 기대되지 않는다는 것이다. DM1 노출 증가와 관련하여 증가할 수 있는 독성을 완화하기 위한 T-DM1 용량 감소는 수용할 수 없는 효력 손실을 초래할 수 있으며 약물-약물 상호작용을 다루기 위한 임상적으로 수용 가능한 접근법으로 보이지 않는다.

임상 3상 시험에서 1주기 및 4주기 T-DM1, TAb 및 DM1 약물동태학 상에 pooling 약물클래스 (CYP3A 및 P-gp의 억제제 및 유도제)를 사용하여 병용 약물의 효과에 대한 예비 분석을 실시했다.

표 14는 임상시험 에서 약물-약물 상호작용 자료에서 확인된 강력한 CYP3A4 수반 약물의 개별 환자 사례를 요약한다. 강력한 CYP3A4 억제제와 병용 투여받은 6명의 환자가 확인되었다. 강력한 CYP3A4 억제제와 병용 투여한 T-DM1 투여 시기 및 투여 일수는 약물 상호작용 가능성에 대한 의미 있는 평가는 아니다 (표 14).

표14. CYP3A4 억제제와 병용 투여 한 T-DM1 결과

Table 14. Timing of strong CYP3A4 concomitant medication use and T-DM1 dosing day information.

Patient	Strong CYP3A4 Inhibitor	Days after T-DM1 Dose #1 to ConMed Use Start	Days after T-DM1 Dose #1 to ConMed Use End	ConMed Use Duration (d)	T-DM1 Dosing Days^	Cycle #^
A	Itraconazole	171	185	14	170*	9
B	Itraconazole	160	166	6	150*	8
C	Clarithromycin	5	19	14	1, 23	1, 2
D	Clarithromycin	55	61	6	43, 64	3, 4
E	Clarithromycin	85	Not specified	n/a	64*	4
F	Clarithromycin	9	15	6	1, 22	1, 2

^Only T-DM1 dosing days and treatment cycle #'s around the time of conmed use are listed.
*Final dose received in the trial.

전반적으로, 약물-약물 상호작용 분석은 여러 제한 때문에 유용한 정보가 없었다. 예를 들어, 실험자의 분석은 T-DM1 투약 시기 및 약물동태학 시료 채집과 관련하여 병용 약물 사용의 타이밍에 대해서는 설명할 수 없다. 또한 다른 문제는 약물을 pooling하는 실험자의 접근법에 관한 것이다. 또한, 스폰서의 약물-약물 상호작용자료 세트에는 국소 약물 치료가 포함되어 있으며, 병용 약물 사용의 정도도 설명하지 않았다.

주어진 약물-약물 상호작용자료의 한계와 임상 안전성에 대한 우려를 감안할 때, 강력한 CYP3A4 억제제와 T-DM1의 병용은 피해야 한다. CYP3A4를 억제할 잠재력이 없거나 최소인 대체 약물을 고려해야 한다. 그러나 강한 CYP3A4 억제제의 병용 사용이 불가피한 경우, 가능하면 강력한 CYP3A4 억제제가 순환에서 제거될 때 (억제제의 반감기를 약 3회 지난 후)까지 T-DM1 치료를 지연시키는 것을 고려할 수 있다. 강력한 CYP3A4 억제제를 함께 투여해야 하면서 T-DM1 치료를 지연시킬 수 없는 경우, 환자는 부작용에 대해 면밀히 모니터링 되어야한다.

i) 약물 동력학적 약물-약물 상호작용에 대해 알려진 작용 기전 상 기초가 존재하는가?

: 그렇지 않다.

투여 용량, 요법 또는 투여와 관련하여 어떤 문제가 해결되지 않았고 누락되었는가?

: 그렇지 않다.

5) 일반 생물 약제

시판 제형과 주요 임상시험에 사용된 제형 간의 제조 상의 차이점은 무엇인가?

: T-DM1을 제조하기 위해 세 가지 공정이 사용되었다. 비임상 원숭이 약물동태학 연구는 공정 변화의 비교 가능성을 평가하기 위해 수행되었다. 또한, 인간 간 교차 약물동태학 연구도 수행되었으며 3가지 공정은 비교 가능하다.

시판 제형과 주요 임상시험에 사용된 제형 간의 노출 관점에서 생체 내 관계는 어떠한가?

: 시판중인 제제는 임상 3상 시험에서 사용되는 제제이다. 개발 중에 두 가지 다른 제제가 사용되었다. 제제의 비교 가능성은 동물 (원숭이 및 쥐)연구에서 평행 설계로 평가 되었다. 원숭이와 인간의 교차 약물동태학 연구도 수행되었다.

6) 분석

임상약리 및 생물약제 연구에서 혈장 내 활성성분이 어떻게 확인되고 측정되는가?

: 약물동태학과 T-DM1의 분포를 특성화하기 위해, 3가지 분석물의 농도, 즉 ADC, DM1 및 Tab가 측정되었다. ADC 및 TAb는 ELISA 분석에 의해 혈청에서 측정되었다. DM1은 LC-MS/MS에 의해 혈장에서 측정되었다.

분석을 위해 선택된 대사 물질과 그 이유는 무엇인가?

: ADC 외에도 TAb 및 DM1이 측정되었다. 형성된 DM1의 대사 산물은 매우 적은 양으로 존재하여 추가 특성 분석에 대한 정당한 이유가 되지 않는다.

측정된 모든 물질에 대해 비 접합, 접합 또는 전체의 형태로 측정되었는가? 그 결정의 근거는 무엇이며, 그것은 적절한가?

: ADC의 경우, 분석은 온전한 접합체만 측정한다. 이 분석법은 다른 약물 대 항체 비를 가진 접합체들을 구별 할 수 없다. 전체 항체에 대해선 접합된 항체 및 비 접합된 항체 모두 측정되었다. DM1의 경우, 분석은 DM1 및 기타 결합 형태의 DM1 (예: 이량체, 글루타티온, 시스테인 및 알부민 adduct)을 측정하도록 설계되었다. MCC-DM1측정을 통해 trastuzumab의 라이신 잔기에 접합된 DM1 측정은 배제되었다.

치료용 단백질 농도를 평가하기 위해 어떤 생체시료 분석법이 사용되는가?

: 5개의 다른 분석법을 사용하여 여러 성분의 농도를 평가하였다. 각 분석은 아래 개별적으로 검토되었다.

a) ADC / 혈청 / ELISA: 하나 이상 공유 결합된 DM1을 함유하는 T-DM1의 농도는 간접적 샌드위치 ELISA 방법을 통해 정량되었다. ELISA는 항 DM1 단일클론 항체를 사용하였고, 검출을 위해 재조합 HER2 ECD을 사용하였다. 혈청 시료의 최소 희석은 1/100이었고, 40 ng/mL가 최소 정량 농도 (MQC)였다.

b) 총 항체량 / 혈청 / ELISA: 간접적 샌드위치 ELISA 방법을 사용하여 총 trastuzumab의 농도가 정량되었다. 두 가지 다른 분석 버전이 사용되었다. 첫 번째 ELISA는 포획 시약으로서의 재조합 HER2 ECD와 검출을 위한 시약으로서 horseradish peroxidase-conjμgated goat F(ab')2 항-인간 IgG Fc를 사용했다. 첫번째 분석을 대체한 두 번째 ELISA는 포획 시약으로 trastuzumab에 대한 항-idiotypic antibody를 사용했으며, 검출 시약으로 biotinylated monoclonal 항-인간 IgG antibody (10C4), orseradish peroxidase-avidin D를 사용했다. 첫 번째 및 두 번째 분석법에 대한 MQC는 각각 40 및 60 ng/mL였다. 최대 희석에 대한 한계는 확인되지 않았다. 상세한 분석 성능은 표 16 참조.

c) DM1 / LC-MS/MS: 이 분석법은 모든 이황화 결합 형태의 DM1을 측정한다. DM1은 유리황을 함유하고 있으며, T-DM1로부터 방출될 때 혈장 내의 다른 황 함유 분자와 이량체화 되거나 반응할 가능성이 있다. 따라서, 방출 된 DM1이 적게 측정되는 것을 피하기 위해, 리튬-헤파린 첨가된 혈장 시료에 환원제 (TCEP) 처리하여 이황화 결합 DM1을 방출시켰다. 그런 다음 추가 반응을 방지하기 위해 N-ethyl maleimide (NEM)로 차단시켰다. 고상 추출 후, 시료는 LC-MS/MS 검출이 수행되었다; LC-MS/MS 분석은 DM1-NEM을 정량했다. TCEP 환원에 따른 분석 LLOQ 및 ULOQ는 각각 1.00 및 500 nM이었다. 상세한 분석 성능은 표 16 참조.

d) 기타: MCC-DM1의 경우 LLOQ 및 ULOQ는 각각 3.00 및 500 nM이었다. MCC-DM1 분석법의 전체 정밀도 (CV%)는 6.8% 미만이었고, 배치 내 정밀도 (CV%)는 9.0% 미만이었다. Lys-MCC-DM1의 경우, LLOQ 및 ULOQ는 각각 1.00 및 500 nM이었다. Lys-MCC-DM1 분석법의

전체 정밀도 (CV%)는 6.8% 미만이었고, 배치 내 정밀도 (CV%)는 8.7% 미만이었다.

표 16. 임상 시험에서 사용된 검증된 PK 분석 관련 정보

Table 16. Assay performance of validated PK assays used in clinical trials.

PK Assay	Validation Report No	Validation and Sample Analysis Site	Standard Curve Range	MQC [a] or LLOQ	Accuracy	Intra-assay Precision (% CV)	Inter-assay Precision (% CV)	Studies
Trastuzumab Emtansine Conjugate	4.HERc.2_AVR_4	Genentech	0.16 to 20 ng/mL	MQC: 40 ng/mL	% Recovery: 91 to 127	2 to 10	5 to 6	TDM3569g, TDM4258g, TDM4374g, TDM4450g, TDM4688g, TDM4370g [d]
		(b) (4)	0.16 to 20 ng/mL	MQC: 60 ng/mL				
Total Trastuzumab (First Assay)	4.HERc.1_AVR_3	Genentech	0.16 to 20 ng/mL	MQC: 40 ng/mL	% Recovery: 90 to 118	3 to 7	4 to 8	TDM3569g, TDM4258g, TDM4374g, TDM4450g, TDM4688g
Total Trastuzumab (Second Assay)	BA.MET.HERc.009 AVR_1	Genentech [d], (b) (4)	0.16 to 20 ng/mL	MQC: 60 ng/mL	% Recovery: 92 to 101	2 to 9	0 to 10	TDM4370g [d]
DM1 [c]	05-1360/VR377	(b) (4)	1.00 to 500 nM (0.737 to 369 ng/mL)	LLOQ: 1.00 nM (0.737 ng/mL)	% Bias: 0.8 to 14.9	6.2 to 9.1	8.8 to 17.7	TDM3569g, TDM4258g, TDM4374g, TDM4450g, TDM4688g, TDM4370g

LLOQ = lower limit of quantification; PK = pharmacokinetic.

a MQC is minimum quantifiable concentration in neat serum samples, which incorporates the minimum required dilution of samples.

b The validated assay was transferred to (b) (4) for analysis of samples from study TDM4370g/BO21977. Analysis of samples from all other studies was performed at Genentech. Transfer validation was conducted prior to sample analysis at (b) (4) and its data are appended to the Genentech validation report. LLOQ was established at 60 ng/mL at (b) (4) during the transfer validation as the acceptability criteria was not met for the LLOQ sample at 40 ng/mL.

c DM1 concentrations were determined in plasma samples.

d Initial assay validation was performed at Genentech, followed by the transfer validation at (b) (4) Study sample analysis was performed only at (b) (4)

<u>표준 검량 곡선의 범위는 얼마인가? 임상연구의 요구사항과 어떤 관련이 있는가? 어떤 곡선 보정 기법이 사용 되었나?</u>

a) ADC / 혈청 / ELISA: 표준 곡선 범위는 0.16 - 20 ng/mL이다. 시료에 대한 LLOQ가 0.4 ng/mL 및 1/100의 최소 희석되는 경우, MQC는 Genentech 분석에서 40 ng/mL이었다. 분석에서, MQC는 60 ng/mL이었다. 혈청 시료를 4회 연속 1/100-1/800, 1/1000-1/8000, 1/3000-1/24000, 1/10000-1/80000 희석 되었다. 미지의 인간 혈청 시료의 자료는 표준 곡선 (Watson LIMS, 버전 7.2.0.04)의 4가지 변수 로지스틱fitting을 사용하여 처리되었다.

b) 총 항체량 / 혈청 / ELISA: 표준 곡선 범위는 0.16 - 20 ng/Ml이다. 시료에 대한 LLOQ가 0.4 ng/mL 및 1/100의 최소 희석의 경우, 최소 정량 가능한 농도는 40 ng/mL였다. 혈청 시료를 4회 연속 1/100-1/800, 1/1000-1/8000, 1/3000-1/24000, 1/10000-1/80000 희석 되었다. 미지의 인간 혈청 시료의 자료는 표준 곡선 (Watson LIMS, 버전 7.2.0.04)의 4가지 변수로지스틱fitting을 사용하여 처리되었다.

c) DM1 / LC-MSMS: 표준 곡선 범위는 1.00-500 nM이고, 9개의 시료 (1.00, 2.50, 5.00, 10.0, 25.0, 75.0, 200, 400 및 500 nM)을 포함하였다. 검량선은 가중 인자 1/xx를 갖는 선형 회귀에 의해 계산되었고, 상관 계수는 0.9982 이상이었다.

d) 기타: MCC-DM1의 표준 곡선 범위는 3.00-500 nM이다. 검량선은 가중 인자 1/xx를 갖는 선형 회귀에 의해 계산되었고, 상관 계수는 0.9957 이상이었다. Lys-MCC-DM1의 표준 곡선 범위는 1.00-500 nM이다. 검량선은 가중 인자 1/xx를 갖는 선형 회귀에 의해 계산되었고, 상관 계수는 0.9968 이상이었다.

품질관리 시료 계획은 무엇인가?

a) ADC / 혈청 / ELISA: 두 가지 대조군 로트 제제를 사용하였고, 각 제제마다 3가지 수준의 QC 시료를 만들었다: 저, 중 및 상한 QC 수준. 각각의 대조 수준을 각 플레이트에서 2회 반복하여 분석하였다. 검정 수용성은 각 플레이트의 대조군에 의해 평가되었다. 3가지 대조군에 대해 6개의 단일 측정 중 4가지 이상이 저, 중, 고 대조군의 확립된 평균값의 ± 20% 이내인 경우에 검정이 허용 가능했고, 동일한 대조군 수준에서 두 건의 측정치가 모두 합격 범위를 벗어나지 않았다. 또한, 분석은 최대 광학 밀도 (OD)〉 1.0을 가져야했다.

b) 총 항체량 / 혈청 / ELISA: ADC / 혈청/ ELISA에 대한위 설명과 같다.

c) DM1 / LC-MSMS:낮은 수준 (3.00 nM), 중간 수준 (100 nM) 및 상위 수준 (350 nM) QC가 제조되었다. 각 대조군 수준은 각 플레이트에서 두 번 반복하여 분석 하였다. 검정 수용성은 각 플레이트의 대조군에 의해 평가되었다. 3개의 대조군에 대한 6개의 단일 측정 중 적어도 2개가 저, 중, 고 대조군의 확립된 평균값의 ± 15% 이내였고, 동일한 대조군 수준에서의 측정치 중 하나가 수용 가능한 범위이어야 한다.

항-약물 항체 (APA)의 형성을 평가하기 위해 어떤 생물 분석법이 사용되는가? 민감도, 특이성, 정밀도, 한계점, 간섭 및 기질 등을 포함한 방법 및 분석 성능을 간략하게 설명하시오.

: 유방암 환자를 대상으로 한 6개의 임상 시험에는 면역원성 분석이 포함되었다. 이 중 4개는 인간 혈청 ELISA 면역원성 분석법을 사용한 반면, 2개는 인간 혈청 ECL 면역원성분석법을 사용

했다. 두 가지 검증된 항-약물 항체 (APA) 분석법의 성능은 표 17에 기재되어 있다.

정제된 항-T-DM1 항체를 사용한 2개의 분석법의 상대 감도는 ECL 방법의 경우 115 ng/mL 및 ELISA 방법의 경우 52 ng/mL로 평가되었다. 두 분석법의 검출 한계는 ECL의 경우 100 μg/mL T-DM1 존재 시 1580 ng/mL, ELISA의 경우 100 μg/mL T-DM1 존재 시 500 ng/mL였다.

표17. 항-약물 항체 (APA)분석 결과

Table 17. Assay performance of the validated anti-therapeutic antibody assays.

Assay	Validation Report	Validation and Sample Analysis Site	Relative Sensitivity Using Anti-Trastuzumab Emtansine Antibodies [a]	Relative Sensitivity Using Anti-DM1 Monoclonal Antibody [a]	Trastuzumab Emtansine Interference [b]	Studies
Anti-Trastuzumab Emtansine ECLA	4.HERc.7_AVR_1	Genentech	115 ng/mL	240 ng/mL	1580 ng/mL	TDM3569g, TDM4258g
Anti-Trastuzumab Emtansine ELISA	BA.MET.HERc.008.AVR_1	Genentech, (b) (4)	52 ng/mL	219 ng/mL	500 ng/mL	TDM4374g, TDM4450g, TDM4688g, TDM4370g

ECLA = electrochemiluminescence assay; ELISA = enzyme-linked immunosorbent assay.

[a] Relative sensitivity was established using polyclonal antibodies to trastuzumab emtansine and a monoclonal antibody to DM1 to demonstrate the assay's capacity to measure all antibodies to trastuzumab emtansine with acceptable sensitivity.

[b] Trastuzumab emtansine interference. In the presence of high level of trastuzumab emtansine (100 μg/mL), the assays demonstrated good tolerance to therapeutic interference, with the assay's relative sensitivity estimated to be approximately 1580 ng/mL for the ECLA and 500 ng/mL for the ELISA using polyclonal antibodies to trastuzumab emtansine.

DM1-naive 및 trastuzumab-naive 유방암 환자의 혈청 시료 (ECLA는 64개, ELISA는 100개)에서 추출한 자료를 사용하여 분석 한계점 또는 스크리닝 컷 포인트를 확립했다. Cut point 값은 multiplication factor (ECL의 경우 1.23, ELISA의 경우 1.87로 정의 됨)와 각 플레이트의 negative control 평균 신호의 곱이다. 시료 신호가 컷 포인트 값보다 크거나 같으면 시료는 양성으로 간주된다. 시료의 최소 희석도는 1/50이었고, 결론적으로 보고 가능한 titer 값은 1.7 titer 단위 (log 50)다.

결합 분석의 성능은 어떠한가?

: 결합 분석의 성능은 CMC 검토에서 자세히 검토되었다.

중화 분석의 성능은 어떠한가?

: 중화 분석은 실시되지 않았다.

2.3 계량약리학 검토

1) 결과 요약

: 이 검토의 목적은 다음과 같은 주요 질문을 해결하는 것이다.

주요 검토 질문

a) 노출-반응 분석을 통해 용량 최적화의 이점을 누릴 수 있는 환자 군을 분류할 수 있는가?

: 그렇다, 노출이 적은 환자는 복용량 증가의 이점을 누릴 수 있다. 이는 기저 위험 요인을 고려한 노출-반응 분석에서 T-DM1 노출의 증가가 전체 생존기간 및 무 진행 생존기간측면에서 더 나은 효능과 관련이 있음을 입증했기 때문이다. 뿐만 아니라 이차 목표 객관적 반응률측면에서도 더 나은 효능과 관련이 있음을 입증했다.

전체 생존기간(OS, Overall survival): OS는 3.6 mg/kg의 T-DM1을 3 주에 한 번 정맥 내 투여로 투여 한 후 임상 시험의 주 효능 목표였다. 집단 약물동태학은 T-DM1 군 (N = 490)의 68.2%의 환자 (N = 334)에 대한 1주기 21일째에 T-DM1 혈장 최저 농도 (Cmin,C1D21)를 예측하였다. Kaplan-Meier 생존 분석은 Cmin,C1D21 (<129, 1.29-1.99, 1.99-2.75 및 >2.75 pg/mL) 또는 중간 값의 사 분위에 따라 분류된 환자를 대상으로 수행되었으며 그 결과는 아래 그림에 나와 있다. 약물동태학 자료가 없는 환자의 생존 곡선은 노출-반응 분석에 사용된 모집단이 전체 환자 집단을 대표한다는 것을 나타내는 중앙값에 의해 이분화된 노출군 사이에 있다. (그림 17, 오른쪽).

생존율의 유의한 차이는 Cmin,C1D21 (log rank test P <0.0001)의 사 분위에 따라 분류된 환자군에서 관찰되었다. 가장 낮은 농도의 환자에서 중앙값 [95% CI] 생존 기간은 15.3개월 [5.6-10.1개월]로, lapatinib + capecitabine치료 환자의 중간 생존 기간보다 8개월 짧았다.

이들 4 분위가 50%의 생존률을 넘지 않았기 때문에 다른 사 분위 내의 trough 농도가 있는 환자의 중앙 생존율은 예측할 수 없었다. Kaplan Meier는 단변량 분석이고 이러한 노출 사 분위의 생존율의 차이가 다른 공변량에 의해 혼동될 수 있으므로 cox 비례 위험 분석이 수행되었다.

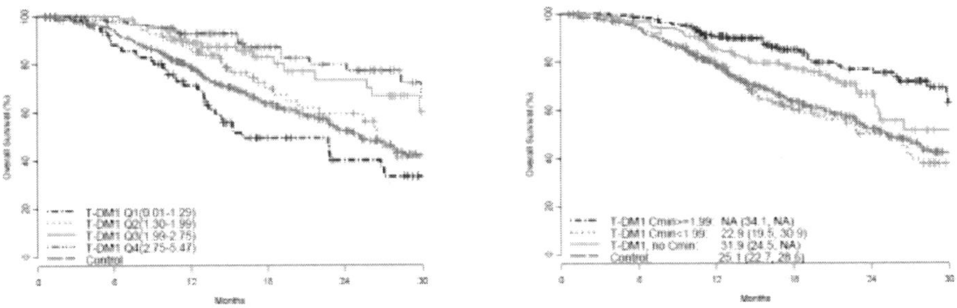

그림17.T-DM1 3.6 mg/kg 3 주에 한 번 정맥 내 투여로 투여 한 후 임상 시험의 OS결과

표18은 각 사 분위 군과 비교 군 간의 이러한 위험 인자의 분포를 비교한 것이다. 사 분위의 기준에서 주요 공변량을 비교하면 Quartile 1과 Quartile 2가 높은 Her2 ECD shed 항원 농도, ECOG 점수 악화, 더 많은 측정 가능한 질병, 더 많은 내장 질환 및 더 높은 종양 크기에 대해 불균형해 보인다. (표 18). 이것은 낮은 T-DM1 노출에 따라 Q1 과 Q2 내에서 효능이 덜 개선 될 수 있다는 것을 설명한다.

표18.각 사 분위 군과 비교 군간의 위험 인자의 분포 비교

Parameter	SOC	TDM1	Q1	Q2	Q3	Q4
N	488	490	84	83	83	84
PK Patient (Yes/No)	0/488	307/183	76/8	74/9	77/6	79/5
Age (yr)	53 [11]	52 [11]	53 [10]	53 [13]	51 [10]	51 [11]
Weight (kg)	71 [19]	69 [14]	67 [15]	70 [16]	69 [12]	71 [13]
Race (White/Asian/Other)	367/85/36	355/92/43	58/18/8	48/24/11	62/16/5	65/10/9
ECD (ng/mL)	60 [121]	86 [248]	227 [517]	63 [90]	33 [50]	38 [56]
ECOG (0/1)	308/172	248/159	43/41	51/32	55/28	61/23
Prior Chemo (<=1/>1/NA)	18/404/66	15/409/66	4/71/9	3/74/6	2/70/11	1/66/17
Liver metastasis (Yes/No)	190/292	207/280	49/34	35/47	23/60	36/48
Measurable Disease (Yes/No)	386/102	392/98	75/9	72/1	52/31	64/20
Visceral Disease (Yes/No)	328/160	329/161	63/21	59/24	45/38	49/35
Tumor burden (cm)	14.77 [12.24]	14.54 [10.93]	19.75 [12.35]	14.57 [9.66]	15 [10]	10.47 [10.31]
Albumin(g/L)		41.3 [4.32]	39.79 [4.91]	41.12 [4.19]	41 [4]	42.13 [3.83]
Trastuzumab baseline (ug/mL)		10.79 [19.31]	4.8 [8.64]	8.04 [14.4]	8 [14]	19.29 [25.37]
AST (U/L)		28.76 [14.65]	36.17 [20.98]	28.94 [12.62]	25.1 [9.84]	24.73 [8.33]

Cox 회귀 분석을 통해, 생존 상태에 대한 네 가지 중요한 기준 위험 요소를 확인했다: HER2 ECD, ECOG 성능 상태, 측정 가능한 질병 및 종양 크기 . 대조군 Cmin,C1D21의 각 사 분위에 대한 위험인자 비율은 다음과 같은 기준 공변량에 의해 조정된 Cox 비례 위험 모델을 사용하여 추정되었다: ECOG , anthrocycline 사용, trastuzumab 치료, 내장 질환, 종양 크기 및 HER2 항원 감

소. HR은 T-DM1 노출이 증가함에 따라 감소했다. 그러나 Cmin,C1D21의 가장 낮은 사 분위마저도 활성 치료군과 비슷한 수준의 OS를 보였다.

표19. 각 사분위와 활성비교군에 대한 위험 인자 비교

Efficacy Endpoint		HR (95% CI)	P-value
PFS	TDM1 Q1 vs. Control	0.82 (0.57, 1.16)	0.25
	TDM1 Q2 vs. Control	0.73 (0.52, 1.02)	0.066
	TDM1 Q3 vs. Control	0.57 (0.39, 0.83)	0.0032
	TDM1 Q4 vs. Control	0.36 (0.24, 0.53)	< 0.0001
OS	TDM1 Q1 vs. Control	0.97 (0.65, 1.46)	0.89
	TDM1 Q2 vs. Control	0.68 (0.44, 1.05)	0.080
	TDM1 Q3 vs. Control	0.40 (0.22, 0.72)	0.0024
	TDM1 Q4 vs. Control	0.35 (0.20, 0.63)	0.0005

통계 분석가인 Qiang (Casey) Xu 박사는 OS 연구 결과와 관련하여 지속적인 Cmin,C1D21 Cmin 수준의 기능적 형태를 반영하기 위해 T-DM1군에 있는 환자를 기반으로 한 콕스 모델의 P-spline을 사용했다 (그림 18). 그림은 간 전이 상태, 이전의 anthrocycline 액물 사용, ECOG 점수, trastuzumab 치료, 내장 질환 상태, 종양 크기, 로그 전환 ECD를 적용하여 Cmin,C1D21 Cmin 레벨에서 OS의 위험 비율을 나타냈다. 짙은 빨간색 선은 두 개의 빨간색 점선으로 표시되는 95% 신뢰구간을 갖는 추정값을 나타낸다. 3개의 수직 참조 선은 Cmin,C1D21 사 분위에 따라 사분면을 구분한다. Spline 곡선은 Cmin,C1D21 Cmin의 첫 번째 사 분위에서 위험 비율의 급격한 변화를 보여준다. 추세는 후기의 세번째 사 분위에서 느리게 감소한다. 부족한 시료로 인해 곡선의 끝을 해석할 때 주의해야 한다.

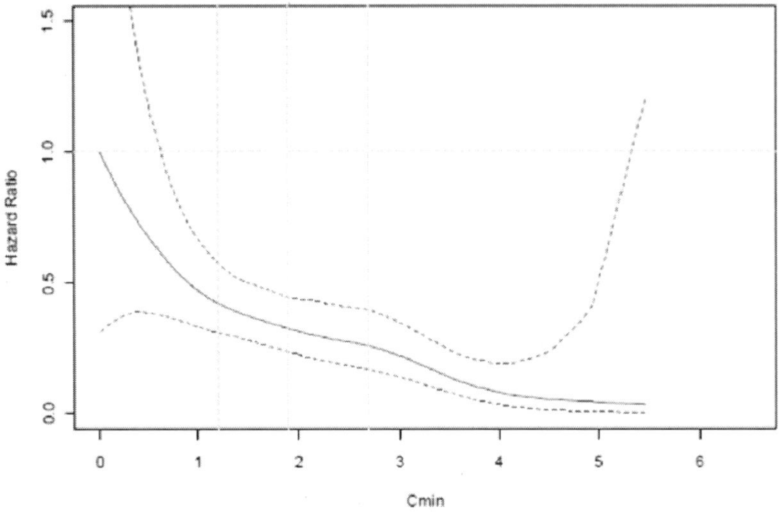

Figure 2. Ratios of overall survival (OS) hazard at different $C_{min,C1D21}$ levels compared with the hazard at $C_{min,C1D21}$ of 0. Solid line is the point estimates with 95%CI presented by dash lines. Three blue vertical lines separate space for quartiles of T-DM1 $C_{min,C1D21}$.

그림 18. Cmin,C1D21 Cmin 레벨에서 OS의 위험 비율

무병 생존기간(PFS, Progression free survival): PFS에 대한 Kaplan-Meier 생존 분석은 1주기 혈장 최저 TDM1 농도의 사 분위 또는 중앙값에 따라 분류된 환자들에서 수행되었고 PFS의 유의한 차이는 Cmin,C1D21 의 사 분위에 따라 분류된 환자 군에서 관찰되었다. Cmin,C1D21의 가장 낮은 분위 내 환자의 중앙값 [95% CI] PFS는 6.7개월이었고 [5.6-10.1개월], 다른 사 분위에서 더 높은 농도를 가진 환자의 PFS 중간 값보다 3.2개월 짧았다. 중간 농도 이하의 환자의 경우 PFS의 중간 값은 6.8개월 (5.7-9.7개월)이었으며, 다른 사 분위 값의 농도를 가지는 환자의 PFS 중간 값보다 5.6개월 짧았다. 하지만 PFS의 차이는 오로지 낮은 농도에 기인한 것이 아닌 하위 집단의 위험 요인으로 인한 혼란 때문일 수도 있다. Kaplan-Meier 분석에서 분류 인자로서 정상 상태 혈장 최저 농도를 사용하면 유사한 경향이 관찰되었다.

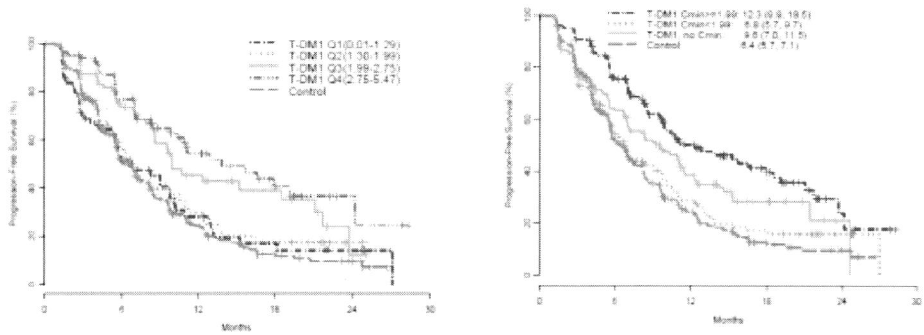

그림19 T-DM1 투여 군에서 PFS에 대한 Kaplan-Meier 곡선

다음 기준 공변량에 의해 조정된 콕스 모델을 사용하여 Cmin,C1D21 사 분위 각각에 대해 대조군을 참고하여 위험 비 (HR)를 추정했다: ECOG, anthracycline 사용, trastuzumab 치료, 내장 질환, 측정 가능한 질병, 종양 크기. PFS의 HR는 노출이 증가함에 따라 감소했다. 그러나 Cmin,C1D21의 가장 낮은 사 분위에서 활성 치료군과 비슷한 수준의 PFS를 보였다. 추가의 Cox 비례 위험 모델 내의 P-spline을 사용한 PFS에 대한 분석은 OS 곡선 (그림 20)과 유사한 패턴을 나타냈다.

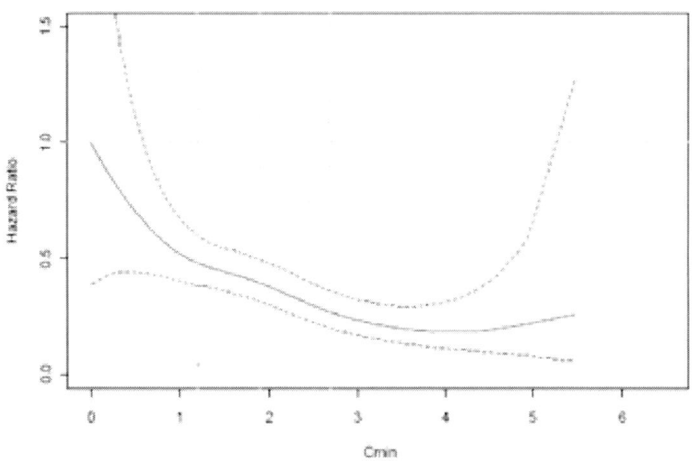

그림 20. T-DM1의 Cmin,C1D21에 따른 PFS 위험 비 비교

· 객관적 반응률 (ORR, Objective Response Rate): ORR은 임상 시험의 2 차 유효성 평가 목표이다. T-DM1 노출 Cmin,C1D21은 객관적 반응률 (P <0.01)과 유의한 상관관계가 있고 T-DM1의 높은 노출은 개선된 반응률과 관련이 있다 (그림 21). Emax 모델을 사용한 로지스틱회귀 분석에서 임상 시험의 2 차 유효성 목표인 객관적 반응률과 Cmin,C1D21 사이에 유의한 관계가 확인되었다. Emax 로지스틱회귀 모델은 합리적으로 자료를 기술하였다 (그림 21). 객관적 반응률은 T-DM1 노출에 따라 증가한다. 이 모델을 바탕으로 평균 Cmin 이 1.98 μg/mL인 전형적인 반응률은 47%이다 (95% CI: 40% - 54%). EC50은 약 1.5 μg/mL로 추정된다. ORR에 대한 이 분석은 E-R 관계에 대한 추가 증거를 제공한다.

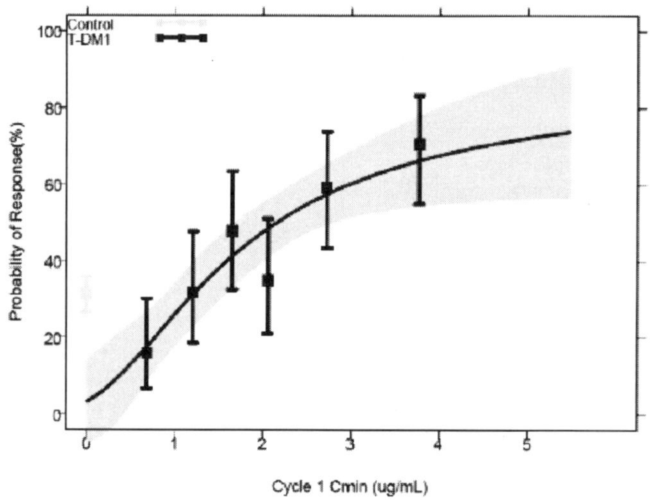

그림21. Emax 모델 이용한 ORR과 T-DM1 농도의 회귀 곡선

전반적으로, T-DM1 노출이 높을수록 OS 또는 PFS 개선됨을 확인됐다. 더욱이, T-DM1 노출 (Cmin,C1D21)은 Emax 모델의 로지스틱회귀 분석을 사용하여 객관적 반응률 (ORR, P<0.01)과 유의한 관련이 있었다 (그림 21).

b) 안정성과 노출-반응 관계가 있는가?

: 주요 임상 시험에서 334명의 환자를 대상으로 한 Cmin,C1D21을 사용하여 3등급 또는 3등급 이상의 간독성에 역 상관관계가 확인되었지만, 혈소판 감소증 및 말초 신경 병증에는 유의한 노출-반응 관계가 확인되지 않았다. 제출된 다섯 가지 임상 시험 673명의 환자 Cmin,C1D21

을 사용하여 3등급 또는 더 심한 부작용 (3등급 이상)은 노출도가 낮은 환자 (<중앙값 Cmin,C1D21)에서 노출도가 높은 환자보다 약간 높았다 (>중앙값 Cmin,C1D21). 그럼에도 불구하고, 실제 용량 조절 (용량 차단, 용량 중단, 용량 감소 포함)은 Cmin,C1D21 사분위에 걸쳐 유사했다. 대조군과 비교하여, T-DM1 치료 환자는 3등급 이상의 AE 발생률이 낮고, 투여 량 조절의 비율이 낮았다.

· 개인 독성:용량 조절로 이어지는 가장 일반적인 부작용 (용량 차단, 중단 및 감소)은 주요 임상 시험 또는 이 BLA에 제출 된 5 가지 T-DM1 임상 시험 모두에서 혈소판 감소증, 간 독성 (AST/ALT 증가) 및 말초 신경 병증이었다. 이러한 개인 독성에 대해 Cmin,C1D21를 노출 변수로 사용한 로지스틱회귀 모델을 사용하여 노출-반응 분석을 수행했다. 결과는 간 독성 (그림22, 좌측)에 대한 역 상관관계가 확인되었지만, 혈소판 감소증 (그림 23, 좌측) 및 말초 신경 병증 (그림 8, 좌측)에 대해서는 경향성이 확인되지 않았다. 그러나 혈소판 감소증 (그림23, 오른쪽), 간 독성 (그림 22, 오른쪽) 및 말초 신경 병증 (그림24, 오른쪽)의 각 등급에 대해 T-DM1 노출을 고려할 때어 떠한 경향도 확인되지 않았다.

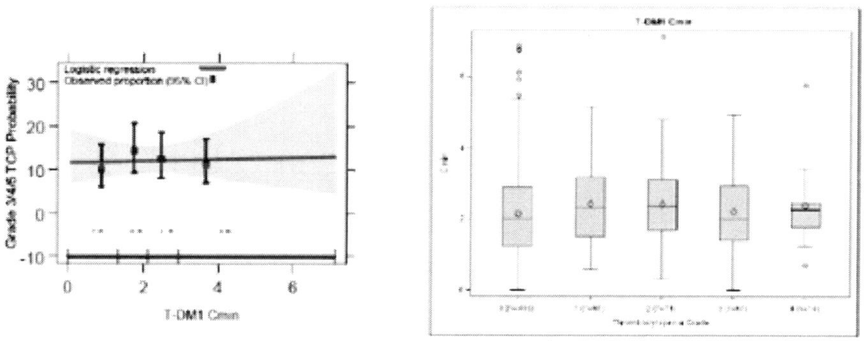

그림22. Cmin,C1D21과3등급 독성 및 간독성 발생과 관계

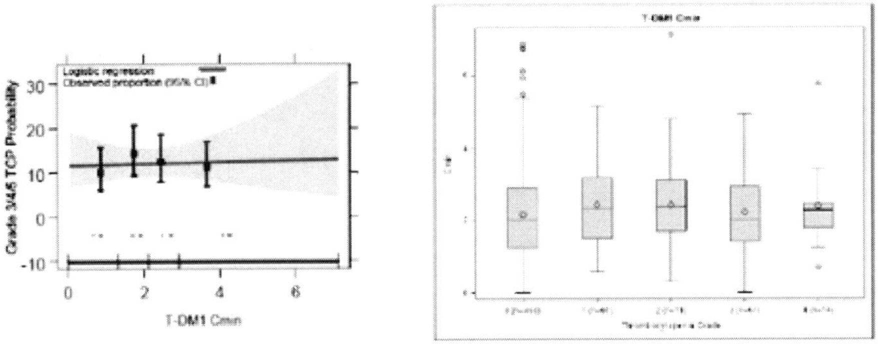

그림 23. Cmin,C1D21과3등급 독성 및 호중구감소증 발생과 관계

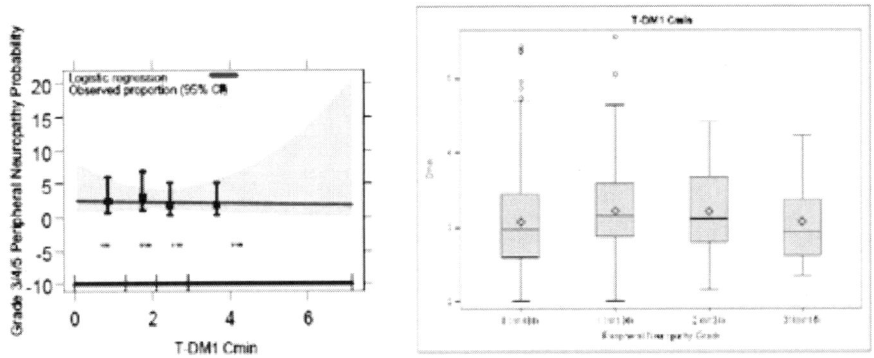

그림 24. Cmin,C1D21과3등급 독성 및 말초신경병증 발생과 관계

· 3등급 또는 그 이상의 부작용:노출 변수로 Cmin,C1D21을 사용한 노출-반응 분석이 3등급 또는 악화된 독성과 관련하여 수행되었다. 이는 높은 노출이 3등급 또는 독성의 더 높은 발생률과 관련이 있는지 평가하기 위해서이다. 높은 노출 (Q3 및 Q4) 환자보다 낮은 노출 (Q1 및 Q2) 환자에서 3등급 또는 그 이상의 부작용 발생률이 약간 더 높았다. 그 이유는 더 나쁜 기저 예후 인자로 인해 이러한 환자에서 보다 많은 부작용을 유도한다는 것으로 추정된다. T-DM1 군에 비해 대조군에서 3등급 또는 그 이상의 부작용 발병률이 더 높았다.

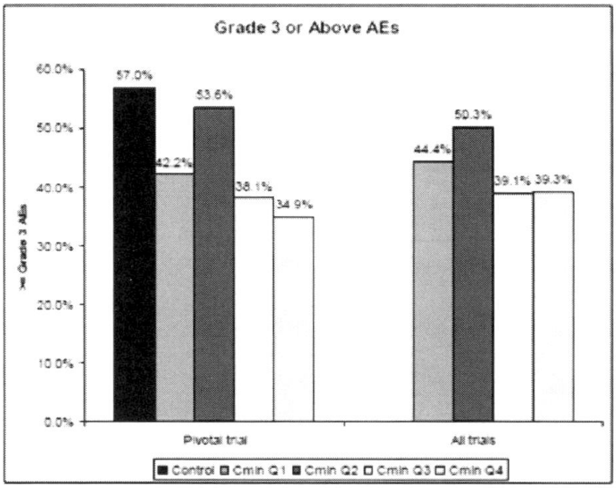

그림 25. 3등급 또는 그 이상의 부작용 발병률

· 용량 조절: 주요 임상 시험에서 용량 조절 (용량 차단, 조기 중단, 용량 감소)이 높은 노출과 관련이 있는지를 평가하기 위해 실제 용량 조절을 Cmin,C1D21로 분류했다. 결과는 실제 용량 조절이 T-DM1 노출의 사 분위에 걸쳐 유사함을 알 수 있었다. 용량 조절은 T-DM1군보다 대조군에서 더 자주 발생했다. 3등급 또는 그 이상의 부작용은 낮은 노출 사 분위에서 발생했지만, 실제 용량 조절은 노출 사 분위 간에서 유사했고, 대조군보다 낮았다.

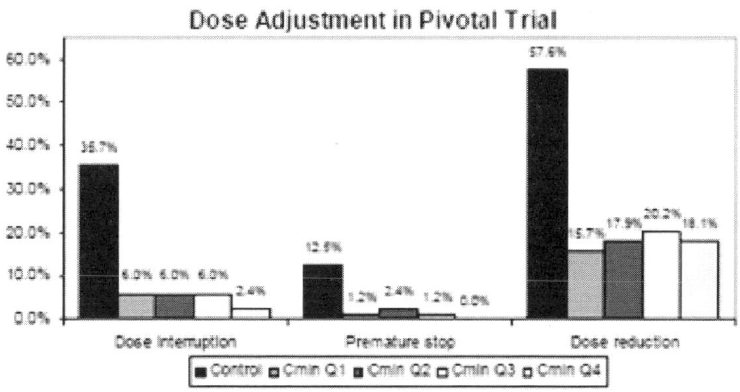

그림 26. 주요 임상시험에서 용량 조절 내용

c) 신장 기능이 T-DM1의 약물동태 또는 안전성에 영향을 주는가?

: 경도에서 중등도의 신기능 이상은 T-DM1 또는 DM1의 약물동태 또는 안전성에 영향을 미치지 않는 것으로 보인다. 또한, 경증 내지 중등도의 신기능 이상은 3등급 또는 그 이상의 부작용의 발생률 및 용량 조절에 영향을 미치지 않는 것으로 보인다. 그러므로 경도에서 중등도의 신부전 환자의 용량 조절은 필요하지 않을 수 있다. 심각한 신장 손상 환자에 대한 정보는 제한된다.

· 약물동태: 54%의 환자 (N=361)는 집단 약물동태학 모델 개발 자료 세트에서 정상적인 신장 기능을 가졌다. T-DM1 의 약물동태에 대한 신장 손상의 영향은 신장 손상 정도가 다른 환자를 CrCL을 기준으로 4 가지 카테고리로 분류하여 평가했다: 정상 (CLcr > 90 mL/min, N=303), 경미한 (60 mL/min < 크레아티닌 청소율 (CLcr) 〈 90 mL/min, N=223), 중간 정도 (30 mL/min < CLcr < 60 mL/min, N=41), 중증 (CLcr < 30 mL/min, N=1)의 신장 손상. 이 평가에는 말기 신질환 (ESRD) 환자가 없었다.약물동태학 매개변수의 개인간 무작위 효과에 대한 혈청 크레아티틴 청소율의 영향의 공변량 평가과 다른 신 기능을 가진 환자들의 약물동태학 변수로부터 예측된 T-DM1 노출의 비교에 기초하여 (그림 27), 경미하거나 중간 정도의 신 손상 환자는 T-DM1 노출에 영향을 받지 않는 것처럼 보였다. 그러나 ESRD와 같은 심각한 신장 손상이 있는 환자는 1명만 포함되었기에 중증의 신부전 환자에게는 결론을 지을 수 없다. T-DM1 노출에 대한 신장 기능의 영향은 표 20과 그림 27에 나와있다.

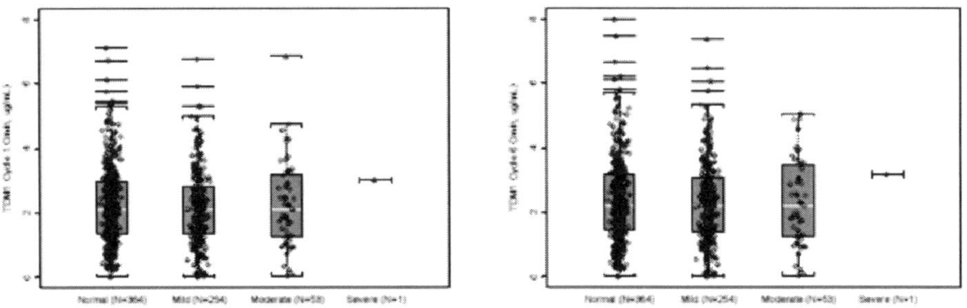

그림27. T-DM1 노출에 대한 신장 기능의 영향

경미한 장애와 중등도 장애가 있는 군과 정상 군 사이의 Cmin의 차이는 10.5% 미만이다. 중증 신장 손상을 가진 환자는 단 1 명뿐이었으며, 이 개체의 노출 변수는 정상 군의 환자 평균값과 유사했다.

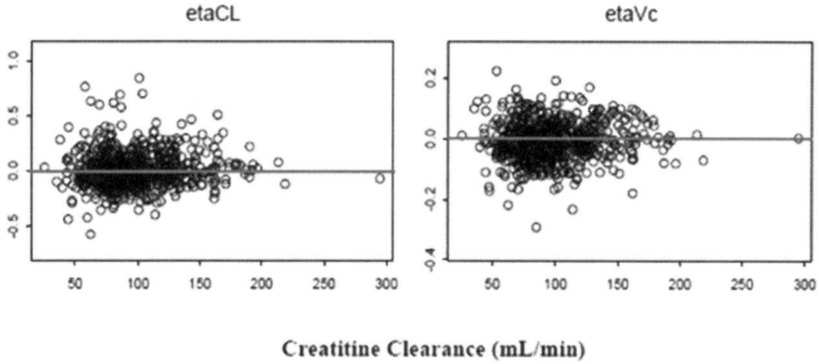

그림 28. 약물동태에 대한 크레아티닌 청소율 영향 비교

표 20. T-DM1 정맥 내 투여 후노출에 대한 신장 기능의 영향

Characteristics	Renal Function			
	Normal	Mild Impairment	Moderate Impairment	Severe Impairment
No. of patients (%)	361 (53.96)	254 (37.97)	53 (7.922)	1 (0.149)
AUC (day*µg/mL)	391.6 (264.7, 524.8)	360.1 (218.0, 485.5)	350.2 (217.5, 493.3)	375.5
Cmin (µg/mL)	2.390 (0.507, 4.755)	2.295 (0.408, 4.607)	2.547 (0.285, 4.708)	3.161
Cmax (µg/mL)*	85.45 (71.33, 102.7)	79.60 (65.31, 94.99)	77.65 (62.09, 96.09)	78.08

신장 기능이 DM1 배설에 영향을 미치고 T-DM1의 안전성에 영향을 미칠 수 있기 때문에 신장 기능과 DM1 Cmax 사이의 관계, 신장 기능과 3 등급 이상의 독성 또는 용량조절의 발생률 사이의 관계를 탐구하기 위한 탐색 분석이 수행되었다. 결과는 신기능이 DM1 (그림 29) 및 3등급 및 그 이상의 부작용 발생률뿐만 아니라 용량 조절 (표 21)에 영향을 미치지 않는다는 것을 보여주었다. 결과는 신장 손상에 근거한 용량 조절이 불필요한 것으로 나타냈다.

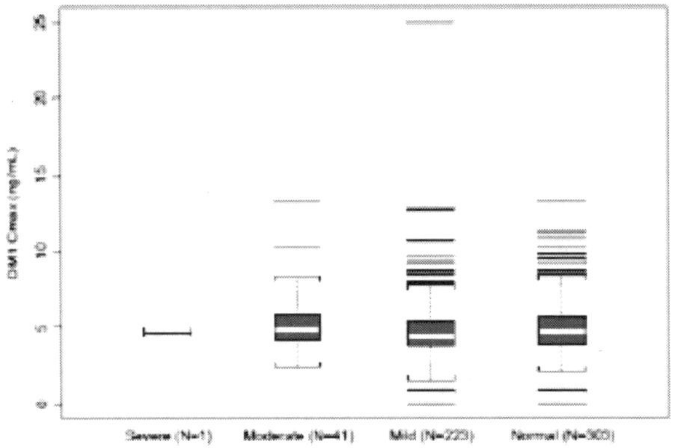

그림 29. 신장 기능과 DM1 Cmax 사이의 관계

· 안전성:신장 기능은 3등급이나 더 나쁜 AE의 발병률 또한 용량 조절에 영향을 미치지 않는 것으로 보인다 (표 21).

표 21. 신장기능에 따른 용량 조절과 3등급 및 그 이상의 부작용 발병률 결과

Renal function	Pivtoal trial				All trial			
	G3+ AEs		Dose Adjustments		G3+ AEs		Dose Adjustments	
	N	%	N	%	N	%	N	%
Severe (CrCL < 30 mL/min)	1	100%	0	0%	3	66.7%	1	0%
Moderate (30 mL/min ≤ CrCL< 60 mL/min)	17	23.5%	17	0%	42	47.6%	34	17.7%
Mild (60 mL/min ≤ CrCL < 90 mL/min)	122	51.6%	122	23.0%	233	52.8%	202	27.7%
Normal (CrCL ≥ 90 mL/min)	169	37.9%	169	24.9%	324	40.1%	279	30.5%

Note: Dose adjustments include dose interruption, discontinuation or reduction.

d) 제안된 체중 기반 용량이 받아들여질 수 있는가?

: 연구진은 3주마다 3.6 mg/kg의 체중에 근거한 투여가 가능하다고 결론 지었다.

· 기본 체중은 T-DM1 정상 상태 AUC와 Cmax에 영향을 미치는 유의한 공변량으로 확인되었다. 아래의 그림은 약물동태학 변수의 개인간 무작위 효과 (그림 30)와 체중 기반 투약 요법을 사용하는 환자 약물동태학 변수로부터 예측 된 T-DM1 노출이 체중에 미치는 영향에 대한 공변량 평가를 보여준다.

· T-DM1의 MTD는 체중에 근거한 투여를 기반으로 설정되었고, 임상 시험에 사용되었다는 것을 고려하면 체중에 근거한 T-DM1 투여가 허용된다.

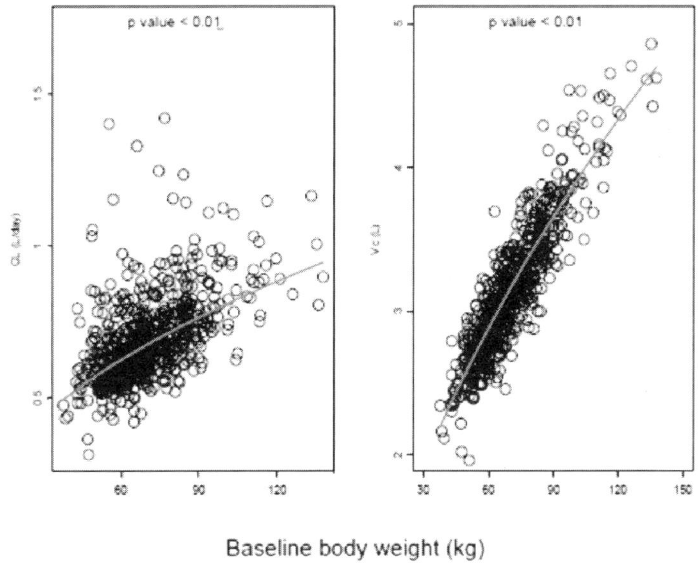

그림 30. 체중 대 CL 및 분포용적 결과

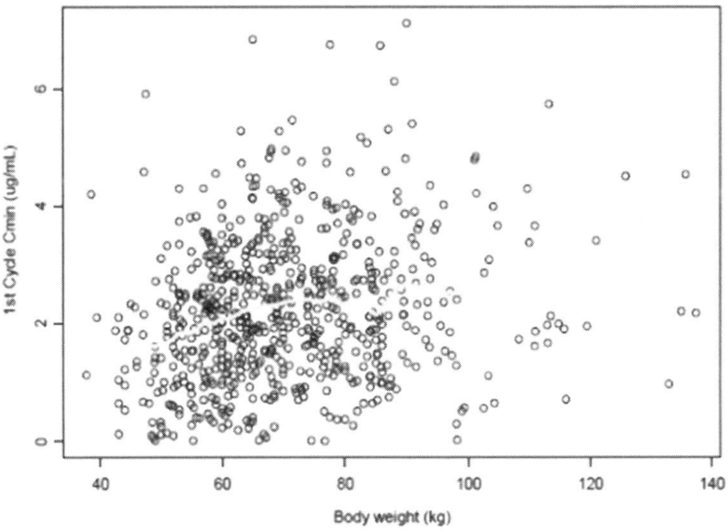

그림 31. 투여량 적절성 평가를 위한 체중에 대한 무작위 노출 평가

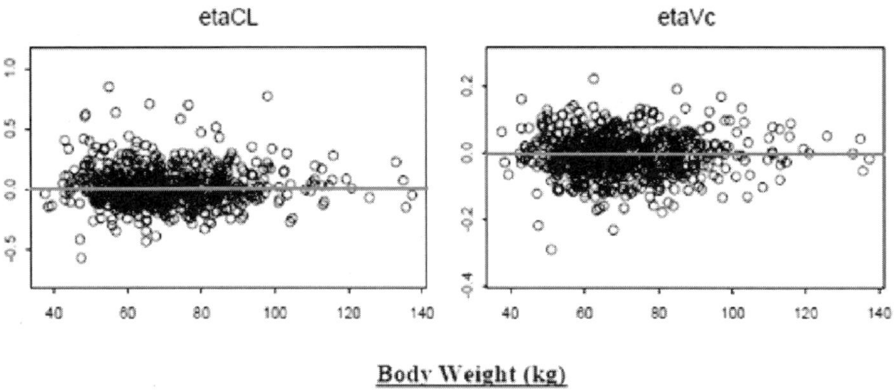

그림 32. 약물동태에 대한 체중 영향 비교

e) 체중 이외의 내재 인자가 T-DM1 약물동태학에 영향을 미치는가?

: 체중, HER2 ECD, 기준 trastuzumab 농도, AST, 표적 병소의 가장 긴 직경의 합 및 알부민은 T-DM1 약물 동태 매개변수에 통계적으로 유의한 공변량으로 확인되었다. 청소율에 대한 공변량 효과 요약은 표 22 및 그림 33에 표시되어 있다. 이러한 공변량이 청소율에 미치는 영향의 크기는 공변량을 기반으로 하는 용량 조절이 필요하지 않음을 나타낸다. 약물동태학 변수의 개인 간 무작위 효과에 대한 공변량의 영향은 아래와 같다. 모델에서 중요한 공변량을 포함시킨 후 청소율에 대한 IIV는 25.6%에서 19.1%로 감소했다. AST가 T-DM1 제거에 중요한 요소로 확인되었지만 T-DM1 Cmin에 미치는 영향의 크기는 20% 미만이었다. 또한, 연구 집단은 충분한 수의 간 장애 환자를 포함하지 않았다. AST의 범위는 유의한 평가를 하기에 충분하지 않을 수 있다. 그러므로, T-DM1 약물동태에 대한 간 장애의 영향은 이 분석으로부터 결정될 수 없었다.

표 22. 약물동태 변수에 대한 공변량 효과

		Covariate Value	CL (L/day)	CL change %	AUC (day*ug/mL)	AUC change %	Cmax (ug/mL)	Cmax change %
Typical CL			0.676		373		79.8	
body weight (kg)	5th percentile	49	0.566	-16.27	312	-16.35	68.7	-13.91
	95th percentile	98	0.799	18.20	441	18.23	91.9	15.16
Albumin (g/L)	5th percentile	33	0.738	9.17	342	-8.31	79.3	-0.63
	95th percentile	48	0.634	-6.21	398	6.70	80.3	0.63
ECD (ng/mL)	5th percentile	8.5	0.647	-4.29	390	4.56	80.1	0.38
	95th percentile	332	0.75	10.95	336	-9.92	79.2	-0.75
Tumor Burden (cm)	5th percentile	1.5	0.615	-9.02	410	9.92	80.5	0.88
	95th percentile	30.3	0.72	6.51	350	-6.17	79.4	-0.50
Baseline trastuzumab (ug/mL)	5th percentile	0	0.676	0.00	373	0.00	79.8	0.00
	95th percentile	54	0.613	-9.32	411	10.19	80.6	1.00
AST (U/L)	5th percentile	15.3	0.651	-3.70	387	3.75	80.1	0.38
	95th percentile	64	0.715	5.77	353	-5.36	79.5	-0.38

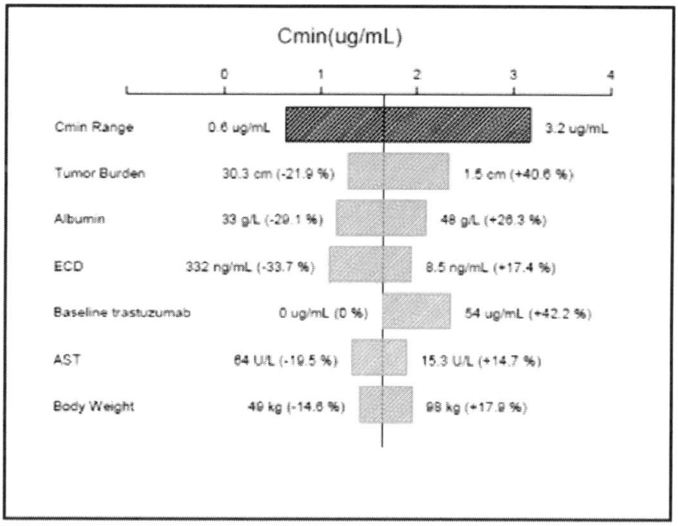

그림 33. T-DM1의 정상상태의 노출에대한 공변량 효과

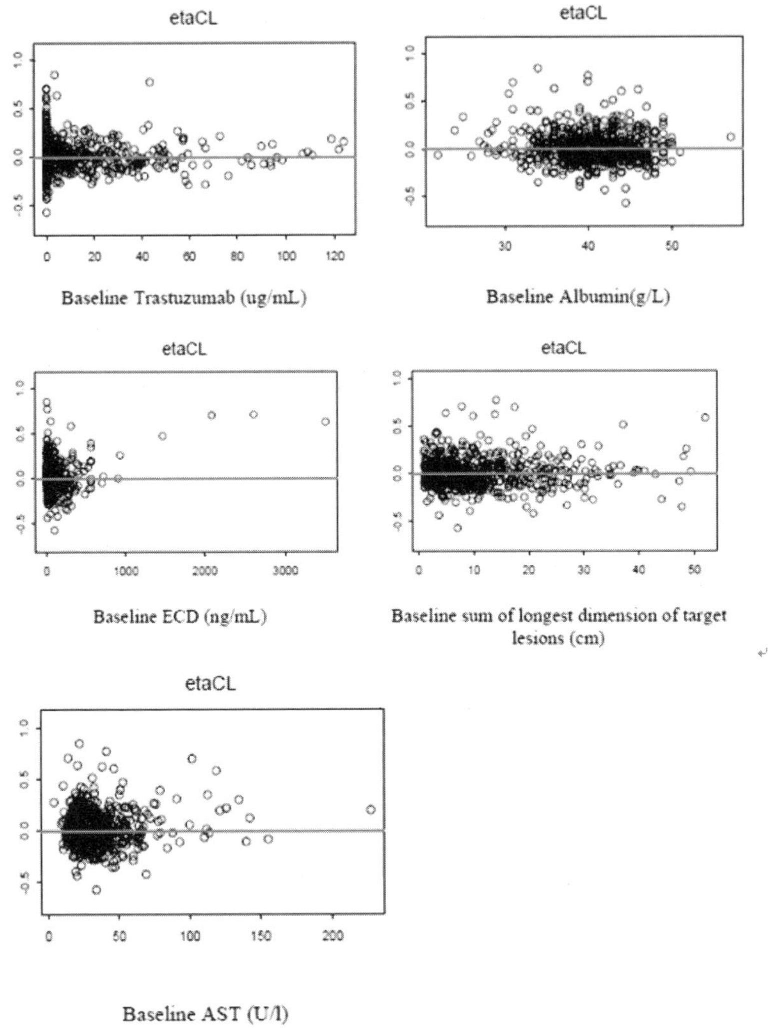

그림 34. 약물동태 지표의 기준치와 청소율을 비교한 결과

권고사항

: 계량 약리학은 약리학적 관점에서 수용 가능했다. 청구인과 기관 사이에 만족스런 합의점에 도달했다.

시판 후 의무사항

: 시험 B025734/TDM4997 (TH3RESA)의 자료를 활용하여 무 진행 생존율, 최종 전 생존율 및 안

전성 평가 변수에 대한 xxx-trastuzumab emtansine 접합체 노출 반응 분석을 수행했다. TH3RESA와 BO21977/TDM4370g (EMILIA)의 노출 반응 분석 결과를 평가하면 승인된 용량 (3.6 mg/kg q3w)에서 xxx-trastuzumab emtansine 접합체 노출을 나타내는 유방암 환자의 용량을 최적화하기 위한 시판 후 임상 시험의 필요성이 결정될 것이다.

2) 스폰서의 분석 결과

: T-DM1 약물동태학에 영향을 미치는 중요한 인자를 확인하기 위해 집단 약물동태학 분석을 수행하였다. 유효성에 대한 노출-반응 분석은 주요 임상 시험 자료를 이용하여 수행되었으며, 노출-안전성 분석은 모든 임상 자료를 이용하여 수행되었다. 분석 결과는 다음과 같다:

집단약물동태 분석결과

: 스폰서는 1 상 1/ 2 및 2 상 3개의연구의 자료를 활용하여 집단약물동태학 모델링을 수행했다. 집단약물동태학 분석의 주요 목적은 집단약물동태의 특성을 파악하고 노출 변동성의 원인을 정량화하는 것이다.

a) 자료

: 연구에 의해 분류된 모든 자료에 대한 자세한 설명은 표 23에 나와 있다.

b) 방법

: 약물동태자료는 NONMEM 버전 7.0 (Icon US, Hanover MD)을 사용하여 피팅되었다. 모델 구축 및 공변량 평가는 표준 방법을 사용하여 수행되었다. 최종 모델은 외부 검증 자료베이스 평가 및 VPC (visual predictive check) 평가를 포함하여 여러 가지 테스트를 사용하여 평가되었다.모든 탐색 자료 분석 및 자료 표현은 S-Plus 소프트웨어 및 SAS 소프트웨어 버전 9.1을 사용하여 수행되었다. 약물동태학 분석은 NONMEM 버전 7.0과 인텔 포트란 컴파일러 11.0을 사용하여 수행되었다. NONMEM 실행은 NONMEM 버전 4.0을 사용하여 실행되었다. Generalized additive model (GAM) 분석은 Xpose 3.10.S-Plus 소프트웨어를 사용하여 수행되었으며, 공변량의 그래픽 분석에 사용되었다.

c) 연구 결과

: 표준 오차를 갖는 고정 효과 및 무작위 효과에 대한 변수 추정은 아래 표 6에 나와 있다.

표 23. 집단 약물동태 분석 결과

Study	N	Population	Trastuzumab emtansine
TDM3569g Phase I	52	Patients with HER2+ mBC (previously treated by trastuzumab)	q3w (n=24): 0.3, 0.6, 1.2, 2.4, 3.6, and 4.8 mg/kg q1w (n=28): 1.2, 1.6, 2.0, 2.4, and 2.9 mg/kg
TDM4258g Phase II	111	Patients with HER2+ mBC (relapsed from HER2 direct therapy)	3.6 mg/kg q3w
TDM4374g Phase II	110	Patients with HER2+ mBC	3.6 mg/kg q3w
TDM4450g/BO21976 Phase II	67	Patients with HER2+ mBC (no prior chemotherapy for metastatic disease)	3.6 mg/kg q3w
TDM4370g/BO21977 (EMILIA) Phase III	341	Patients with HER2+ LABC or mBC (received prior trastuzumab and taxanes during adjuvant phase, LABC or mBC setting)	3.6 mg/kg q3w

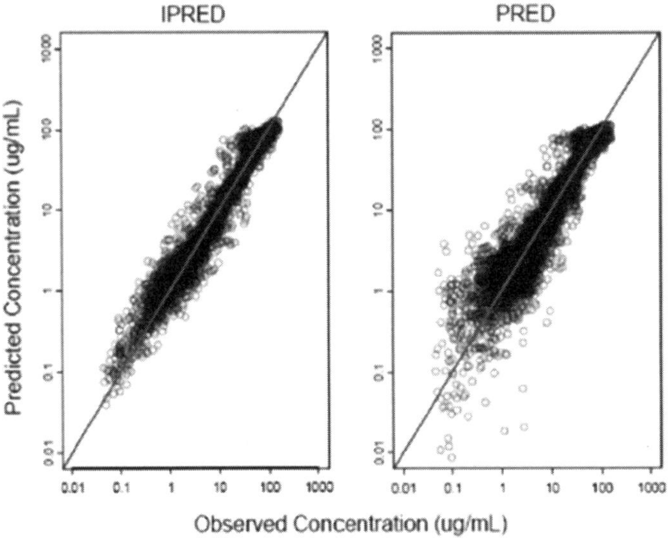

그림 35. 집단 약물동태 모델에서 예측값과 실제값 비교

표 24. 집단 약물동태 모델에서 예측된 약물동태매개변수

Parameter	Parameter Description	Final PopPK Model Point Estimates (95% CI)	Bootstrap Results of Final PopPK Model Median (2.5th, 97.5th Percentiles)
$\exp(\theta_1)*24$	Clearance, CL (L/day)	0.676 (0.661, 0.691)	0.673 (0.656, 0.691)
θ_6	Influence of weight on CL	0.49 (0.41, 0.57)	0.494 (0.402, 0.583)
θ_7	Influence of ECD on CL	0.035 (0.021, 0.05)	0.034 (0.013, 0.057)
θ_8	Influence of ALBU on CL	-0.423 (-0.553, -0.293)	-0.420 (-0.569, -0.264)
θ_9	Influence of TMBD on CL	0.052 (0.033, 0.071)	0.051 (0.031, 0.071)
θ_{10}	Influence of TBL on CL	-0.002 (-0.002, -0.001)	-0.002 (-0.002, -0.001)
θ_{11}	Influence of AST on CL	0.071 (0.036, 0.106)	0.072 (0.028, 0.111)
$\exp(\theta_2)$	Volume of distribution in central compartment, V_c (L)	3.127 (3.08, 3.174)	3.125 (3.077, 3.182)
θ_5	Influence of weight on V_c	0.596 (0.526, 0.666)	0.594 (0.518, 0.675)
$\exp(\theta_3)*24$	Distribution clearance, Q (L/day)	1.534 (1.286, 1.83)	1.420 (0.792, 1.761)
$\exp(\theta_4)$	Volume of distribution in peripheral compartment, V_p (L)	0.66 (0.58, 0.752)	0.642 (0.503, 0.754)
Inter-individual variability (%)	CL	19.11 (17.58, 20.52)	18.92 (17.05, 20.96)
	V_c	11.66 (10.18, 12.975)	11.78 (9.752, 13.71)
	Q	180.8 (165.8, 194.7)	180.6 (153.1, 203.4)
	V_p	74.50 (62.73, 84.65)	74.64 (56.96, 93.76)
$\omega^2_{CL,Vc}$	Covariance between CL and V_c	0.011 (0.008, 0.015)	0.012 (0.007, 0.016)

d) 결론

: 개발사의 주요 결론은 다음과 같다:

· T-DM1의 약물동태학은 중앙 구획으로부터 1차 속도로 제거되는 선형 2 구획 모델에 의해 적절하게 기술되었다. CL은 0.676 L/일이고, 전형적인 V는 3.127 L고, 제거 반감기는 3.94 일이었다.

· T-DM1 약물동태학 변수 (CL 및 V)의 낮은 IIV와 약물 노출에 대한 통계적으로 유의한 공변량

의 미미한 효과를 감안할 때, 모든 평가된 공변량은 T-DM1 노출에 임상적으로 유의한 영향을 줄 것으로 예상되지 않는다. 그러므로, 3.6 mg/kg q3w의 현재 체중에 근거한 용량 요법은 적절하다. 다른 공변량에 근거한 추가 용량 조절은 T-DM1 의 약물동태학 개인간 변동성을 임상적으로 유의하게 감소시키지 않을 것이다.

· 기본 모델에서 공변량 포함 전 주요 약물동태 변수의 개인 간 변동성은 낮았다 (CL의 경우 25.6%, Vc의 경우 17.5%).

· 체중, 기저 HER2 세포외 도메인 농도, 알부민 농도, 표적 병소의 가장 긴 직경의 합, 기저 Trastuzumab 농도, 혈청 aspartate aminotransferase가 통계적으로 유의한 T-DM1 CL의 공변량으로 확인되었고, 체중은 T-DM1 의 통계적으로 유의한 공변량으로 확인되었다. 이러한 공변량은 CL 분산의 44.4%와 V 분산의 55.8%를 설명했다. 최종 모델에서 모든 통계적으로 유의한 공변량을 포함시킨 후, 개인 간 변동성은 CL에 대해서는 19.1%로, V에 대해서는 11.7%로 감소했다. T-DM1 CL 및 V에 대한 이들 공변량의 효과 정도는 낮았다 (CL에서 20% 미만, V에서 25% 미만).

· 약물동태학 변수로 예측된 노인과 젊은 환자들 간에 T-DM1 노출은 유사했다.

· 약물동태학 변수로 예측된 아시아 대 비-아시아 환자, 아시아 대 비-아시아 지역의 환자들 간에 T-DM1 노출은 유사했다.

· T-DM1 약물동태학 변수에 대한 혈청 크레아티닌 청소율 공변량 평가와 다른 신기능을 가진 환자들의 약물동태학 변수로부터 예측된 T-DM1 의 노출도 비교는 이른 변수가 T-DM1 노출에 큰 영향이 없는 것으로 보였다. 그러나 심한 신장 기능 장애가 있는 환자는 1 명밖에 없었기에 심각한 신장 손상 및 말기 신질환 환자에게는 결론을 이끌어 낼 수 없다.

· 질병의 중증도 및 치료 경과와 관련된 공변량들 중 증가된 기저 표적 병소의 가장 긴 직경의 합, 높은 기저 HER2 ECD 농도, 높은 혈청 aspartate aminotransferase 농도, 낮은 혈청 알부민 수치 또는 낮은 기저 Trastuzumab 농도는 T-DM1 clearance를 약간 증가시켰다 (10% 미만).

· 검토자의 의견

: 신청인의 집단 약물동태학 분석은 적합하고 수용 가능하며 세 가지 구체적인 의견이 있다 연속 공변량은 지수 함수로서 시험되었다. 검토자는 자료를 재분석하여 파워 함수로 모델링 할 수 있음을 발견했다. 최종 매개 변수 추정치는 유사하다. 그러므로 노출 반응 분석에 사용된 Cmin 농도는 스폰서 모델을 기반으로 한다. 검토자는 1주기 21일에 Cmin에 대한 공변량의 영향을 더 분석했다. 비선형 제거를 이용한 집단 약물동태학 분석이 테스트되었고,

모델은 관측된 자료의 적합성을 개선하지 못했다. 그러므로, 신청자와 검토자는 3.6 mg/kg q3w의 임상 용량에 대해 비선형 모델이 필요하지 않다고 결론지었다.

노출-반응 분석 (Exposure-Response Analyses)

: 노출 반응 분석의 목표는 다음과 같다

· HER2 양성 전이성 유방암 환자에서 T-DM1의 유효성 및 안전성에 대한 노출-반응관계 파악.

· 노출-반응관계가 관찰되면 정량적 노출-반응 분석을 수행.

· 노출이 적은 환자의 효능 상실 범위 또는 더 많은 노출을 가진 환자의 안전 위험도 증가 정도를 검사.

a) 방법

: 1 차 노출-반응 분석은 주요 임상 시험 환자 집단에서 수행되었다. 등록된 991명의 mBC 환자 중, 978명의 환자는 3.6mg/kg q3w T-DM1 치료 또는 대조군 치료를 받았다. T-DM1으로 치료받은 490명 중 307명의 환자에 서 NCA 약물동태학 변수가 대해 예측되었다. 이 분석에는 307명의 NCA 평가 가능한 환자가 포함되었다. 또한, 약물동태학 변수가 없는 T-DM1 치료 군의 183명의 환자로부터 얻은 효능 자료와 대조군의 488명의 환자의 효능 자료는 일부 분석에 포함되었다. 유효성 평가 변수는 ORR, PFS 및 OS였다. 일차 노출 안전성 분석에는 618명의 T-DM1 환자가 포함되었으며, 이들 모두는 단일 제제 3.6 mg/kg q3w를 투여 받았다. 안전성 평가 변수는 혈소판감소증 (TCP)과 간독성 (HPT) 관련 부작용이었다. 2차 노출 안전 분석은 307명의 T-DM1 환자가 포함되었다. 5개의 임상 2/3상 연구에서 618명의 T-DM1 환자를 대상으로 세로형 혈소판 수 및 간 기능 검사 (ALT, AST, TBIL)에 초점을 둔 분석이 수행되었다. 약물동태분석 대상은 혈청 T-DM1, 혈청 총 Trastuzumab 및 혈장 DM1이었다. NCA에측정된 약물동태학 변수는 T-DM1 AUC 및 Cmax, 총 Trastuzumab AUC 및 DM1 Cmax였다.발생률과 관련한 변수는 선형 로지스틱회귀 모형 (ORR, TCP, HPT)으로 분석되었다. 시간 경과 변수 (PFS, OS, 세로형 혈소판 수 및 간 기능 검사)는 Cox 비례 위험 모델로 분석되었다. 알려진 환자 특성으로 인한 가변성을 줄이기 위해 공변량이 모델에 포함되었다. 노출-반응 관계의 유의성을 평가하기 위해 노출 변수가 항상 모델에 포함되었다. 효능 공변량은 기준 연령, 체중, 아시아 인종, 기저 HER2 ECD, ECOG 점수, 측정 가능한 질병 , 내장 질환, 간 전이 및 이전 화학 요법의 횟수였다. 안전성 공변량은 기준 연령, 체중, 아시아 인종,

기준 간 기능 검사 및 혈소판 수, ECOG 점수, 간 전이 및 이전 화학 요법의 횟수였으며 공변량은 유의성이 시험되었다. 공변량 선택을 위해 2 단계 전 방향 선택, 역방향 제거 방법을 사용했다.

b) 결과

: 임상 3상 시험의 노출-효능 분석에서 T-DM1, 총 trastuzumab 및 DM1의 노출 변동성은 3.6 mg/kg q3w 의 T-DM1을 투여받은 mBC 환자의 ORR, PFS 및 OS 결과 확률에 영향을 미치지 않는다는 결론을 도출했다. ORR에 대한 회귀 분석에서 공변량을 포함시키는 것도 유의한 노출-효능 관계는 도출하지 않았고, PFS 및 OS에 대한 다변량 Cox 분석도 유의한 노출-효능 관계는 도출하지 않았다.

효능-

· PFS 와 OS:그림 C와 그림 D는 T-DM1을 투여 받았지만 각각의 약물동태 변수를 갖지 않은 환자와 대조 약물을 투여받은 환자에서의 T-DM1 AUC, 총 trastuzumab AUC 및 DM1 Cmax로 구분 된 PFS 곡선과 OS 곡선을 나타낸다. 유의한 노출-반응 관계는 관찰되지 않았다.

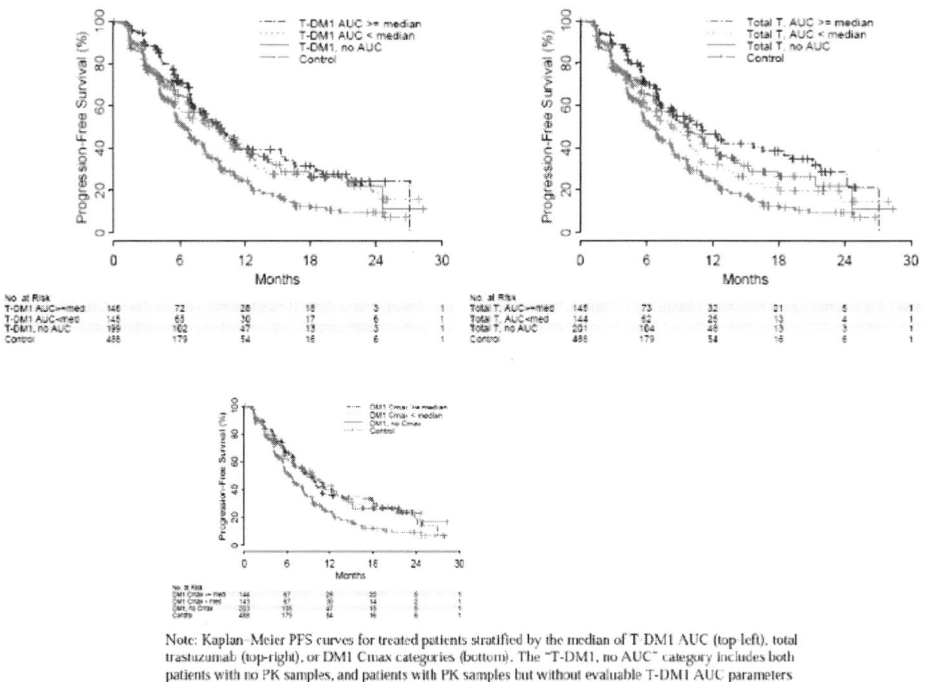

Note: Kaplan-Meier PFS curves for treated patients stratified by the median of T-DM1 AUC (top-left), total trastuzumab (top-right), or DM1 Cmax categories (bottom). The "T-DM1, no AUC" category includes both patients with no PK samples, and patients with PK samples but without evaluable T-DM1 AUC parameters in the NCA analysis. Similar for the "Total T, no AUC" and "DM1, no Cmax" categories.

그림 36. 임상시험에서 노출-반응과 PFS 곡선

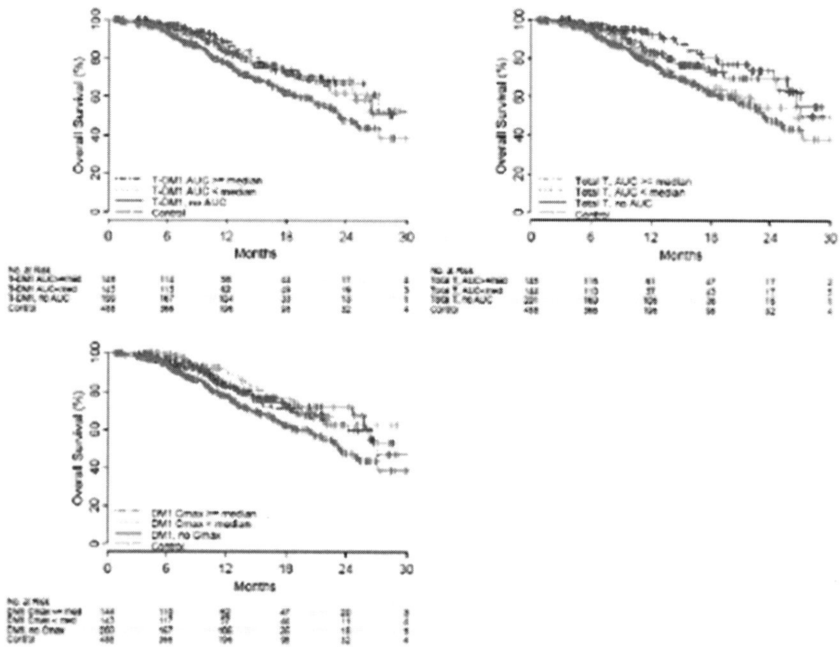

그림 37. 임상시험에서 노출-반응과 OS 곡선

· ORR:그림 38은 OR에 대한 노출-반응 관계를 도시하고, 그림 B는 T-DM1 AUC, 총 trastuzumab AUC 또는 임상시험에서 DM1 Cmax에 대하여 OR을 달성할 확률을 나타낸다. 유의한 노출-반응 관계는 관찰되지 않았다.

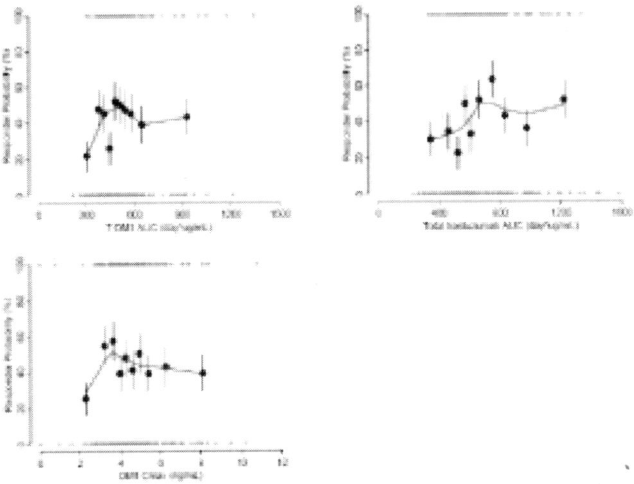

Note: The blue open circles represent OR data from individual patients (0% = non-responder, 100% = responder). The black solid circles are the observed probability of responder for deciles of serum concentration plotted at the mean value within each concentration decile. The vertical bars are ± one standard error [sqrt (P*(1-P)/N)]. The red line is a lowess spline to the black circles.

그림 38. 임상시험에서 노출-반응과 객관적 반응률 (ORR) 곡선

안전성-

T-DM1 3.6 mg/kg q3w (n=618)를 투여받은 mBC 환자에 대한 5건의 임상 2/3 상 연구에서 얻은 자료의 노출-안전성 분석에서 T-DM1과 총 trastuzumab 및 DM1의 노출량 변화는 혈소판 감소증, 간독성 위험에 영향을 미치지 않았다.TCP와 HPT에 대한 다변량 회귀 분석에서 공변량을 포함시킨 것은 유의한 노출-안전성 관계를 도출하지 못했다. 혈소판 수 및 간 기능 검사에 대한 다변량 Cox 분석에서도 유의한 관계가 도출되지 않았다. 추가적인 임상 3상 연구의 노출-안전성 분석은 결합 분석과 유사한 결과를 도출했다.

전반적으로, 노출-안전성 분석에 따르면 3.6 mg/kg q3w T-DM1을 처방 받은 후 T-DM1, 총 trastuzumab 또는 DM1의 노출이 더 큰 mBC 환자의 위험도는 증가하지 않을 것으로 예상된다. 그러나 이 용량에서의 노출의 전반적 변동성은 제한적이라는 것을 주목해야한다. T-DM1 AUC, T-DM1 Cmax, 총 trastuzumab AUC 및 DM1 Cmax 변동 상수는 각각 32%, 25%, 49% 및 40% 였다.

그림 E는 Grade 3 또는 Grade 4 혈소판 감소증에 대한 노출-반응 관계를 보여 주며, 그림 F는 5 건의 연구에서 Grade 3 또는 Grade 4 혈소판 감소증에 대한 T-DM1 AUC, T-DM1 Cmax, 총 trastuzumab AUC 또는 DM1 Cmax의 확률을 보여준다. 그림 G와 그림 H는 간독성과 동일한 plot을 보여준다. 유의한 노출-반응 관계는 관찰되지 않았다.

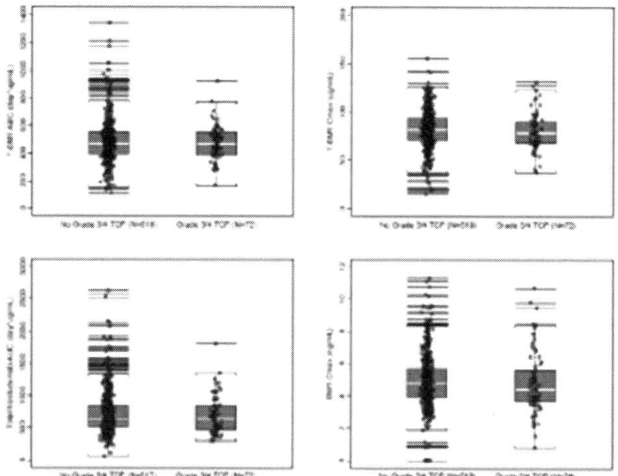

Note: The lower and upper end of each box plot represent the 25th and 75th percentile exposure value. The horizontal white line indicates the median per group. The brackets extending from the ends of the box represent 1.5 times the interquartile range. Points are individual PK data. Horizontal black lines represent points outside the brackets. Total N may vary slightly amongst plots according to the number of patients per estimatable PK parameter.

그림 39. 5개의 임상 연구에서 3,4등급의 혈소판감소증에 대한 노출-반응 관계

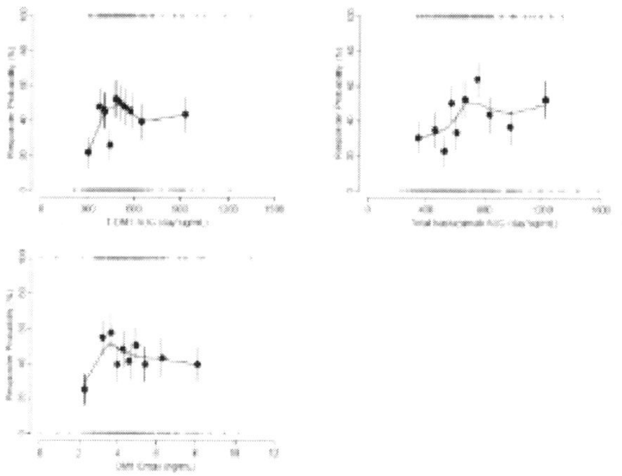

Note: The blue open circles represent OR data from individual patients (0% = non-responder, 100% = responder). The black solid circles are the observed probability of responder for deciles of serum concentration plotted at the mean value within each concentration decile. The vertical bars are ± one standard error [sqrt (P*(1-P)/N)]. The red line is a lowess spline to the black circles.

그림 40. 5개의 임상 연구에서 3,4등급의 혈소판감소증 발생가능성

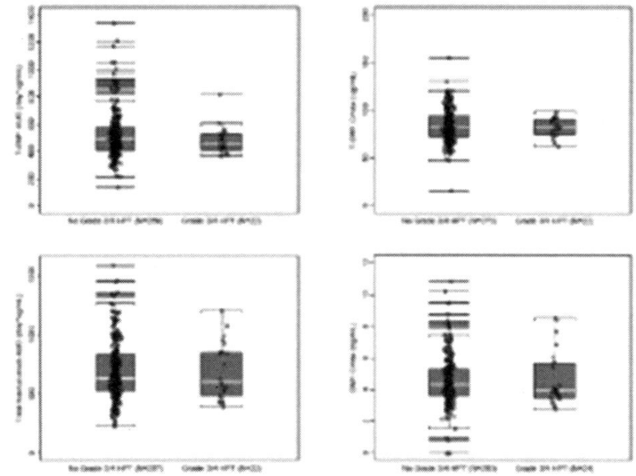

Note: The lower and upper end of each box plot represent the 25th and 75th percentile exposure value. The horizontal white line indicates the median per group. The brackets extending from the ends of the box represent 1.5 times the interquartile range. Points are individual PK data. Horizontal black lines represent points outside the brackets. Total N may vary slightly amongst plots according to the number of patients per estimatable PK parameter.

그림 41. 5개의 임상 연구에서 3,4등급의 간독성에 대한 노출-반응 관계

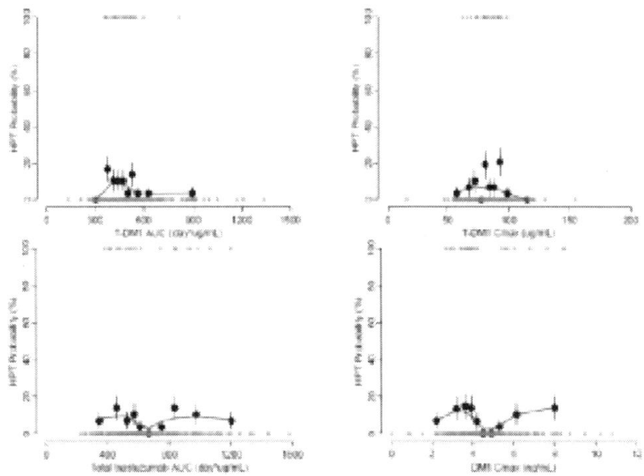

Note: The blue open circles represent HPT Grade 3 or 4 events from individual patients (0% = No, 100% = Yes). The black solid circles are the observed probability of an event for deciles of total plasma concentration plotted at the mean value within each concentration decile. The vertical bars are ± one standard error [sqrt (P*(1-P)/N)]. The red solid line is a lowess spline to the black circles.

그림 42. 5개의 임상 연구에서 3,4등급의 간독성에 대한 노출-반응 관계(2)

c) 결론

: 노출-반응 분석 결과, T-DM1은 3.6 mg/kg q3w 처방에서 우수한 내약성을 가지며, 상당한 효능을 나타냈다. 낮은 노출의 환자에도 효능 저하가 없고, mBC 환자에서 3.6 mg/kg q3w 요법에

의해 노출 범위가 더 큰 환자에선 안전성 위험이 증가하지 않을 것으로 보인다. 그러나 이 용량에서의 노출의 전반적 변동성은 제한적이라는 것을 주목해야한다. T-DM1 AUC, T-DM1 Cmax, 총 trastuzumab AUC 및 DM1 Cmax 변동 상수는 각각 32%, 25%, 49% 및 40%였다. 이는 다음 결론에 도출한다.

· TDM4370g/BO21977의 3상 연구에서 T-DM1, 총 trastuzumab 또는 DM1 노출에 근거한 객관적 반응, 무 진행 생존 및 전반적인 생존율에 대한 노출-반응 관계는 관찰되지 않았다.

· 전처치 받은 환자와 이전에 mBC 화학 요법을 받지 않은 환자에서 관찰된 유사한 관계는 환자가 받은 이전의 치료와는 독립적이라는 결과를 도출한다.

· 5 건의 2상/3상 임상 시험 결과를 종합하여 T-DM1, 총 trastuzumab 또는 DM1 노출에 근거한 혈소판 감소, 간독성에 대한 노출-반응 관계는 관찰되지 않았다.

· 별도로 분석한 3 상 임상 시험에서도 유사한 결과가 관찰되었다.

d) 검토자의 의견

· 신청자의 혈청 T-DM1, 혈청 총 trastuzumab 및 혈장 DM1에 대한 약물동태학 분석은 비 구획 분석에 의해 피험자별로 추정되었다. T-DM1 AUC 자료를 가진 291명의 환자가 임상 시험에서 있었다. 검토자의 노출-반응 분석에는 1주기 및 정상 상태 Cmin 자료가 있는 334명의 환자가 포함되어 있다. T-DM1 AUC 및 PFS 관계에 대한 신청자의 노출-반응 분석에서 43명의 환자가 누락되었다. 또한, 신청자의 NCA 분석에서, AUC 값은 제한된 약물동태학 표본 추출로 인해 신뢰할 수 없을지도 모른다. 신청자의 집단 약물동태학 모델은 GOF 및 validation 분석을 기반으로 한 NCA보다 더 신뢰할 수 있는 추정치를 제공한다.

· 신청자의 노출 종료 점에는 T-DM1 AUC 및 Cmax, 총 Trastuzumab AUC 및 DM1 Cmax가 포함된다. 신청자의 분석 외에도, 검토자는 T-DM1에 대한 집단 약물동태학 모델 예측 AUC 및 Cmin을 사용하여 노출-반응 관계를 분석했다.

3) 검토자의 분석

<u>집단 약물동태학 분석</u>

a) 목적

: 다음을 설명하기 위해 분석이 수행되었다.

T-DM1 노출에 대한 개인간 변동성을 정량화

b) 방법

: 집단약물동태학 분석에 사용된 자료는 아래에 요약되어 있다.

Name	Link to EDR
poppkall.xpt	\\Cdsesub1\EVSPROD\125427\0004\m5\datasets\poppk\analysis

· 소프트웨어: NONMEM VI (Icon, Ellicott City, MD)는 스폰서의 집단 약물동태학 모델을 검토하기 위해 사용되었다. S-PLUS 8.0 (TIBCO Software Inc., Palo Alto, CA)은 모든 플롯을 생성하고 자료 세트를 관리하는 데 사용되었다. 통계 소프트웨어 R 2.10.1 (www.r-project.org)은 진단 및 관련 공변량 플롯을 생성하기 위해 집단 약물동태학 도구 라이브러리와 함께 사용되었다.

c) 결과

: 검토자는 지수 함수로 모델화된 공변량과 신청자의 모델의 공변량이 비교되었을 때 OFV가 유사하다는 것을 보여주었다. 변수 추정치는 신청자의 결과와 유사했다. goodness-of-fit 플롯은 신청자 최종 모델과 검토자 모델 사이의 유사한 패턴을 보여 준다. 심사자는 지수 함수를 사용하여 다음과 중요한 상관관계를 확인했다. 최종 집단 약물동태학 모델에 기초하여, T-DM1의 청소율은 0.68 L/일이었으며 제거 반감기는 3.95일이었다. 중앙값 반감기는 4.16일이었다. T-DM1의 Vd는 3.13 L였다.

· 연령 및 인종: 연령과 인종은 임상적으로 유의한 영향을 미치지 않는다. 약물동태학 변수에 대한 개인간 변동과 나이 또는 인종 사이에는 유의한 경향이 없었다 (그림 27). 아시아계 환자 (n=73)는 비-아시아계 환자 (n=598)와 유사한 T-DM1 약물동태학을 보여주었다. 집단 약물동태학 분석은 나이가 T-DM1의 약물동태학에 영향을 미치지 않는다는 것을 보여주었다. 약물동태학 변수의 개인간 무작위 효과에 대한 나이 및 인종의 영향은 아래와 같다.

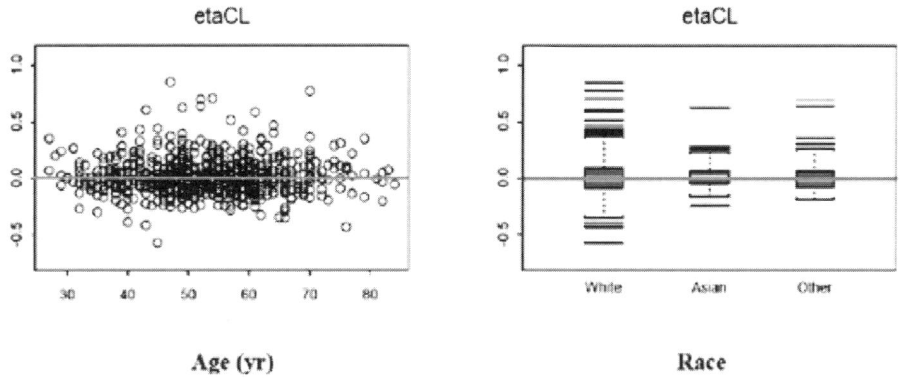

그림43. 약물동태 변수와 연령 및 인종의 영향

유방암 환자의 5건의 임상 시험에서 모아진 자료에 대한 집단 약물동태학 분석에 기초하여, 중앙 구획으로부터 1 차 제거 된 선형 2 구획 모델은 임상 용량에서의 T-DM1 농도-시간 프로파일을 적절하게 설명한다. 대부분의 용량은 3.6 - 4.8 mg/kg 범위이다. 낮은 용량 0.3, 0.6, 1.2 mg/kg의 낮은 용량을 투여 받은 소수의 사람들도 있었다. 또한, 개개인의 Bayesian 측정 결과 더 빠른 청소율을 보였다. 비선형 제거를 이용한 집단 약물동태학 분석은 신청자와 검토자 모두에 의해 실행되었고, 모델은 관찰된 자료의 적합성을 개선하지 못했다. 검토자는 3.6 mg/kg용량의 임상 용량에서 비선형 모델이 필요하지 않다고 결론 내렸다.

d) 결론

- 최종 집단 약물동태학모델을 기반으로 하여 T-DM1의 전형적인 청소율은 0.68 L/일이었고, 제거 반감기는 약 4일이었다. T-DM1의 Vd는 3.13 L였다.
- T-DM1약물 동력학 파라미터에 대한 HER2 ECD, 기준 trastuzumab 농도, AST, 체중, 알부민, 종양 크기는 통계적으로 유의한 공변량으로 확인되었다.
- 집단 약물동태학 분석은 크레아티닌 청소율이 KADCYLA의 약물동태에 영향을 미치지 않는다는 것을 보여주었다. 경미한 신장 기능 장애 (크레아티닌 청소율 (CLo) 60-89 mL/min (n=254)) 또는 중등도 신부전증 (CLcr 30-59 mL/min, n=53) 환자에서 KADCYLA의 약물동태는 정상 신기능을 가진 환자 (CLcr>90 mL/min, n=361)와 유사했다.
- 연령과 인종은 임상적으로 유의한 영향을 미치지 않는다.

노출-반응 분석 (Exposure-Response Analyses)

a) 목표

: 다음을 설명하기 위해 분석이 수행되었다.

· 최종 목표인 PFS 및 OS를 비롯한 2차 목표인 ORR를 사용하여 노출-효능 관계 탐색.

· 혈소판 감소증, 간독성, 말초 신경 병증에 대한 노출-안전성 관계 탐색.

b) 방법

:신청자의 약물동태학 모델을 사용하여 주요 임상 시험에서 T-DM1 투여 4 군90명의 환자 중 334명의 환자에 대해 개별 농도 (1주기 21일차에 예상되는 혈장 최저 농도 Cmin,21일, 주기 1)가 계산되었다. Kaplan Meier 분석은 Cmin,C1D21, PFS, Cmin, OS의 사 분위 간의 관계를 정립하기 위해 적용되었다. Cmin,C1D21와 ORR간의 상관관계는 Emax 모델의 회귀 분석으로 분석되었다. 안전성 연구에서 Cmin,C1D21, 혈소판 감소증, 간독성 또는 말초 신경병증의 관계를 분석하기 위해 회귀 분석법을 적용했다. 그리고 혈소판 감소증, 간독성, 말초 신경 병증의 각 등급에 대한 T-DM1 Cmin의 경향을 평가하였다. 3 등급 또는 그 이상의 부작용의 발병률은 T-DM1 Cmin,C1D21의 사 분위에 걸쳐 비교되었다. 용량 조절도 Cmin의 사 분위에 걸쳐 비교되었다.

c) 자료

: 분석에 사용된 자료는 표 25에 요약되어 있다.

표 25. 분석에 사용된 자료

Dataset description	Name	Link to EDR
Population PK analysis	poppkall.xpt	\\Cdsesub1\EVSPROD\125427\0004\m5\datasets\poppk\analysis
Efficacy and exposure data for pivotal study TDM4370g (Applicant's analysis)	expeff1.xpt	\\Cdsesub1\EVSPROD\125427\0004\m5\datasets\expresp\analysis
Safety and exposure data for all studies (Applicant's analysis)	exprsfae.xpt	\\Cdsesub1\EVSPROD\125427\0004\m5\datasets\expresp\analysis
Safety Data for all safety evaluable patients	patsaf.xpt	\\Cbsap58\M\eCTD_Submissions\STN125427\0004\m5\datasets\iss\analysis
Adverse events data for pivotal study TDM4370g	ae.xpt	\\Cbsap58\M\eCTD_Submissions\STN125427\0004\m5\datasets\tdm4370g\listings
Drug administration data for pivotal study TDM4370g	tx.xpt	\\Cbsap58\M\eCTD_Submissions\STN125427\0004\m5\datasets\tdm4370g\listings
PFS data for pivotal study TDM4370g	patirf.xpt	\\Cbsap58\M\eCTD_Submissions\STN125427\0004\m5\datasets\tdm4370g\analysis
First OS interim analysis data for pivotal study TDM4370g	pat.xpt	\\Cbsap58\M\eCTD_Submissions\STN125427\0004\m5\datasets\tdm4370g\analysis
Second OS interim (final) analysis data for pivotal study TDM4370g	patos.xpt	\\Cbsap58\M\eCTD_Submissions\STN125427\0013\m5\datasets\tdm4370g\analysis

· 소프트웨어: 분석을 위해 SAS 9.2및 TIBCO Spotfire 8.1 및 NONMEM (버전 6.2)가 사용되었다.

d) 결과

· 효능: 집단 약물동태학으로 예측된 AUC를 사용하여 노출-반응 관계를 분석했다. PFS와 OS 모두에서, 가장 낮은 사 분위 AUC를 보인 환자들에 대한 평균 생존 기간은 다른 사 분위 AUC를 가지는 환자들의 평균 생존 기간보다 짧았다 (그림 44, 45).

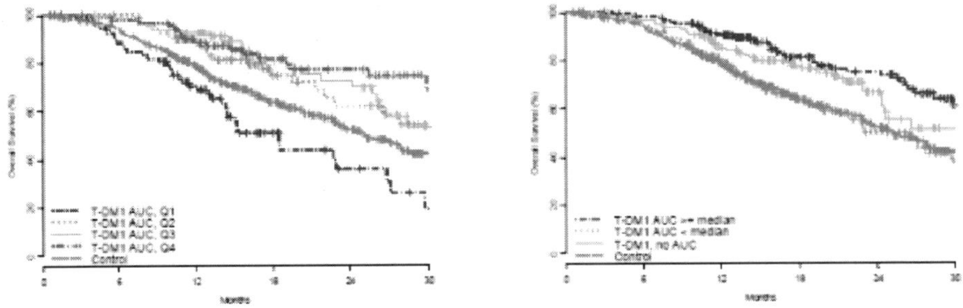

그림 44. 집단 약물동태로 예측된 AUC에 기반한 OS 비교

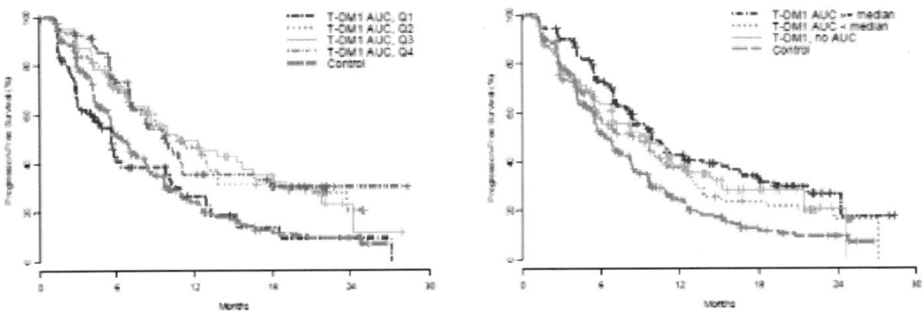

그림 45. 집단 약물동태로 예측된 AUC에 기반한 PFS비교

검토자는 종양 크기의 중간 값에 기초해 환자를 분류해자료를 분석했다. 분석 결과는 다음과 같다:

1) 종양 크기는 대조군 (SOC)에서도 생존에 대한 위험 인자다.

2) T-DM1은 SOC 대조군과 비교하여 〈med or 〉med 군에서 생존 기간을 증가시킨다.

3) 높은 TMBD 환자에 대한 용량 증가는 생존 기간을 증가시킬지도 모른다. 그 이유는 중간의 TMBD보다 높은 환자들에 대한 분석에서 높은 Cmin과 증가된 생존 기간과 관련이 있었기 때문이다.

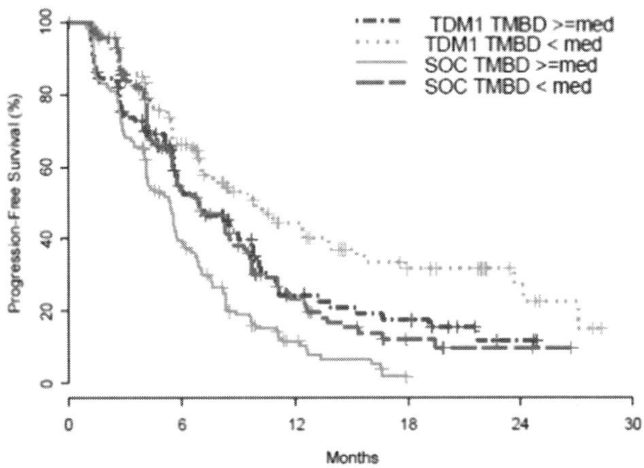

No. at Risk						
TDM1 TMBD >=med	132	47	16	11	3	1
TDM1 TMBD < med	131	71	33	17	7	1
SOC TMBD >=med	193	62	11	1	1	1
SOC TMBD < med	193	71	20	6	3	1

그림 46. 중간 종양 크기를 가진 환자에서 PFS 곡선

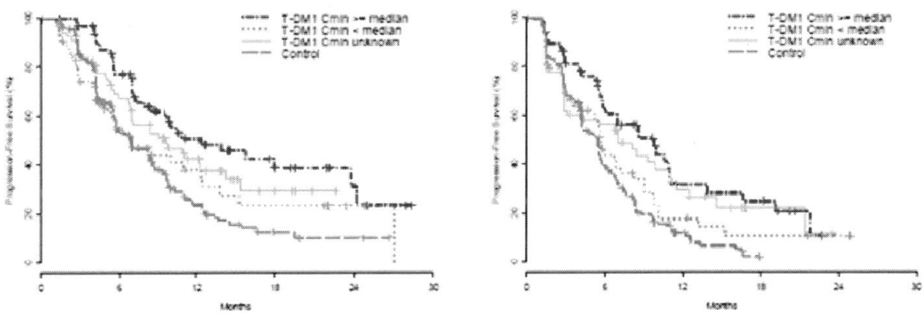

Tumor Burden <11.6　　　　Tumor Burden >=11.6

그림 47. Kaplan-Meier에 의한 PFS 곡선

e) 결론

: T-DM1 노출이 높을수록 OS 또는 PFS 개선이 더 커짐을 관찰했다. 더욱이, Emax 모델의 회귀 분석 사용 시 약물 노출은 객관적 반응율과 유의한 상관관계가 있었다 (Figure 5). 검토자는 최저 사 분위가 현재의 표준 치료인 라파티닙 + 카펙시타빈과 유사한 효능을 보인다고 판단했다. 그러나 노출이 낮은 환자의 용량을 최적화 시 더 높은 용량 투여가 어려운 환자 특성 인자가 있을지도 모른다.

◆ 사례 3 - Mylotarg (gemtuzumab ozogamicin, Pfizer)

1. 약리 검토

1.1 요약

1) 비임상 결과 요약

: P67.6은 CD33 양성 항원에 선택적으로 결합하는 IgG4 단일클론 항체이며, CD33 양성 항원은 급성 골수성 백혈병 (AML) 환자 65-90%의 백혈병 세포 및 초기 골수분화세포의 표면에 나타나는 67kDa의 당단백질이다. 시판 중인 항-Leu-M9은 형광 시약에 설치류P67.6이 접합되어 있으며 이는 유세포 분석을 통해 CD33 양성세포를 검출하기 위한 목적으로 사용된다. CD33는 다른 조직의 줄기세포에 발현되지 않으며, 인간 및 영장류 외의 종에서는 발현되지 않는다. 인간화 항체의 라이신 잔기에 DMH AcBut 링커를 통해 calicheamicin을 결합시켜도 항체의 친화도와 특이성에 영향을 주지는 않았다. hP67.6 복합체는 CD33음성세포보다 CD33양성세포에 대해 77,000배 정도의 역가를 나타내며, calichemicin 자체보다 2000배 이상의 역가를 나타낸다. Calicheamicin은 리소좀의 산성 환경에서 방출되며, 이황화결합의 변화는 방출에 중요한 역할을 하지 않았다. hP67.6 복합체 또는 비오틴화된 hP67.6과 관련된 시험에서 인간의 조직에 대한 어떠한 부작용도 나타나지 않았다. <u>요오드화</u> mP67.6을 인간에게 20 mg/m2까지 투여했을 때 골수에만 선택적으로 작용했다. hP67.6 중합체를 임상 초기 용량의 16배로 투여했을 때 개의 심박출량과 혈압에서 약간의 변화가 있었다. 인간의 경우 임상 초기 용량의 52배로 투여했을 때 심전도검사 및 심박동수에서 변화가 생겼다.

인간의 임상 초기 용량인 0.25 mg protein/m2 (6.26 μg/m2 calicheamicin에 해당)은 랫에서 확인된 LD10의 1/10보다 낮은 농도이다. 이 용량의 두 배를 원숭이에게 투여해도 독성이 발생하지 않았다. hP67.6은 혈액에서 용혈을 일으키지 않으며, 인간의 혈장 및 생리학적 pH 조건에서 천천히 가수분해된다. 생체 내에서 아주 적은 양의 calicheamicin이 항체로부터 방출된다. 만약 hP67.6 복합체가 투여되자마자 calicheamicin이 가수분해된다고 하더라도, 초기 용량의 calicheamicin (6.26 μg/m2)이 랫에서 확인된 LD10보다 96배 작고, beagle 개에 투여한 용량보다 40배 작으므로 큰 영향을 미치지 않았다. 또한, 독성 시험 완료 후에 발생한 calicheamicin의 부산물은 6000μg/m2까지도 독성을 나타내지 않았다.

hP67.6 복합체는 원숭이의 혈장에서 7일에 걸쳐 천천히 제거되었으며, 랫의 혈장에서는 3일 동안 빠르게 제거되었다. 이는 hP67.6 복합체가 랫에서는 강한 면역반응을 일으키고, 원숭이에서는 약하다는 시험 결과와 일치한다. CD33 항원이 있는 환경에서 hP67.6의 약물 동태 효과는 알려져 있지 않다.

hP67.6을 매주 6회 투여하였을 때, 랫의 경우 7.2 mg/m2, 원숭이에서는 21.6 mg/m2까지 사망하지 않았다. 랫의 7.2mg/m2 투여군에서 확인된 고환 축소 및 신장 이상 등의 병리학적 변화는 4주간의 회복기간 후에도 해결되지 않았다. 7.2mg/m2 투여군의 회복기간 동안 간에서 확인된 조직병리학적 변화는 유핵세포 비대 및 타원세포/담관 증식이었다. 고환의 조직병리학적인 변화 및 젖샘의 위축, 신장의 변화 등도 회복기간 동안 나아지지 않았다. 이러한 변화는 hP67.6 복합체와 관련된 간, 신장, 혈구형성에서의 혈액학적 변화, 임상화학 시험 결과와 일치한다. hP67.6 복합체를 원숭이에게 21.6 mg/m2을 다회 투여했을 때, 회복기간을 거치고도 확인된 조직병리학적 변화는 다음과 같다; 신장에서의 호산성물질과 신장관의 호염기구증가증, 쿠퍼세포의 갈색 색소 침착, 단핵 간세포의 괴사, 림프세망계의 위축. 이런 조직병리학적 변화는 약물과 관련된 간, 신장, 혈구형성에서의 혈액학적 변화, 임상화학 시험 결과와 일치한다. 임상 시험에서 환자들은 hP67.6가 결합된 약물을 3가지 용량으로 투여 받았고, 초기 용량인 0.25 mg/m2은 동물에서 독성을 나타낸 농도보다 낮았다.

2) 전임상 결과에 대한 논의

: CMA-676은 급성 골수성 백혈병의 화학 요법 치료제로 사용되는 면역 복합체이다. 이 약물은 강력한 항암제와 연결되어 있는 재조합 인간화 단일클론 항체로 이루어져 있다. CMA-676에서 재조합 인간화 단일클론 항체인 hP67.6은 항암제의 한 종류인 calicheamicin의 세포독성 유도체인 N-acetyl-γ calicheamicin dimethyl hydrazide (NAc-γ calicheamicin DMH) 및 AcBut 링커를 통해 연결되어 있다. 이 링커는 항체의 라이신 부분과 연결되어 있으며 NAc-γ calicheamicin DMH의 hydrazide와 함께 hydrazone을 형성하고 있다. Hydrazone은 항체의 세포 내포화 후 엔도좀/리소좀 등의 산성 환경에 노출되면 가수분해된다. CMA-676의 hP67.6 항체는 CD33 항원에 특이적으로 결합한다. CD33항원은 정상세포나 백혈병 골수성 세포, 급성 골수성 백혈병(AML)의 80~90%의 백혈병 모세포의 외부 표면에서 발현되지만 정상 조혈세포에서는 나타나지 않는다. 그래서 CMA-676은 다능성 줄기세포 및 정상 조직을 보존하면서 골수 계통의 백혈병 세포와 다른 세포에만 결합할 수 있다. 생체 내 시험에서 인간의 백혈병 세포가 항-CD33 항체(mP67.6)와 결합 후

CD33 항원-항체 복합체의 약 38%가 4시간 이내에 내포화 및 대사가 발생한다는 것을 밝혀냈다. CMA-676 내포화에 이어 산성 조건에서 하이드라존 링커를 가수분해시켜 NAc-γ calicheamicin DMH 라는 세포독성 물질을 분비하게 한다. Calicheamicin γ 는 강력한 DNA 손상 물질이며 토양 생물인 Micromonospora echinospora ssp. Calichensis의 배지 추출물에서 분리한 물질이다. NAc-γ calicheamicin DMH의 이황화결합은 환원된 글루타티온과 반응하여 글루타티온 이황화결합을 생성한다. 이 이황화결합 재배치는 calicheamicin 유도체가 리소좀의 산성환경에 노출되면 나타난다. Calicheamicin 유도체가 완전히 환원되고 재배치가 일어나면 반응성이 큰 라디칼을 생성한다. 중수소를 표지한 실험으로부터 이중 가닥의 DNA가 분리되는 것을 확인하였다. NAc-γ calicheamicin 유도체와 DNA 간의 반응의 최종 산물은 NAc-epsilon calicheamicin 이다.

CMA-676이 생체 내에서 CD33 양성 HL-60 전골수구백혈병 세포에 효과가 있다는 것이 밝혀졌다. CMA-676 은 CD33 음성 대조세포에 비해 CD33 양성 표적세포에서 훨씬 선택적으로 작용한다. 복합체를 이루지 못한 NAc-γ calicheamicin DMH 은 복합체가 형성된 것에 비해 표적세포에 대한 세포독성이 약하지만, 여전히 표적 및 대조 세포에 대해 충분한 역가를 보였다. CMA-676의 세포독성 효과는 HL-60, NOMO-1, N134, NKM-1(모두 CD33 양성), K562(약한 양성), Daudi(CD33 음성)세포에서 실험을 진행하였다. 유세포 분석기로 CD33 양성 세포주에서 세포 활성도를 측정함으로써 세포독성이 농도 의존적이고 선택적으로 일어나는 것을 관찰하였다. NKM-1을 제외한 민감한 세포들은 세포주기의 G2/M기에서 일시적으로 멈추었다. HL-60 세포의 경우, 형태학적 관찰이나 DNA-절편 분석을 통해 CMA-676 의 세포독성 효과가 세포자멸보다는 세포괴사에 의한 것으로 나타났다.

생체 내 CMA-676의 항암 효과는 HL-60 암을 이식한 모델에서 시험을 진행하였다. CMA-676 이 NAc-γ calicheamicin DMH 0.8-2.4mg/m2 (36- 108mg protein/m2) 용량에서 암의 성장을 80% 이상 억제한다는 것이 용량 의존적으로 나타났다. 가장 큰 용량인 3.2 mg/m2 에서는 사망률이 유의하게 증가했다. 가장 낮은 용량인 0.8 mg/m2 에서는 한 마리도 죽지 않고 암의 성장이 줄어드는 것을 관찰하였으며, 5마리 중 2마리는 37일째 완치되었다. 암을 이식받은 동물에 사용된 용량은 36-108 mg protein/m2 이며, 이는 임상에서 사용하는 0.25-9 mg protein/m2 보다 훨씬 높은 용량이었다. 이는 피하로 이식한 HL-60 백혈병이 고형암으로 자라기 때문이다. 자연적으로 발생하는 암에 비해 고형암은 효과적으로 약물의 표적이 될 수 없으므로 암을 이식한 모델에서는 더 높은 용량을 사용해야 한다.

1.2 약물 정보

1) 약물

상품명

: Mylotarg

일반명

: Gemtuzumab ozogamicin

코드명

: CMA-676, CL 555, 201

화학명

: Hp67.6-NAc-calicheamicin DMH AcBut conjugate

분자식/분자량

: 약 151.5kDa

구조

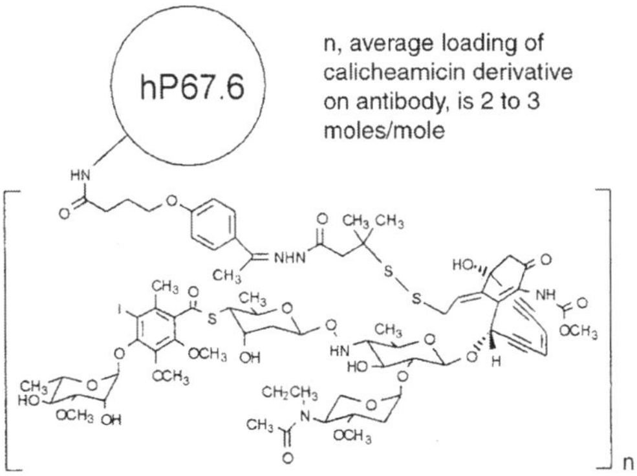

그림 1. Gemtuzumab ozogamicin의 구조

약리학적 분류

: 항신생종양물질

적응증

: 백혈병

2) 약물 제형

: Mylotarg (Gemtuzumab ozogamicin)은 바이알에 동결건조 분말로 제공되며 주사용 멸균수 (USP) 5 mL로 재구성하여 사용된다. 용액은 5 mg Gemtuzumab ozogamicin, dextran 40, sucrose, sodium chloride, mono-,di- basic sodium phosphate를 포함한다.

3) 제안 임상 투여 용량

: 9mg/m2을 2시간 동안 정맥 내 투여

1.3 제출 연구자료

1) 검토된 연구

약리

a) 항-CD33-N-Ac γ calicheamicin 은 AML 환자 시료의 골수 및 혈액에서 콜로니 생성을 억제.

b) 정상인의 말초 혈액의 백혈구 및 골수세포에서의 hP67.6 항체 및 hP67.6 중합체의 결합 특징: 비교적인 유세포 분석법.

c) hP67.6-N-acetyl γ calicheamicin dimethyl AcBut (CL 555, 201)의 4가지 배치에서의 상대적인 면역친화도 평가.

d) 급성 골수성 백혈병(AML)의 모델인 HL-60 암세포에 대응하는 항-CD33 항체 (설치류 및 인간화 P67.6)에 결합된 N-acetyl γ calicheamicin 걸합체 (하이드라진, 아마이드, 혼합 연결) (CL181,927)평가.

e) NAc-calicheamicin γ (CL181,927), NAc-calicheamicin γ DMH (CL184,538), NAc-calicheamicin γ DMH AcBut Acid (CL191,305)및 hP67.6-NAc calicheamicin γ DMH AcBut 중합체 (CL 555, 201)에 대한 생체 외 세포독성.

f) epsilon calicheamicin (CL181, 287)과 N-acetyl epsilon calicheamicin (CL190,396)의 합성 및 생체

외 세포 독성.

g) CMA-676 의 세포배양에서 거핵구 형성에 대한 효과.

약물동태 및 독성동태

a) 랫에서 단 회 정맥 투여 시, CL 555.201의 약물 동태

b) 원숭이에서 단 회 정맥 투여 시, CL 555.201의 약물 동태

c) 랫 혈장에서 전체 calicheamicin 유도체들의 정량을 위한 ELISA 밸리데이션과 원숭이 혈장에서의 교차 밸리데이션

d) 랫 혈장에서의 전체 항체의 정량을 위한 ELISA 밸리데이션과 원숭이 혈장에서의 교차 밸리데이션

e) CMA-676: 랫에서 3H-CMA-676을 단 회 정맥 투여 시 생체분포와 질량균형 연구

f) CMA-676: 임신한 랫에서의 정맥 독성 용량범위 시험

g) hP67.6: 두 개의 다른 세포주에서 유래된 원숭이의 단일클론항체 hP67.6 에서의 약물 동태 비교

h) CMA-676: 인간의 간 마이크로솜과 세포질에서 NAc-γ-calicheamicin DMH (CL-184538) 및 NAc-γ-Calicheamicin DMH AcBUT Acid (CL-191305) 의 생체 외 대사의 특징

i) CMA-676: HL-60 전골수구백혈병 세포에서 NAc-γ-calicheamicin DMH(CL-184538)의 생체 외 대사 특징

단 회 투여 독성

a) 랫에서 CL555.201 의 단 회 정맥 투여 독성시험

b) 랫에서 CL 555.201 에 대한 예비 단 회 정맥 투여 내약성 시험

c) 수컷 원숭이에서 CL 555.201의 단 회 정맥 투여 독성시험

d) 원숭이에서 CL 555.201의 예비적인 단 회 정맥 투여 내약성 시험

e) 마우스에서 calicheamicin 유도체의 단 회 정맥 투여 예비시험

f) 랫에서 CL 184.538의 단 회 정맥 투여 독성시험

g) 개에서 CL 184.538의 단 회 정맥 투여 독성시험

h) 랫에서 CL 191.305의 단 회 정맥 투여 독성시험

i) 랫에서 CL 190.396의 단 회 정맥 투여 독성시험

반복 투여 독성

a) 랫에서 6주기의 CL 555.201의 정맥 투여 독성시험 (4주간의 회복기 포함)

b) 원숭이에서 6주기의 CL 555.201의 정맥 투여 독성시험 (4주간의 회복기 포함)

특수 독성

a) 급성 골수성 백혈병을 위한 골수이식 이전에 골수의 방사능을 증가시키기 위한 방사선 표지 항-CD33 항체의 사용.

b) 정상인의 조직과 인간화 hP67.6 중합체의 반응성

c) N-Ac calicheamicin (CL184,538)과 환원된 글루타티온의 반응성.

d) 생리학적 pH 조건의 버퍼에서 hP67.6-N-Ac γ calicheamicin DMH AcBut 중합체(CL555,201)의 가수분해

e) 정상 인간 조직과 인간화 P67 중항체의 반응성

f) 정상 인간 조직과 인간화 항체 (CL555001)의 반응성

g) Cynomolgus 원숭이와 Sprague-dawley 랫의 조직에 대한 인간화 단일클론 항체 hP67.6의 교차 반응성

h) 의식이 있는 beagle 개에서의 CL555,201의 심혈관계 안정성 평가

i) 항암제 CL555,201의 생체 외 혈액 호환성.

j) 생체 외 설치류 골수 조혈 콜로니 형성에서의 γ calicheamicin의 유도체인 CL181.927, CL184.538, CL186.760, CL190.394의 영향

k) 37°C 조건에서 6시간 동안 인간, 원숭이, 랫 혈장의 hP67.6 중합체 (CL555.201)의 생체 외 안정성.

생식 독성

a) 임신한 랫에서 CMA-676의 정맥 투여 독성 시험

b) 임신한 랫에서 CMA-676 (랫 혈청 알부민과 함께 사용) 정맥 독성 용량 시험

1.4 약리

1) 항-CD33-N-Ac γ calicheamicin 은 AML 환자 시료의 골수 및 혈액에서 콜로니 생성을 억제.
: 세포는 hP67.6 중합체와 함께 2시간동안 배양하고 분주하기 전에 세척하였다. 2 ng/ml 의 hP67.6 중합체가 있을 때, 53% (8/15)의 소아 AML 시료에서 60% 이상 콜로니 형성이 억제되었다. 또한 10 ng/ml 의 hP67.6 중합체가 있을 때, 45% (12/27)의 성인 AML 시료에서 60% 이상 콜로니 형성이 억제되었다. FAB 유형, CD33, CD34 및 MDR-1 발현은 어떤 시료가 억제에 민감한지 예측되지 않았다.

2) 정상인의 말초혈액의 백혈구 및 골수세포에서의 hP67.6 항체 및 hP67.6 중합체의 결합 특징: 비교적인 유세포 분석법.
: 설치류 p67.6, 인간화 p67.6, hP67.6 중합체에서 결합특이성 차이를 보이지 않았다.

3) hP67.6-N-acetyl γ calicheamicin dimethyl AcBut (CL 555, 201)의 4가지 배치에서의 상대적인 면역 친화도 평가.
: 비교 방사선-면역 분석법을 이용하여 hP67.6 중합체의 4가지 배치에서의 결합친화도를 mP67.6 및 hP67.6와 비교하였다. hP67.6은 결합친화도가 m67.6의 1/2 이었고, hP67.6과 4가지 배치 사이의 차이는 확인되지 않았다.

4) 급성 골수성 백혈병(AML)의 모델인 HL-60 암세포에 대응하는 항-CD33 항체 (설치류 및 인간화 P67.6)에 결합된 N-acetyl γ calicheamicin 결합체 (하이드라진, 아마이드, 혼합 연결) (CL181,927)평가.
: 설치류 P67.6에 하이드라존 링커를 사용한 경우, 아마이드 링커보다 HL-60 세포에서 7000배 세포 독성이 강력했다. 마찬가지로 HL-60 이종 이식 모델의 생체 내 실험에서도 하이드라존이 훨씬 강력했다. 이는 세포에서의 약물 분포에서 가수분해가 이황화결합의 환원보다 더 주된 경로라는 것을 의미한다. 항체의 라이신에 결합하는 하이드라존 작용기를 포함하는 변형된 링커를 개발하는 과정에서 AcBut 링커를 발견했다. HL-60 세포에서 hP67.6 중합체의 IC50는 0.1 ng/ml 이하이다. HL-60 이종이식 마우스 5마리에 hP67.6을 150, 450, 900 μg/kg 로 투여했다. 250 μg/kg 에서는 2/5가 살아남았고 500, 700 μg/kg 에서는 3/5가 살아남았다. 또한 hP67.6 중합체는 150, 450 및 900 μg/kg 의 세 용량을 투여한 이후 이식되어 있던 종양 (200mg) 을 완전히

퇴화시켰다.

5) NAc-calicheamicin γ (CL181,927), NAc-calicheamicin γ DMH (CL184,538), NAc-calicheamicin γ DMH AcBut Acid (CL191,305)및 hP67.6-NAc calicheamicin γ DMH AcBut 중합체 (CL 555, 201)에 대한 생체 외 세포독성.

: CD33+ HL-60 세포 또는 CD33-Raji 세포를 3일간 배양 후 [3H]티미딘 융합을 억제하는 능력을 평가하였다. 약물은 처음 1시간동안 노출시키거나 3일동안 지속적으로 노출시켰다. 중합체는 유리형 calicheamicin 보다 CD33+에 높은 선택성을 보였다.

표 1. 약물 투여 이후 IC50 결과

	1 hr IC_{50} (ng/ml)		3 day IC_{50} (ng/ml)	
	HL-60	Raji	HL-60	Raji
NAc-calicheamicin DMH	9.2	4.7	0.092	0.17
NAc-calicheamicin AcBut	18.6	16.4	0.87	1.1
NAc-calicheamicin	0.96	0.25	0.091	0.082
hP67.6 conjugate	0.00046	35.7	<0.0005	0.61

6) epsilon calicheamicin (CL181, 287)과 N-acetyl epsilon calicheamicin (CL190,396)의 합성 및 생체 외 세포 독성.

: Epsilon calicheamicin은 γ calicheamicin 이 촉발되고 쌍라디칼을 제거하기 위해 수소원자를 제거하고 남은 구조이다. N-Ac-epsilon calicheamicin 은 N-Ac-γ-calicheamicin 보다 Raji 세포에 대응하는 능력이 4000배 떨어진다. 또한 Epsilon calicheamicin 은 γ-calicheamicin 보다 A2730, A2780/DDP(시스플라틴-저항성) 인간 난소 세포주에 대응하는 능력이 5300-10800배 떨어진다. A2780/DDP 세포주는 epsilon 및 γ calicheamicin 에서 각각 4배, 8배 교차내성을 가지고 있다.

7) CMA-676 의 세포배양에서 거핵구 형성에 대한 효과.

목적

: 정상인의 거핵세포의 분화에 대한 CMA-676의 효과를 평가하기 위해 이루어졌다. 또한 임상 2상을 진행중인 급성 골수성 백혈병 환자에서 확인된 혈소판 감소증 및 느린 회복에 대한 이해가 목적이다.

방법

a) 액체 배양 분석

: 골수는 건강한 인간으로부터 MNC가 분리된 피콜로 얻었다. CD34+세포는 MACS 비드 분리 시스템을 이용하여 분리했고, CMA-676이나 대조 항체 복합체인 CTM01-NAc-γ-AcBut (calicheamicin 이 결합된 인간화 항-Muc-1 항체)로 두 시간 동안 처리하였다. 이후에 완전히 세척하고 X-vivo 10, 0.5% FCS가 들어있는 액상 배지에 넣었다. 줄기세포인자, TPO 및 인터류킨-11인 사이토카인 칵테일은 생체 외에서 거핵세포의 성장을 최대로 증가시켰다. 액상배지에서 CMA-676 복합체의 최종 농도는 0.002~0.5 μg/ml이었다. 배양 14일 후에, 거핵세포의 총량은 유동세포 계수법으로 배지 안에 CD41a+CD14-의 퍼센트를 측정하는 방식으로 알아냈다.

b) HL-60 세포 독성 분석

: HL-60 세포 독성 분석은 CMA-676이 완전히 활성이 있다는 것을 확인하기 위해 시행하였다. 세포는 3H-티미딘이 가해지기 전에 CO2 배양기에서 24시간동안 복합체와 함께 배양된다. 그리고 결과물을 얻기 전까지 16시간동안 배지를 배양한다. [3H]-티미딘의 방사선은 액체섬광계수기로 측정된다. 세포의 사멸은 마지막 16시간의 배양 시간 동안 [3H]-티미딘의 포함을 억제하는 것으로 측정한다. 몇몇 세포독성 실험은 CMA-676에 반응하지 않는 인간 적백혈병 (HLE) 세포를 이용하여 진행하였다.

c) CFU-Meg 분석

: CD34+골수 세포를 CD41a-, CD41a bright, CD41a dull 세포를 구분하기 위해 분류했다. 세포는 CMA-676의 농도범위 (0.75-10 μg/ml or 1.5-10 μg/ml)를 이용해 처리하였고 CFU-Meg 분석법에서 도말했다. 그리고 12일 후에 슬라이드를 염색했다. 거핵세포 콜로니를 각각 같은 근원에서 나온 것끼리 열거하였다.

d) CFU-C 분석

: CMA-676으로 배양한 후, CD34+세포를 세척하고 3*104 세포/mL로 도말했다. 그리고 12일 동안 습식으로 배양시켰다. 분석은 올림푸스 역위상차 현미경을 이용하여 콜로니 수를 세는 방식으로 진행하였다. 최소값은 8 fields/well 이었고, 평균값이 계산되었다. 콜로니 개수는 배지의 퍼센트로 보고되었다. 시간에 따른 실험 결과를 위해, 세포를 CMA-676 2 μg/ml에서 2, 6, 11 및 24시간 동안 배양시켰다.

e) 항체 결합

: 비오틴화된 hP67.6은 포화되기 직전까지 CD34+세포에 결합하며, 스트렙트아비딘-플루오레세인으로 염색된다. 또한 PE로 표지된 항-CD33으로 사용 가능하다. 이중 표지된 세포는 유동세포 계수법으로 분석했다. 표적 세포에 대한 hCTM01의 결합을 시험하기 위해, 정상 골수 세포를 비오틴화된 hCTM01으로 표지했다.

f) 유전자칩 발현 시험

: HL-60과 HEL세포는 성장하면서 융합이 되고, 이를 채혈한 다음 표지가 없는 인산염완충식염수로 한번 세척한다. 총 RNA는 추출되며 Poly A 양성 mRNA 는 증폭시키고 아피메트릭스 유전자칩 올리고뉴클레어타이드 배열을 사용하기 위해 RNA로 표지된 후에 분리된다. 이중 가닥의 cDNA 는 올리고-dT 프라이머로 합성되었고, 이것은 T7 RNA 중합효소가 붙을 수 있는 프로모터를 가지고 있다. 비오틴화된 리보뉴클레오타이드의 존재 하에 생체 외의 전사반응에서 cDNA 가 T7 RNA 중합효소의 견본으로 사용된다. 최종 안티센스 RNA는 대략 50개의 염기로 잘리고 유전자 칩 배열을 오버나이트로 교배시킨다. 또한 알고 있는 농도의 표지된 RNA 전사 11개도 결합용액에 포함되어 있다. 결합 시킨 후, 시료를 세척하고 스트렙트아비딘-PE 복합체로 염색하고 휼리트-3으로 스캔하였다.

g) 일반 골수의 유전자칩 발현 시험

: CD34 양성세포는 5명의 골수 공여자에게서 얻은 MNC에서 얻어졌다. 5*106개 이상의 세포들은 위에 제시된 유전자칩 분석를 위한 RNA를 준비하기 위해 사용되었다. 남아있는 세포들은 밤새 배양시키고 농도가 0.5-10 μg/ml인 CMA-676로 처리하였다. 이후 세포를 세척시키고 도말하였다.

결과

: CD34는 줄기세포나 전구세포가 가지고 있는 것으로, 스폰서는 표적이 되는 집단에서 CD33의 발현 정도가 중요하다고 판단하였다. 유동세포분석법을 통해 다양한 염색 강도가 나타나고, 이를 통해 항원의 밀도를 알아낼 수 있으므로 90% 이상의 세포들에서 CD33 항원에 양성을 띠는 것을 알 수 있다.

액상배지에서의 골수세포는 유핵세포의 성장에 최적화 되어있는 CMA-676 0.002-0.5 μg/mL

의 농도 범위에서 세포독성 효과가 제한적이었다. 급성 골수성 백혈병의 임상 2상 시험에서 얻어진 PK 자료를 통해 혈청에서의 CMA-676의 농도가 높다는 것을 알게 되었다 (평균적으로 치료하고 24시간이 지난 후에 1 μg/mL 이상). 그래서 차후의 실험에서는 CMA-676 의 농도를 0.5-10 μg/mL로 시행하였다.

HEL 세포는 CD33에 100% 양성을 띠지만 CMA-676 에 제한적이다. 반면에 CD33 발현 정도가 낮은 HL-60 은 약물의 세포독성 효과에 예민하다. 이는 CMA-676 의 세포독성과 CD33가 표면에 발현된 양에 상관관계가 없다는 것을 말하며, CD33 의 발현 정도가 세포독성 중합체인 CMA-676 의 민감도를 설명하기에는 충분하지 못하다는 것을 말한다. CMA-676에 대한 HL-60, HEL의 민감도에 대한 차이를 알아보기 위해 RNA 발현 분석을 아피메트릭스 유전자칩을 이용하였다. 자료는 MDR 유전자나 글루타티온 관련 유전자처럼 CMA-676과의 반응에 관련된 유전자끼리 묶어서 분류하였다. 글루타티온 S-전이효소의 여러 동형 단백질들은 4배가 증가하는 인간 글루타티온 S-전이효소 GSTM4에서 9배가 감소하는 글루타티온 S-전이효소 pi나 GSTP1까지 그 범위가 다양했다. 스폰서는 CMA-676에 대한 세포들의 민감도에 대한 차이를 설명하기 위해 유전자칩 자료를 사용하지 않았다.

거핵세포의 전구세포가 CMA-676에 대한 가변적인 감수성을 가지고 있는지 알아보기 위해, CFU-Meg분석을 CD34 양성세포를 이용하여 시행하였다. CD34 양성세포는 두 개의 골수로부터 채집하였으며 CD41a 음성, CD41a dull, CD41a bright로 구분된다. 첫 번째 골수 시료에서 CD41a 음성 세포 집단은 CFU-Meg 전구체가 전혀 없었다. 게다가 첫 번째 골수의 모든 전구체는 CMA-676의 세포독성 효과에 저항성을 가지고 있었다. 두 번째 골수에 있는 CD41a 음성 세포들은 저항성을 가지고 있었다. 스폰서는 이러한 전구체의 성장 정도가 너무 작기 때문에 이런 세포들이 환자에게서 혈소판의 재증식에 기여할 것 같지 않다고 결론지었다 (그림 2).

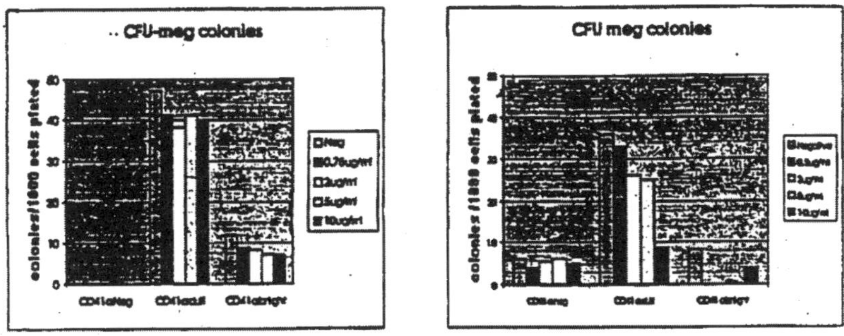

그림 2. CFU-Meg분석에 따른 CD41a 음성, CD41a dull, CD41a bright의 결과

유전자 발현의 상관관계는 유전자칩을 통해 알 수 있으며 CMA-676 에 대한 같은 공여자로부터 온 골수의 민감도는 5명의 공여자로부터 선택된 CD34 양성세포에서 살펴보았다. 이 전에 다른 골수에서 관찰한 대로, 약물에 대한 공여자의 민감도는 매우 다양했다 (그림 3).

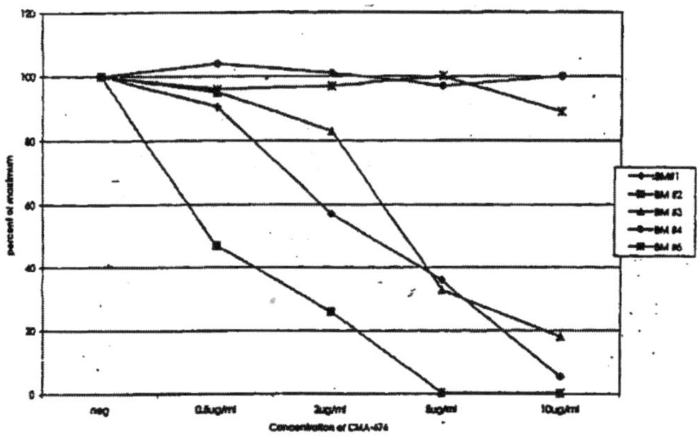

그림 3. 골수의 CD34 양성세포에서의 CMA-676의 농도

유전자칩 분석을 위한 RNA를 준비하기 위해 위에 표시된 5 명의 공여자의 골수 시료를 사용했다. 아피메트릭스 HuGeneFl 마이크로어레이에서 5개 시료 중 적어도 하나에서 3700개 이상의 유전자를 검출할 수 있었다. Calicheamicin은 글루타티온 경로를 거치면 세포독성을 띄는 형태로 전환이 된다. 그러나 각 공여자의 시료에서 글루타티온 경로에 해당하는 mRNA의 유의한 차이는 관찰되지 않았으며, 이는 각 공여자의 CMA-676에 대한 감수성의 차이로 설명할 수 있다. 약물 치료에 저항성이 있다고 알려진 MDR1 유전자는 HuGeneFL 마이크로어레이에서 두 번 나타난다. 그러나, MDR1은 어떤 시료에서도 검출되지 않았다. CMA-676에 대한 감수성과 관계 있는 36개의 전사체가 검출되었다. 과립구, 대식세포 및 과립구/대식세포 콜로니로 구성된 총 CFU-C의 형성에 대한 CMA-676의 세포 독성 효과 및 단일/혼합 CFU-Meg 콜로니로 구성된 총 CFU-Meg을 임상 2상에서 AML 환자의 혈청농도에 준하는 농도범위 (0.5-10 μg/ml)로 측정하였다. 이 실험에 대한 결과 요약은 다음과 같다.

표 2. 5가지의 다른 골수에서 CMA-676 처리 후 IC50 자료에 대한 요약

Bone Marrow #	CFU-C (μg/ml)	CFU-Meg (μg/ml)
1	>10	1
2	>10	>10
3	1	1
4	5	1
5	8	10

CMA-676에 장기간 노출 시 약효 증가 여부를 확인하기 위해, 콜로니 분석에서 세포를 도말하기 전에 여러 시간 간격으로 약물을 처리하였다. 일부 공여자 세포에서는 CMA-676에 노출된 지 2시간만에 세포 독성이 나타났으나, 다른 공여자 세포에서는 노출시간이 길어질수록 전구 세포의 민감도가 현저히 증가하는 현상을 보였다. CFU-C 전구세포 및 CFU-Meg 전구세포의 민감도 또한 다양했다.

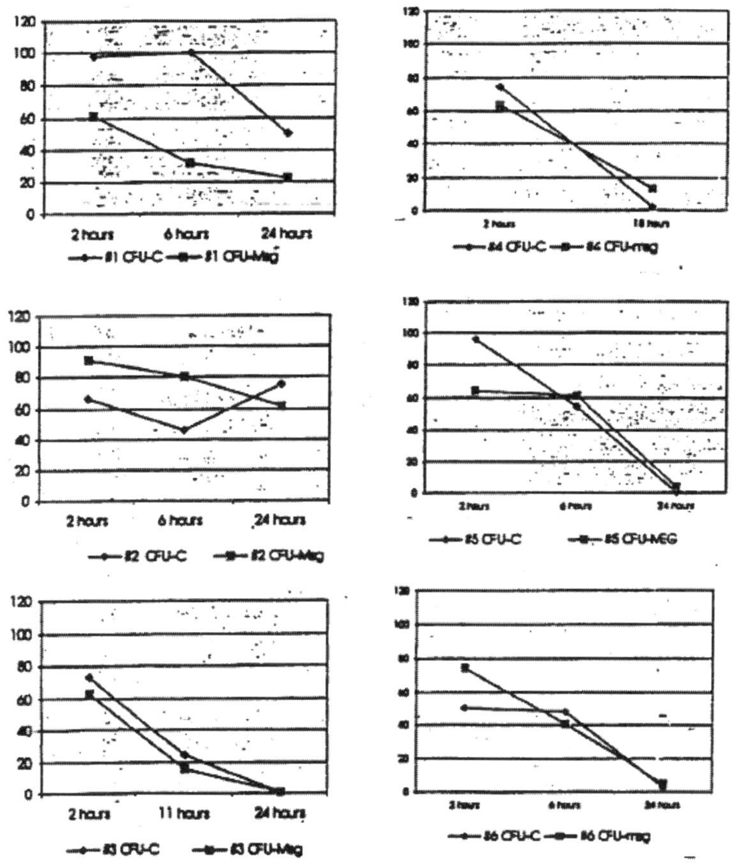

그림 4. CFU-C 전구세포 및 CFU-Meg 전구세포에서의 CMA-676 처리 후 민감도

RNA를 아피메트릭스 HuGeneFL 배열에 의해 분석했다. 분석을 통해 모든 글루타티온과 MDR 유전자를 나타낼 수 있다. 5개의 골수 시료에서 GeneChopTM 소프트웨어에서 없다고 판단되면, "Absent" 라고 표시하였다. 만약 적어도 하나의 시료에서 GeneChipTM 에서 양성이라고 생각되면 그 빈도를 모든 시료에서 나타냈다. 11개의 알려진 대조군에 비교하여 혼성결합 강도를 나타내서 표준곡선을 그린 후, 백만분율로 나타냈다 (표 3).

표 3. 글루타티온 대사 유전자, MDR 유전자 및 엑틴 유전자의 RNA발현 정도

		mRNA molecules per million				
Genbank ID	Genbank Description	BM# 2	BM# 1	BM# 3	BM# 6	BM# 4
Y00433	Human mRNA for glutathione peroxidase (EC 1.11.1.9.)	202	229	182	164	196
M24485	Homo sapiens (clone pHGST-pi) glutathione S-transferase pi (GSTP1) gene	172	194	160	145	162
U77604	Human microsomal glutathione S-transferase (GST-II) mRNA	49	37	24	55	38
X71973	H.sapiens GPx-4 mRNA for phospholipid hydroperoxide glutathione peroxidase	49	41	48	111	43
U46499	Human microsomal glutathione transferase (GST12) gene	43	61	58	55	50
U90313	Human glutathione-S-transferase homolog mRNA	43	46	50	41	27
D13315	Human mRNA for lactoyl glutathione lyase	39	33	27	42	34
U86529	Human glutathione transferase Zeta 1 (GSTZ1) mRNA	15	21	17	17	13
D00632	Human plasma (extracellular) mRNA for glutathione peroxidase	8	4	8	12	6
U34683	Human glutathione synthetase mRNA	6	6	6	6	6
U67614	Human sinusoidal reduced glutathione transporter-associated protein (HsGshT) mRNA	4	4	4	4	4
J05459	Human glutathione transferase M3 (GSTM3) mRNA	Absent	Absent	Absent	Absent	Absent
L02321	Human glutathione S-transferase (GSTM5) mRNA	Absent	Absent	Absent	Absent	Absent
L38503	Homo sapiens glutathione S-transferase theta 2 (GSTT2) mRNA	Absent	Absent	Absent	Absent	Absent
M16594	Human glutathione S-transferase Ha subunit 2 (GST) mRNA	Absent	Absent	Absent	Absent	Absent
M96233	Human glutathione transferase class mu number 4 (GSTM4) gene	Absent	Absent	Absent	Absent	Absent
U21689	Human glutathione S-transferase-P1c gene	Absent	Absent	Absent	Absent	Absent
X15722	Human mRNA for glutathione reductase (EC 1.6.4.2)	Absent	Absent	Absent	Absent	Absent
X65727_cds2	GSTalpha locus gene (glutathione S-transferase) extracted from H.sapiens GSTalpha gene for glutathione S-tranferase exon 2	Absent	Absent	Absent	Absent	Absent
X58314	H.sapiens mRNA for glutathione peroxidase-GI	Absent	Absent	Absent	Absent	Absent
Z84718_cds1	GST12 glutathione transferases 4E-binding protein 1 pseudogene	Absent	Absent	Absent	Absent	Absent
M14758	Human P-glycoprotein (MDR1) mRNA	Absent	Absent	Absent	Absent	Absent
X58723	Human MDR1 (multidrug resistance) gene for P-glycoprotein	Absent	Absent	Absent	Absent	Absent
M10277	Human cytoplasmic beta-actin gene	207	227	171	184	218
X00351	Human mRNA for beta-actin	281	289	227	215	278

1.5 약물 동태 및 흡수, 분포, 대사, 배설 관련 특성

1) 약물 동태 요약

: 원료물질인 hP67.6 중합체의 약물 동태 변수는 다음 표에 정리하였다. 생체 내에서 calicheamicin의 해리는 거의 일어나지 않았다. 반감기는 3-7일로 길었으며, 원숭이가 설치류보다 긴 반감기를 보였다. Calicheamicin 유도체는 랫과 개에서 ~18시간의 반감기를 나타냈다. DMH 유도체에 AcBut 링커를 붙이면 최대 혈장 농도 (Cmax)는 20배 증가하고 곡선 하 면적 (AUC)는 10배 증가했다. 랫에서 CL 184,538를 1000ug/kg (HL-60 세포에서의 1시간 노출 시 IC50 보다 10-20배 높은 용량) 투여 후 사망이 발생하지 않았다. 성별에 따른 차이가 있을 수 있으므로 이를 주의해야 한다.

표 5. hP67.6 중합체의 약물 동태 결과 요약

Pharmacokinetic Parameters for hP67.6 Conjugate

Study #	species	dose µg/kg	C_{max} µg/ml		AUC µg•hr/ml		$t_{½}$ hr		% Free (time) calicheamicin
			Total drug	MoAb	Total drug	MoAb	Total drug	MoAb	
89	rat	1600	1.14	-	19.6	-	81	-	<2 (120 hr)
90	monkey	1300	1.58	-	37.9	-	141	-	<2 (120 hr)
63	rat	1200	0.494	31.7	8.78	1180	39	72	3.6
64	monkey	1800	1.49	3.57	25.7	2530	183	176	0.8
65	chimp	42[a]	7.97		-		-		-

표 6. Calicheamicin의 약물 동태 결과 요약

Pharmacokinetic Parameters for Calicheamicin Compounds

Study #	compound #	derivative	species	dose µg/kg	C_{max} ng/ml	AUC µg•hr/ml	$t_{½}$ hr
68	184,538	DMH	rat ♂	1000	161	0.628	14.5
			♀		116	0.355	27
69	184,538	DMH	dog ♂	250	25	0.107	21.8
			♀		40	0.231	17.1
72	191,305	DMH AcBut	rat ♂	1000	2,350	3.76	16.2
			♀		2,880	4.42	13.1
73	190,396	NAc-ε	rat ♂	1000	90	-	-
			♀		57	-	-

2) 랫에서 단회 정맥 투여 시, CL 555.201의 약물 동태.

: 4마리의 랫에 CL555.201을 1.6 mg/kg 용량으로 투여하였다. ELISA로 "전체 calicheamicin"을 분석했고 방사성도 측정하였다. 투여 120시간 후 2% 이하가 유리 상태로 존재했다. 약물 동태 프로파일 및 각각의 변수는 아래 표와 그림에 정리하였다. 해당 결과는 ELISA 분석법 밸리데이션에 사용되었다.

표 7. 랫의 CL555,201 단회 정맥 투여 시 약물 동태 결과 요약

Comparative Pharmacokinetic Parameters

	[^{3}H]	ELISA
C_{max} (μg/ml)	1.0	1.28
AUC_{0-t} (μg•hr/ml)	21.2	18.9
Cl_t (ml/min/kg)	0.037	0.042
$t_{1/2}$ (hr)	95	66

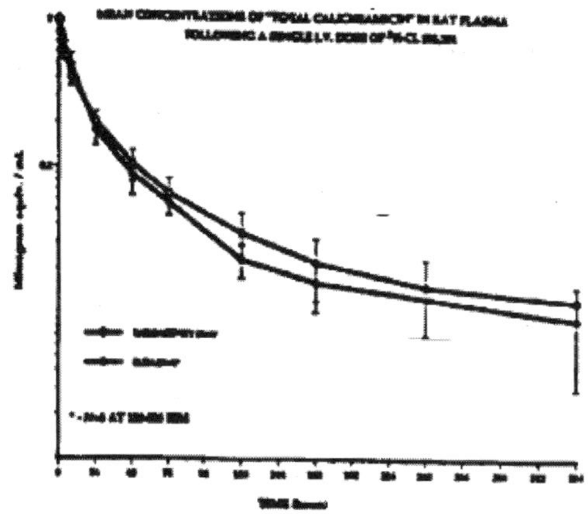

그림 5. 랫의 CL555.201 단회 정맥 투여 시 (1.6mg/kg) 약물 동태 결과

3) 원숭이에서 단회 정맥 투여 시, CL 555.201의 약물 동태

: 5마리의 원숭이에게 CL555.201을 1.3 mg/kg 용량으로 투여했다. ELISA로 "전체 calicheamicin"을 분석했고 방사성도 측정하였다. 투여 120시간 후에 2% 이하가 유리 상태로 존재했다. 분석 방식에 따라 약물 동태 변수가 다르게 측정되었다. ELISA 분석법에서는 곡선 하 면적

(AUC)이 방사성 측정값의 70% 정도이며, 반감기는 36%정도 더 크게 측정되었다.

표 8. 원숭이의 CL555,201 단회 정맥 투여 시 약물 동태 결과 요약

	[^{3}H]	ELISA
C_{max} (μg/ml)	1.62	1.54
AUC_{0-t} (μg•hr/ml)	46.4	29.3
Cl_t (ml/min/kg)	0.016	0.023
$t_{1/2}$ (hr)	119	162

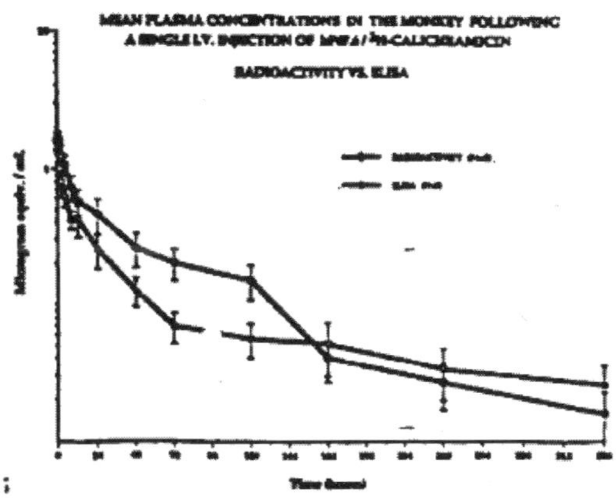

그림 6. 원숭이의 CL555.201 단회 정맥 투여 시 (1.6mg/kg) 약물 동태 결과.

4) 랫 혈장에서 전체 calicheamicin 유도체들의 정량을 위한 ELISA 밸리데이션과 원숭이 혈장에서의 교차 밸리데이션

: 랫 또는 원숭이 혈장 100 μL에 10% 메르캅토에탄올을 100μL 넣어주고 37℃ 에서 1시간동안 중합체의 calicheamicin을 분리시킨다. 여기에 50μL의 0.37g/mL 요오도아세트아미드를 넣어 반응을 종결시키고 방출된 약물은 1mL의 아세톤으로 추출한다. 표준품은 calicheamicin DMH이다. ELISA의 원리는 약물이 연결된 페르옥시다아제를 미량정량판에 있는 토끼 항-calicheamicin 항체에 결합하지 못하도록 방해하는 것이다. 알려지지 않은 값은 6-매개변수 기호 논리 모델을 이용해 계산하였다.

변동계수가 5.5% 일 때 정량한계는 8.7 ng/mL 이었다. 검량선 범위는 8.7-2600 ng/mL 에서 직선성을 보였다 (r=0.998). 반복검증을 실시해도 변동계수는 〈 20% 이었고, 6개의 분리된 랫 혈장

사이의 변동계수는 20.9%였다. 정확성은 0-50%까지 다양했다. 원숭이 혈장에서는 랫 혈장 표준품과 비교했을 때 50%까지 높은 값이 나왔다. 냉동 시료는 5달 까지 안정했고 1번의 냉/해동 주기를 견뎌냈다. 실온에서 4시간동안 두었더니 농도가 높게 관찰되었다. Calicheamicin의 당 잔기인 람노오스는 간섭을 일으키지 않았다. 날짜를 다르게 실험해도 오차는 10% 이내였다. 이 실험은 주변 효과 또는 시험 내 배지 효과를 받지 않았다.

5) 랫 혈장에서의 전체 항체의 정량을 위한 ELISA 밸리데이션과 원숭이 혈장에서의 교차 밸리데이션

: 랫 또는 원숭이 혈장 100 μL 를 10,20,40 및 80 배 분석용 버퍼로 희석한다. 표준품은 hP67.6 이다. ELISA의 원리는 배지에 흡착된 CD33 항원에 결합하는 능력에 의존한다. 결합한 항체는 페록시다아제에 결합한 설치류 항-IgG4 로 검출한다. 알려지지 않은 값은 6-매개변수 기호 논리 모델을 이용해 계산하였다.

정량한계는 100 ng/mL 이며 변동계수는 4.4% 었지만 오차가 -49% 였다. 검량 범위는 100-100,000 ng/mL 이었고 반응은 직선성을 보였다 (r=0.997). 반복검증을 실시해도 변동계수는 〈 32% 였고 6개의 랫 혈장의 변동계수는 7.4% 였다. 그러나 1000-100,000 ng/mL 에서 정확도가 -20-30% 였다. 원숭이 혈장은 랫 혈장 표준품과 비교했을 때 20% 보다 낮았다. 냉동 시료는 -70℃ 에서 5달 동안 안정했고 1번의 냉/해동 주기를 견뎌냈다. 항-CD33 IgG1 과 비특이적인 IgG4는 백그라운드에 포함됐다. 날짜를 다르게 실험하면 26-32% 의 오차가 생겼다. 4시간동안 실온 보관시 농도 감소가 관찰되었다. 이 실험은 주변 효과 또는 시험 내 배지 효과를 받지 않았지만, 시간에 따른 영향은 보였다 (시약을 먼저 주입한 웰은 시약을 나중에 넣은 웰보다 흡광도가 높게 관찰되었다).

6) CMA-676: 랫에서 3H-CMA-676을 단 회 정맥 투여 시 생체분포와 질량균형 연구

방법

a) 종 과 계통: 수컷 Sprague Dawley 랫

b) 체중: ~320g

c) 약물: CMA-676

d) 배치 번호: 비표지(9551C-39) / 3H-표지: 9551C-40 / 특이적 활성도: 5.7 μCi/μg

e) 투여 용량: 외측 정맥을 통해 1.3 mg/kg 의 항체 중합체 (29.5 μg/kg 의 Calicheamicin 과 상응) 를 15-20 초 동안 0.35 mL 투여.

f) 시료 채집: 투여 후 0.083, 1, 6, 24, 48, 96, 168, 264 및 336 시간 후에 조직을 제거; 대변 및 소변은 실험을 진행하는 동안 24시간 간격으로 240 및 336시간에 채집.

g) 시료 분석: 대변과 소변을 포함한 조직시료는 필요시, 증류수로 균질화하고 연소시킨 후에 총 방사능을 측정하기 위해 액체 섬광 계수기에서 산출했다. 방사능의 농도는 calicheamicin 의 $\mu g/g$ 이나 mL 로 보고했다.

h) 자료 분석: 약물 동태 변수 는 독립적인 모델을 사용해서 계산하였다. C0 값은 Rstrip II 패키지의 방법을 토대로 결정하였다.

결과

: 조직에서 방사선 농도가 가장 높은 곳은 폐, 간, 신장, 심장, 골수 및 부신으로 투여 후 1시간이나 6시간의 시료 채집 시점에 관찰되었다.

표 9. 랫의 조직에서 3H-CMA-676 의 약물 동태 변수

Pharmacokinetic parameters of ^{3}H-CMA-676 (total radioactivity) in selected tissues in rats

Tissue	C_{max} (µg equiv/g or ml)	T_{max} (hr)	$AUC_{0-\infty}$ (µg.equiv.hr/ml)	Cl_T (ml/min/kg)	$T_{1/2}$ (hr)
Blood	0.24	1	10.2	0.05	84
Plasma	0.43	0.083	18.8	0.03	81
Liver	0.07	6	7.90	0.06	130
Spleen	0.04	0.083	8.39	0.06	281
Lung	0.08	0.083	5.15	0.09	153
Kidney	0.04	1	7.76	0.06	246
Colon	0.02	6	2.06	0.24	115
Testes	0.02	24	2.86	0.17	134
Marrow	0.03	1	3.62	0.14	160

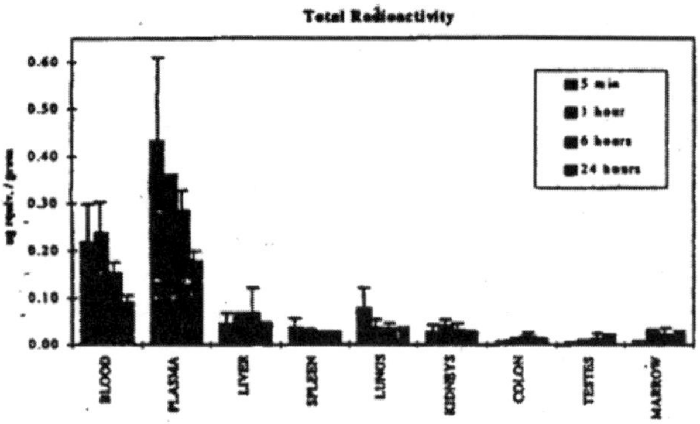

그림 7. 랫의 조직에서 시간에 따른 3H-CMA-676의 방사선 분포.

초기 24시간 동안 조직/혈장 비율은 일반적으로 0.5 이하였으며, 이를 통해 방사선이 혈장으로 빠르게 분배되지 않음을 확인하였다.

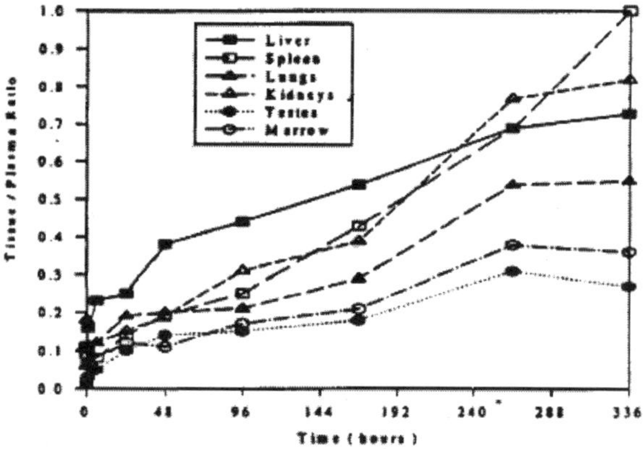

그림 8. 랫의 시간에 따른 3H-CMA-676의 조직/혈장 방사선 분포 비율.

소변과 대변은 시험을 진행하는 동안 24시간 간격으로 채집하였다. CMA-676에 대한 누적회복량 (% 용량)은 소변과 대변에서 각각 12.6% 및 58.6% 이었다. 14일 동안 총 회복률은 71.2% 이었다.

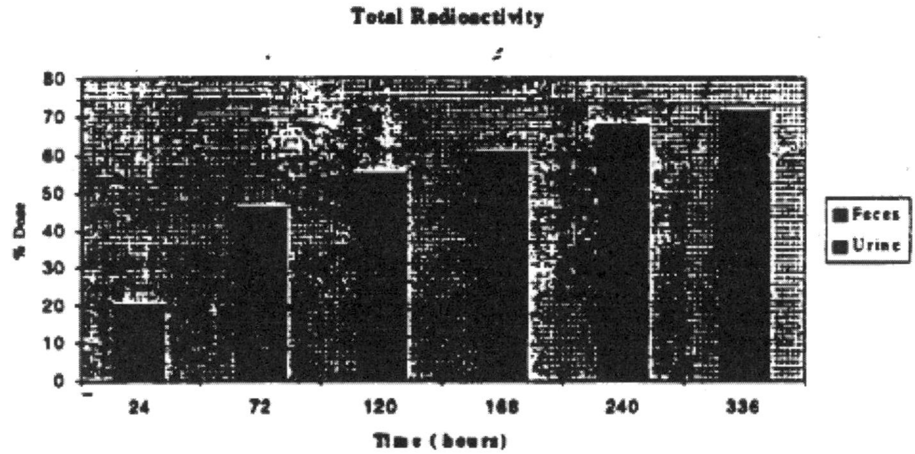

그림 9. 랫에 CMA-676 투여 이후 소변과 대변에서의 누적 회복량.

7) CMA-676: 임신한 랫에서의 정맥 독성 용량 범위 시험

방법

a) 종 과 계통: 교미기의 암컷 랫 (12/군)

b) 체중: ~320g

c) 약물: CMA-676

d) 배치 번호: 비표지(9551C-39) / 3H-표지: 9551C-40 / 특이적 활성도: 5.7 μCi/μg.

e) 투여 용량: 임신한 날로부터 6, 10, 14 및 17일 후에 꼬리 정맥을 통해 0.025, 0.075 및 0.2 mg/kg/day 로 하루 1회 투여.

f) 채혈: 임신한 지 6, 10, 14 및 17일째 약물 투여 전에 피를 1 mL 채혈하며, 17일째 투여한 이후부터 0.083, 2, 6, 12 및 24시간이 지난 후에 다시 채혈.

g) 시료 분석: 임신한 지 6, 10 및 14일째 약물 투여 전의 시료는 hP67.6 항체의 농도를 분석하였고 17일째 투여하고 24시간에 얻은 시료는 hP67.6 항체와 calicheamicin의 유도체에 결합하는 항체를 분석.

h) 랫 혈장에서 hP67.6 항체의 정량: hP67.6 항체의 혈장농도는 정량성을 가지는 샌드위치 ELISA 를 이용했다. hP67.6 항체의 혈장 농도를 정량 한다는 것은 항체 중합체, 비-중합 hP67.6 항체, CD33 항원을 인식하는 항체 중합체 또는 비-중합 hP67.6 항체의 절편을 모두 포함한다. 고정된 CD33 항원은 미세정량판에 코팅되어 있고, 이는 시료에 존재하는

hP67.6 항체와 결합할 수 있다.

i) 랫 혈장에서 hP67.6 항체에 결합하는 특별한 항체 탐지: 랫에서 항-hP67.6 항체의 생성 여부를 정량성을 가지는 샌드위치 ELISA를 이용하여 분석하였다. hP67.6 항체의 F(ab')2 절편은 미세정량판에 코팅되어 있다. 시료의 항-hP67.6 항체는 hP67.6 항체에 고정된 F(ab')2 조각에 결합된다.

j) 랫 혈장에서 calicheamicin 유도체에 결합하는 특이적 항체 탐지: 랫에서 항-NAc-γ calicheamicin DMHAcBut 항체가 나타나는지는 정량성을 가지는 샌드위치 ELISA 를 이용하여 분석하였다. 비오틴에 결합된 NAc-γ calicheamicin DMHAcBut 펜틸 아민을 스트렙트아비딘이 코팅된 판에 첨가했다. 시료에 있는 항-calicheamicin 항체는 고정된 비오틴-calicheamicin 복합체에 붙게 된다.

k) 약물동태 매개변수: 약물동태 매개변수는 WinNonlin 버전 1.1 이라는 약물동태 분석 프로그램을 이용하여 실험군의 평균 농도와 시간 프로파일의 비교를 이용하여 값을 계산했다. 자료는 독립적 모델을 사용하여 분석했다.

결과

표 10. 임신한 랫에 CMA-676를 단회 정맥 투여 후 hP67.6 항체의 평균 농도

Gestation day	Time (hr)	Mean (± SD) Concentration (μg/ml)		
		0.025 mg/kg/day	0.075 mg/kg/day	0.2 mg/kg/day
6	0	0	0	0
10	0	0.98 ± 0.12	3.58 ± 0.46	7.35 (n = 2)
14	0	1.43 ± 0.10	4.32 ± 0.37	10.4 ± 0.5
17	0	1.20 ± 0.08	4.47 ± 0.27	12.4 ± 0.3
	0.083	1.59 ± 0.14	5.84 ± 1.25	15.4 ± 2.7
	2	1.64 ± 0.05	5.84 ± 0.54	17.5 (n = 2)
	6	1.52 ± 0.17	5.30 ± 0.27	14.3 ± 0.5
	12	1.20 ± 0.02	5.13 ± 0.54	14.0 ± 1.0
	24	0.95 ± 0.07	4.71 ± 0.80	13.5 ± 1.8

표 11. hP67.6 항체 및 calicheamicin에 대응하는 항체 생성 요약

Antibody	Dose (mg/kg/day)	GD 10 (Day 5)	GD 14 (Day 9)	GD 18 (Day 13)
Anti-hP67.6 Antibody				
	0.025	0/3	2/3	4/12
	0.075	0/3	3/3	2/12
	0.200	0/2	3/3	0/9
Anti-calicheamicin				
	0.025	0/3	0/3	0/12
	0.075	0/3	1/3	0/12
	0.200	0/2	0/3	0/9

표 12. 임신한 랫에 CMA-676를 단회 정맥 투여 후 hP67.6 항체의 약물 동태 요약

Dose (mg/kg/day	$C_{2\ hr}$ (µg/ml)	$AUC_{0\text{-}24\ hr}$ (µg.hr/ml)	$AUC_{0\text{-}24\ hr}$/Dose	CL_T (ml/min/kg)
0.025	1.64	30.6	1225	0.0136
0.075	5.84	124	1656	0.0101
0.200	17.5	346	·1729	0.00964

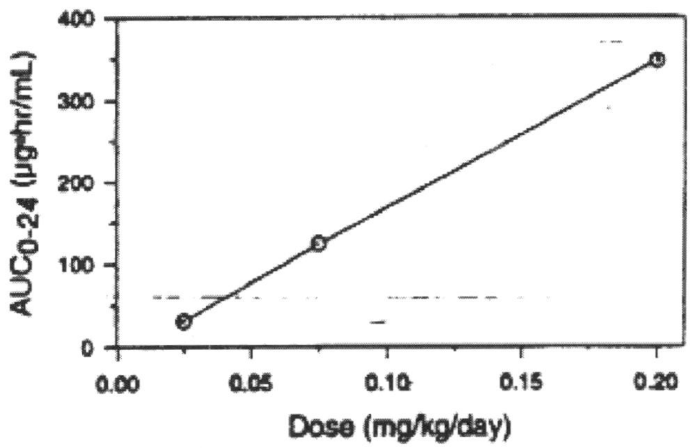

그림 10. CMA-676의 투여 용량 변화에 따른 곡선 하 면적 (AUC0-240) 의 변화.

결론

: 임신한 지 6일째와 17일째 사이에 하루에 한번씩 CMA-676을 투여 받은 랫에서는 용량 의존적으로 hP67.7 항체 노출이 증가했다. 이 시험에서는 짧은 기간 동안 채혈을 실시하였고 랫에서 보고된 최종 반감기가 길었기 때문에, 이 시험을 통한 최종 반감기 값을 구하지 않았다. 또

한 분포용적의 정확한 추정치도 같은 이유로 구하지 않았다. 다소 면역 반응이 나타나기는 했지만, 항원가는 상대적으로 낮았다. hP67.6 항체에 결합하는 항체의 존재는 CMA-676을 12일동안 하루에 한번씩 다회 정맥 투여한 후의 전체 hP67.6 항체의 약물 동태에 영향을 주지 않았다.

8) hP67.6: 두 개의 다른 세포주에서 유래된 원숭이의 단일클론항체 hP67.6에서의 약물동태 비교

방법

a) 종 과 계통: 원숭이 (4마리/군)

b) 체중: 3.6 - 5.8 kg

c) 약물: CMA-676

d) 배치 번호: hP67.6 (오래된 세포주); 25121PC / hP67.6 (새로운 세포주); 26372QC

e) 투여 용량: 복재정맥을 통해 동물에게 투여한 실제 용량은 hP67.6 의 1.8 mg/kg에 해당한다. 약물은 100 nM 염화나트륨이 함유되어 있는 50 mM 아세트산 나트륨 버퍼 (pH 7.0) 에 녹였다.

f) 채혈: 약물 투여 후 0.083, 0.25, 0.5, 2, 4, 12, 24, 48, 72, 120, 144, 168 및 240 시간 후에 2mL 씩 채혈.

g) 시료 분석: hP67.6 의 혈장 농도는 ELISA를 이용하여 분석

결과

: 오래된 세포주와 새로운 세포주에서 평균 곡선 하 면적 (AUC0-240) 값은 각각 1948 ± 317 및 3350 ± 636 이었다. 이 결과를 통해서 새로운 세포주에서 온 hP67.6를 투여한 원숭이가 오래된 세포주에서 온 hP67.6 를 투여한 원숭이보다 hP67.6에 대한 곡선 하 면적 (AUC) 값이 더 높다는 것을 알 수 있다. 그러나 최근 시험 결과에 따르면, 오래된 세포주와 새로운 세포주에서 제조된 CMA-676를 투여한 원숭이의 hP67.6의 약물 동태 변수가 유사했다. 그러므로 이 시험에 대한 결과가 중요하다고 할 수 없다.

9) CMA-676: 인간의 간 마이크로솜과 세포질에서 NAc-γ-calicheamicin DMH (CL-184538) 및 NAc-γ-Calicheamicin DMH AcBUT Acid (CL-191305) 의 생체 외 대사의 특징.

방법

a) 인간의 간 마이크로솜에서 NAc-γ calicheamicin DMH 와 NAc-γ-calicheamicin DMH AcBut 산의 배양

: NAc-γ-calicheamicin DMH (7 μM) 또는 NAc-γ-calicheamicin DMH AcBut 산 (6 μM) 에 다음과 같은 물질을 넣고 37℃ 에서 두 시간 동안 배양시킨다; 2mg의 인간의 간 마이크로좀 단백질, 10 mM Mg청소율2, 0.1 M 인산 칼륨 버퍼 (pH 7.4) 에 녹아있는 2 mM EDTA, 60 μL NADPH 발생 장치 (1.3 mM NADP, 3.5 mM 포도당-6-인, 0.4 units/mL 포도당-6-인 탈수소효소). 이 때 NADH 발생장치는 넣거나 넣지 않은 것 두 가지로 나누어서 실험한다. NADPH 발생장치 또는 마이크로솜을 넣지 않거나 배양을 하지 않은 비교군 시료도 함께 시험한다. 대사체를 충분히 만들어낼 수 있도록 투여농도보다 더 높은 농도를 배양에 사용하였다.

b) 인간의 간 세포질에서 NAc-γ-calicheamicin DMH 와 NAc-γ-calicheamicin DMH AcBut 산의 배양

: NAc-γ-calicheamicin DMH (7 μM) 또는 NAc-γ -calicheamicin DMH AcBut 산(6 μM)을 5 mg 의 세포질에 있는 단백질과 90 μL NADPH 발생장치 (2 mM NADP, 5.3 mM 포도당-6-인, 0.6 units/mL 포도당-6-인 탈수소효소)를 사용했다는 점과 배양 시간을 3시간으로 바꾼 점만 제외하면 마이크로솜에서와 비슷한 환경에서 배양을 진행하였다. 대사체의 충분한 양을 만들어낼 수 있도록 투여농도보다 높은 농도를 사용하였고 긴 시간 동안 배양하였다.

<u>결과</u>

: 인간의 간 마이크로솜과 세포질에서 NAc-γ-calicheamicin DMH의 대사체 크로마토그램을 제출하였지만 이 보고서에서는 나와있지 않다. NADPH가 없는 마이크로솜에서는 어떠한 대사체도 발견되지 않았다. 0분 시료에서는 M3 의 작은 피크만 확인할 수 있었다. 반대로 M1, M2 및 M10 의 세 대사체는 2시간 동안 배양한 후에 발견되었다. M3 및 M4 의 대사체는 배양을 하지 않은 0분 시료를 제외한 모든 시료에서 발견이 되었으며 M4, M6, M7, M8 및 M9 의 대사체는 NADPH가 없이 배양한 조건에서 발견되었다. M6 의 보유 시간은 NAc-epsilon calicheamicin 표준과 유사했다. M5, M6, M7 및 M8 대사체는 NADPH가 있는 환경에서 배양한 시료에서 발견되었다. 또한 NADPH가 있으면 M9 피크는 사라지고 M7 피크는 유의하게 줄어들었다.

인간의 간 마이크로솜과 세포질에서 NAc-γ-calicheamicin DMH AcBut 산의 대사체 크로마토그램을 제출하였지만 이 보고서에서는 나와있지 않다. NADPH가 없는 마이크로솜에서 어떤

대사체도 나타나지 않았다. NAc-γ-calicheamicin DMH AcBut 산은 NAc-γ-calicheamicin DMH 로 빠르게 전환되었고, 그 개요가 마이크로솜이 있는 환경에서 NAc-γ-calicheamicin DMH 를 배양한 후의 결과와 비슷했다. 세포질에서 NAc-γ-calicheamicin DMH AcBut 산은 NAc-γ-calicheamicin DMH 로 전환이 되기는 했지만 마이크로솜에서 발견된 것처럼 빠르지는 않았다. 0분 시료에서 M3 와 유사한 보유 시간에 작은 피크가 보였다. NADPH가 있거나 없는 인간의 간 세포질에서 배양한 결과는 NAc-γ-calicheamicin DMH 에서 발견된 결과와 비슷했다.

다음 표에 인간의 간 마이크로솜과 세포질에서 진행한 NAc-γ-calicheamicin 과 NAc-γ-calicheamicin DMH AcBut 산의 대사체 분석결과가 나와있다. M11a, M11b, M12, M13, M15a 및 M15b 의 대사체 피크는 HPLC/UV 분석에서 뚜렷하게 관찰되지 않았다.

표 13. 인간의 간 마이크로솜(HLM)과 세포질(HLC)에서 NAc-γ-calicheamicin DMH AcBut 의 배양 후 시료 분석 요약

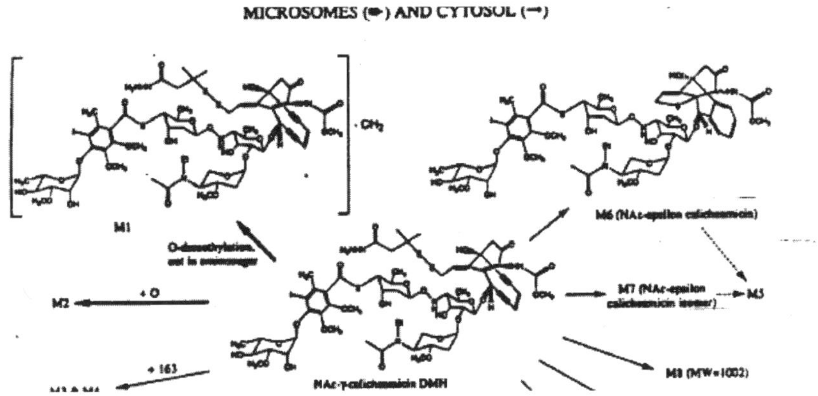

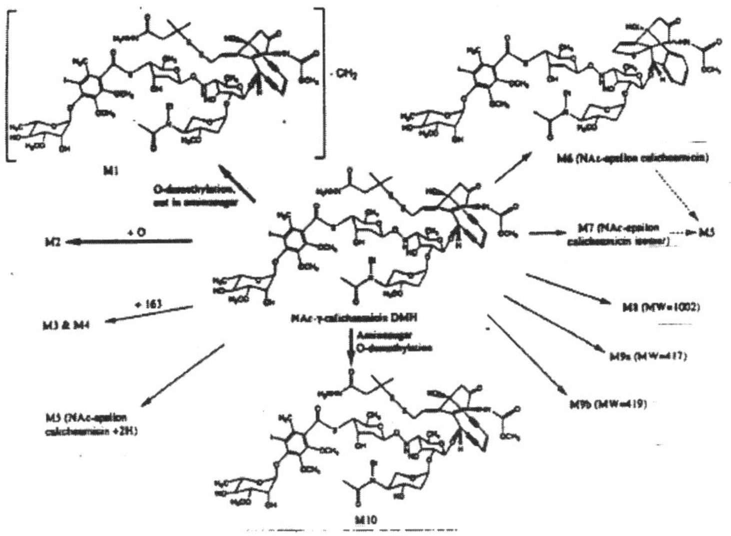

그림 11. 인간 간 마이크로솜과 세포질에서 제안된 NAc-γ-calicheamicin DMH의 대사 경로.

표 14. 인간의 간 마이크로솜(HLM)과 세포질(HLC)에서 NAc-γ-calicheamicin DMH 의 배양 후 시료 분석 요약

Metabolite	Enzyme system	MS Retention time	Molecular Wt.	Comments
M1	HLM	29:51	1463	O-demethylation
M2	HLM	37:15	1493	Hydroxylation
M5	HLC	28:00	1335	NAc-epsilon calicheamicin + 2H
M6	HLC	39:01	1333	NAc-epsilon calicheamicin
M7	HLC	46:35	1333	NAc-epsilon calicheamicin isomer
M8	HLC	23:37	1002	Contains amino sugar
M9a	HLC	14:00	417	Inconclusive
M9b	HLC	13:49	419	Inconclusive
M10	HLM	27:08	1463	O-demethylation (amino sugar)
M11a	HLC	26:04	1349	NAc-epsilon calicheamicin + O
M11b	HLC	27:26	1349	NAc-epsilon calicheamicin + O
M12	HLM	40:48	1697	AcBut acid + O
M13	HLM	31:26	1667	AcBut acid O-demethylation (amino sugar)
DMH*	HLM	42:30	1477	DMH
	HLC	42:28		
M15a	HLC	19:03		NAc-epsilon calicheamicin + 2H + O
M15b	HLC	20:51		NAc-epsilon calicheamicin + 2H + O
AcBut acid	HLM	43:24		AcBut acid
**	HLC	43:35		

*DMH = NAc-γ-calicheamicin DMH

**AcBut acid = NAc-γ-calicheamicin DMH AcBut acid

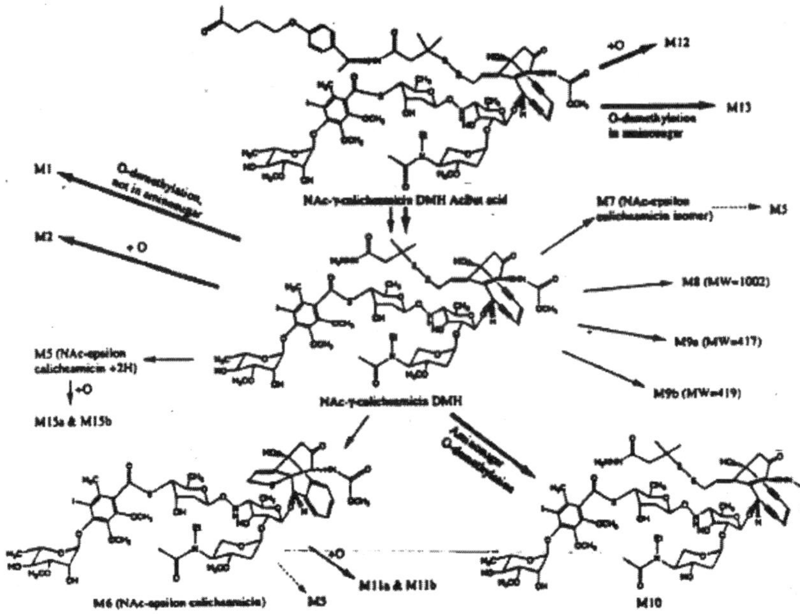

그림 12. 인간 간 마이크로솜과 세포질에서 제안된 NAc-γ-calicheamicin DMH AcBut 산의 대사경로.

9) CMA-676: HL-60 전골수구백혈병 세포에서 NAc-γ-calicheamicin DMH(CL-184538)의 생체 외 대사 특징.

<u>방법</u>

: 한 번 배양할 때 1000만개나 2000만개의 백혈병 세포(3uM, 10uM)를 이용하여 NAc-γ-calicheamicin DMH를 배양시키고 약물 투여 후 24시간까지 다양한 시간 간격을 두고 반응을 종료시킨다. 시료는 ethyl acetate로 추출하였다.

<u>결론</u>

a) 대사 산물 계수

: NAc-γ-calicheamicin DMH를 4시간동안 3 μM, 1000만개의 세포로 배양시킨 후 두 개의 대사체 (M6, M16)를 발견하였다. 0시간과 1시간 시료에서는 어떤 대사체도 발견되지 않았다. M6은 NAc-epsilon calicheamicin 으로 밝혀졌다. M16 에 대한 LC/MS 자료는 확실하지 않다. 다른 대사체인 M7 은 24시간 동안 10 μM, 2000만개의 세포로 배양시킨 후에 나타났다. M7 은 NAc-epsilon calicheamicin 과 같은 분자량에 조각 이온 질량 스펙트럼을 가지고 있는 NAc-epsilon calicheamicin 의 이성질체로 밝혀졌다. M6 와 M7 의 형성은 시간에 의존적이며 M7 의 생성이 더 느리다.

b) 대사체의 질량 분석

: 질량 분석을 통해 정확하지 않은 대사체 두 가지 (M14, M8) 가 발견되었다. 결과는 아래의 표에 정리하였다.

표 15. HL-60 백혈병 세포에서 NAc-γ-calicheamicin DMH 의 대사체 LC/MS 분석 결과

Peak	Molecular wt.	Retention Time (min)	Possible identity
NAc-γ-calicheamicin DMH	1477	44.67	NAc-γ-calicheamicin DMH
M6	1333	40.95	NAc-epsilon calicheamicin
M7	1333	48.99	Isomer of NAc-epsilon calicheamicin
M8	1002	25.18	Inconclusive
M14	1349	24.08	NAc-epsilon calicheamicin + O
M16		34.85	Inconclusive

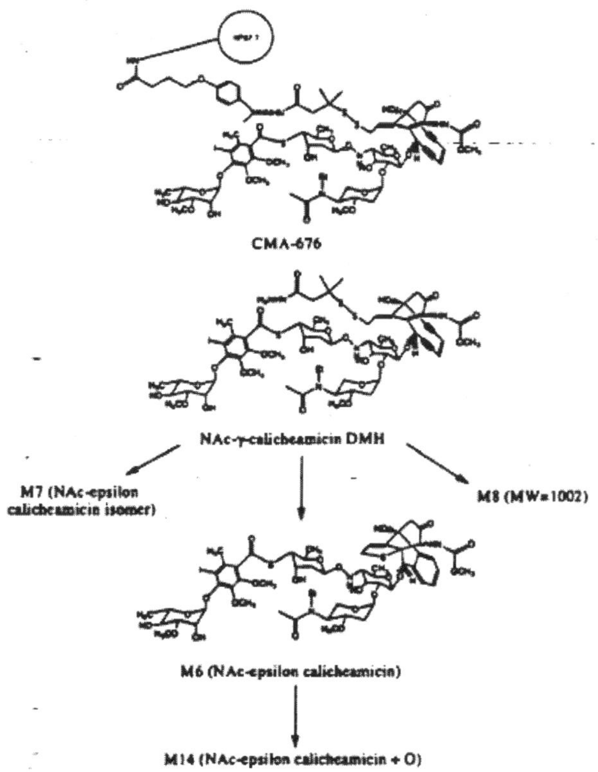

그림 13. CMA-676 구조 및 HL-60 전골수구백혈병 세포에서 제안된 NAc-γ-calicheamicin DMH의 대사 경로.

1.6 일반 독성

1) 단회 투여 독성

<u>랫에서 CL555.201 의 단회 정맥 투여 독성 시험</u>

a) 연구 설계

· 종: Sprague Dawley 랫 (5 마리/성별/군)

· 주령 및 체중: 8 주령; 252-302 g (수컷), 177-216 g (암컷)

· 약물: hP67.6 중합체

· 용량: hP67.6 투여 당량 (0, 0.4, 4 및 12 mg/kg) / 독성 당량 (0, 10, 100 및 300 µg/kg NAc-calicheamicin AcBut)

· 관찰 기간: 16일

· 투여 경로: 꼬리 정맥 투여

b) 관찰 및 시간

· 임상 증상: 매일 2 회 측정

· 체중: 투여 전 및 투여 3, 6, 13일 후 관찰

· 음식 섭취: 투여 전 및 투여 3, 6, 13일 후

· 소변 분석: 투여 3일 후

· 육안 병리: 마지막에 관찰

c) 결과

· 임상 증상: 중간 투여 용량에서는 6/10 사망하였다 (3일 째 5마리, 6일째에 1마리). 높은 투여 용량에서는 2-3일 째 10/10 사망하였다 (2마리는 죽기 직전 상태였음). 낮은 투여 용량에서는 변의 양이 감소하는 증상이 관찰되었다. 고 농도 투여 용량에서는 탈진, 구부린 자세, 활동량 감소, 창백하고 황달, 오렌지색 뇨, 항문주위가 더러움, 변의 양 감소, 혈루증, 착색콧물, 호흡곤란, 빈호흡, 눈물분비, 안검하수, 저체온 등의 증상이 관찰되었다.

· 체중: 중간 투여 용량에서는 1-6 일 까지 체중이 감소했고, 살아남은 동물들은 2주동안 대조군에 비해 체중이 늘었다.

· 음식 섭취: 중간 투여 용량에서는 1-6 일까지 감소했고, 낮은 투여 용량에서는 아무 변화

가 없었다.

· 소변 분석: 높은 투여 용량: 4+단백질, 3+빌리루빈, 3+혈액, 2+우로빌리노겐. 중간 투여 용량: 2+에서 4 단백질, 2+ 에서 3 빌리루빈, 3 혈액, 2+ 에서 4 우로빌리노겐.
· 육안 병리: 중간 및 높은 투여 용량에서 죽은 것: 거친 간 표면이 관찰되며 침샘, 신장, 흉선, 전립선, 정낭, 요도, 림프절, 방광, 지방조직, 피부에서 노란 것이 투여 용량과 관련하여 나타났다. 심장, 폐, 흉선, 고환에서 붉은 것이 관찰되었다. 중간 투여 용량에서 살아남은 것: 암컷의 1/3은 얼룩덜룩한 간이 관찰되었으며, 암컷의 1/3은 거친 비장이 관찰되었고, 전체 2/4는 하얀 비장이 발견되었다.

랫에서 CL 555.201 에 대한 예비 단회 정맥 투여 내약성 시험

a) 연구 설계

· 종: Sprague Dawley 랫 (5 마리/성별/군)
· 주령 및 체중: 0.8 및 1.4 mg/kg: 9주령; 수컷 291-252g, 암컷 179-202g / 2 및 3mg/kg: 17주령; 수컷 481-630g, 암컷 256-350g
· 약물: hP67.6 중합체
· 용량: hP67.6 **투여 당량** (0.8, 1.4, 2.0 및 3.0 mg/kg) / **독성 당량** (20, 35, 50 및 75 μg/kg NAc-calicheamicin AcBut)
· 관찰 기간: 15일
· 투여 경로: 꼬리 정맥 투여

b) 관찰 및 시간:

· 임상 증상: 매일 관찰
· 체중: 투여 전 및 투여 6, 13, 15일 후 관찰
· 음식 섭취: 투여 전 및 투여 6, 13, 15일 후
· 혈액학: 투여 3, 14일 후에 측정
· 임상 화학: 투여 3, 14일 후에 측정
· 소변 분석: 투여 3, 14일 후
· 육안 병리: 안락사 후에 관찰
· 조직 병리: 안락사 후 간, 신장, 육안 관찰 부위 및 골수에서 관찰

c) 결과

· 임상증상: 3-6 일 째 투여 용량이 2 mg/kg일 때 5/10이 사망하였다. 3일째 투여 용량이 3 mg/kg 일 때 10/10이 사망하였다. 0.8 mg/kg: 변의 양 감소, 항문주위가 더러움. 1.4 mg/kg: 변의 양 감소, 활동량 감소. 2 mg/kg: 변의 양 감소, 활동량 감소, 항문주위가 더러움, 헝클어진 외관, 오렌지색 뇨, 황달, 창백함. 3 mg/kg: 활동량 감소, 황달, 창백함, 오렌지색 뇨, 항문주위가 더러움, 변의 양 감소, 안검하수, 헝클어진 외관 관찰되었다.

· 체중: 그림 참조.

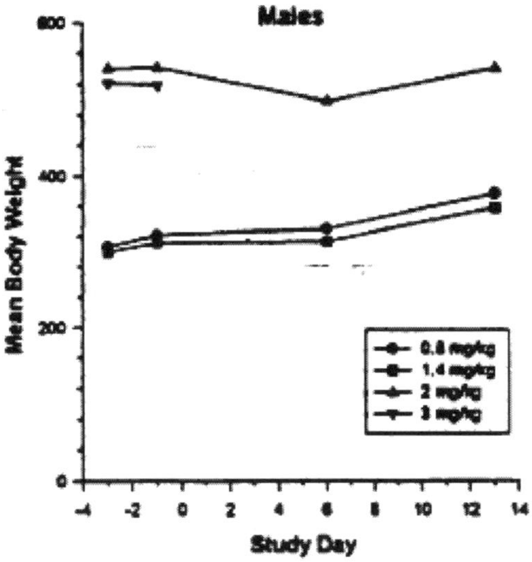

그림 14. 수컷 랫에 CL555201을 단회 정맥 투여 시 체중 변화.

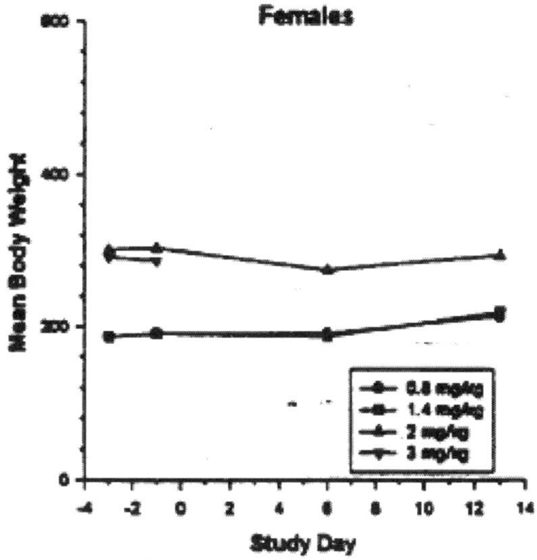

그림 15. 암컷 랫에 CL555201을 단회 정맥 투여 시 체중 변화.

· 음식 소비: 0.8, 1.4 및 2 mg/kg에서 첫 주 동안 약간 감소했지만 독성학적으로 중요하지 않음.

· 혈액학: (0.8 mg/kg 투여군에서의 상대적인 변화를 주의해야 한다.) 투여 용량이 2 mg/kg 이상에서의 수컷, 암컷의 경우 90-95 %가 혈소판 수 감소를 보였다. 투여 용량 1.4 mg/kg 의 암컷에서는 혈소판 수가 44 % 감소하였다. 투여 용량 3 mg/kg 에서 5-15 % 는 평균 HCT 가 감소하였다. 투여 용량 3 mg/kg의 12-20 % 는 헤모글로빈 감소를 보였다. 투여 용량 3 mg/kg인 수컷과 암컷에서는 망상적혈구가 감소하는 현상이 관찰되었다. 암컷의 경우 투여 용량 1.4 mg/kg 및 3 mg/kg에서 각각 48% 및 65% 에서 망상적혈구 감소가 관찰되었다.

· 임상 화학: 14 일까지 살아남은 동물 중 투여 용량을 2 및 3 mg/kg 로 투여했을 때 AST는 각각 93 및 210배 증가하였다. 14일까지 살아남은 동물 중 투여 용량을 2 및 3 mg/kg 로 투여했을 때 ALT는 각각 129 및 365배 증가하였다. 14일까지 살아남은 동물 중 투여 용량을 2 및 3 mg/kg 로 투여했을 때 전체 빌리루빈 양은 각각 36 및 79배 증가하였다. 암컷의 경우 투여 용량이 1.4 mg/kg 일 때 AST는 9배 증가했고 ALT는 21배 증가했다.

· 소변 분석: 투여 3일 째: 투여 용량 2mg/kg 일 때, 4+단백뇨, 4+혈뇨, 1 에서 2+ 우로빌리노겐 / 투여 용량 3mg/kg 일 때, 4+단백뇨, 4+ 혈뇨, 2+ 우로빌리노겐. 투여 14일 째: 투여 용량 2mg/kg 일 때, 2 에서 4+단백뇨 확인.

· 육안 병리: 조기 사망한 동물: 간의 표면이 얼룩덜룩하고 거칠다. 황갈색 신장이 관찰되었으며 여러 기관이 노란색으로 변색되었고, 위 점막에 변색된 병소가 보였다. 살아남은 동물: 투여 용량이 2 mg/kg 인 동물에서 황갈색 신장이 관찰되었다.

· 조직 병리: 조기 사망한 동물: 간세포가 괴사하였고, 간세포의 유핵세포가 비대해졌으며, 문맥주위 및 동모양의 혼합 세포가 침윤되었고, 간 울혈이 보였다. 투여 용량이 2 mg/kg 인 암컷의 경우 타원형의 세포/담관 증식이 보였고, 약물 성분과 관련된 신장의 변화가 관찰되었다. 살아남은 동물: 투여 용량 0.8mg/kg 일 때, 신장 관형 확대와 공포 형성이 관찰되었고, 호산구 과립, 큰 비결정질 히알레인 방울이 보였다. 투여 용량 1.4 mg/kg 일 때, 단핵세포 괴사가 관찰되었으며 간세포의 유핵세포 비대와 간세포의 공포 형성, 쿠퍼세포에서 헤모시데린이 보였다. 타원형의 세포/담관 증식이 보였고, 신장관 확장, 호염구의 이상 증가가 보였다. 투여 용량 2 mg/kg 일 때, 단핵세포 괴사와 간세포의 유핵세포 비대가 관찰되었으며 간세포의 공포 형성, 쿠퍼 세포에서의 헤모시데린이 보였다. 타원형의 세포/담관 증식이 보였고 신장관 확장, 유핵세포 비대, 호염구의 이상 증가가 관찰되었다.

<u>원숭이에서 CL 555.201의 예비적인 단회 정맥 투여 내성 시험</u>

a) 연구 설계

· 종: 수컷 원숭이 (약물 노출은 있지만, 인간화 또는 설치류 단일 클론 항체에 노출된 적은 없는 것을 이용).

· 주령 및 체중: 18-30 년, 59-66 kg

· 약물: hP67.6 중합체

· 용량: hP67.6 투여 당량 (0.5 mg/kg) / 독성 당량 (12.5 μg/kg NAc-calicheamicin AcBut)

· 관찰 기간: 2주

· 투여 경로: 2시간 동안 요측피 정맥 투여

b) 관찰 및 시간

· 임상 증상: 매일 관찰

· 음식 섭취: 매일 관찰

· 체온: 투여 5, 1 일 전, 투여일 및 투여 1, 3, 7, 10, 14일 후 측정

· 혈액학: 투여 5, 1 일 전 및 투여 3, 7, 10, 14일 후 측정

· 혈청 화학: 투여 5, 1 일 전 및 투여 3, 7, 10, 14일 후 측정

· 약물 동태: 투여 0, 2, 4, 25, 74, 170, 242, 338 시간 후 관찰

결과

· 임상증상, 식욕, 체온: 특이 사항이 없음.

· 혈액학: 투여 1-3일 후 백혈구가 75 및 82% 증가.

· 임상 화학: 투여 1-3일 후 ALT가 129, 101% 증가했으며 AST는 350, 208% 증가했다. 또한 글로불린도 15% 증가.

· 약물 동태: Calicheamicin이 결합되지 않은 유도체를 검출할 수 없었다 (정량한계 = 8.7 ng/mL). 전체calicheamicin (결합된 것 + 결합되지 않은 것) 는 투여한 직후 6.27 및 3.2 ng/mL 이었다. 전체 항체는 원숭이 혈장의 간섭물질 때문에 분석할 수 없었다.

표 16. 투여 후 시간에 따른 전체 calicheamicin 유도체 농도 (ng/mL)

animal	pre	2 hr	4	26	74	168	240	336
X124	1.69[b]	(4.89)[a]	(3.87)[a]	-	-	-	-	-
019	1.70[b]	7.97	6.71	-	-	-	(3.55)[a]	-

[a] not considered different from background
[b] background in chimp plasma

마우스에서 calicheamicin 유도체의 단회 정맥 투여 예비 시험

a) 연구 설계

· CD-1 수컷 마우스 (10 마리/군)

· 주령 및 체중: 5주령; 23-32g

· 약물: CL184,538

· 용량: 0, 50, 100, 300, 400 및 500 μg/kg

· 관찰 기간: 매일

· 투여 경로: 꼬리 정맥 투여

b) 관찰 및 시간

· 임상 증상: 매일 관찰

· 음식 섭취: 매일 관찰

· 육안 병리: 시험 종료 시점에 관찰

· 조직 병리: 간, 신장에서만 관찰

c) 결과

· 임상 증상: 사망한 동물은 없었다. 투여 용량이 500 μg/kg 군에서 변의 양 감소가 보였다.

· 체중 및 음식 섭취: 투여 6~41일 후 투여 용량이 500 μg/kg 인 군에서 10 % 체중 감소가 관찰되었다. 투여 1-4주 후에 500 μg/kg 투여한 군에서 ~10% 음식물 섭취량이 감소하였고, 4주째 400 μg/kg 투여한 군에서 8% 음식 섭취량 감소가 관찰되었다.

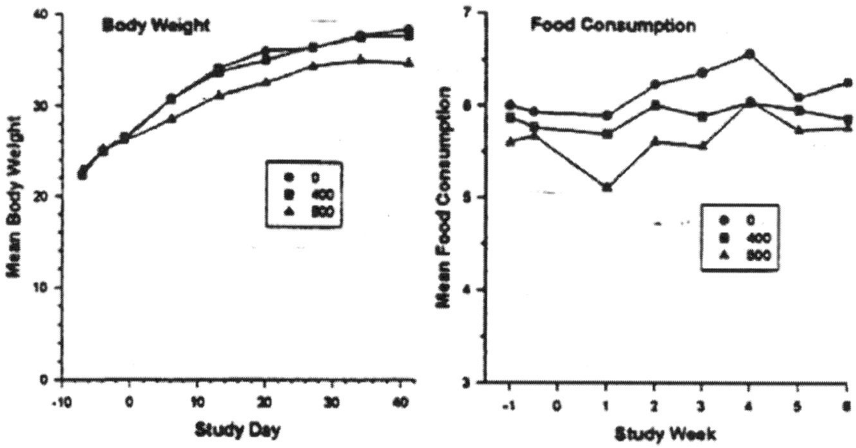

그림 16. 마우스에 calicheamicin 유도체 투여 후 체중 및 음식 섭취 변화.

· 육안 병리: 투여 용량이 300 μg/kg 이상에서 평균 체중이 증가하였다. 투여 용량이 400 μg/kg 인 경우 2/10 정도가 간 표면이 거칠었으며, 투여 용량이 500 μg/kg 인 경우 5/10 의 간 표면이 거칠었다.

· 조직 병리: 투여 용량 300 μg/kg 이상에서 간세포 다형태성과 결절 재생성이 관찰되었다.

<u>랫에서 CL 184,538의 단회 정맥 투여 독성 시험</u>

a) 연구 설계

· 종: CD 랫 (5 마리마리/성별/군)

· 주령 및 체중: 7 주령; 수컷 211-268g, 암컷 155-190g

· 약물: CL184,538

· 용량: 0, 10, 100, 300 및 1000 μg/kg NAc-calicheamicin DMH

· 관찰 기간: 47 일

· 투여 경로: 꼬리 정맥 투여

b) 관찰 및 시간:

· 임상 증상: 1일 2회 관찰

· 체중: 약물 투여 전 및 투여 후 주 2회 관찰

· 음식 섭취: 약물 투여 전 및 투여 후 주 2회 관찰

· 소변 분석: 투여 1~14일 후 관찰

· 혈액학: 투여 12, 40일 후 관찰

· 임상 화학: 투여 12, 40일 후 관찰

· 육안 병리: 시험 종료 시점에 관찰

· 조직 병리: 시험 종료 시점에 관찰

· 독성 동태: 약물 투여 0.5, 2, 6, 8, 12 및 24 시간 후 관찰

c) 결과

· 임상 증상: 투여 용량 300μg/kg에서 4-6일 째 10/10 사망. 투여 용량 1000μg/kg에서 4일 째 10/10 사망; 죽기 전에 활동량이 감소했으며 몸을 가누지 못했고 헝클어진 외관을 가지며 설사를 하였다. 또한 변이 나오지 않았고 혈루증에 항문 주변이 젖어 있었다. 투여 용량 100 μg/kg의 경우 부드럽고 무른 변이 나오거나 거의 변이 나오지 않았다.

· 체중: 투여 용량 300 및 1000 μg/kg 에서는 각각 10% 및 30% 감소하였으며, 투여 용량 100 μg/kg의 경우 10% 감소 (수컷의 경우 1-2주 동안, 암컷의 경우 1주 동안 감소).

· 음식 섭취: 투여 용량 100 μg/kg 에서 1주동안 25~40% 감소.

· 소변 분석: 4% 에탄올 매개체로 인한 혈뇨 확인.

· 혈액학: 투여 용량 100 μg/kg 일 때, 암컷의 경우 5% Hct 감소, 7% 적혈구 감소, 52% 림프구 감소(12일째) 하였다. 수컷의 경우 33% 백혈구 감소, 43% 림프구 감소 (12일째).

· 임상 화학: 특별한 변화가 없음.

육안 병리: 10 및 100 μg/kg 투여군에서 어떤 변화도 관찰되지 않음. 300 및 1000 μg/kg 투여군에서는 사망이 발생하였으며, 작은 비장, 흉선 및 정낭 등이 발견되었다. 또한 부신이 비대해지고 위가 팽창되고 위궤양이 발견되었다.

조직 병리: 투여 용량 100 μg/kg 에서 간세포의 유핵세포 비대가 나타났다. 투여 용량 1000 μg/kg 에서 간의 단세포 괴사가 일어났다. 투여 용량 100 μg/kg 이상일 때 신장에서 피질 표피 세포의 유핵세포 비대가 나타났다. 투여 용량 300 mg/kg 이상일 때 흉선과 비장에서 림프구 고갈이 보였으며, 투여 용량 300 μg/kg 이상일 때 비장에서 골수외조혈의 감소가 일어나고 위궤양이 나타나며 샘이 없는 위가 발견되었다.

독성 동태: 10 및 100 μg/kg 투여 용량일 때 정량한계인 2.5 ng/mL 이하이며, 투여 용량 300 μg/kg 일 때는 수컷의 경우 12시간 후, 암컷의 경우 2시간 후에 각각 정량한계 이하이다.

표 17. CL184,538의 독성 동태 변수

dose	300 μg/kg		1000 μg/kg	
	♂	♀	♂	♀
C_{max} (μg/ml)	0.037	0.010	0.161	0.116
AUC_{0-t} (μg•hr/ml)	-	-	0.628	0.355
$t_{1/2}$ (hr)	-	-	14.5	27.0

개에서 CL 184,538의 단회 정맥 투여 독성 시험

a) 연구 설계

· 종: Beagle 개 (2마리/성별/군).

· 주령 및 체중: 6 개월령; 수컷 7.9-10.1 kg, 암컷 7.9-8.4 kg.

· 약물: CL184,538

· 용량: 0, 2.5, 25, 75 및 250 μg/kg NAc-calicheamicin DMH.

· 관찰 기간: 45 일.

· 투여 경로: 서서히 요측피 정맥 투여.

b) 관찰 및 시간

· 임상 증상: 1일 2회 관찰.

· 체중: 약물 투여 전 및 투여 후 주 2회 관찰.

· 음식 섭취: 약물 투여 전 및 투여 후 매일 관찰.

· 소변 분석: 투여 1~14일 후 관찰.

· 혈액학: 투여 전 및 투여 6, 13, 22, 38 일 후 관찰.

· 임상 화학: 투여 전 및 투여 6, 13, 22, 38 일 후 관찰.

· 육안 병리: 시험 종료 시점에 관찰.

· 조직 병리: 시험 종료 시점에 관찰.

· 독성 동태: 약물 투여 0.5, 1, 2, 6, 8, 12 시간 후 관찰.

c) 결과

· 임상 증상: 3일 째 투여 용량이 75 μg/kg 에서 1/4 사망하였다. 4일 째 투여 용량 250 μg/kg 에서 4/4 사망 직전까지 관찰되었다. 사망 직전에 동물들은 구토, 점액성 있는 변, 혈변, 저체온증, 타액의 과다분비, 활동량 감소, 다리가 부어오르는 것이 관찰되었다. 투여 용량이 25 μg/kg 인 군에서 살아남은 동물들은 무른 변, 괜찮은 변, 구토 증세를 보였다. 투여 용량 75 μg/kg 에서는 점액성 있는 변이 관찰되거나 마른 상태를 보였다.

· 체중: 투여 용량이 75 μg/kg 인 경우 첫 주에 10% 감소가 관찰되었다.

· 음식 섭취: 첫 주에 수컷은 59% 감소, 암컷은 28% 감소를 보였다.

· 소변 분석: 특별한 변화가 없음.

· 혈액학: 특별한 변화가 없음.

· 임상 화학: 투여 용량 75 μg/kg 인 군에서 암컷은 APTT 10% 증가. 살아남은 동물에서는 20% 증가.

· 육안 병리: 살아남은 동물들에서는 특별한 변화가 없으나, 사망한 동물들은 위장관계에 붉은 반점이 여러 군데 있었고 비장과 흉선이 작아져 있었다.

· 조직 병리: 사망한 동물들은 비장, 흉선, 림프절에서 림프구 수가 감소했다. 대장은 울혈과 함께 유핵세포가 비대해졌고 괴사, 출혈 등이 일어났다. 투여 용량이 25 및 75 μg/kg 인 군에서 살아남은 동물들은 신장관의 재생이 일어났다.

· 독성 동태: 투여 용량 2.5, 25 및 75 μg/kg 에서 정량한계 2.5 ng/mL 이하였다.

표 18. CL184,538의 독성 동태 변수

dose	250 μg/kg	
	♂	♀
C_{max} (μg/ml)	0.025	0.040
AUC_{0-t} (μg•hr/ml)	0.107	0.231
$t_{½}$ (hr)	21.8	17.1

랫에서 CL 191,305의 단회 정맥 투여 독성 시험

a) 연구 설계:

- 종: CD 랫 (5 마리마리/성별/군).
- 주령 및 체중: 8주령; 수컷 282-337g, 암컷 181-229g.
- 약물: CL191,305
- 용량: 0, 10, 100, 300 및 1000 μg/kg NAc-calicheamicin DMH AcBut.
- 관찰 기간: 44 일.
- 투여 경로: 꼬리 정맥 투여.

b) 관찰 및 시간:

- 임상 증상: 1일 2회 관찰
- 체중: 약물 투여 전 및 투여 후 주 1회 관찰.
- 음식 섭취: 약물 투여 전 및 투여 후 주 1회 관찰.
- 소변 분석: 투여 1~14일 후 관찰.
- 혈액학: 투여 12, 40일 후 관찰.
- 임상 화학: 투여 12, 40일 후 관찰.
- 육안 병리: 시험 종료 시점에 관찰.
- 조직 병리: 시험 종료 시점에 관찰.
- 독성 동태: 약물 투여 0.5, 1, 2, 6, 8, 12 시간 후 관찰.

c) 결과

- 임상 증상: 투여 용량 300 μg/kg 에서 5일 째 수컷 5/5 암컷 1/5 이 사망하였다. 투여 용량

1000 μg/kg에서는 3-4일째에 4/4 이 사망하였다. 사망 직전 동물들은 활동량이 줄어들고 몸을 가누지 못하고 변의 양이 감소하였으며 묽거나 점액성 있는 변을 보고, 헝클어진 외관에 혈루증이 나타났다. 모든 군에서 붉은 뇨가 보였으며 투여 용량 300 μg/kg 암컷의 경우 첫 일주일 동안 항문주위가 젖어 있고, 부드럽고 액성을 띠는 변을 보았으며 활동량이 감소했고 외관이 헝클어져 있었다.

· 체중: 투여 용량 10 및 100 μg/kg 에서 41일 째에 9% 감소하였고, 투여 용량 300 μg/kg 에서 6-41일에 15% 감소하였다.

· 음식 섭취: 투여 용량 300 μg/kg 에서 첫 주 동안에는 암컷에게서 35% 감소하였으며 두번째 주에는 25% 증가했다.

· 소변 분석: 모든 투여 군에서 0일에 용혈로 인한 혈색소뇨가 나타났다.

· 혈액학: 특별한 변화가 없음.

· 임상 화학: 투여 용량 300 μg/kg 에서 40일 째 암컷에게서 BUN 25%, creatinine 22% 증가를 보였다.

· 육안 병리: 살아있는 동물에게는 별다른 변화가 없었다. 사망한 동물은 비장과 흉선이 작아졌고, 간에서 창백한 병소가 보였으며, 투여 용량이 300 μg/kg 이상인 군에서는 위장에서 색 바랜 병소가 관찰되었다. 투여 용량이 300 μg/kg 인 군에서는 검붉은 대퇴골 골수가 관찰되었다. 투여 용량이 1000 μg/kg 인 군에서는 작은 정낭이 보였다.

· 조직 병리: 사망한 동물들은 신장관이 팽창하였으며, 호염기구 이상 증가, 관 표피세포의 유핵세포 비대, 관모양의 주형; 간세포 괴사가 보였다. 투여 용량 1000 μg/kg 에서 한 마리의 수컷에서 정세관 위축, 비장과 흉선에서 림프구 고갈, 골수의 세포질축소, 샘 없는 상피에서의 종양이 보였다.

표 19. CL 191,305 투여 후 살아남은 동물의 현미경 관찰 결과

μg/kg	100		300
	♂	♀	♀
kidney tubular dilation	1/5	1/5	4/4
↑basophilia	5/5		4/4
karyocytomegaly of tubular epithelium	4/5		4/4
tubular degeneration	1/5		4/4
liver karyocytomegaly	3/5		1/4
atrophy of germinal testicular epithelium	1/5		
hypocellularity of bone marrow			3/4

· 독성 동태: 투여 용량 10 및 100 μg/kg 에서 정량한계 2.5ng/ml 이하였다. 또한 투여 용량 300 μg/kg 에서는 2시간 후에도 정량한계 이하였다

표 20. CL 191,305의 독성 동태 변수

dose	1000 μg/kg	
	♂	♀
C_{max} (μg/ml)	2.35	2.88
AUC_{0-t} (μg•hr/ml)	3.76	4.42
$t_{½}$ (hr)	16.2	13.1

<u>랫에서 CL 190,396의 단회 정맥 투여 독성 시험</u>

a) 연구 설계

· 종: CD 랫 (5마리마리/성별/군).

· 주령 및 체중: 7 주령; 수컷 258-320g, 암컷 172-219g.

· 약물: CL191,396

· 용량: 0, 10, 100, 300 및 1000 μg/kg NAc-epsilon.

· 관찰 기간: 6 주.

· 투여 경로: 꼬리 정맥 투여.

b) 관찰 및 시간:

· 임상 증상: 1일 2회 관찰.

· 체중: 약물 투여 전 및 투여 후 주 2회 관찰.

· 음식 섭취: 약물 투여 전 및 투여 후 주 2회 관찰.

· 소변 분석: 투여일에 관찰.

· 혈액학: 투여 13, 36일 후 관찰.

· 임상 화학: 투여 13, 36일 후 관찰.

· 육안 병리: 시험 종료 시점에 관찰.

· 조직 병리: 시험 종료 시점에 관찰.

· 독성 동태: 약물 투여 0.5, 1, 2, 6, 8, 12 시간 후 관찰.

c) 결과:

· 임상 증상: 사망한 동물은 없으며, 특이한 점이 발견되지 않았다.

· 체중: 특별한 변화가 없음.

· 음식 섭취: 특별한 변화가 없음.

· 소변 분석: 4% 에탄올 vehicle로 인한 용혈 때문에 헤모글로빈이 관찰됨.

· 혈액학: 특별한 변화가 없음.

· 임상 화학: 특별한 변화가 없음.

· 육안 병리: 암컷에게서 10-20% 심장체중이 감소하였다. 수컷과 투여 용량 1000 μg/kg 암컷에게서 흉선 체중이 증가하였다.

· 조직 병리: 특별한 변화가 없음.

· 독성 동태: CL190,396을 투여하고 2 시간 이내에 정량한계 2.5 ng/mL 이하로 떨어졌기 때문에 독성 동태는 따로 계산하지 않았다. 최대 혈중 농도 (Cmax)는 투여 용량 1000 μg/kg 에서 투여량과 직선성을 가진다.

2) 다회 투여 독성

랫에서 6주기의 CL 555.201의 정맥 투여 독성 시험 (4주간의 회복기 포함)

a) 연구 설계:

· 종: CD 랫 (15 마리마리/성별/군).

· 주령 및 체중: 8주령; 수컷 263-398g, 암컷 203-289g.

· 약물: CL191,396

· 용량: hP67.6 투여 당량 (0, 0.1, 0.4 및 1.2 mg/kg 를 1주일에 1회 투여하는데 6주동안 1.2 mg/kg 의 CL555,001 순수 항체와 함께 투여) / 독성 당량 (0, 3, 10 및 30 µg/kg NAc-calicheamicin AcBut (CL191,305))

· 관찰 기간: 4 주.

· 투여 경로: 꼬리 정맥 투여.

b) 관찰 및 시간:

· 임상 증상: 1일 2회 관찰 및 회복 기간에 매일 1회 관찰.

· 체중: 약물 투여 전 및 투여 후 주 1회 관찰.

· 음식 섭취: 약물 투여 전 및 투여 후 주 1회 관찰.

· 안과 검사: 약물 투여 전 및 투여 36일 후 관찰.

· 혈액학: 약물 투여 전 및 투여 9, 37, 65일 후 관찰.

· 임상 화학: 약물 투여 전 및 투여 9, 37, 65 일 후 관찰.

· 소변 분석: 약물 투여 전 및 투여 10, 41, 66 일 후 관찰.

· 항체 관찰: 약물 투여 전 및 투여 21, 41, 65 일 후 관찰.

· 육안 병리: 시험 종료 시점에 관찰.

· 조직 무게: 시험 종료 시점에 관찰.

· 조직 병리: 시험 종료 시점에 관찰.

· 독성 동태: 약물 투여 0, 2, 24, 96, 168 시간 후 및 35일 후 관찰.

c) 결과

· 임상 증상: 사망한 동물은 없다. 약물 관련 증상으로는 암컷의 변의 양이 줄어들고 항문 주위가 젖거나 더러워져 있었다.

· 체중: 아래 그림에 나타낸 것처럼, 수컷 랫에서 hP67.6 중합체가 중간 투여 용량에서는 8% 감소, 높은 투여 용량에서는 11% 감소를 보였다 (약물 투여 기간이 끝난 후). 암컷 랫에서는 13-34 일에만 높은 투여 용량에서 ~5% 감소를 보였다.

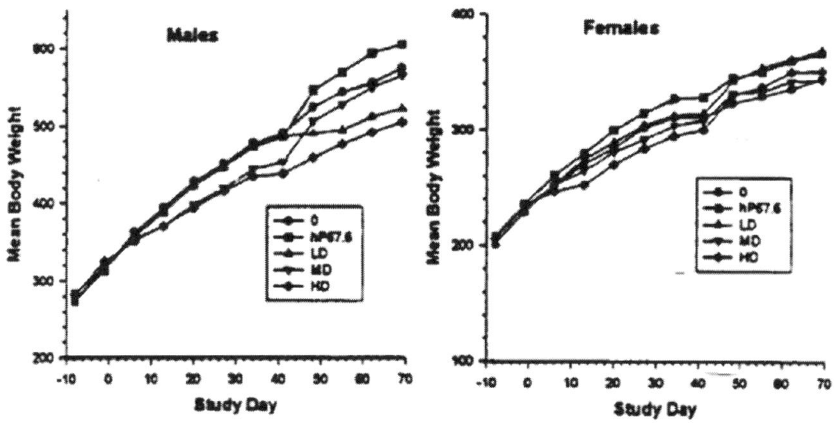

그림 17. CL555.201 투여량에 따른 수컷/암컷 랫의 체중 변화.

· 음식 섭취: 투여 2주 후 수컷의 중간 투여 용량(MD)과 높은 투여 용량(HD)에서 12% 감소를 보였으며, 투여 5주 후 암컷의 중간 투여 용량에서 17% 감소를 보였다. 또한 투여 1주 후 암컷의 높은 투여 용량에서 9% 감소를 보였다.

· 안과 검사: 특별한 변화가 없음.

· 혈액학: 투여 기간 동안 다형핵호중성구, 비정형 림프구, 단핵구 수가 매우 변동이 심했다.

· 적혈구 - 수컷의 HD에서 10% 감소, 수컷의 순수 hP67.6에서 5% 감소, 암컷의 MD, HD에서 7% 감소.

헤모글로빈 - 수컷의 HD와 암컷의 MD, HD에서 5% 감소.

Ht - 수컷의 HD에서 8% 감소, 암컷의 MD, HD에서 6% 감소.

정적아구 - 투여 37일 후 암컷의 HD에서 증가.

평균적혈구용적 - 수컷의 HD에서 4% 증가.

MCHb - 수컷의 HD에서 6% 증가, 암컷의 MD, HD에서 3% 증가.

혈소판 - 투여 9일 후, 수컷의 LD, MD, HD 에서 각각 18, 23, 29% 증가. 암컷의 HD에서 19% 증가.

백혈구 - 투여 9일 후, 수컷의 LD, MD, HD 에서 각각 19, 20, 31% 감소, 투여 37일 후 수컷의 HD에서 17% 감소.

림프구 - 수컷의 LD, MD, HD에서 20% 감소.

적혈구 (회복기 이후) - 암컷의 MD, HD에서 5% 감소.

평균적혈구용적 (회복기 이후) - 수컷의 LD에서 3% 감소, 수컷의 HD에서 5% 증가.

MCHb (회복기 이후) - 수컷의 HD에서 6% 증가.

백혈구 (회복기 이후) - 암컷의 HD에서 30% 증가.

· 임상 화학

Na^+, Cl^-, Ca^{2+}의 작은 변화는 독성학적으로 중요하지 않다고 여긴다.

당 - 투여 37일 후 수컷의 HD에서 9% 감소하였다. 투여 9일 후 암컷의 MD에서 15% 감소하였다.

평균 콜레스테롤 - 암컷의 경우 투여 9 및 37 일후 HD에서 30% 증가를 보였고, 투여 37일 후 MD에서 40% 증가했다. 수컷의 경우 투여 37일 후 HD에서 100% 증가하였다.

AST - 투여 9 및 37일후 LD, MD, HD에서 용량 의존적으로 20~45% 증가하였다(수컷이 더 예민함). 회복 기간 후에는 정상 수치로 돌아왔다.

ALT - 투여 9 및 37일째 LD, MD, HD에서 용량 의존적으로 30-100% 증가하였다(수컷이 더 예민함). 회복기간 후에 수컷의 HD에서는 여전히 50% 증가하였다.

알부민 - 투여 37일 후 HD에서 12% 감소, 투여 37일 후 암컷 MD에서 7% 감소

글로불린 - 투여 9 및 37일 후 수컷의 MD, HD에서 15% 증가, 투여 37일 후 암컷의 MD, HD에서 35% 증가, 투여 9일 후 암컷의 HD에서 14% 증가.

알부민/글로불린 비율 - 투여 37일후 MD, HD에서 ~25% 감소.

알칼리성 인산가수 분해효소 - 수컷의 MD, HD에서 16~50% 증가, 암컷의 HD에서 40-140% 증가.

트리글리세라이드 - 투여 9일 후 LD, MD, HD, 순수 hP67.6 에서 25% 감소.

· 소변 분석

HD 군 - 수컷의 경우 투여 10일 후 2+단백뇨, 투여 41일후 3+단백뇨. 암컷의 경우 투여 41일 후 3+단백뇨.

MD 군 - 수컷의 경우 투여 41일 후 2+단백뇨.

LD 군 - 수컷의 경우 투여 41일 후 2+단백뇨.

회복기간을 거친 후에 HD에서의 단백뇨는 해결되지 않았고, LD에서 수컷 한 마리와 MD에서 암컷 한 마리에서는 2+단백뇨가 여전히 관찰되었다.

· 항체 관찰: hP67.6의 항체는 125I-hP67.6이 랫 혈장에서 응집되어 겔투과 크로마토그래피

를 통해 시각화하는 방법을 통해 측정하였다. hP67.6 중합체는 랫에서 확실히 면역원성이 있었다.

표 21. 항체 응집 실험 결과

	Day 21						Day 41						Day 65					
	-	±	+	++	+++	+++-	-	±	+	++	+++	++++	-	±	+	++	+++	++++
PBS	11	9					7	10	3				1	8	1			
naked hP67.6	8	3			6	3	1	2	4		2	11		1	2	2	3	2
LD	2	7			3	8	2	3	1		2	12		2	1		1	6
MD		2	1	1	3	13		2	1		8	8					1	9
HD	4		1	1	6	7		1		1	6	11				1		8

· 육안 병리: LD, MD, 순수 항체 군에서는 특별한 변화가 없었다. HD 군에서는 간에서 빨갛게 얼룩진 변색이 나타났고 표면이 거칠었지만 회복기간을 거친 후에는 사라졌다. 투여가 끝났을 때와 회복기간에서는 고환이 작게 나타났으며 신장이 창백했다.

· 조직 무게: 아래 표에 요약한 것과 같이 간, 비장, 신장, 고환, 부신, 뇌에서 장기 체중의 변화가 나타났다. 고환을 제외하고 4주동안의 모든 변화는 가역적이었다.

표 22. 조직 무게 변화

	LD		MD		HD		After Recovery
	Absl	ΔRel	Absl	ΔRel	Absl	ΔRel	
liver ♂	14	12	-	19	42	58	normal
♀	-	-	21	22	24	31	normal
spleen ♂	-	-	-	-	34	47	normal
♀	-	16	-	18	33	41	normal
kidneys ♂	-	-	-	-	14	25	normal
♀	-	-	18	20	-	20	▸LD ♀ ↑15%
testes	-	-	-38	-32	-55	-49	▸HD ↓62%
ovary	-	-	21	23	-	-	normal
adrenals ♂	-	-	-	15	15	28	normal
♀	-	-	-	-	15	23	normal
thyroid	-	-	-	-	-	-	▸hP67.6 & MD ♀↓25%
brain ♂	-	-	-	10	-	11	▸hP67.6 ↑10%
♀	-	-	-	-	-	17	(hP67.6 ↓7% in treatment)
pituitary	-	-	-	-	-	17	normal
thymus ♂	29	26	-	-	-	-	normal

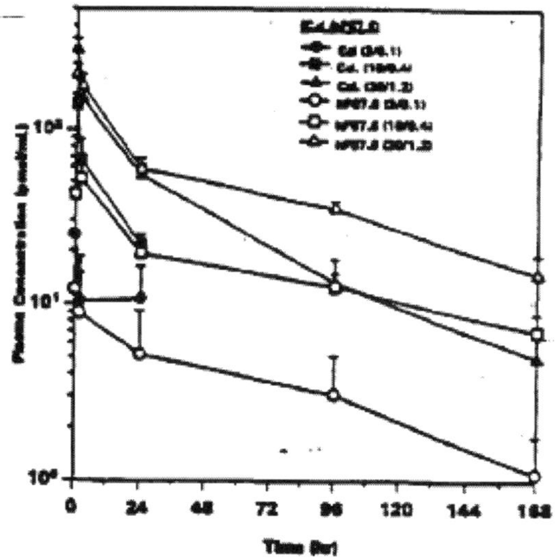

그림 18. Calicheamicin 및 hP67.6 의 독성 동태 프로파일.

· 조직 병리

젖샘 - 수컷의 MD, HD에서 약간 눈에 띄는 위축이 나타났으며, 회복기간 동안 MD에서는 정상으로 돌아왔고 HD 에서는 적당한 크기로 회복되었다.

신장 - 수컷의 HD와 암컷의 MD, HD에서 신장관 팽창, 호염기구 이상 증가가 나타났으며, 이는 회복기간 동안 돌아왔다.

간 - HD 군에서 공포형성, 간세포의 유핵세포 비대, 간세포의 위축과 sinusoid 팽창, 타원세포/담관 성장이 나타남. 회복기간에서 공포형성, 위축, 동양혈관의 팽창이 일어났다. 유핵세포 비대와 타원세포/담관 성장은 더 심해졌다. 게다가 간세포의 유핵세포 비대가 MD군의 수컷에서도 관찰되었다.

비장 - MD군의 수컷, HD군의 수컷 및 HD군의 암컷에서는 가장자리 구역의 위축이 나타났고, HD 군의 수컷, 암컷 모두에서 골수외조혈이 증가했다. 이러한 변화는 회복기간이 끝나자 해결되었다.

고환 - HD에서 수정관의 위축, 정자감소증, 부고환의 표피가 벗겨짐, 사이세포의 과형성이 나타났다. 회복기간 이후에도 해결되지 않았다.

골수 - HD에서 괴사와 섬유증이 나타났고 회복기간 동안 해결되었다.

· 독성 동태: 총 calicheamicin (머캅토에탄올에 환원되어 복합체로부터 유리된 것), 유리형의 calicheamicin (아세톤으로 혈장에서 추출된 것) 및 전체 hP67.6은 ELISA로 분석했다. 정량한계는 calicheamicin의 경우 8.7 ng/mL이었고 hP67.6 은 10ng/mL이었다. 35일 째의 자료만으로 여러 독성 동태 변수를 얻기에는 부족하였다. 0일 째에는 총 calicheamicin 의 최대 혈중 농도 (Cmax) 와 전체 hP67.6 의 곡선 하 면적 (AUC), 최대 혈중 농도 (Cmax)가 투여 용량과 선형을 이루었다. 0일 째의 독성 동태 변수 및 프로파일은 아래 표와 그림에 요약하였다. 수컷과 암컷에서 특별한 차이점은 없었다. 유리형 calicheamicin 은 전체 calicheamicin 의 3.6%를 차지했다.

표 22. 조직 무게 변화

		Calicheamicin			Total hP67.6	
		total		free		
	Dose	Day 0	Day 35	Day 0	Day 0	Day 35
C_{max} (μg/ml)	HD	0.494	0.386	0.0176	31.7	7.97
	MD	0.254	0.182	-	7.7	-
	LD	0.037	0.070	-	1.94	-
AUC_{168} (μg•hr/ml)	HD	8.78	-	-	1180	-
	MD	2.42	-	-	403	
	LD	-	-	-	91	
$t_{½}$ (hr)	HD	39	-	-	72	-
clearance (ml/hr/kg)	HD	2.9	-	-	0.85	-

원숭이에서 6주기의 CL 555.201의 정맥 투여 독성 시험 (4주간의 회복기 포함)

a) 연구 설계

· 종: 원숭이 (Macaca fascicularis) (5 마리/성별/군).

· 주령 및 체중: 3-5 연령; 수컷 2.5-5.4kg, 암컷 2.4-3.3kg.

· 약물: CL191,396

· 용량: hP67.6 투여 당량 (0, 0.2, 0.6 및 1.8 mg/kg를 1주일에 1회 투여하는데 6주동안 1.2 mg/kg 의 CL555,001 순수 항체와 함께 투여) / 독성 당량 (0, 5, 15 및 45 μg/kg NAc-calicheamicin AcBut (CL191,305)).

· 관찰 기간: 4 주.

· 투여 경로: 복재 정맥 투여.

b) 관찰 및 시간:

· 임상 증상: 1일 2회 관찰.

· 체중: 약물 투여 전 및 투여 후 주 1회 관찰.

· 음식 섭취: 약물 투여 전 및 투여 후 주 1회 관찰.

· EKG: 약물 투여 전 및 투여 37, 38, 69 일 후 관찰.

· 안과 검사: 약물 투여 전 및 투여 36일 후 관찰.

· 소변 분석: 약물 투여 전 및 투여 21, 65 일 후 관찰.

· 혈액학: 약물 투여 전 및 투여 9, 37, 65일 후 관찰.

· 임상 화학: 약물 투여 전 및 투여 10, 38, 65 일 후 관찰.

· 항체 관찰: 약물 투여 전 및 투여 21, 65 일 후 관찰.

· 육안 병리: 시험 종료 시점에 관찰.

· 조직 병리: 시험 종료 시점에 관찰.

· 독성 동태: 약물 투여 0.5, 2, 6, 12, 24, 48, 72, 120, 168 시간 후 및 35일 후 관찰.

c) 결과

· 임상 증상: 사망이 발생하지 않았으며, 특별한 변화가 없음.

· 체중: HD에서는 아래 그림의 결과와 마찬가지로 전체 투여 기간 동안 10% 이내로 감소하였고 MD에서는 수컷의 경우 투여 4~6주 후에, 암컷의 경우 투여 6주 후에 감소하였다. LD에서는 투여 4-6주 후에 수컷에게서만 감소가 일어났다.

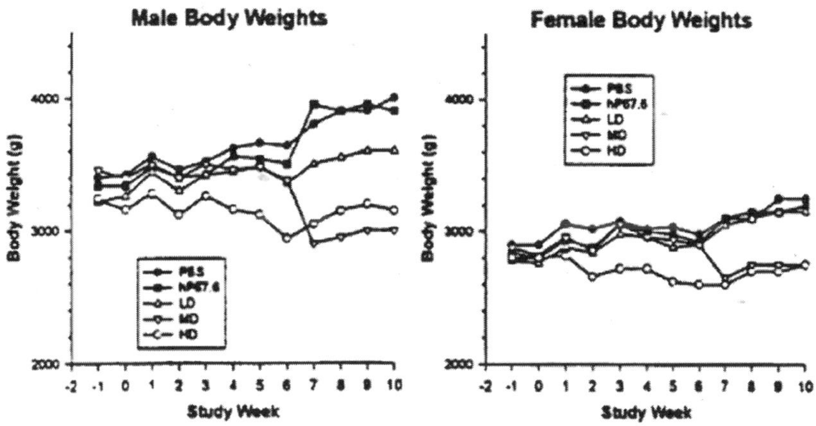

그림 19. 투여 용량에 따른 수컷/암컷 원숭이의 체중 변화.

· 음식 섭취: 특별한 변화가 없음.

· EKG: 특별한 변화가 없음.

· 안과 검사: 특별한 변화가 없음.

· 소변 분석: HD에서 한 마리의 암컷이 투여 38일 후 3+단백뇨가 관찰되었다.

· 혈액학: 망상세포, 정적아구, 평균세포 헤모글로빈농도, 혈소판, 호산구, 호염구, 단핵구 및

스틱모양이거나 비정형의 림프구에서는 특별한 변화가 보이지 않았다. 변한 것은 다음 표 21에 실어놓았으며 이는 가역적이다. 응집시험결과는 투여 9 및 37 일 후에 활성부분 트롬보플라스틴시간(APTT)과 PT의 변화를 보였다.

표 23. 혈액학 분석 결과

	Day 9 (♂,♀)	Day 37 (♂,♀)	Day 65 (♂,♀)
hematocrit	↓30, 31% HD	↓45, 46 HD ↓23, 0 MD	
hemoglobin	↓31,30 HD	↓45, 44 HD ↓23, 15 MD	↓0, 5 LD
RBC	↓32, 32 HD	↓48, 48 HD ↓31, 0 MD	↓23, 0 HD ↓24, 0 MD
MCV		↑12, 0 MD	↑19, 0 HD ↑21, 0 MD
MCHb		↑13, 0 MD	↑24, 0 HD ↑26, 0 MD
WBC	↓44, 57 HD ↓34, 28 MD	↓79, 70 HD ↓51, 34 MD	↓59, 40 HD ↓23, 33 MD
PMN (highly variable predose and control values)		↓89, 72 HD ↓0, 14 MD ↓0, 50 LD ↓0, 59 hP67.6	
lymphocytes	↓48, 68 HD ↓43, 23 MD	↓67, 70 HD ↓52, 29 MD	↓51,46 HD

· 임상 화학

Na+: LD, MD, HD에서 투여 9, 37 및 65일 후에 2-10% 상승했다.

Cl-: 투여 37일 후에 모든 군에서 10% 감소했다.

총 단백질: 투여 9, 37 및 65 일 후에 LD, MD, HD에서 20% 이하로 감소했다.

알부민: 투여 9, 37 및 65일 후에 LD, MD, HD에서 10-20% 감소했다.

글로불린: 투여 9, 37 및 65 일 후에 용량에 의존적으로 10-60% 증가했다.

알부민/글로불린 비율: 투여 9, 37 및 65 일 후에 LD, MD, HD에서 30-50% 감소했다.

BUN과 크레아티닌 수치: 투여 37일 후에 올라가는 경향을 보였다.

AST: LD, MD, HD에서 투여 9일 후에 4배, 37일 후에 6배, 65일 후에 3배가 증가했다.

ALT: 투여 9일 후 HD에서 2.5배 증가했다.

· 항체 관찰: hP67.6의 항체는 겔크로마토그래피를 통해 원숭이 혈장에서 125-I-hP67.6 이 응집되는 것이 시각화되는 것을 통해 측정하였다. 결과는 아래 표에 요약하였다. 투여 65일 후에 모든 혈장 (2마리의 암컷, 2마리의 수컷) 에서 응집 형성이 발견되지 않았다 (한 마리의 순수 hP67.6에서 ++++반응이 관찰되고 한 마리의 LD에서의 암컷에서 ±반응이 관찰된 것을 제외). 투여 45일 후에 한 시료가 갑자기 따듯해져서 이는 분석을 진행하지 않았다.

표 24. 투여 21일 후 항체 응집 실험 결과

# of Animals With Indicated Levels of Aggregate Formation at Day 21						
	-	±	+	++	+++	++++
PBS	7	3				
naked hP67.6	6	2		1	1	
LD	3	6		1		
MD	3	5	2			
HD	2	6	2			

· 독성 동태: 아래 표를 참조.

표 25. hP67.6 중합체의 원숭이 투여 후 독성 동태 결과

		Calicheamicin		Total hP67.6
		total	free	
	Dose	Day 0	Day 0	Day 0
C_{max} (μg/ml)	HD	1.490	0.0114	3.57
	MD	0.282	-	11.10
	LD	0.111	-	3.50
AUC_{168} (μg•hr/ml)	HD	25.7	-	2530
	MD	5.87	-	795
	LD	2.20	-	258
$t_{1/2}$ (hr)	HD	183	-	176
	MD	115	-	141
	LD	98	-	129
clearance (ml/hr/kg)	HD	1.08	-	0.353

3) 특수 독성

급성 골수성 백혈병을 위한 골수이식 이전에 골수의 방사능을 증가시키기 위한 방사선 표지 항-CD33 항체의 사용

: 9명의 환자에게 131I가 표지된 2.0-4.0 mg/m2 의 뮤린-p67.6를 투여하였다. 20 mg/m2를 투여 받은 한 환자는 말초 혈액과 골수의 모든 항원 결합 부위가 포화되었다. 환자의 4/9는 다른 일반적인 장기들보다 비장과 골수에서 더 높은 방사선 용량을 받아서 분배가 잘 되었지만, 이외의 환자들은 골수에서 머무는 시간이 너무 짧았다. 이는 빠른 결합, 내포화, 아이오딘의 유리 때문이었다. 혈장의 반감기는 0.7-31 시간으로 다양했고 용량 제한적인 독성이 나타나지 않았다. 이 시험은 CD33에 결합하는 항체가 조직결합이나 심각한 독성을 일으키지 않았음을 설명한다.

정상인의 조직과 인간화 hP67.6 중합체의 반응성

: hP67.6 중합체 10 μg/mL의 반응성은 51개의 개체에서 얻은 50개의 조직에서 시험하였다. 20 개의 조직은 3 개의 자료로 시험하였고, 9개의 조직은 2개의 자료로, 나머지 21개의 조직은 하나의 자료로 시험하였다. 중합체는 토끼의 항-유전자형 항-hP67.6을 당나귀의 겨자무과산화효소가 연결된 항-토끼 항체로 탐지하는 방식으로 감지하였다. HL-60 은 양성 비교군으로 사용하였고, hP67.6 중합체가 없는 인접한 부분은 음성 대조군으로 사용하였다. 반응 패턴은 비오틴화된 hP67.6 과 유사했다. 99개의 구역 중 26개의 구역에서 특별한 염색이 나타났는데 이는 50개의 조직 중 18에 해당한다. 내피세포의 염색은 조직의 대식세포 때문이다.

N-Ac calicheamicin (CL184,538)과 환원된 글루타티온의 반응성

: 중합체의 이황화 결합이 환원되면 아래 그림의 기전으로 calicheamicin 부분을 재배치시킨다. 37℃ 에서 1mM EDTA 와 20% 에탄올이 들어있는 pH 7.4, PBS 에서 글루타티온과 CL184,538 이 반응을 일으킨다. 반감기에 대한 자료와 속도상수는 제공되지 않았다. 시작물질의 제거는 아래 도표에 나타냈다. 결론은 CL184,538 은 혈장에서 발견되는 글루타티온 농도 (<20 μM) 에서 안정하다는 것이다. 그러나 전형적인 세포 내부의 글루타티온 농도 (2 mM) 에서는 반응성을 나타낸다.

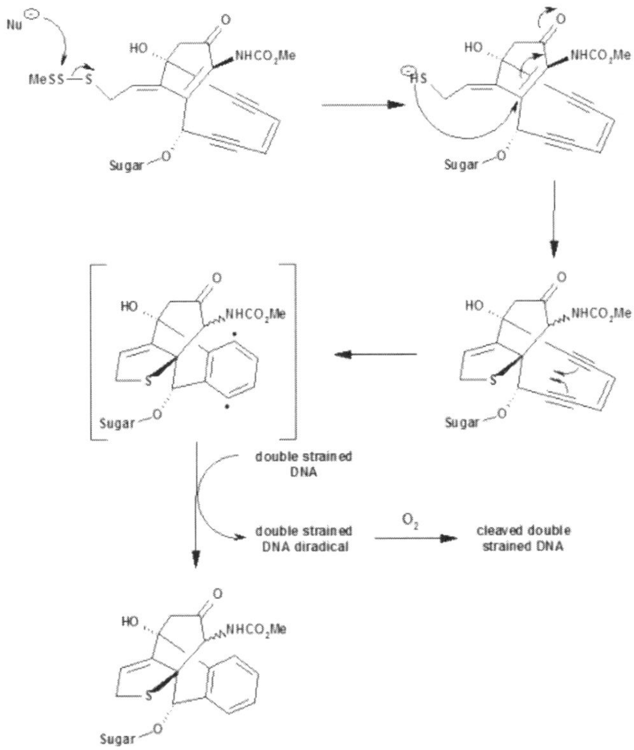

그림 20. 중합체의 이황화 결합이 환원되는 과정.

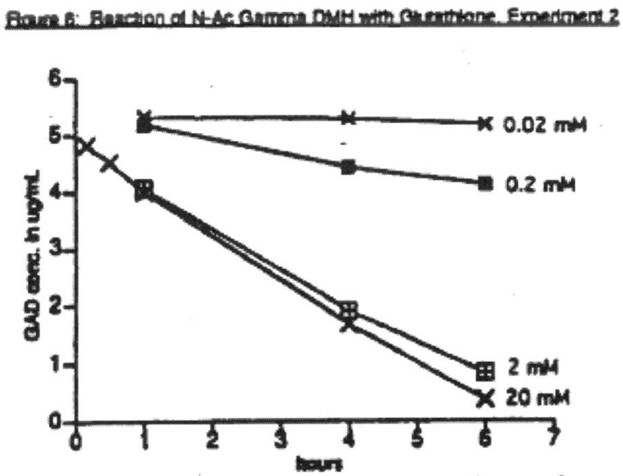

그림 21. 글루타티온과 N-Ac Gamma DMH의 반응.

생리학적 pH 조건의 버퍼에서 hP67.6-N-Ac γ calicheamicin DMH AcBut 중합체(CL555,201)의 가수분해

: 중합체에서 calicheamicin이 해리되는 것은 하이드라존이나 이황화 결합이 가수분해 되면서 일어난다. hP67.6 중합체의 가수분해를 NAc-calicheamicin DMH 가 유리되는 것을 관찰하였다. 버퍼는 pH 4.5, 6.0 및 7.4 에 알맞도록 27.5 mM 인산 나트륨, 100mM 염화나트륨, 50mM 설탕으로 제조하였다. pH 7.4 에서 2-3% 의 calicheamicin 이 24 시간마다 유리되었다. 리소좀의 환경인 pH 4.5 에서는 10 시간 안에 최대 해리양의 절반이 해리되었다. 예상된 calicheamicin 의 절반이 해리되었지만 이는 해리된 양의 절반이 기벽에 달라붙었기 때문이다.

정상 인간 조직과 인간화 P67 중항체의 반응성

: 10 μg/mL의 비오틴화된 hP67.6은 30개의 개체로부터 채혈된 44개의 조직 중 15개에서 염색이 되지 않았다. 15 개의 조직에서 혈관내피세포의 염색이 발견되었고 이러한 조직들 중 11개가 백혈구 염색이었다. 단핵구와 난소의 황체세포는 양성으로 염색되었다. 양성 염색은 모든 경우에서 세포질 때문에 발생하였으며, 대표 양성조직을 추가로 재분석하였지만 비슷한 결과가 얻어졌다. 1차 항체 없이는 염색이 모든 조직에서 음성으로 나타났다. 횡문근에서는 음성염색이 나타났고 세포막에 있는 HL-60 세포에서는 양성염색이 나타났다. 고정이 세포질에서 면역반응적인 항원 결정부를 노출시키는 것이 가능하다.

정상 인간 조직과 인간화 항체 (CL555001)의 반응성

: 이 시험은 표본의 수를 늘리고 더 반응성이 좋은 세포 유형을 알아보고자 진행하였다. 비오틴화된 hP67.6 이 10 μg/mL 일 때 반응성을 47 개의 개체로부터 채혈한 47 개의 조직에서 시험하였다. 19 개의 조직은 3 개의 자료로 시험하였고, 7 개는 두 개의 자료로, 나머지 21 개는 하나의 자료로 시험하였다. 복합체의 결합은 비오틴/아비딘 탐지 시스템으로 탐지하였다. HL-60 은 양성 비교군으로, 비오틴화된 hP67.6 이 없는 인접한 구간은 음성 비교군으로 사용하였다. 47 개의 조직 중에 36 개에 해당하는 총 94 개의 구간 중 62 개의 구간에서 특이한 염색부분이 나타났다. 이 반응성은 CD68 로 염색됨으로써 대식세포/단구 계통의 세포에 기인하였다. 내피세포의 염색은 조직의 대식세포 때문이었다. CD33 과 함께 배양하였더니 특이한 염색이 사라졌다. 조직 반응성 패턴은 다른 CD33 항체와 함께 움직였다. 반응은 CD33 항원에만 특이적으로 일어나며, 이는 인간의 IgG4 이소체와의 결합에 의한 것은 아니었다. 어떠한 부작용도 인간의 조

직에서 발견되지 않았다.

Cynomolgus 원숭이와 Sprague-dawley 랫의 조직에 대한 인간화 단일클론 항체 hP67.6의 교차 반응성

: 비오틴화된 hP67.6를 Cynomolgus 원숭이와 Sprague-dawley 랫의 조직에 각각 50 배 및 500 배 희석하여 사용하였다. 몇몇 조직에서 강한 염색이 나타났지만, 이러한 점을 고려하여 음성이라고 판단하였다. 표지는 세포막에 있는 것이 아니라 세포질에 있었다. 같은 시료의 다른 구간에서 음성을 나타냈다. 대조군 항체나 비오틴화된 인간화 IgG4 에서 양성 염색이 발견되었다.

의식이 있는 beagle 개에서의 CL555,201의 심혈관계 안정성 평가

a) 연구 설계:

· 종: beagle 개 (2마리/성별/군).

· 주령 및 체중: 10-26 개월령; 10.5-13.3 kg.

· 약물: hP67.6 중합체

· 용량: hP67.6 투여 당량 (4, 13 및 40 mg/m2) / 독성 당량 (100, 330 및 1000 μg/m2 NAc-calicheamicin AcBut (CL191,305)).

· 관찰 기간: CPMS를 사용하여 약물 투여 30분 및 60분 후 관찰.

· 투여 경로: 30분간 정맥 투여 (40 mg/m²은 즉시 투여).

b) 결과

표 26. hP67.6 NAc-calicheamicin AcBut 의 투여량에 따른 심혈관계 안정성

dose	mean arterial pressure	heart rate	cardiac output	ECG
4 mg/m²	5%↓at 55, 85 min	-	10%↓at 50 min	-
13	↓ trend (10%) 25-60 min	40% ↑ at all times ≥ 15 min	-	P-wave amplitude ↑ 30% at 20-60 min; T-wave amplitudes ↑ 45-140% at all times≥ 15 min
40	~20%↓ at 5-25 min	rising trend 15-60 min	40%↓ 5-10 min	P-wave ↑ trend at 5 min w/ sign. at 40 min only (25%); 160% ↑ T-wave 5-45 min

항암제 CL555,201에 결합된 calicheamicin 유도체 (CL191,305)의 생체 외 혈액 호환성

: 식염수에 10 배 희석된 인간의 전혈에 hP67.6를 섞어 0.3 μg/mL로 만든다. 이는 인간에서 확인되는 농도보다 10 배 높은 농도이다. 튜브를 가끔씩 섞어주면서 실온에서 30 분동안 배양시키고 원심분리 하여 용혈이 보이는지 관찰하였다 (펠렛이 생기는지의 여부나 혈장의 색으로). 식염수와 물은 각각 음성, 양성 대조군으로 사용하였다. 또한 시료에서 10 분 후에 단백질 응집이 생기는지도 관찰했다. 어떠한 용혈이나 단백질 응집이 발견되지 않았다.

생체 외 설치류 골수 조혈 콜로니 형성에서의 γ calicheamicin의 유도체인 CL181.927, CL184.538, CL186.760, CL190.394의 영향

: 이 실험은 골수독성의 가능성과 계통 특이성을 평가하기 위해 실행되었다. 마우스의 골수를 다양한 성장인자들과 calicheamicin 유도체를 포함하고 있는 한천에 넣어주었다. 모든 물질에서 골수독성이 농도에 의존적으로 증가하였고, 다만 N-Ac-epsilon-calicheamicin 은 10 nM 이하에서 독성을 나타내지 않았다. 또한, 어떤 물질에서도 계통 특이성이 발견되지 않았다.

표 26. 콜로니 형성 억제에 대한 IC50 (nM)

Colony type	N-Ac-γ-cal'	N-Ac-cal' DMAcid	N-Ac-cal' DMH	N-Ac-ε-cal'
CFU-E	1.8	1.3	2.7	>10
CFU-GM	2.9	3.5	3.5	>10
BFU-E	2.4	1.3	3.6	>10
CFU-GEMM	2.3	1.4	5.7	>10

37℃ 조건에서 6시간 동안 인간, 원숭이, 랫 혈장의 hP67.6 중합체 (CL555.201)의 생체 외 안정성

: hP67.6 중합체를 100 μg/mL 로 인간, 원숭이, 랫 혈장에서 배양하였다. 비결합-calicheamicin을 확인하기 위해 ELISA를 사용하여 0, 0.5, 1, 2, 4 및 6 시간의 각각 두 개씩 시료를 분석하였고, 전체 calicheamicin 을 위해 0 및 46 시간의 시료를 분석하였다. 5 μg/mL 의 184,538 의 표본 시료가 유사하게 분석되었다. 아래 표에 요약한 것처럼 hP67.6 중합체는 혈장에서 아주 안정했다.

표 27. 중합되지 않은 calicheamicin 비율 (%)

time (hr)	0	0.5	1	2	4	6
human	1.9	2.0	2.6	2.6	2.9	4.5
monkey	2.4	2.6	3.3	3.3	4.9	6.8
rat	2.3	3.2	3.1	2.9	4.3	4.9

1.6 생식독성 및 발생독성

임신한 랫에서 CMA-676의 정맥 투여 독성 시험

a) 연구 설계

· 종: 짝짓기 시기가 된 암컷, CD VAF 랫.

· 주령 및 체중: 9~12 주령; 194-282 g.

· 약물: CMA-676.

· 실험군 제형: CMA-676, 동결건조된 단일클론 항체 중합체, CMA-676를 포함한 5 mg-바이알, 인산 나트륨 이염기, 인산 나트륨 단염기, 설탕, 덱스트란-40, 염화나트륨.

· 대조군 제형: 1.0% 랫 혈청 알부민 및 1.55% 설탕이 섞인 인산 완충액의 식염수와 0.91% 덱스트란-40.

· 용량: 0, 0.025, 0.075 및 0.2 mg/kg/day 임신한지 6-17 일에 투여.

b) 관찰 및 시간:

· 임상 증상: 임신한지 6일째 되는 날부터 매일 임상적인 관찰을 실시하였으며, 사망률을 알아보기 위해 매일 2회 관찰.

· 체중: 임신한 지 6일에서 18일까지 매일 측정하였으며 21일째 되는 날에도 측정.

· 음식 섭취: 임신한 날로부터 6-9일, 10-13일, 14-17일, 18-20일에 관찰.

· 육안 병리: 21일째, 자궁과 난소를 절제하고 체중을 측정. 자궁 절개를 통한 발견: 각각의 난소에서 황체의 개수, 늦거나 이른 흡수로 평가되는 착상, 태아의 생존 유무

· 태아에서의 발견: 태아에서의 구개음 폐쇄 여부, 중대한 외부적 장애, 성태반의 외부모습

c) 결과

· 임상 증상: 약물은 사망률과 연관이 없었다. 고용량을 투여한 한 마리의 동물에서 마른 외형이 관찰되었는데 이는 체중 감소와 음식 섭취량 감소와 관련이 있었다.

· 약물을 투여한 경로에서의 영향: PBS에서 덱스트란-40 (0.91%) 을 이용하여 약물을 투여한 모든 동물에게서 이마나 코, 뒷단족 등에서 종창이 나타났다. 덱스트란-40을 투여하지 않은 랫에는 종창이 나타나지 않았다. 게다가 덱스트란-40이 적게 포함된 CMA-676 제형의 경우 종양을 발생시키지 않았다.

표 28. 중합되지 않은 calicheamicin 비율 (%)

	0.025 mg/kg	0.075 mg/kg	0.2 mg/kg
Maternal body wt. gain (GD 6 – 17)	↓16 %	↓60 %	*
Maternal body wt. gain (GD 18 – 20)	↓12 %	↓74 %	*
Gravid uterine wt.	↓11 %	↓79 %	↓98 %
Maternal body wt. (GD 21)	↓4 %	↓22 %	↓36 %
Maternal food consumption values	↓4 %	↓17 %	↓28 %
Maternal food consumption values (during post-dosing period)		↓9 %	↓41 %

*No body wt. gain. Loss of 5.4 g during GD 6 – 17 and loss of 3.9 g during GD 18 – 20.

Hysterotomy findings: The mean number of corpora lutea and implantations per dam were comparable among all groups

	Control	0.025 mg/kg	0.075 mg/kg	0.20 mg/kg
Embryo/fetal mortality				
Early resorptions per litter	1.13	0.75	10.13	13.38
Late resorptions per litter	0	0	0.13	
Average # of live fetuses per litter	10.88	11.13	2.88	0

· 태아에 대한 결과

태아의 성별 - 수컷과 암컷 태아의 비율은 LD, MD 에서 영향을 받지 않았다. HD 에서는 이 지표를 관찰하지 않았다.

태아의 체중 - 평균 체중은 LD, MD 에서 각각 9%, 41% 감소했다.

태아의 외적 모습 - MD 에서는 살아있는 태아 중 3/5, 또는 23마리 중 5마리에서 손가락 기형이 나타났다. LD 의 태아에서는 외적인 장애가 나타나지 않았으며 HD 군에서는 지표를 관찰하지 않았다.

태반의 외부모습 - MD, HD 에서는 특이한 점이 나타나지 않았다

임신한 랫에서 CMA-676 (랫 혈청 알부민과 함께 사용) 정맥 독성 용량 시험

a) 연구 설계

· 종: 짝짓기 시기가 된 암컷, CD VAF 랫.

· 주령 및 체중: 9-11 주령; 208-256 g.

· 약물: CMA-676.

· 실험군 제형: CMA-676, 동결건조된 단일클론 항체 중합체, CMA-676를 포함한 5 mg-바이알, 인산 나트륨 이염기, 인산 나트륨 단염기, 설탕, 덱스트란-40, 염화나트륨.

· 대조군 제형: 1.0% 랫 혈청 알부민 및 1.55% 설탕이 섞인 인산 완충액의 식염수와 0.91% 덱스트란-40

· 용량: 0, 0.01, 0.025 및 0.06 mg/kg/day 임신한지 6-17 일에 투여.

b) 관찰 및 시간:

· 임상 증상: 임신한 지 6일째 되는 날부터 매일 임상적인 관찰을 실시하였으며, 사망률을 알아보기 위해 매일 2회 관찰.

· 체중: 임신한 지 6일에서 18일까지 매일 측정하였으며 21일째 되는 날에도 측정.

· 음식 섭취: 임신한 날로부터 6-9일, 10-13일, 14-17일, 18-20일에 관찰.

· 육안 병리: 21일째, 자궁과 난소를 절제하고 체중을 측정.

· 자궁 절개를 통한 발견: 황체, 태아의 크기, 태아의 사망률

태아에서의 발견: 성, 체중, 외형이나 구개의 기형, 골격기형, 태반의 외부모습

· 통계적 방법: 체중, 자궁 체중, 자궁절개 지표, 태아의 성 등은 존키레 시험을 이용하여 분석하였고 군들 간의 차이점은 변화의 비모수통계학 방법 분석을 사용했다. 자궁 절제술 결과에 대한 분석은 태아 당 수, 태아 당 비율을 고려하여 진행하였다. 태아 검사 결과에 대한 분석은 적어도 한 마리의 영향을 받은 태아와 함께 태어난 태아 당 영향 받은 태아의 비율을 고려하여 관찰되었다. 음식 소비량과 태아의 체중은 존키레 시험과 비모수통계학 공변수 경향 시험, 비모수통계학 분석 방법을 통해 진행하였다.

c) 결과

· 임상 증상: 모든 암컷이 임신한 날로부터 21일까지 살아남았으며, 성기 주위가 빨개졌다.

표 29. 임신한 랫, 태아에서의 CMA-676 투여 결과

Average # of live fetuses per litter	12	11.75	11.42	7.46
Live fetuses proportion/litter	0.94	0.97	0.95	0.61

No drug-related effect on total implantations, preimplantation loss, and corpora lutea.

	Control	0.010 mg/kg	0.025 mg/kg	0.060 mg/kg
Examination of Offspring:				
↓ Absolute wt. of fetuses (♂/♀)		3% / 4%	9% / 10%	39% / 40%
Fetal sex distribution (mean proportion of males)	0.53	0.48	0.50	0.51
Fetal gross external examination				
Brachydactyly – Hind				
Proportion/litter	0	0	0	0.06
Proportion of litters	0	0	0	0.17
Ectrodactyly – Hind				
Proportion/litter	0	0	0	0.05
Proportion of litters	0	0	0	0.08
Short tail				
Proportion/litter	0	0	0	0.01
Proportion of litters	0	0	0	0.04
Hind paw digit malformations				
Proportion/litter	0	0	0	0.06
Proportion of litters	0	0	0	0.17
Fetal visceral examination				
Proportion/litter	0	0	0	0.01
Proportion of litters	0	0	0	0.04
Ribs – Decreased number				
Proportion/litter	0	0	0.01	0
Proportion of litters	0	0	0.04	0
Fused – Sternebrae				
Proportion/litter	0	0	0	0.01
Proportion of litters	0	0	0	0.04
Hemivertebrae/missing vertebral element				
Proportion/litter	0	0	0.01	0.04
Proportion of litters	0	0	0.01	0.04
Metacarpal – Reduced number Ossified				
Proportion/litter	0.01	0	0	0.07
Proportion of litters	0.08	0	0	0.13
Phalanges – Reduced number Ossified-Front				
Proportion/litter	0.21	0.20	0.15	0.53
Proportion of litters	0.63	0.58	0.50	0.83
Wavy ribs				
Proportion/litter	0.02	0.01	0.08	0.37
Proportion of litters	0.04	0.04	0.33	0.61
Basiphenoid – Enlarged Canal/Cleft				
Proportion/litter	0.02	0.01	0.01	0.15
Proportion of litters	0.08	0.08	0.08	0.30
Interparietal – Reduced Ossification				
Proportion/litter	0.00	0.03	0.05	0.04
Proportion of litters	0.00	0.13	0.21	0.17
Parietal – Reduced Ossification				
Proportion/litter	0.03	0.04	0.08	0.09
Proportion of litters	0.17	0.17	0.33	0.17
Sternebrae – Reduced number Ossified				
Proportion/litter	0.05	0.02	0.06	0.48
Proportion of litters	0.25	0.13	0.25	0.83
Caudal vertebrae – Unossified				

1.7 유전독성

: 유전독성 연구는 제시된 적응증에 필요로 하지 않기 때문에 수행하지 않았다.

1.8 발암성

: 발암성 연구는 제시된 적응증에 필요로 하지 않기 때문에 수행하지 않았다.

1.9 국소 내약성

: 국소 내약성 연구는 제시된 적응증에 필요로 하지 않기 때문에 수행하지 않았다.

2. 임상 약리 및 생물 약제 검토

2.1 요약

: 해당 검토는 항체 표적 화학요법 물질인 CMA-676의 임상 약리 및 생물 약제를 평가한다. 이 화합물은 세포독성 항생제인 calicheamicin이 결합된 인간화 항-CD33 항체를 함유한다. CD-33의 항원은 급성 골수성백혈병 (AML) 을 가진 환자에서 높은 비율로 백혈병 모세포의 표면에 발현된다. CMA-676은 백혈병 모세포의 표면에 있는 CD-33에 결합하고 세포 내부로 함입된다. 한편 세포 내에서는 링커의 가수분해가 일어나 calicheamicin 이 방출되고 항종양 효과를 나타낸다. CMA-676은 CD33 양성인 백혈병 모세포와 조혈모세포에 분포된다. 대략 hP67.6 1몰 당 2~3몰의 calicheamicin 이 결합된다. 이 약물의 목표는 CD33 양성 재발성 AML 환자의 치료이다. 제안된 용량은 2 시간 동안 9 mg/m2을 정맥 투여하는 것이다. CMA-676 를 이용한 치료방법은 복용간격을 14 일로 하여 총 2 번 복용하는 것이다.

분석 방법론과 밸리데이션 또는 개선에 관한 내용을 포함하는 6 개의 분석 시험 보고서가 제출되었다. hP67.6 에 대하여 제출된 4 개의 ELISA 시험 보고서에서 지속적으로 주요한 문제점이 나타났다. 해당 분석은 순수 항체, 중합된 항체, 조각화된 항체를 구분할 수 없었기 때문에 hP67.6의 약물 동태 변수에 변동성이 나타났다. 전체 calicheamicin 효소면역분석법 (EIA) 시험 보고서는 주로 요약 형태로 제출되었다. 변동성은 이 분석과 관련하여 가장 큰 문제점으로 보인다. 제출된 비결합-calicheamicin ELISA 분석 보고서에서 결함이 발견되지 않았다. 그러나 생체 내 비결합-calicheamicin 농도는 최소정량한계농도와 근접하였다. 분석에서 확인된 변동성은 최소정량한계에서도 발견되었고 이는 해당 일부분에 대한 약물 동태 변수의 변동성에 영향을 끼칠 수도 있다.

CMA-676 (hP67.6)의 항체 부분은 약물 동태학적인 특징을 나타내는 부분이다. 201, 202, 203 시험은 전체 calicheamicin, 비결합-calicheamicin 의 특징을 나타낸다.

총 141 명의 환자가 hP-67.6 의 비 구획 약물 동태 평가에 이용되었다. 전체 calicheamicin, 비결합-calicheamicin 의 비 구획 약물 동태 정보에는 129 명의 환자가 이용되었다.

제안된 용량인 9 mg/m2를 통한 시험에서 hP-67.6의 반감기는 투여 기간 1에서 투여 기간 3에 대하여 66.7±36.8 시간에서 211.4±178.6 시간의 범위로 나타났다. 이에 해당하는 곡선 하 면적 (AUC)은 각 투여 기간 1, 2, 3 에 대하여 132.3±136.3, 243.2±198.2, 173.1±24.7 mg*h/L 이였다. 청소율은 차후의 투여 기간에 따라 지속적으로 감소하였다. 코스2 는 또한 투여 기간 1 에서 투여 기간 2까지 관측된 청소율의 감소와 함께 반감기와 곡선 하 면적 (AUC)의 증가를 보였다. 최대 혈중 농도 (Cmax)는 코스1 에서 투여 기간 1과 투여 기간 2사이에서 증가된 후 투여 기간 3에서 감소되었다. 코스2는 투여 기간 1과 투여 기간 2 사이에서 최대 혈중 농도 (Cmax)의 감소를 나타내었다.

전체 calicheamicin과 비결합-calicheamicin 의 약물 동태는 hP67.6 에서 관측된 것과 같이 높은 가변성을 갖고 있었다. 전체 calicheamicin 에 있어 투여 기간 1과 투여 기간 2에서 관찰된 반감기 (39.0±25.4 vs 62.7±62.8 시간) 와 곡선 하 면적 (AUC) (2.1±1.8 vs 4.7±4.1 mg*h/L) 은 통계적으로 매우 달랐다. 그러나 이에 해당하는 최대 혈중 농도 (Cmax)는 투여 기간 1에 대하여 0.07±0.07 mg/L, 투여기간 2에 대하여 0.08±0.03 mg/L 였다.

비결합-calicheamicin 의 비 구획 약물 동태 분석은 221.5±367.7 vs 143.8±177.3 시간의 연장된 반감기를 나타내었고 다른 두 부분 비교하여 보았을 때 상대적으로 적은 곡선 하 면적 (AUC) (투여 기간 1과 투여 기간 2에서 0.4±0.4 vs 0.4±0.3 mg*h/L) 을 나타내었다. 그러나 모든 부분들은 상대적으로 높은 가변성을 나타내었다.

CMA-676의 배설과 제거는 동물실험을 통해 시험하였고, 간 담즙의 특징을 나타낸다고 생각된다. 시험 203을 포함하여 특정 인구집단 시험을 시행하였다. 소아 시험 보고서는 나중에 전체 내용이 제출될 것이며 이 집단에 대한 전체 약물 동태학적 검토는 에이전시를 통해 이루어질 것이다. 현재로서 개발사는 소아환자에 대하여 승인을 얻고자 하는 것은 아니다.

개체군에 대한 약물 동태는 4 개의 제출된 시험 (101, 201, 202, 203) 으로부터 얻어진 자료를 활용하여 시행되었다. 인구집단 분석은 부족한 모델적 예측과 청소율에 대한 부족한 평가, 그리고 공변량 분석의 부재로 인해 승인되지 않았다.

1) 권고사항

: 개발사는 임상 약리 및 생물 약제의 관점 하에서 얻어진 논평들을 근거로 NDA 21-17 제출건의 결함을 해결하기 위하여 다음의 임상 4상 의무사항에 대하여 동의해야 한다.

a) 전체 calicheamicin, 비결합-calicheamicin 에 대한 분석법을 향상시킬 것이 권고된다. 해당 약의 승인 조건을 달성하기 위해 실행할 임상시험에서, 향상된 분석기술을 이용하여 CMA-676의 약물 동태학적 특징을 규명해야 한다. 또한 다른 임상시험을 통해 CMA-676의 약물 동태학적 특징을 규명해야 한다.

b) 개발사는 어느 동질효소가 생체 내에서 CMA-676의 대사에 관여하는지, 발생 가능한 모든 대사 활성 성분이 무엇인지, 그리고 그들이 CMA-676의 총 활성도에 얼마나 관여하는지 등을 규명할 수 있는 필수 시험을 수행해야 한다.

c) 대사에 관한 필수 시험이 끝나면 개발사는 대사 경로와 관련된 약물상호작용에 관한 시험을 수행해야 한다.

d) 젊은 환자와 별개로 60세 또는 그 이상 환자로부터 얻어진 전체 calicheamicin, 비결합-calicheamicin 에 대한 약물 동태 관련 자료를 모두 분석해야 한다. 이러한 분석 결과에서 60세 이하 환자군과 60세 이상 환자군 사이의 약물 동태 변수의 차이가 나타날 것이다. 기관에 분석결과를 제출하여 임상 약리 부분을 수정해야한다.

e) 개발사는 전체 calicheamicin, 비결합-calicheamicin의 약물 동태 변수를 포함하여 공변량의 상관관계 (나이, 체중, 간 독성, 약물 동태학적 가변성 감소를 위한 반응군 vs 비반응군, 인종, 성별 등)를 통해 얻어진 자료를 통합해야 한다.

2) 임상 4상에 대한 의무사항 및 요구사항

<u>대사</u>

: 간의 마이크로솜과 세포질을 이용한 생체 외 대사 시험을 통해 많은 대사산물이 만들어진다는 것을 알아냈다. 그러나 대사경로와 동질효소를 확인하기 위한 시험은 실시되지 않았다. 동물실험에서 CMA-676 이 간담즙을 통해 제거된다는 것을 발견하였고 이것이 가장 중요한 시험이 되었다. 치료 과정 동안 24% 의 환자들이 등급3 혹은 등급4의 빌리루빈혈증을 겪었고, 5% 의 환자들이 등급3 혹은 등급4의 비정상적인 ALT 수치를 나타내었으며, 14% 의 환자들은 등급 3 혹은 등급4의 비정상적인 AST 수치를 나타내었다. 13명의 환자들은 아미노기전달효소와 빌리루빈 상승을 동시에 나타내었다. 한 명의 환자는 종양용해증후군 및 다양한 기관 이상에 따

른 간부전으로 사망하였고 다른 한 명은 지속적인 황달과 간비장 증대로 인해 사망하였다. 임상 4상에서, 개발사는 생체 외에서 어느 동질효소가 CMA-676 대사에 관여하는 지에 대해 확인하고 가능한 활성 대사산물이 무엇인지, CMA-676 의 활성에 있어 이들이 어떻게 기여하는지 등을 확인하는 시험이 요구된다.

약물 상호 작용

: 공식적인 약물 상호작용에 관한 시험은 실시되지 않았다. 그러나 위의 대사에 관한 시험에서 다음 사항이 기술되었다.

① CMA-676 은 광범위한 대사를 겪고, ② 동물실험에서 담즙배설과 위장분비가 관측되었고, ③ 시험집단에서 정상적인 간 기능을 갖는 개체군에 있어 간 독성에 대한 발견과, ④ 비선형성 문제가 배제되지 않았고, ⑤ 자문위원회의 간 독성에 대한 우려가 있다.

대사에 관한 부분 (위 ②) 에서 명시된 대사 경로에 따른 시험이 완료되면 개발사는 임상 4상 에서, 약물 상호작용에 관한 시험을 수행하여야 한다.

약물 동태

: 약물 동태 평가를 위해 hP67-6와 관련된 총 142명의 환자와 275건의 복용 자료가 수집되었고 2000년 1월 27일에 3개월 안전성 업데이트 보고서에 있는 2상 시험으로부터 38명의 환자 자료가 추가적으로 포함되었다. 임상 4상에서, 해당 개발사는 전체 calicheamicin 과 비결합-calicheamicin의 약물 동태 변수들 사이의 공변량 상관관계를 조사하기 위해 수집된 모든 자료들을 통합해야 한다.

특정 개체군 (노인 환자)

: 자문위원회는 60세 이상의 환자에게서 첫 번째로 나타나는 CD33 양성 급성 골수성 백혈병 환자의 치료를 위한 CMA-676 를 승인하기 위해 투표를 실시하였다. 당시 허가된 개체군에 대한 약물 동태 평가는 불가능하였다.

젊은 환자와 별개로 60세 혹은 그 이상의 환자에 대하여 전체 calicheamicin, 비결합-calicheamicin 에 관한 모든 약물 동태적 자료를 분석해야 한다. 이러한 분석을 통해 60세 이하의 환자군과 60세 이상의 환자군 사이의 약물 동태적 매개변수의 차이를 알 수 있다. 임상 4상에서, 임상 약리 부문의 개정을 위해 기관에 분석 결과를 제출해야 한다.

3) 일반 의견

계량 약리학적 의견

a) 개발사는 모델 진단법에 근거하여 자료에 적합한 집단 약물 동태 모델의 최적 모델 선택 과정을 단계별로 설명하였다. hP67.6의 약물 동태를 기술하기 위한 최종 모델 CMA016은 2 구획 모델이었다. 기관에 의해 입증된 초기 모델의 그래픽진단은 이 모델이 적절하지 않음을 보였다. 이 모델은 저농도에서 관측된 혈중농도보다 높게 예측하였고 고농도에서 관측된 혈중농도보다 낮게 예측하였다. 개발사는 여섯 명의 환자들이 다른 나머지 개체들의 약물 동태 변수와 매우 달랐다고 기술하였지만 이것만으로 모델이 부적합하다고 볼 수는 없다. 개발사는 모델을 최적화해야 하며, 검토를 위해 기관에 결과를 제출해야 한다.

b) 두 번째 투여 후 청소율의 감소량은 첫 번째 복용 후 나타나는 청소율의 약 20% 로 측정되었다. 그러나 0903b1-201 과 0903b1-203 시험 보고서에서 첫 번째와 두 번째 투여 후 청소율의 차이가 2배를 넘었다. 이는 모든 환자의 약 절반가량에서 나타났다. 그러므로 참조된 시험에서 첫 번째와 두 번째 투여 후 관측된 청소율의 차이는 모델에 의하여 예측된 개체군의 청소율 차이 20% 와 일치하지 않는다. 기관은 개발사가 개체군 모델링을 통한 청소율에 대한 두 번째 투여의 영향을 재평가하도록 권고한다.

c) 지원자는 약물 동태 변수 (청소율과 분포용적)에 대한 인구통계학적 공변량의 영향을 시험하였다. Gemtuzumab ozogamicin 은 60세 또는 그 이상의 좁은 개체군의 환자들에게 권고되므로, 개발사는 공변량으로 나이의 영향을 통계적으로 평가하는 것이 권고된다. 지원자는 NONMEM 을 이용한 효과 매개변수에 대한 방정식 내에서 공변량으로 연령를 포함하여야만 한다.

d) Gemtuzumab ozogamicin 은 광범위하게 대사되고 간과 담즙을 통해 배출되며 상당한 간 독성을 나타내므로 지원자는 공변량으로 간기능을 통계적으로 평가하도록 권고된다.

2.2 질문에 근거한 검토

1) 분석

<u>모든 시험에서, 개발사로부터 선택된 화학구조의 부분 (hP67.6 결합된 항체, 비결합-calicheamicin, 결합된 calicheamicin) 의 검출 및 동정을 위해 적절한 분석이 개발 되었는가?</u>

: CMA-676의 3가지 영역에 대해 개발된 모든 분석 방법은 ELISA를 사용하였다. ELISA 방법의

단점 중 하나는 특이성이 없다는 것이다. ELISA는 전체 calicheamicin, 비결합-calicheamicin 을 확인하고 정량하는 최적의 방법이 아닐 수도 있다.

a) hP67.6 분석: hP67.6 를 위해 개발 된 ELISA 분석은 내재적인 문제를 가지고 있었다. 대부분의 보고서는 요약 형식으로 제출되어 개발사가 작성한 결론에 대해 확인이 불가능하였다. 그러나 제출된 자료에 따르면, 결합된 hP67.6 의 확인 및 정량 방법론과 관련된 주요한 문제가 있다고 판단된다. 해당 부분을 위해 개발된 분석법은 결합된 항체로부터 나온 순수 항체인지, 결합 부분을 가지고 있는 항체의 조각인지를 구별할 수 없다. 따라서 분석법이 특이성을 나타내지 못하였으므로, 결합된 hP67.6 의 확인과 특성을 규명할 수 없었다. 결과적으로 이러한 환경에서 해당 분석은 의미가 없다.

b) 비결합-calicheamicin: 비결합-calicheamicin 의 정량을 위한 분석법이 개발되었다. 그러나, 비결합-calicheamicin 의 혈장 농도는 낮았으며, 최소정량한계에 가까워서 높은 변동성을 나타낼 수 있다.

c) 전체 calicheamicin 분석에서, 많은 변동성이 관찰되었다. 해당 시험 보고서는 요약 형식으로 제출되어 방법론의 검증이 불가능하다.

2) 대사

<u>대사 경로와 아이소자임을 확인하기 위한 충분한 대사 시험이 이루어졌는가?</u>

: 간 마이크로솜, 세포질, HL-60 전골수성 백혈병 세포를 이용한 생체 내 대사 시험을 통해 수많은 대사 산물이 생성된 것을 확인하였다. 이황화 결합의 가수 분해, 산화 및 환원이 관찰되었다. 요약하면, 인간의 간 마이크로솜과 세포질에서 NAc-gamma calicheamicin DMH 이 배양된 후에 11 가지 대사 산물이 발견되었다. 마이크로솜에서 확인된 생물변환 경로는 산화와 탈메틸화였지만 NAc-epsilon calicheamicin 과 그 유도체의 형성은 세포질에서 주로 이뤄진 것으로 보였다.

NAc-epsilon calicheamicin 과 그 이성질체를 포함한 NAc-gamma calicheamicin DMH 의 5 가지 대사 산물이 HL-60 백혈병 세포에서 배양으로부터 생성되었다. 간 및 백혈병 세포 준비과정에서 일부 대사 산물이 발견되었는데, 이는 calicheamicin 유도체의 대사가 세포 특이적이 아닐 수도 있음을 시사한다. NAc-epsilon calicheamicin 과 그 유도체의 세포 내 검출은 NAc-epsilon calicheamicin 의 활성 쌍라디컬 종의 세포 내에서 NAc-gamma calicheamicin DMH 의 이황화 결합의 글루타티온 의존적 환원반응을 통해 형성 될 수 있음을 나타낸다.

그러나 대사 경로와 동종 효소를 밝히기 위한 구체적인 시험은 수행되지 않았다. 동물 시험 결과에 따르면 CMA-676이 간담즙을 통해 제거된다는 것이 밝혀졌다. 또한 CMA-676에 있어 비선형성은 배제되지 않았다.

1999년 12월 17일 전화를 통한 회의 끝에 대사 경로 및 동질 효소에 대한 추가 정보가 요구되었다. 개발사는 지금은 동질 효소로 인한 대사 경로를 시험한 것은 없다고 발표했다. 시험 203에서 소변 시료를 수집하였다. 그러나 그 분석 결과는 받지 못하였다.

적절한 약물 상호 작용 시험 및 가능한 안전 영향에 대한 평가를 하기 위한 적절한 대사 시험 정보는 제출되지 않았다. 1999년 12월 17일 기관은 어떤 대사 산물이 활성성분인지에 대한 추가 정보를 요청했다. 해당 정보는 아직 필요한 시험이 수행되지 않았기 때문에 현재로서는 알지 못한다.

치료기간 동안, 24 % 의 환자가 3등급 또는 4등급의 빌리루빈혈증을 경험했으며 5% 의 환자는 3등급 또는 4등급의 비정상 ALT 수치를 나타냈으며 14% 의 환자는 3등급 또는 4등급의 비정상 AST 수치를 나타냈다. 13명의 환자가 아미노기전달효소와 빌리루빈의 동시 상승을 보였다. 1명의 환자는 종양 용해 증후군 및 다중 기관 이상 부작용에 의한 간 부전으로 사망하였고, 다른 환자는 지속적인 황달 및 간세포 마비의 발병 후 사망하였다. 자문위원회의 심의 중에 간 독성에 대한 우려를 나타내었다.

3) 약물 상호작용

<u>공식적인 약물 상호 작용 시험이 수행 되었고 그것들이 필수적인가?</u>

: 공식적인 약물 상호 작용 시험이 수행되지 않았다. 그러나 CMA-676 은 대사 부분에서 언급한 바와 같이 광범위한 대사 경로를 가지고 있으며, 동물 시험에서 담즙 배설과 위장 분비가 관찰되었고, 의료 담당자의 시험 결과에 의하면 간 기능이 정상적인 환자에게서 간독성이 나타나고, 비 직선성 문제가 배제되지 않았고, 자문위원회의 간 독성에 대한 우려와 모든 환자가 병용하는 약물로 인해 나타날 수 있는 가능성을 적절하게 다루기 위해 적절한 약물 상호 작용 시험이 필요할 수 있음을 시사한다.

4) 약물 동태

<u>시험을 통해 CMA-676의 약물 동태학적 특징이 규명되었는가?</u>

: 비 구획 약물 동태는 제출된 4개의 시험 모두에서 수행되었다. 제출된 모든 2상 시험은 NDA

가 제출된 시점에 진행되었다. 추가적인 약물 동태 자료는 3개의 임상 2상 시험의 월별 안전성 갱신 보고서에 나중에 제출되었다. 제출된 정보에는 hP67.6 약물 동태 분석을 위한 38 명의 추가 환자에 대한 약물 동태 자료와 calicheamicin 에 대한 약물 동태 갱신을 위한 70 명의 추가 환자 자료가 포함되어있다. hP67.6, 전체 calicheamicin 및 비결합-calicheamicin 에 대하여 3개의 임상 2상 시험에서 약물 동태학적인 특징이 기술되었다. 시험 101에서만 hP67.6 의 특징이 기술되었다. 최대 혈중 농도 (Cmax), 곡선 하 면적 (AUC) 및 반감기의 증가가 복용 기간 1 과 2 사이에서 일관된 방식으로 관찰되었다. 또한 청소율 및 분포용적의 감소도 관찰되었다.

또한 약물 동태 변수의 변동성은 제출된 네 가지 임상 시험에서 100%까지 높게 나타났다. 본 개발사는 관찰된 변동성이 투여 기간 1 에서 투여 2까지 종양 부하 감소에 기인한다고 주장한다. Calicheamicin 은 세포 내에서 제거되므로, 복용 기간 2 동안 종양 부하가 적으면 청소율이 감소될 수 있다. 관찰된 변동성에 기여할 수 있는 다른 요인은 이전의 과정/치료에서 화학 요법으로 인한 고갈로 인한 보유 골수의 양 감소로 인한 것일 수 있다. hP67.6, 비결합-calicheamicin 및 전체 calicheamicin 에 대해 개발된 분석법의 비 특이성도 높은 변동성에 기여할 수 있다. 다음 용량 투여 전 (1회 투여 후 14 일)에 임상 1상 시험 (시험 101)을 통해 검출 가능한 hP67.6 범위를 알아내었다; 이는 관찰 기간의 증가와 투여기간 1과 투여기간 2 사이에서 관찰된 약물 동태 변수의 상응하는 변화를 설명 할 수 있다.

투여기간 1 (hP67.6 의 경우 66.53±36.82 시간, 전체 calicheamicin 의 경우 39.02±25.39 시간, 비결합-calicheamicin 의 경우 221.45±367.72 시간) 동안 시험 기간 201, 202 및 203 에 대해 모두 반감기가 연장되었다; 이는 관찰된 농도와 약물 동태의 불균형에 기여할 수 있다.

시험 101 자료가 조사될 때 비선형성은 배제될 수 없다; 그러나 환자 수가 적고 hP67.6 의 약물 동태에서의 높은 변동성으로 인하여 현재로서 기여요인이 될 수 있는지 여부에 대한 결론을 내릴 수 없다. 시험을 통해 관찰된 높은 변동성으로 인해 3가지 구조의 적절한 특성 규명이 가능하지 않았다.

<u>안전성 갱신과 함께 제출된 3개월 간의 약물 동태 자료는 제출된 정보의 완전한 밸리데이션을 따르는가?</u>

: hP67.6 에 대한 최초 보고서에는 비 구획 약물 동태 평가를 위한 총 142명의 환자와 275회 투여의 관한 정보가 기록되어 있으며, 2000년 1월 27일자 3 개월 안정성 갱신보고서에는 임상 2상 시험 (201, 202 및 203) 에 진행된 38 명의 추가 환자가 포함되었다. 최초 보고서에는 총 56명의

환자에 대한 전체 calicheamicin 및 비결합-calicheamicin 의 약물 동태 정보가 있다. 3개월 안전성 갱신에는 129명의 환자에 대한 요약표가 있다. 그러나, 개발사는 시험 201, 202 및 203의 3개월 안전성 갱신에 대한 원본에서 전체 calicheamicin 및 비결합-calicheamicin 의 청소율 및 분포 용적에 대해 제공하지 않았다. 결과적으로 3개월 안전성 갱신에서 제출된 모든 자료의 완전한 밸리데이션이 불가능했다.

CMA-676 및 분석된 공변량의 약물 동태의 실제 평가를 허용하는 방식으로 수행된 모든 시험 (101, 220, 220, 203) 에서 비 구획 약물 동태 분석이 수행 되었는가?

: 시각적 공변량 검사는 상관 관계와 관련 없이 모든 시험에서 수행되었다. 그러나 자료는 통합되어야 하며 특정 공변량과 약물 동태 변수의 상관관계를 평가하기 위해 통합한 자료에 통계 분석을 적용하여 전체 집단 약물 동태 분석을 수행해야 한다. 약물 동태와 약물 동력 사이의 상관 관계를 적절하게 조사하기에 충분한 환자 인원을 가진 시험은 없었다.

5) 특정 개체군

특정 개체군에 대하여 적절히 특징이 규명되었는가?

a) 간 장애

: 간 기능 장애가 있는 집단에 대하여 공식적인 시험이 수행되지 않았다. 치료 단계에서 24% 의 환자가 3 등급 또는 4 등급의 빌리루빈혈증을 겪었고 5% 의 환자는 3 등급 또는 4 등급의 비정상적인 ALT 수준을 경험했으며 14% 는 3 등급 또는 4 등급의 비정상적인 AST 수준을 경험했다. 13 명의 환자가 아미노기전달효소와 빌리루빈의 동시 상승을 보였다. 1 명의 환자는 종양용해 증후군 및 다중 기관 이상에 의한 간 기능 부전으로 사망하였고, 다른 환자는 지속적인 황달 및 간비종대가 나타난 후 사망했다. 자문위원회 심의 중, 간 독성에 대한 논의가 있었다. 정상적인 간 기능을 가진 환자에게서도 간 독성이 관찰되었으므로 간 기능 장애를 가진 군에서 CMA-676 로 시험을 하지 못하였다. 개발사는, 간 기능 장애에 대해 적절히 규명하지 못하였다.

b) 소아

: 공식적인 소아 시험은 현재 제출된 5 명의 환자 자료로 진행되었다. 개발사는 현재 해당개체군에 대해 승인을 요청하지 않았다. 이 시험에 대한 모든 결과를 제출하면 완전한 검토가 수행될 것이다.

c) 노인

: hP67.6 를 이용하여 약물 동태적 특성을 분석하였고, 시험 101, 201 및 202 에서 약물 동태 변수에 대해 동일한 높은 변동성이 관찰되었다. 3개월 안전성 갱신이 제출됨에 따라 전체 calicheamicin 및 비결합-calicheamicin 의 특징을 규명하는 추가 약물 동태 자료가 시험 201 및 202 에 요약되었다. 승인된 개체군에서 약물 동태에 대한 완전한 평가는 해당 자료 제출 방법으로 인해 현재로서는 불가능하다. 자문위원회는 재발성 급성 백혈병 환자 (60세 이상) 에 대하여 승인을 권고했다.

2.3 계량 약리학 검토

1) 요약

: 정맥 투여용 Gemtuzumab ozogamicin은 "항체-표적 화학요법"이 적용된 첫 번째 항암제이다. Gemtuzumab ozogamicin은 CD33 항원에 특이적으로 결합한다. 이 항원은 급성 골수성 백혈병 (AML) 환자의 80% 이상에서 백혈병 모세포에 발현된다. CD33 은 또한 백혈병성 클론 전구체를 포함하는 정상 및 백혈병 골수 콜로니 형성 세포에서 발현된다; 그러나 다능성 조혈 줄기세포나 비조혈 세포에서는 발현되지 않는다. CD33 항원의 이러한 성질은 항 CD33 항체를 사용하여 백혈병 세포 (표적)에 세포 독성 약물 전달할 수 있다. Gemtuzumab ozogamicin의 약물 동태 특징은 CD33 양성 AML 환자의 혈장에서 항 CD33 항체 (hP67.6)를 측정하여 확인하였다. 집단 약물 동태 자료 분석은 개발사에서 수행한 약물 동태 시험 중 다음 4가지 자료를 통합하여 수행하였다.

a) 0903A1-101-US, early Phase I

b) 0903B1-201-US, Phase II

c) 0903B1-202-EU, Phase II

d) 0903B1-203-US/EU, Phase II

이 분석의 목적은 적절한 구획 모델, 오류 구조를 결정하고 환자 모집단 통계의 영향이 항 CD33 항체의 약물 동태에 미치는 영향을 조사하는 것이었다. 가능한 공변량에는 환자 나이, 신체 표면적, 성별 및 인종이 포함된다.

2) 주요 검토 질문

<u>CMA676의 집단 약물 동태 자료 분석이 수용 가능한가?</u>

a) 방법

: 집단 약물 동태 분석에는 hP67.6의 농도가 측정 가능한 모든 환자의 자료가 포함되었다. 개발사는 gemtuzumab ozogamicin 을 275 회 투여 받은 총 142 명의 환자가 분석에 포함되었다고 보고했다. 총 2468 개의 hP67.6 농도가 집단 약물 동태 모델을 개발하기 위해 사용되었다. 그러나 NONMEM 분석을 위해 기관에 제출된 자료 파일에는 180명의 환자 자료가 포함되어 있었다.

b) 모델화 (modeling)

: 개발사는 1 구획 모델과 2 구획 모델, 다양한 잔차 오차 구조 및 개인 간 변동성에 대한 다양한 통계적 구조를 평가했다. 1차 투여 기간과 2차 투여 기간 사이에 유의한 변화가 관찰되었다. 용량 매개 변수로 투여 기간을 통합한 다양한 모델을 관찰했다. 개발사는 적절한 공변량이 시험되었다고 주장했다.

- 개발사는 모델 구축의 여러 단계를 설명했다. hP67.6 의 약물 동태를 기술한 최종 모델 CMA016 은 청소율 (청소율) 및 분표용적 (V1) 에 대한 개인간 오차와 모집단 매개 변수로 비례 잔류 오차의 추정을 갖는 2 구획 모델이었다.
- CMA 분석에서 6 명의 환자는 뚜렷이 다른 약물 동태 변수를 보였다. 개발사는 이들 환자를 극단치로 분류할 수 없었으며, 자료의 포함 또는 배제가 추정 매개변수에 영향을 미쳤다는 것을 증명할 수 없었다. 그럼에도 불구하고, 이 환자들로부터 추정된 개별 매개변수는 진단 도표에서 생략되었다.

c) 결과

: 고정 매개변수로서 투여 기간의 추가는, 목적 함수 (OBJ) 에서 12 단위 (모델 CMA004 및 CMA009)가 통계적으로 유의하게 감소하였다. 평균적으로 2차 투여 후 청소율 감소는 0.777로 추정되며, 이는 1회 복용량의 약 20%이고 임상적으로 무의미한 것으로 간주될 수 있다. 그러나 시험 보고서 0903B1-203-US / EU, 67권에서, 비 구획적 방법에 의해 평가된 매개 변수의 비교는 곡선 아래의 영역에 의해 측정된 약물에 대한 노출이 두 번째 용량 (n = 14)은 첫 번째 용량 (n = 20)과 비교하여 2.5배 증가했다. 0903Bl-201-US 시험에서도 유사한 결과가 발견되었으며, 평균 청소율 값은 첫 번째 용량과 비교하여 두 번째 용량에서 2배 더 낮았다. 개발사는 추정된 매개변수의 높은 변동성에 근거하여 이러한 불일치를 설명했다. 모집단 모델에 대한 높은 청소율의 변동성 (CV ~ 100 %)을 고려할 때, 첫 번째 및 두 번째 투여량 사이의 청소율 차이는 임상적으로 중요하지

않을 수 있다.

표 30. 090381-203-US / EU 시험의 약물 동태 결과

Dose Period	C_{max} mg/L	$t_{1/2}$ h	λ_z* h^{-1}	AUC* mg•h/L	CL L/h	V_{ss} L
1 (n=20)	2.45 ± 1.12	63.0 ± 39.2	0.0153 ± 0.0101	122 ± 137	0.326 ± 0.367	17.7 ± 13.1
2 (n=14)	3.55 ± 2.12	103.4 ± 67.3	0.0090 ± 0.0045	301 ± 217	0.119 ± 0.138	10.2 ± 8.3

NDA 제출 집단 약물 동태 시험 보고서는 환자를 위한 자료를 사용됐다. 그러나 제출된 자료에는 180 명의 환자 자료가 포함되어 있었다. 따라서, 검토자가 얻은 목적 함수의 값은 개발사가 보고한 것보다 훨씬 높았으며, 그럼에도 불구하고 매개변수 추정은 개발사가 보고한 것과 매우 유사했다. 검토자는 개발사 모델과 제출된 그래픽 모델 진단을 확인했다.

모집단 예측: 개발사는 모집단에서 시간에 따른 예측/관찰 혈장 농도를 나타내었다. 모집단 모델이 관찰된 개인 환자의 자료를 얼마나 잘 예측하는지를 시각적으로 평가하는 것은 어렵다. 예측/관찰 혈장 농도는 적합성 평가에 가장 중요한 정보를 제공한다. 여기에서의 왜곡은 제안된 모델이 편향되어 있고 최적의 모집단 추정치를 제공하지 못함을 나타낸다. 외관상으로 저농도에서, 모델은 관찰된 혈장 농도보다 높을 것으로 예측된다. 또한 고농도에서 관찰된 혈장 농도보다 낮을 것으로 예측된다. 개발사가 모집단의 나머지들과 매우 다른 매개변수를 가진 6명의 환자의 영향에 대해 언급했지만, 왜곡에 대한 설명은 검토할 수 없었다. 다른 모델 진단 도구는 잔차-시간의 도표이다. 개발사는 시간에 대한 가중 잔차에 대한 도표를 표시하기로 결정했다. 이 경우 잔차의 값에 가중치가 곱해진다 (가중치 = 1/y). 이 도표는 인위적으로 잔차의 값을 줄인다. 그럼에도 불구하고 이 도표는 모집단 모델에 의해 얻어진 편향된 추정치를 나타낸다.

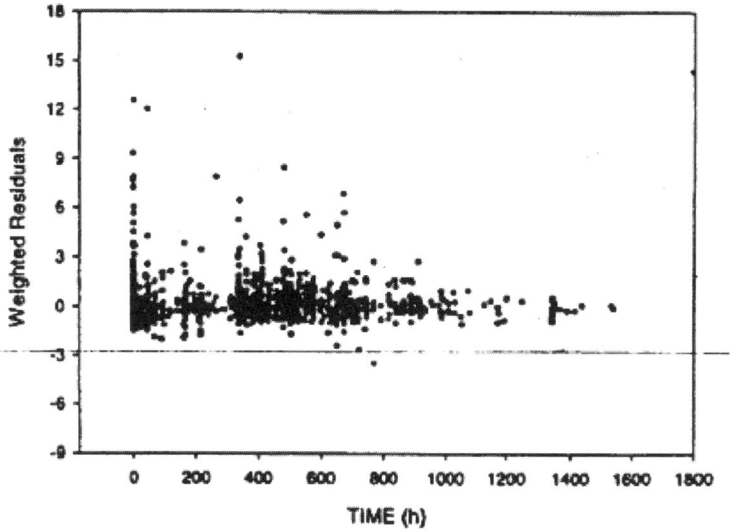

그림 22. 시간에 대한 가중 잔차에 대한 결과.

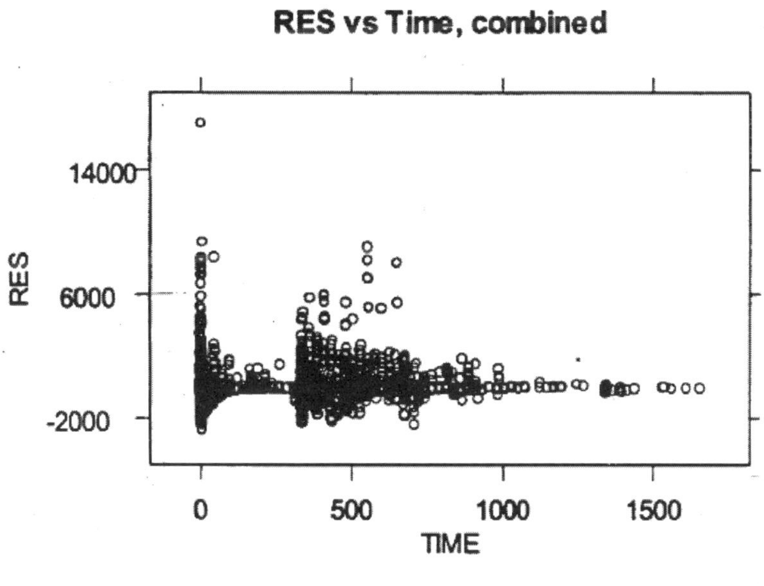

그림 23. 모델에 의한 시간-잔차 결과.

· 개별 환자에 대한 예측: 개발사는 개별 환자의 예상 혈장 농도 vs 관측 혈장 농도를 제시했으며, 모델이 개별 환자의 자료를 얼마나 잘 예측하는지를 이해하는 것은 어렵다. 24명의

환자를 대상으로 시간에 따른 예측 또는 관찰된 혈장 농도 예시를 무작위로 선택하였다. 이 모델은 개별 환자의 자료를 합리적으로 예측한다. 그러나 혈장 농도에 대한 예측은 거의 모든 환자에서 과대 평가되었다. 개별 예측이 모집단 예측보다 훨씬 우수하지만 이전에 발견된 모집단 모델의 편향과 공존한다. 또한, 개발사는 개별 예측에 대해 가중된 잔차에 대해서 제출했고, 우리는 이 정보가 모집단 모델의 적합성을 평가하는데 별로 가치가 없다고 언급했다.

· 공변량 시험: 일반적으로 공변량의 평가는 NONMEM 을 사용하여 시험된 공변량을 고정 효과 매개변수의 방정식에 통합함으로써 수행된다. 개발사는 검사 매개변수 (청소율 및 분포용적) vs 인구 통계학적 변수의 도표를 시각적으로 비교하여 공변량의 평가를 수행했다. 향상된 안전성과 효능에 근거한 종양학 자문위원회는 60 세 이상 환자의 하위 군에서 급성 골수성 백혈병의 치료를 위해 gemtuzumab ozogamicin 의 승인을 권고했다. 따라서 NONMEM 을 이용하여 연령이 공변량으로서 미치는 영향을 통계적으로 평가하는 것이 중요하다. 또한, 이 NDA 에서 평가할 중요한 공변량은, 간기능이다.

2.4 개별 연구 검토

1) 분석법 및 분석 보고서

CMA-676 시험 101 의 유세포분석법

: 해당 방법은 AML 환자의 백혈병 모세포에서 CMA-676에 대한 CD33의 수치를 정량하기위해 사용되었다. 정량화된 자료는 해당 시험에서 예비 결과를 근거로 한 추후 시험에서 사용될 CD33 발현 매개변수를 규명하는데 사용되었다.

CMA-676: 인간 혈액 내 항체의 정량화를 위한 ELISA 에 대한 밸리데이션

a) ELISA: 의료 시험 부서에서 개발된 인간 혈액 내 항체 ELISA 방법.

b) 계산 방법: RS 6000 에서 MAINELISA 프로그램을 통해 6-매개변수 기호 논리 모델을 이용.

c) 생체시료 종류, 양: EDTA 을 넣은 합친 인간 혈장, 0.1mL.

d) 화합물: P67.6-중합체 (CL555,201).

e) 분석 표준품: CL555,201

f) 최소정량한계: 7 ng/mL

g) 검량선 범위: 7 ~ 100 ng/mL

h) 특이성: 분석법에서는 순수항체, 결합된 항체 또는 결합부분이 존재하는 단편을 구별할 수 없다.

i) 정밀도 및 정확도: QC 시료를 기반으로 변동계수는 1.596 - 23.3%며, 오차는 11.6 - 35.3%을 가진다.

j) 냉/해동 안정성: 3번의 냉/해동 주기 동안 특별한 효과는 관찰되지 않았다.

k) 안정성: QC 시료는 -70℃ 에서 두 달 동안 안정하였다.

l) 시험 내 변동성: QC 시료를 표준으로 변동계수가 5.8% 였다.

m) 생체시료 효과: 4개의 다른 인간 혈장을 합친 시료에서 생체시료 효과는 나타나지 않았다.

<u>CMA - 676: 인간의 혈장에서 hP67.6 항체의 정량을 위한 ELISA의 추가 검증</u>

a) 농도 범위는 수행된 시험에 따라 다양하다. 왜 다양한지에 따른 이유는 불분명하다

b) 분석 범위를 확장하여 시험하였을 때, 이전의 결과와 현재의 분석과 비교가 가능하게 하고 동일한 가변성이 존재 하는지를 결정하기 위해 더 낮은 농도는 다시 분석하지 않았다.

c) 재분석 과정에서는 내부 표준품을 사용하지 않았다.

d) 장기간 안정성: 지침에 따라 장기 저장 안정성 시험 표본과 동일한 조건 하에, 저농도 및 고농도에서 각각 적어도 3 개 이상을 채혈 후 시험해야 한다. 여기서는 하나의 농도 (50 ng/mL) 만 시험된 것으로 보이는데, 이는 저농도 또는 고농도 둘 다 아니었다.

e) 냉장 안정성: 가장 높은 3 가지 농도 (1000, 2000 및 4000 ng/mL) 만을 시험하였다. 새로운 시료의 원본 자료는 제공되지 않았다. 품질 관리 목적을 위해 기간을 7일로 설정한 이유도 제시하지 않았다.

f) CMA-676에대한 상온 보관 안전성 시험에서는 저농도 분석을 실시하지 않았다. 분석시간으로 6시간을 설정한 이유도 제시하지 않았다.

g) 인간 혈장 내 CMA-676 의 분석범위 확장에 대한 정확도와 정밀도는 이전 시험 29884 에서 관찰된 불일치를 제대로 측정하기 위한 표준선으로 사용된 낮은 농도를 포함해야 한다.

h) 인간 혈장에서 CMA-676 에 대한 정밀도 및 정확도를 측정할 때, 저농도 및 고농도 (각각 1 ng/mL 및 4000 ng/mL)를 사용하지 않았다.

i) 인간 혈장에서 CMA-676 의 생체시료 효과를 측정할 때, 저농도와 고농도는 사용되지 않았고, 누락에 대한 이론적 근거 또한 제공되지 않았다.

CMA - 676: 인간 항-CD-33 단일클론 항체 (hP67.6 항체) 의 임상 1상 시험: 급성 골수성 백혈병 (AML) 환자 치료제로서의 calicheamicin 약물 중합체 (hP67.6 중합체): 생체시료분석법 보고서

: CMA-676 투여 후 면역 반응이 유발되는지를 결정하기 위해 환자의 혈장 시료를 평가했다. 면역 반응 평가는 항 hP67.6 항체의 형성 및 항 calicheamicin 유도체 (항-Nac-gamma calicheamicin DMH AcBut) 항체의 형성에 기초 하였다. 모든 평가는 ELISA 방법으로 수행되었으며 양성 또는 음성 반응을 확인하기 위해 개발되었다. 해당 보고서에 이 시험에 등록한 환자의 혈장 농도와 면역 반응 자료를 요약하였다. 이 시험 보고서는 CBER에 의해 평가되었다.

추가 생체시료분석 자료. GTR-32628 에 사용된 ELISA 의 개선안

: 해당 분석은 시험 201, 202 및 203 에 사용되었다. 교차 검증 자료는 제공되지 않았으며, 이는 아마 수행되지 않았을 것으로 보인다. hP67.6 항체의 혈장 농도 측정을 위한 ELISA 의 초기 밸리데이션 결과는 GTR-29884 및 GTR-32629 에서 제시되었다. 시료에서 혈장의 백분율이 가변적이였던 것처럼 이전에 보고된 방법에서는 다수의 희석계획을 사용하였다. 이는 ELISA 에서 음의 편차를 생성하는 기질 효과를 초래할 수 있다. 보고된 분석 의 정량 하한은 설정되지 않았다. ELISA 과정 중, 희석된 혈장 시료는 20 % 의 혈장을 함유하였다.

a) 시험내 정확도와 시험 간 정확도에는 최소 정량 한계 또는 최대 정량 한계가 포함되지 않았다. 사용된 농도를 선택한 근거가 제시되지 않았다.
b) 인간 혈장에 CMA-676를 첨가 후 hP67.6 항체농도를 결정하기 위한 희석 타당성 분석 결과에서, CV는 제공되지 않았고 가장 높은 농도가 사용되지 않았다. 5개의 표준 중 2개가 검량선을 작성하는 데 필요한 요소를 충족시키지 못했다.
c) 맹검된 CMA-676 혈장 시료 분석에서 hP67.6 항체 농도를 측정한 결과, 측정 가능한 맹검 시료의 44 % (11/25) 가 hP67.6 항체의 정상 농도보다 20% 크게 관찰되었다. 이는 이러한 수정된 분석법도 원래 분석법이 가지고 있던 고유한 문제점을 가지고 있을 수도 있다는 것을 나타낸다. 따라서 개발사는 이 분석법이 약물 복합체에서 떨어져 나온 순수 항체인지, 약물 복합체에 붙어있는 순수 항체인지 구분할 수 없음을 밝혔다.

최초 발병한 급성 골수성 백혈병 환자의 단일 약제 치료로서 CMA-676의 효능 및 안전성 시험 (프로토콜 201): hP67.6 항체의 혈장 농도에 대한 보고서

: 해당 분석은 시험 201, 202 및 203 에 사용되었다. 분석 전반에 혈장 농도는 낮게 나타났고 최

소 정량 한계에 가까웠으며, 짧은 시간 동안에만 비결합-calicheamicin 을 측정 할 수 있었다. 이 두 가지 결과는 모두 관찰된 변동성과 관련이 있을 수 있다.

추가 생체시료분석 자료. GTR-32628 에 사용된 ELISA 의 개선안

a) 냉/해동 안정성: 시험 결과에서 상한 및 하한에 대한 결론이 제공되지 않았다. 평균, SD, %CV 및 이론과의 % 차이에 대한 계산은 제시되지 않았다.

b) 개발사는 검증을 위한 SD, %CV, 이론과의 %차이에 대한 상온 안정성 계산을 제공하지 않았다.

c) 검증을 위한 생체시료 간섭 자료가 제공되지 않았다.

d) 검증을 위한 전체 calicheamicin 추출율 자료가 제공되지 않았다.

e) 검증을 위한 희석 유사성 자료가 제공되지 않았다.

최초 발병한 급성 골수성 백혈병 환자의 단일 약제 치료로서 CMA-676의 효능 및 안전성 시험 (프로토콜 201): 인간 혈장 시료에서 결합된 calicheamicin 및 비결합-calicheamicin의 측정

: 시험 내 정밀도 및 정확도의 품질 관리 시료는 분석 활용도를 통해 재현 가능한 결과를 얻기 위해 추가 개발이 필요할 수 있는 방법으로 인해 저농도 QC 시료가 〉20% CV 임을 나타낸다.

CMA-676의 시험 201 에 대한 유동 세포 계측법 (면역표현형분석법)

: 이 시험에서 얻은 자료와 완화 상태의 상관 관계는 만들 수 없었다.

CD33 항원 포화, MDR 유출 (efflux) 및 CMA-676의 시험 201, 202 및 203 에 대한 생체 외 억제

a) 이 세포 표면에 있는 Pgp 양은 제공되지 않았다.

b) 이 특정 상황에서 Pgp 세포의 기능은 알 수 없다.

c) CD33 세포에 결합하는 항체-약물 중합체의 양은 알 수 없다.

환자 혈장 내 hP67.6 항체 및 NAc-GAMMA calicheamicin DMH AcBUT 에 대한 항체 발생 빈도에 대한 중간 생체 분석 보고서

: CBER에서 검토하였다.

hP67.6 항체의 혈장 농도에 대한 시험 202-EU 생물학적 분석 보고서

: 특별한 의견이 없음.

CMA-676의 시험 202 및 203 에 대한 유동 세포 계측법 (면역표현형분석법)과 CD33 부위 포화

: CMA-676 투여 6 시간 후, 시료에서 거의 완전한 포화가 관찰되었고 이는 CMA-676을 투여하자마자 CD33 항원부분이 포화됨을 말한다. 이러한 자료와 관해 상태의 상관관계는 알 수 없었다.

시험 203 에 대한 hP67.6 항체의 혈장 농도에 대한 중간 생체 분석 보고서

: 프로토콜 203로 QC 시료를 분석하는 것은 ELISA 의 분석 성능이 고농도 시료에서 1998년 및 1999년에 각각 23.7 및 16.6% 의 CV 를 가짐을 나타낸다. 이는 분석의 재현성 때문일 수 있다. 방법론이 완전히 검증되지 않았고 추가 개선이 필요하다는 것을 나타낸다.

생물학적 동등성

: 개발사는 다음과 같은 이유로 인간 혈청 알부민 (HSA)의 존재 또는 부재 하에 재구성된 물질에 대한 인간 생물학적 동등성 시험을 포기하도록 요청하고 있다.

a) CMA-676 약물 동태적 변이성은 100 % 정도까지 될 수 있다.

b) CMA-676 농도와 약물 동력은 투여 기간 1과 2 사이에서 현저하게 다르다. 개발사는 종양이 점점 감소하기 때문이라고 언급하였다.

c) HAS는 최종 용액의 약 3 ~ 4 %를 나타낸다.

약물 상호 작용

: 공식적인 약물 상호작용 시험은 수행되지 않았다. hP67.6 의 약물 동력 매개변수와 모집단 통계학, 안전성 및 유효성 공변량의 육안 검사가 시행됐지만 각 시험에서 상관관계는 발견되지 않았다. 임상 2상 시험에서 통계적 평가는 이루어지지 않았다.

2) 제출된 시험 요약

임상 1상 (101) US - CD33+ AML 환자

a) 사용된 2가지 농도의 CMA-676 (2.5 및 5 mg/vial) 에서 제형 변화는 유의하지 않은 것으로 보

인다.

b) LMOQ 제한, 환자간 변동성, 각 치료군의 적은 환자 수, 다른 투여 용량을 받은 환자가 거의 없었기 때문에 개발사는 CMA-676 용량 선형성을 결정할 수 없었다. 개발사는 채혈 중 3개의 반감기를 확인하지 않았다.

c) 이 시험에서 hP67.6을 분석 했으므로 결합된 항체 또는 항체 조각으로부터 나오는 순수항체를 검출할 수 없었다.

d) Calicheamicin 농도에 대한 시료를 수집했지만 분석상의 문제점과 제한된 시료 안정성으로 측정할 수 없었다.

e) 모든 환자들은 CMA-676 투여 15~30분 전에 650mg 의 아세트아미노펜 (PO) 과 25~50mg의 디펜히드라민 (IV) 을 투여 받았다.

f) 약물 동태 평가를 위해 혈액 시료채혈은 96시간까지 수행되었다.

g) 최대 허용 용량 (MTD)에는 도달하지 않았으며 용량 제한 독성 (DLT)은 밝혀지지 않았다. 그러나, 발생한 혈액학적 독성이 임상적으로 중요하다고 간주되고 4/7 환자의 골수에서 미분화 세포 제거가 일어났기 때문에 9 mg/m2 에서 용량 증가를 중단시켰다. CD33 포화 자료를 평가한 결과, 이 용량 수준은 백혈병의 심각성과 관계없이 CD33 부분을 효과적으로 포화시킨 것으로 결론 지어졌다.

h) 일부 유형의 약물 동태적 포화 과정은 곡선 하 면적 (AUC) 에 의해 입증된 바와 같이 1~2 mg/m2 용량 수준에서 일어날 수 있다. 투여 기간 1은 투여 기간 2와 분리되지 않아서 자료의 평가가 어려웠다.

i) 일부 환자의 경우, 1차 및 2차 투여 심지어 3 차 투여 사이에서 검출 가능한 약물 수준이 관찰되었다. 이것은 투여 기간 사이에 관찰되는 약물 농도의 증가를 설명 할 수 있으며 약물이 백혈병 세포 및 조혈 세포에 의해 제거되지 않음으로써 관찰된 약물 동태 변화를 설명할 수 있다. 약물 축적 가능성이 있다.

j) 새로운 세포주가 시험 101에서 4명의 환자에게 사용되었다. 같은 양의 calicheamicin을 사용되었다. hP67.6에 대한 최대 혈중 농도 (Cmax) 는 두 가지 세포주 사이의 약물 동태에 차이가 있는지를 결정하는데 사용된 유일한 약물 동태적 매개변수였다. 다른 분석은 이루어지지 않은 것으로 보인다.

k) 곡선 하 면적 (AUC) 이 증가함에 따라 말초 및 골수 세포에서 CD33 의 포화도가 증가함을 입증하기 위한 도표 이외의 공식적인 약물 동태/약물 동력 분석은 수행되지 않았다.

l) 나이와 성별 차이는 CMA-676의 청소율에 대해 9 mg/m2 용량으로 후향적으로 분석되었으며 어떤 상관관계도 보이지 않았다. 이 두 가지 관찰은 공변량을 그래픽으로 도표화하여 시각적으로 만들었다. 추가 분석은 수행되지 않았으며 투여 기간에 대한 분석은 다루지 않았다.

비구획 약물 동태 평가

a) 용량 증가에 따른 곡선 하 면적 (AUC) 증가 - 비선형성이 발생할 수 있다. 그러나 개발사는 복용 기간 1 vs 2 (모든 것을 합친 것) 의 자료를 제출하지 않았다. 투여기간을 추가해서 자료가 혼동됐고 비선형성에 대한 평가가 불가능했다.
b) 용량 증가에 따른 청소율의 감소는 같은 주기 내 종양 부담보다는 약물의 양이 더 많아졌기 때문이거나 비선형성이기 때문이다. 변동성은 용량에 따라 100%까지 높다.
c) 용량 증가에 따른 Vss 감소. 변동성은 복용량에 따라 약 30 ~ 100 %이다.
d) 반감기는 복용량이 증가함에 따라 약간 증가하는 것으로 보인다. 변동성은 투여 량에 따라 9 ~ 95 %이다.
e) 각 용량 수준 내에서 환자의 수보다 투여량 수가 더 많았으며, 이는 일부 환자에게 1회 이상 투여하였다는 것을 나타낸다.

임상 2상 (201) US / CA -AML

a) 시험 기간 동안 5 mg/vial 농도를 사용하였다.
b) 기관은 채혈을 96시간 이상으로 연장해달라고 요청했고 개발사는 그렇게 실행하였다.
c) 비결합-calicheamicin 농도는 매우 낮아서 변동성이 추가된 것이 관찰될 수 있을 정도였다.
d) hP67.7에 대한 투여 기간 1과 2 사이에 약물 동태 변수의 유의한 차이가 관찰되었다. 시험 101에서는 다음 투여 기간이 시작됨으로써 검출되는 약물농도와 종양의 감소로 인해 캐리오버 효과가 발생할 수 있다. 이와 동일한 현상이 여기에서도 일어날 수 있다. 따라서 최대 혈중 농도 (Cmax), 반감기 및 곡선 하 면적 (AUC) 의 증가는 청소율 및 Vss 의 감소와 일치한다. 약물 동태적 매개변수의 변동성은 100 %로 높았다.
e) 전체 calicheamicin - 개발사는 청소율, Vss 또는 겉보기 분포용적 (Vz) 을 제공하지 않았다. 개발사는 더 이상의 설명 없이 적용할 수 없다고 진술했다. 변동성은 거의 100%이다. 투여 기간 1에서 2 및 3으로 반감기가 증가했지만, 곡선 하 면적 (AUC) 은 투여 기간 1, 2에서 증가

하였고 다음 투여기간에서는 감소하였다.

f) 비결합-calicheamicin - 개발사는 청소율, Vss 또는 겉보기 분포용적 (Vz) 을 제공하지 않았다. 투여 기간 1에서 2 및 3으로 갈수록 반감기가 증가하였지만, 곡선 하 면적 (AUC) 은 최대 혈중 농도 (Cmax) 와 마찬가지로 상당히 일정하게 나타났다.

g) 100%에 가까운 변동성을 갖는 전체 calicheamicin, 비결합-calicheamicin에 대한 투여 기간 1과 2 사이의 약물 동태 변수의 유의한 차이가 관찰되었다. 이는 hP67.6 에서 관찰된 것과 유사하다.

h) 전체 calicheamicin 또는 비결합-calicheamicin vs hP67.6 곡선 하 면적 (AUC) 의 비는 어느 투여 기간에서도 1 대 1이 아니었다. 전체 calicheamicin 과 비결합-calicheamicin의 곡선 하 면적 (AUC)은 hP67.6의 곡선 하 면적 (AUC)과 비교하여 매우 낮았다.

i) 약물 동태 변수로 평가된 공변량에는 hP67.6 의 첫 번째 투여 후 나타난 곡선 하 면적 (AUC) 에서의 상승된 간 효소 (빌리루빈 아님) 가 포함된다. 그러나 청소율, 곡선 하 면적 (AUC), 반감기 등과 같은 약물 동태 변수가 투여 기간 2와 비교해서 투여 기간 1에서 나타난 부작용과 상관 관계가 있는지 알아보기 위해 모든 환자에 대해 투여기간 1~2 에서 모두 평가해야 한다.

j) Calicheamicin과 hP67.6 농도는 평행하게 감소해서 개발사에게 그 분자가 온전히 남아있다는 것을 암시했다. 특히 hP67.6 에 대한 분석에는 특이성이 없으므로 이 관찰로 인해 그러한 결론에 도달하기가 어렵다. 특정 시점에서 조각난 hP67.6 만을 볼 수 있다. 결과적으로, hP67.6 의 시간에 따른 농도 도표를 볼 때, 무엇이 뒤 따르고 있는지 확실히 알 수 없다.

k) 투여 기간 2에서의 hP67.6의 약물 동태 변수에 대한 높은 변동성은 투여 기간 1에서의 항체 주입 후의 절편화로 인한 것일 가능성이 있다. 분석에 특이성이 없기 때문에, 이는 약물 동태학적으로 평가되는 것을 더욱 혼동시킬 수 있다. 그러나 투여 기간 사이에 약물 동태에서 일관된 변화가 관찰되었다.

l) 첫 번째 용량에서 hP67.6의 곡선 하 면적 (AUC) 과 인종 간에 가능한 상관관계를 평가한 결과 어떠한 상관관계도 발견되지 않았다; 그러나 최종적인 결론을 내리기엔 다른 인종 (흑인, 동양인, 기타) 에서 관찰된 환자가 충분하지 않았다. 보다 나은 접근법은, 시험 101, 201, 202 및 203의 모든 자료를 모아서, 여러 가지 공변량 (나이, 성별, 체중, BSA, 경련 등) 및 전체 calicheamicin, 비결합-calicheamicin 에 대한 약물 동태 변수 사이에 어떤 상관관계가 있는지 평가하기 위해 모집단 분석을 수행하는 것이다.

임상 2상 (202) EU -AML

a) 시험 기간 동안 5 mg/vial 농도를 사용하였다.

b) 제출된 원본 서류의 예비 자료에서는 1 차 투여기간과 2 차 투여기간 사이에 hP67.6 의 약물 동력에서 유의한 차이가 관찰되지 않았다. 그러나 변동성은 통계적 결론을 혼동시킬 가능성이 매우 높았다.

c) 2번째 투여 주기에 hP67.6의 최대 혈중 농도 (Cmax) 가 더 크게 나타났다.

d) 흑인 범주에 등록된 환자의 수가 제한적이기 때문에 hP67.6의 곡선 하 면적 (AUC) 과 인종의 상관관계에 대한 결론을 내릴 수 없었다.

임상 2상 (203) EU/US -AML

a) 시험 기간 동안 5 mg/vial 농도를 사용하였다.

b) 시험은 고령 모집단 (60-84 세, 평균 70 세) 에서 실시되었다.

c) 원본으로 제출된 예비 자료로부터 hP67.6 의 곡선 하 면적 (AUC) 에서 투여기간 1과 투여기간 2 사이에 통계적으로 유의한 차이가 관찰되었다.

d) 이전 시험에서와 같이, 약물 동태/약물 동력에 대한 상관 관계는 관찰되지 않았다. 그러나 환자수는 적었고 육안 검사로 상관 관계를 확인할 수 있었다.

모든 시험에서의 비구획 약물 동태 분석을 통한 전반적인 약물 동태 평가 (시험 101, 201, 202 및 203)

a) hP67.6에 대한 원본 제출시 약물 동태 평가를 위해 총 142 명의 환자와 275 회 투여량에 대한 자료를 수집했으며, 2000년 1월 27 일자의 3개월 안전성 보고서에는 임상 2상 시험 (201, 202 및 203) 에서 38명의 추가 환자가 포함되었다.

b) 원본 제출서류에는 총 56명의 환자에 대한 전체 calicheamicin, 비결합-calicheamicin 약물 동태 정보가 있었다. 3개월 간의 안전성 정보에는 129명의 환자에 대한 요약표가 있다.

c) 개발사는 시험 201에 대한 원본 제출문 또는 시험 201, 202, 203의 3개월동안의 자료에서 전체 calicheamicin 과 비결합-calicheamicin 의 청소율이나 Vd 에 관한 정보를 제공하지 않았다. 이러한 자료가 왜 누락되었는지에 관한 설명도 제공하지 않았다.

d) 공변량 시험은 모든 시험에서 육안으로 수행되었으며 약물 동력/약물 동태 변수 간에 상관 관계는 관찰되지 않았다. 그러나 특정 공변량과의 약물 동태 변수의 상관 관계를 평가하기 위해 자료를 모아서 통계 분석을 적용하여 전체 약물 동태적 모집단 분석을 수행해

야 한다. 약물 동태 및 약물 동력 간의 상관 관계를 조사하기에 충분한 환자 수가 있는 시험은 없었다.

임상 1상 시험 (소아 환자)

: 5명의 소아 환자의 자료에 나이가 명시되지 않은 채 3개월 안전성 자료가 제출되었다. 이 모집단에 투여되는 용량은 6 mg/m2에서 12 mg/m2 범위이다. 3개월 간의 안전성 자료에 5 명의 환자를 포함한 요약된 약물 동태학적 표가 제출되었다. 투여기간 1~2에서의 약물 동력의 일관된 차이가 성인 자료에서 발생한 것과 비슷한 것으로 보인다. 그러나 이 집단을 적절히 평가하기 위해서는 환자 수가 더 많아야 하며 환자 정보가 더 상세해야 한다.

집단 약물 동태 시험 101, 201, 202, 203

: 약리학 자문위가 검토한 참고문헌을 참고.

대사

a) 생체 외 시험은 인간의 간 마이크로솜과 세포질에서의 NAc-gamma calicheamicin DMH AcBut 대사를 알아보기 위해 실시되었다. 대사 경로는 아래 그림에 나와있다. hP67.6에 대한 원본 제출시 약물 동태 평가를 위해 총 142 명의 환자와 275 회 투여량에 대한 자료를 수집했으며, 2000년 1월 27 일자의 3개월 안전성 보고서에는 임상 2상 시험 (201, 202 및 203) 에서 38명의 추가 환자가 포함되었다.

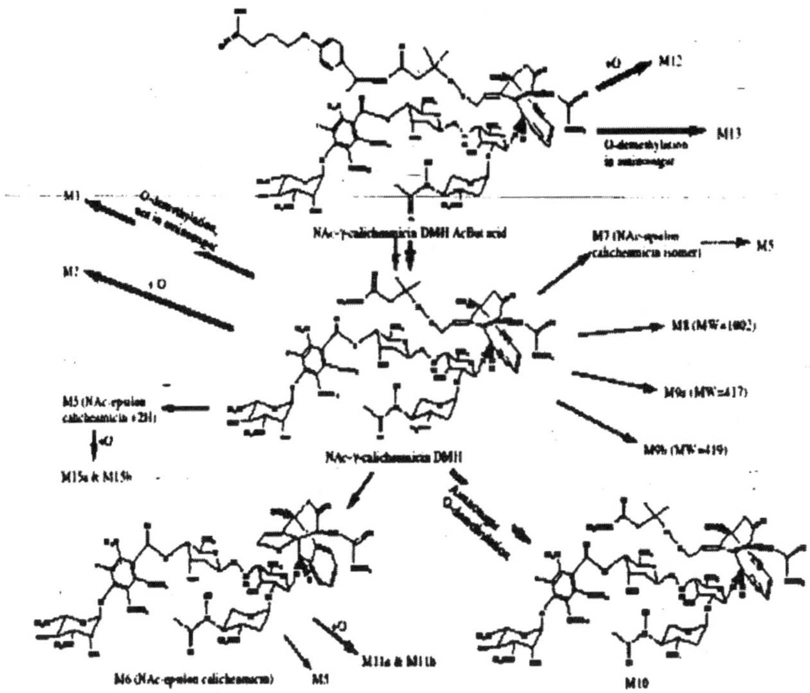

그림 24. 인간 간 마이크로솜과 세포질에서 NAc-gamma calicheamicin DMH AcBut 의 대사경로.

b) NAc-gamma calicheamicin DMH AcBut 은 마이크로솜에서 NAc-gamma calicheamicin DMH 로 신속하고 광범위하게 가수 분해되었지만 어느 정도는 세포질에서 가수 분해되었다. 5가지 대사 산물 (M1, M2, M10, M12 및 M13) 이 마이크로솜의 대사산물로 발견되었다; 대사산물들은 산화되거나 탈메틸화된 대사물질이다. M1, M2 및 M10은 NAc-gamma calicheamicin DMH 의 마이크로솜 대사 산물로 검출되었다.

c) 세포질에서 NAc-gamma calicheamicin DMH AcBut 을 배양한 후 대사 물질 M5, M6, M7, M8, M9a, M9b, M11a, M11b, M15a 및 M15b 이 발견되었다. 대사 산물 MS, M6, M7, MS, M9a 및 M9b 도 NAc-gamma calicheamicin DMH 의 세포질 대사산물로서 검출되었다. M6은 NAc-epsilon calicheamicin 으로 밝혀졌다. M5 (NAc-epsilon calicheamicin + 2H) 및 M7 (NAc- epsilon calicheamicin의 이성체)은 NAc-epsilon calicheamicin 의 유도체였다. M8의 분자량은 1002 Da 으로 아세틸화된 완전한 에틸아미노 당을 가지고 있는 구조였으나 정확히 어떤 구조인지는 확인되지 않았다. M9a 및 M9b 의 분자량은 각각 417Da 및 419Da 였다. NAcgamma calicheamicin DMH AcBut 으로 배양한 후 M11a, M11b (NAc-epsilon calicheamicin + O), M15a 및

M15b (NAc-ε calicheamicin + 2H + O) 가 형성되었다. 적절한 약물 상호 작용 시험과 안전에 미치는 영향을 평가하기 위한, 대사산물의 활성을 포함한 적절한 대사 정보는 제출되지 않았다. 1999년 12월 17일에 (45일 간의 제출 회의 이후) 대사 과정에서의 동질 효소 관여 및 활성성분일 것이라 추측되는 대사 산물에 대한 추가 정보를 요청했다.

d) NAc-gamma calicheamicin DMH 의 11 가지 대사산물이 인간 간 마이크로솜과 세포질에서 배양 후에 발견되었다. 마이크로솜에서 확인된 생체 내 전환 경로는 산화와 탈메틸화로 보이지만, NAc-epsilon calicheamicin 과 그 유도체의 형성은 주로 세포질에서 생기는 것으로 보인다. NAc-gamma calicheamicin DMH 의 5 가지 대사 산물은 (NAc epsilon calicheamicin 및 그 이성질체) HL-60 백혈병 세포에서의 배양으로 생성되었다. 간 및 백혈병 세포에서 몇 가지 일반적인 대사산물 (M6, M7 및 M8) 이 발견되었으므로 calicheamicin 유도체의 대사 과정이 세포 특이적이 아닐 수도 있다. NAc-ε calicheamicin 과 그 유도체의 세포 내 검출은 NAc-ε calicheamicin 의 활성 쌍라디칼 종이세포 내에서 NAc-gamma calicheamicin DMH 이황화 결합의 글루타티온 의존적인 감소를 통해 형성 될 수 있음을 나타낸다.

2.5 임상 약리 및 생물 약제 프로토콜 검토

배경

: 이 검토는 프로토콜 0903B1-302-US 을 평가한다. 임상 약리 및 생물 약학의 관점에서의 "급성 골수성 백혈병 (AML) 을 가진 젊은 새로운 환자에서 관해 후 요법과 관해 유도를 위해 cytarabine 및 daunorubicin vs cytarabine 및 daunorubicin 을 병용 투여한 gemtuzumab ozogamicin (GO)의 무작위 통제 시험." GO (Gemtuzumab ozomgamicin)는 항체 표적 화학치료제이다. 화합물은 세포 독성 항생제인 calicheamicin 에 연결된 인간 조작 항-CD33 항체로 구성된다. CD-33 항원은 급성 골수성 백혈병 (AML) 환자에서 높은 빈도로 백혈병 발진 표면에 발현된다. GO 는 백혈병 발작 표면의 CD33 에 결합하여 세포 내 함입된다. 이 후, 세포 내부에서 링커의 가수분해가 일어나 calicheamicin 이 방출되어 항 종양 효과를 보인다. GO 는 CD33 양성 및 조혈 세포인 백혈병 세포에 분배된다. 개발사가 제안한 프로토콜 목표는 1) 완전 관해 (CR) 를 얻은 환자 수와 완전한 혈소판 복구 (CRp) 가 없는 완전한 관해의 측면에서 각 요법의 효능을 평가하고 비교하는 것, 2) 관해의 지속기간을 평가하고 비교하는 것, 3) 생존을 평가하고 비교하는 것이다. 2차 목표는 1) 최소한의 잔여 질병과 AML의 재발 사이의 관계를 조사하는 것, 2) 백혈병 유도 요법의 안전

성을 평가하고 비교하는 것이다.

의견

a) 시험 설계는 개발사가 제목과 포함 표준 (AML이 있는 새로운 젊은 환자) 에서 언급한 것과 다른 환자 집단 (AML이 있는 새로운 고령 환자) 에서도 적용하기를 의도하고 있다.
b) 이 병용 요법에서 GO 복용량을 9 mg/m2 로 유지할 수 있는 근거를 제시해야한다.
c) 0903B10392-US 시험을 위한 약물 동태 및 약물 동력학 계획을 제공해야 한다.
d) 개발사는 GO 와 병용요법으로 의도된 다른 세포 독성 제제 사이의 약물 동태적 상호작용을 탐색하기 위한 향후 임상 1상 시험을 위한 약물 동태 및 약물 동력학 계획을 제출할 것을 강력히 권장한다.

Chapter 04

결론

Chapter 04

결론

기존 항암 요법으로는 증식이 빠른 암세포를 세포 독성을 갖는 저 분자 화합물로 죽이는 세포 독성 항암화학요법, 그리고 그러한 저 분자 화합물의 비 표적으로 인한 부작용을 개선시키고자 항체 의약품을 통해 특정 표적 항원만을 인식하여 작용하는 표적 항암요법이 있었다. 이러한 표적 항암요법에서 단일 클론 항체가 갖는 안전성, 유효성을 개선하고자 항체-약물 중합체 (ADC), 이중 특이적 항체 (Bispecific Ab), 조작 항체 (Engineered Ab), 항체 절편 (Ab) 등과 같은 혁신 항체 의약품들이 개발되었다. 이러한 혁신 항체 의약품들 중 ADC는 현재 혁신 항체 의약품 시장에서 가장 많은 판매가 이뤄지고 있는 가장 큰 분야이다. ADC는 최근 Pfizer에서 허가, 재승인 받은 약물들을 포함하여 현재 총 4가지 약물이 승인을 받았다. 또한 매년 새로운 ADC에 대한 임상 시험이 증가하고 있으며, 최근 많은 이슈가 되고 있는 면역항암제와의 병용투여와 관련된 임상도 계속 증가하고 있는 추세이다. 이처럼 ADC는 꾸준히 신약 승인 및 개발이 이뤄지고 있으며 혁신 항체의약품 치료 시장에서 가장 성공적으로 정착하고 있다. 현재 ADC 연구 개발에 투자되는 규모는 이중 특이적 항체, 항체 절편 등 다른 혁신 항체의약품 의 투자 규모와 비교해 볼 때 가장 크다. 또한 점점 증가하는 암 발병률에 따른 항암제 시장 수요 증가와 함께 최근 여러다국적 제약사들이 초기 개발 단계를 거치는 제약사 또는 바이오텍들과 맺은 여러 계약들은 앞으로도 이 시장의 밝은 전망을 보여준다. 하지만, 아직까지 ADC 개발에 있어 링커의 안전성이나 약물-항체 결합 특이성, 균일하지 않은 DAR 프로파일 등과 관련한 몇 가지 우려 요소들이 남아있다. 이러한 우려 요소들을 개선하고자 새로운 플랫폼 개발이 활발하게 이뤄지고 있으며, 이에 따라 ADC

에 대한 투자가 늘어나 신규 플랫폼 개발자들이 보다 적극적으로 개발에 임할 수 있도록 환경이 조성되고 있다. 향후 다양한 플랫폼의 개발과 함께 혁신 항체의약품 시장의 경쟁은 치열해질 것으로 예상된다. 하지만 동시에 더욱 안전하고 효능 좋은 ADC가 개발되어 임상에서 성공적으로 환자들의 요구에 충족할 수 있는 ADC가 개발되기를 기대해 본다.

참고문헌

1. https://adcreview.com/adc-university/adcs-101/antibody-drμg-conjμgates-adcs/

2. Bakhtiar, Ray. "Antibody 약물conjμgates." *Biotechnology letters* 38.10 (2016): 1655-1664.

3. Next-generation antibody therapies market forecast pp. *Visiongain*. (2016)

4. Hoffmann, R. M., Coumbe, B. G.T., Josephs, D. H., Mele, S., Ilieva, K. M., Cheung, A., Tutt, A. N., Spicer, J. F., Thurston, D. E., Crescioli, S. and Karagiannis, S. N. : Antibody structure and engineering considerations for the design and function of Antibody 약물Conjμgates (ADCs). *Oncoimmunology*7, e1395127 (2018)

5. Jain, N., Smith, S.W., Ghone, S., Tomczuk, B. : Current ADC 링커 Chemistry. *Pharm Res* 32, 3526 (2015)

6. Gromek, S. M. and Balunas, M. J. : Natural products as exquisitely potent cytotoxic payloads for antibody- 약물 conjμgates. *Curr Top Med Chem* 14**,** 2822 (2015)

7. Masters, J. C., Nickens, D. J., Xuan, D., Shazer, R. L., Amantea, M. : Clinical toxicity of antibody 약물conjμgates: a meta-analysis of payloads. *Invest New Drμgs* 36, 121 (2018)

8. Lo-Coco, F., Cimino, G., Breccia, M., Noguera, N. I., Diverio, D., Finolezzi, E., Pogliani, E. M., Di Bona, E., Micalizzi, C., Kropp, M., Venditti, A., Tafuri, A., Mandelli, F. : Gemtuzumab ozogamicin (Mylotarg) as a single agent for molecularly relapsed acute promyelocytic leukemia. *Blood* 104, 1995 (2004)

9. Parigger, J., Zwaan, C. M., Reinhardt, D., Kaspers, G. J. : Dose-related efficacy and toxicity of gemtuzumab ozogamicin in pediatric acute myeloid leukemia. *Expert Rev Anticancer Ther* 16, 137 (2016)

10. Bartlett, N. L., Chen, R., Fanale, M. A., Brice, P., Gopal, A., Smith, S. E., Advani, R., Matous, J.V., Ramchandren, R., Rosenblatt, J. D., Huebner, D., Levine, P., Grove, L., Forero-Torres, A. : Retreatment with brentuximab vedotin in patients with CD30-positive hematologic malignancies. *J Hematol Oncol* 7, 24 (2014)

11. Prince, H. M., Kim, Y. H., Horwitz, S. M., Dummer, R., Scarisbrick, J., Quaglino, P., Zinzani, P. L., Wolter, P., Sanches, J. A., Ortiz-Romero, P. L., Akilov, O. E., Geskin, L., Trotman, J., Taylor, K., Dalle, S., Weichenthal, M., Walewski, J., Fisher, D., Dreno, B., Stadler, R., Feldman, T., Kuzel, T. M., Wang, Y., Palanca-Wessels, M. C., Zagadailov, E., Trepicchio, W. L., Zhang, W., Lin, H. M., Liu, Y., Huebner, D., Little, M., Whittaker, S., Duvic, M. : Brentuximab vedotin or physician's choice in CD30-positive cutaneous T-cell lymphoma (ALCANZA): an international, open-label, randomised, phase 3, multicentre trial. *Lancet* 390, 555 (2017)

12. Suri, A., Mould, D. R., Liu, Y., Jang, G., Venkatakrishnan, K. : Population PK and Exposure-Response Relationships for the Antibody-약물Conjμgate Brentuximab Vedotin in CTCL Patients in the Phase III ALCANZA Study. *Clin Pharmacol Ther* (2018)

13. Jhaveri, K. : MARIANNE: Impact on Current Treatment of 인간 Epidermal Growth Factor Receptor 2-Positive Metastatic Breast Cancer and Implications for the Future. *J Clin Oncol* 35, 127 (2017)

14. Baselga, J., Lewis Phillips, G. D., Verma, S., Ro, J., Huober, J., Guardino, A. E., Samant, M. K., Olsen, S., de Haas, S. L., Pegram, M. D. : Relationship between Tumor Biomarkers and Efficacy in EMILIA, a Phase III Study of Trastuzumab Emtansine in HER2-Positive Metastatic Breast Cancer. *Clin Cancer Res* 22, 3755 (2016)

15. Martinez, M.T., Perez-Fidalgo, J. A., Martin-Martorell, P., Cejalvo, J. M., Pons, V., Bermejo, B., Martin, M.,

Albanell, J., Lluch, A. : Treatment of HER2 positive advanced breast cancer with T-DM1: A review of the literature. *Crit Rev Oncol Hematol* 97, 96 (2016)

16. Kim, S. B., Wildiers, H., Krop, I. E., Smitt, M., Yu, R., Lysbet de Haas, S., Gonzalez-Martin, A. : Relationship between tumor biomarkers and efficacy in TH3RESA, a phase III study of trastuzumab emtansine (T-DM1) vs. treatment of physician's choice in previously treated HER2-positive advanced breast cancer. *Int J Cancer* 139, 2336 (2016)
17. Castaigne, S., Pautas, C., Terre, C., Raffoux, E., Bordessoule, D., Bastie, J. N., Legrand, O., Thomas, X., Turlure, P., Reman, O., de Revel, T., Gastaud, L., de Gunzburg, N., Contentin, N., Henry, E., Marolleau, J. P., Aljijakli, A., Rousselot, P., Fenaux, P., Preudhomme, C., Chevret, S., Dombret, H. : Acute Leukemia French, A., Effect of gemtuzumab ozogamicin on survival of adult patients with de-novo acute myeloid leukaemia (ALFA-0701): a randomised, open-label, phase 3 study. *Lancet* 379, 1508 (2012)
18. Amadori, S., Suciu, S., Selleslag, D., Aversa, F., Gaidano, G., Musso, M., Annino, L., Venditti, A., Voso, M. T., Mazzone, C., Magro, D., De Fabritiis, P., Muus, P., Alimena, G., Mancini, M., Hagemeijer, A., Paoloni, F., Vignetti, M., Fazi, P., Meert, L., Ramadan, S. M., Willemze, R., de Witte, T., Baron, F. : Gemtuzumab Ozogamicin Versus Best Supportive Care in Older Patients With Newly Diagnosed Acute Myeloid Leukemia Unsuitable for Intensive Chemotherapy: 결과 of the Randomized Phase III EORTC-GIMEMA AML-19 Trial. *J Clin Oncol* 34, 972 (2016)
19. CDER guidance website (www.fda.gov/cder/guidance/index.htm)
20. CBER guidance website(www.fda.gov/cber/guidelines.htm)
21. Regulatory perspective for successful antibody-약물conjμgate development FDA
22. 1-2._임상시험허가신청_및_신약허가신청에_대한_개념_이해
23. https://adcreview.com/Brentuximab-vedotin-sgn35/
24. Pilorge, S., Rigaudeau, S., Rabian, F., Sarkozy, C., Taksin, A. L., Farhat, H., Merabet, F., Ghez, S., Raggueneau, V., Terre, C., Garcia, I., Renneville, A., Preudhomme, C., Castaigne, S., Rousselot, P. : Fractionated gemtuzumab ozogamicin and standard dose cytarabine produced prolonged second remissions in patients over the age of 55 years with acute myeloid leukemia in late first relapse. *Am J Hematol* 89, 399 (2014)
25. Kantarjian, H. M., DeAngelo, D. J., Stelljes, M., Martinelli, G., Liedtke, M., Stock, W., Gokbμget, N., O'Brien, S., Wang, K., Wang, T., Paccagnella, M. L., Sleight, B., Vandendries, E., Advani, A. S. : Inotuzumab Ozogamicin versus Standard Therapy for Acute Lymphoblastic Leukemia. *N Engl J Med* 375, 740 (2016)
26. https://pharmaphorum.com/news/nice-reassess-pfizer-blood-cancer-drμg/
27. Anderl, J., Faulstich, H., Hechler, T., Kulke, M. : Antibody-약물conjμgate payloads. *Methods Mol Biol* 1045, 51 (2013)
28. Lu, J., Jiang, F., Lu, A., Zhang, G. : 링커s Having a Crucial Role in Antibody-약물Conjμgates. *Int J Mol Sci* 17, 561 (2016)
29. Junutula, J. R. and Gerber, H. P. : Next-Generation Antibody-약물Conjμgates (ADCs) for Cancer Therapy.

ACS Med Chem Lett 7, 972 (2016)

30. Ross, P. L. and Wolfe, J. L. : Physical and Chemical Stability of Antibody 약물Conjμgates: Current Status. *J Pharm Sci* 105, 391 (2016)
31. Carter, P. J. and Senter, P. D. : Antibody-약물conjμgates for cancer therapy. *Cancer J* 14, 154 (2008)
32. Hinrichs, M. J., Dixit, R. : Antibody 약물Conjμgates: Nonclinical Safety Considerations. *AAPS J* 17, 1055 (2015)
33. Strop, P., Delaria, K., Foletti, D., Witt, J. M., Hasa-Moreno, A., Poulsen, K., Casas, M. G., Dorywalska, M., Farias, S., Pios, A., Lui, V., Dushin, R., Zhou, D., Navaratnam, T., Tran, T. T., Sutton, J., Lindquist, K. C., Han, B., Liu, S. H., Shelton, D. L., Pons, J., Rajpal, A. : Site-specific conjμgation improves therapeutic index of antibody 약물conjμgates with high 약물loading. *Nat Biotechnol* 33, 694 (2015)
34. Burris, H. A., Barve, M. A., Hamilton, E. P., Bardia, A., Soliman, H. H., Jarlenski, D., Mosher, R, Bergstrom, D. A. : A phase Ib, first-in-인간, dose escalation and expansion study of XMT-1522, a novel antibody-약물conjμgate (ADC) directed against HER2, in patients with advanced breast cancer and other advanced tumors expressing HER2. *Journal of Clinical Oncology* 35,TPS2606 (2017)
35. Dotan, E., Cohen, S. J., Starodub, A. N., Lieu, C. H., Messersmith, W. A., Simpson, P. S., Guarino, M. J., Marshall, J. L., Goldberg, R. M., Hecht, J. R., Wegener, W. A., Sharkey, R. M., Govindan, S. V., Goldenberg, D. M., Berlin, J. D. : Phase I/II Trial of Labetuzumab Govitecan (항-CEACAM5/SN-38 Antibody-약물Conjμgate) in Patients With Refractory or Relapsing Metastatic Colorectal Cancer. *J Clin Oncol* 35, 3338 (2017)
36. Ocean, A. J., Starodub, A. N., Bardia, A., Vahdat, L. T., Isakoff, S. J., Guarino, M., Messersmith, W. A., Picozzi, V. J., Mayer, I. A., Wegener, W. A., Maliakal, P., Govindan, S. V., Sharkey, R. M., Goldenberg, D. M. : Sacituzumab govitecan (IMMU-132), an 항-Trop-2-SN-38 antibody-약물conjμgate for the treatment of diverse epithelial cancers: Safety and pharmacokinetics. *Cancer* 123, 3843 (2017)
37. Coiffier, B., Thieblemont, C., de Guibert, S., Dupuis, J., Ribrag, V., Bouabdallah, R., Morschhauser, F., Navarro, R., Le Gouill, S., Haioun, C., Houot, R., Casasnovas, O., Holte, H., Lamy, T., Broussais, F., Payrard, S., Hatteville, L., Tilly, H. : A phase II, single-arm, multicentre study of coltuximab ravtansine (SAR3419) and rituximab in patients with relapsed or refractory diffuse large B-cell lymphoma. *Br J Haematol* 173, 722 (2016)
38. Moore, K. N., Martin, L. P., O'Malley, D. M., Matulonis, U. A., Konner, J. A., Perez, R. P., Bauer, T. M., Ruiz-Soto, R., Birrer, M. J., Safety and Activity of Mirvetuximab Soravtansine (IMGN853), a Folate Receptor Alpha-Targeting Antibody-약물Conjμgate, in Platinum-Resistant Ovarian, Fallopian Tube, or Primary Peritoneal Cancer: A Phase I Expansion Study. *J Clin Oncol* 35, 1112 (2017)
39. Moore, K. N., Vergote, I., Oaknin, A., Colombo, N., Banerjee, S., Oza, A., Pautier, P., Malek, K., Birrer, M. J. : FORWARD I: a Phase III study of mirvetuximab soravtansine versus chemotherapy in platinum-resistant ovarian cancer. *Future Oncol* (2018)
40. Wang, E. S., Adés, L., Fathi, A. T., Kreuzer, K. A., O'Meara, M. M., Liang, S.-Y., Ravandi, F. : CASCADE: A

phase 3, randomized, double-blind study of vadastuximab talirine (33A) versus placebo in combination with azacitidine or decitabine in the treatment of older patients with newly diagnosed acute myeloid leukemia (AML). *Journal of Clinical Oncology* 35, TPS7066 (2017)

41. Connors, J. M., Jurczak, W., Straus, D. J., Ansell, S. M., Kim, W. S., Gallamini, A., Younes, A., Alekseev, S., Illes, A., Picardi, M., Lech-Maranda, E., Oki, Y., Feldman, T., Smolewski, P., Savage, K. J., Bartlett, N. L., Walewski, J., Chen, R., Ramchandren, R., Zinzani, P. L., Cunningham, D., Rosta, A., Josephson, N. C., Song, E., Sachs, J., Liu, R., Jolin, H. A., Huebner, D., Radford, J., 군, E.-S. : Brentuximab Vedotin with Chemotherapy for Stage III or IV Hodgkin's Lymphoma. *N Engl J Med* 378, 331 (2018)
42. Zhao, H., Peng, P., Longley, C., Zhang, Y., Borowski, V., Mehlig, M., Reddy, P., Xia, J., Borchard, G., Lipman, J., Benimetskaya, L., Stein, C. A. : Delivery of G3139 using releasable PEG-링커s: impact on pharmacokinetic profile and 항-tumor efficacy. *J Control Release* 119, 143 (2007)
43. https://www.kadcyla.com/hcp/about-kadcyla/proposed-moa.html
44. https://clinicaltrials.gov/ct2/show/NCT02473146
45. https://clinicaltrials.gov/ct2/show/NCT00927498, https://adcreview.com/adc-university/adcs-101/clinical-trials/nct00927498/
46. https://clinicaltrials.gov/ct2/show/NCT00091234, https://adcreview.com/adc-university/adcs-101/clinical-trials/nct00091234/
47. https://clinicaltrials.gov/ct2/show/NCT01120184
48. https://immunomedics.com/our-science/research/sacituzumab-govitecan-immu-132/